Widerstand, bewaffneter

Boris Steidle

Meinen Dank dem EO, für die Zeit und die wertvolle Unterstützung

Wie hat dir der Schmöker gefallen? Schreib mir unter: boris.steidle@hotmail.de

<Boris Steidle>

Widerstand, bewaffneter

Erstausgabe 2020

ISBN 978-1-6578-8721-3

Druck:
Kindle direct publishing, ein Unternehmen von Amazon.com

Das Cover wurde von Cristiane Schreiber
(www.cs-design-illustration.de) gestaltet.
Text von Boris Steidle

Rechtlicher Hinweis:

Alle weltbewegenden Ereignisse in diesem Buch sind völlig frei erfunden. Etwaige Ähnlichkeiten mit tatsächlichen Ereignissen und lebenden Personen wären rein zufällig und komplett unbeabsichtigt.

Noch ein Hinweis zum Format:

Mir ist klar, dass der aktuelle Satz sogenannte „Hurenkinder und Schusterjungen" enthält. Kindle direct publishing macht es einem da nicht einfach. Ein manueller Wechsel führt dazu, dass aufeinanderfolgende Seiten nicht mehr die gleiche Größe haben. Das schaut dann nicht sehr professionell aus. Das Einzige, was mir einfiel, waren Füllsätze oder Streichungen, sodass keine alleinstehenden Zeilen mehr zustande kommen. Ist doch aber auch irgendwie gekünstelt?

Inhaltsverzeichnis:

Kapitel 1: Ende eines HQ

Kommuniqué 2336 des KI-Clusters an die Mitbürger biologischen Ursprungs

In einer koordinierten Aktion von automatisierten Bodentruppen und Kampfdrohnen gelang es den Verbänden Gemeinschaft-Mensch-Maschine, einen gezielten Schlag gegen die Aufständischen zu führen und dabei deren Kommandozentrale in der Bergwelt der Provinz F. fast vollständig zu zerstören. Es wird davon ausgegangen, dass ein wesentlicher Teil der Infrastruktur lahmgelegt wurde und die Kommandoebene weitgehend eliminiert werden konnte.

Die Kommandoaktion begann um exakt drei Uhr morgens Ortszeit. Eine Schwadron von Ortungsdrohnen überflog das Gebiet in der Nähe der Nepper im nach dem Fluss benannten Tal. Dank der hochauflösenden Optik und der Wärmebildkameras konnten die gut versteckte Kommandozentrale exakt lokalisiert und die Zugangswege genauestens ausgekundschaftet werden.

An diesem Punkt wurde die zweite Phase der Operation in Gang gesetzt. Kampfroboter des Typs 15 wurden zusammen mit rein biologischen Kämpfern in einer umfassenden Landeoperation im Zielgebiet abgesetzt. Aufgrund der detaillierten Aufklärungsdaten gelang es den hybriden Kampfverbänden innerhalb kürzester Zeit, einige der Aufständischen zu eliminieren und die Mehrzahl gefangen zu nehmen. Es wurde eine Unmenge an Waffen und

Gerätschaften, darunter ein komplettes Feldlazarett, beschlagnahmt. Trotz des Erfolges der generalstabsmäßig geplanten und durchgeführten Aktion konnte der Anführer der Aufständischen, wenn auch wahrscheinlich schwer verwundet, den Kommandoeinheiten entkommen. Er und seine letzten Verbündeten konnten sich in Richtung Uldtal, einer schwer zugänglichen Bergregion im Süden, absetzen.

Ich begegnete dem General, wie es sich für einen Freiheitskämpfer ziemt: In der Schlacht. Das Hauptquartier, das wir vor nicht mal zwei Monaten im Neppertal eingerichtet hatten, war von maschinellen Kräften aufgespürt und angegriffen worden. Viel schien von ihm nicht mehr übrig geblieben zu sein. Wie so oft eben.

Meine Zelle und ich hatten bis dahin die Aufgabe, einen der Trampelpfade, die zum Hauptquartier führten, zu sichern und gegebenenfalls zu melden, wenn sich etwas tat. Wie immer hatten wir aber nichts zu melden. Der Angriff kam völlig überraschend. Erst als der Beschuss begann, kriegten wir mit, was los war. Wir sahen die drei Hubschrauber vom Typ Q, die die Bodentruppen, meist biologische Maschinensklaven, Kollaborateure also, einflogen. Um uns nicht zu verraten, unternahmen wir keinen Versuch sie zu bekämpfen. Wir hätten eh keine Chance gehabt und es war sowieso schon zu spät.

Wir waren gerade dabei, die Habseligkeiten, die unseren Vorposten ausmachten, zusammenzuklauben, als eine der Wachen Alarm gab. Ein paar Schüsse, hektisch abgefeuert, fielen, glücklicherweise richtete keiner von ihnen irgendwelchen Schaden an. Schnell wurden Rufe laut, die uns klarmachten, dass wir auf unsere eigenen Leute schossen.

Nachdem die Flüchtlinge sich sicher waren, dass wir sie als solche erkannt hatten, kamen sie näher und wir sahen mit Entsetzen, um was für einen elenden Haufen es sich handelte. Erschreckend auch, wer bei dem versprengten Grüppchen dabei war.

Es waren ein paar Dutzend Kämpfer, wenn überhaupt. Sieben von ihnen waren so schwer verletzt, dass sie getragen werden mussten. Was die Fortbewegung im Gelände entscheidend erschweren würde. Aber auch die, die sich noch ohne Hilfe auf den Beinen halten konnten, waren ziemlich mitgenommen. Die, die nicht Kameraden auf Bahren hinterherschleppten oder auch nur schleiften, waren auch meist irgendwie in Mitleidenschaft gezogen. Zwei von ihnen brachen, als sie uns sahen, einfach nur in sich zusammen. Jetzt mussten also neun Kameraden transportiert werden.

Kaum einer der Entkommenen trug etwas bei sich, was nach Bewaffnung oder einer Form von Ausrüstung aussah. Die meisten der Kameraden hatte ich vorher noch nie zu Gesicht bekommen. Eine Frau, die ich ebenfalls noch nie gesehen hatte, stürmte auf mich zu.

„Hast du hier das Kommando?"

Respekteinflößend sicher, aber einfach nicht meine Vorstellung von Weiblichkeit. Frauen hatte ich schon seit vielen Jahren nicht mehr zu Gesicht bekommen, trotzdem war ich so sehr Soldat, dass ich dem Gedanken keine weitere Priorität einräumte. Der Kevlarhelm, den sie sich fest um den Kopf geschnallt hatte, gab nicht zu viel von ihrem Gesicht frei. Auch die grünen und schwarzen Streifen, die sie sich ins Gesicht geschmiert hatte, erfüllten ihre eigentliche Aufgabe, nicht zu viel preis zu geben. Die linke Augenbraue hatte etwas abbekommen. Die Wunde nässte noch etwas, eine getrocknete Blutspur zog sich ihre Wange hinab. Trotzdem strahlte ihr eher schmales Gesicht die Power aus, die sie verkörperte. Die Gesichtszüge fast unnatürlich ebenmäßig, die grünblauen Augen standen in völligem Kontrast zu ihrem verschmierten Gesicht. Sofern es nicht Tarnfarbe war. Man musste einfach stutzen. Auch mein Blick blieb an ihren Augen hängen.

Ich bin nicht besonders groß geraten. So konnte ich ihr direkt in die Augen schauen, ohne meinen Blick senken zu müssen. Ihr Körperbau ganz der der Amazone. Breite Schultern, über denen sich die Tragegurte eines voll gepackten Rucksacks spannten. Die muskulösen Arme trugen eine Panzerfaust. Sie war eine der wenigen, die etwas Ausrüstung hatte retten können. Die kräftigen Hände umklammerten die schwere Waffe.

Militärstiefel sind nun mal keine Stilettos. Ihre Füße steckten in riesigen Knobelbechern. Ein weiterer unpassend blöder Gedanke. Wie kann eine Frau solche Quadratlatschen haben? Oder hatte sie die Dinger nur angezogen, weil sie in der Eile nichts anders gefunden hatte? Soldat, der ich war, verdrängte ich den Gedanken. Es wäre mir auch gar nichts anderes übrig geblieben.

Die Frau war ohne Zweifel außergewöhnlich. Die zwei Sterne auf ihrer Schulter machten mir klar, dass sie einiges zu melden hatte. Aber auch ohne die zwei Sterne hätte sie nicht gezögert, mir zu vermitteln, wer hier das Sagen hatte. Vielleicht lag es genau daran, dass auch in Zukunft die Chemie zwischen uns nie so richtig stimmen sollte. Sicher einer der Gründe, warum sie es geschafft hatte, in einer fast völlig von Männern dominierten Organisation bis ganz nach oben zu kommen. Sie wusste, wie man befiehlt.

„Leutnant Schulz, wir kontrollieren den Pfad nach G."

„Wie viele Männer befiehlst du?"

„Sieben, aber was ..."

Ihr Blick befahl mir zu schweigen. „Waffen?"

„Vier Maschinenpistolen, eine Panzerfaust, zwei Mörser, Munition. Wo werden wir uns sammeln?"

„Die Fragen stelle ich. Medizinische Geräte, Erste-Hilfe-Kits?"

„Nur das Notwendigste. Aber wir können …"

„Die Maschinenpistolen bekommen er, er, er und er. Deine Leute übernehmen den Transport des Materials. Wer ist dein Sanitätsoffizier?"

„Das bin ich. Meine Männer werden ihre Waffen nicht einfach so abgeben."

„Sie werden. Dafür wirst du sorgen."

Sie ließ die Panzerfaust in den Tragegurt fallen. Aus ihrem Gürtel zog sie einen Revolver. Hatte was von einer Spielzeugpistole. Was mir die Stimmung aber versaute, war die Tatsache, dass sie mir das Ding direkt unter die Augen hielt.

„Los jetzt, wir haben keine Zeit!"

Während ich in den Lauf des Revolvers blickte, näherte sich uns einer ihrer Leute. Vielleicht hat das mir das Leben gerettet. Noch hielt ich es für einen Bluff.

„Frau Oberst, John und Deng können nicht mehr weiter. Wir müssen sie sofort versorgen und dann tragen. Wir brauchen jeden Mann."

„Erdmann, kümmere dich um den da. Wir müssen sofort weiter."

Die Frau steckte den Revolver wieder in den Gürtel. Sie entledigte sich ihres Gepäcks und der Panzerfaust. Rannte den Trampelpfad zu den zwei Zusammengebrochenen hinab. Erdmann wandte sich mir zu und versuchte mit mir, den weiteren Abzug zu organisieren. Besser gesagt er probierte, mir ein paar Informationen aus der Nase zu ziehen. Zu gesprächig war ich nicht, wegen der Knarre eben. Erdmann, wohl auch weil wir beiden denselben Rang bekleideten, zückte keine, um mich zu Zugeständnissen zu zwingen. Nicht nur deshalb machte er einen angenehmeren Eindruck auf mich. Innerhalb von zwei, drei Minuten hatten wir uns über die Modalitäten des Abzugs und die Aufgabenteilung geeinigt.

Eigentlich wäre es als Sanitäter meine Aufgabe gewesen, mich um die Zusammengebrochenen zu kümmern. Zugegebenermaßen unprofessionell, dass ich es nicht tat, aber aus dem Augenwinkel sah ich, dass eine Gruppe der Neuankömmlinge, begleitet von den harschen Anweisungen der Frau Oberst, versuchte, den Zustand der beiden zu bewerten und hoffentlich geeignete Maßnahmen zu ergreifen.

Trotzdem dachte ich in dem Moment, als sich Erdmann von mir absetzte, um das Besprochene umzusetzen, darüber nach, ob ich mich einmischen sollte. Meine Reflexionen wurden jäh unterbrochen. Zwei Schüsse ließen mich reflexartig Deckung suchen.

~

Die Initialzündung für KI war die flächendeckende Einführung des Internets kurz vor der Jahrtausendwende gewesen. Die globale Vernetzung hatte Möglichkeiten zum Austausch von Informationen geschaffen, die nicht nur die zwischenmenschliche Kommunikation, sondern eben auch den Wissenstransfer zwischen Systemen revolutionierten.

Im zweiten Jahrzehnt des dritten Jahrtausends waren die Fortschritte im Bereich der Künstlichen Intelligenz nicht mehr zu ignorieren. Und jeder, der als Global Player etwas auf sich hielt, setzte alles daran, mitzumischen. Hier entstand der Markt der Zukunft. Eine der wesentlichen Voraussetzungen war die sich exponentiell steigernde Rechnerleistung und deren Komprimierung auf engstem Raum. Auch die bahnbrechenden Erfindungen im Bereich der Kommunikationstechnik und völlig neue Werkzeuge wie Satellitennavigation, Spracherkennung und Textverarbeitung schlugen ein neues Kapitel der Menschheitsgeschichte auf.

Die Fähigkeiten der Apps waren aber im Bereich der Schnittstelle Mensch-Maschine immer noch rudimentär, sodass ein großer Teil des Potenzials noch brach lag. Viele Displays waren bei sonnigem Wetter nicht mehr zu entschlüsseln. Sprachausgaben entweder zu leise oder so laut, dass der ganze Gastronomiebetrieb, in dem man sich gerade aufhielt, mitkriegte, dass man mit Mutti telefonierte.

Auch die Antwortzeiten der Systeme stellten die Geduld der Nutzer immer wieder auf eine harte Probe. Was manchmal in Windeseile vonstattenging, konnte im entscheidenden Moment Ewigkeiten dauern.

KI-Menüs stellten immer die gleichen blöden Fragen. Und die dann in Apps, die ganz tolle Sachen konnten, sich halt nur nicht auf dem Smartphone installieren ließen, dass man gerade benutzte.

Auch die Akkus bereiteten dem interessierten User massive Probleme. Was nützt einem das E-Ticket, wenn das Handy auf dem Flughafen genau in dem Moment abkackte, als die Schleuse direkt vor einem nach dem Ticket verlangte.

Ganz großes Kino war die Frage der Sicherheit. Trotz intensivster Bemühungen der Programmiergemeinde erwies sich kein System als wirklich sicher. Immer wieder gelang es gewieften Nerds, die Firewall zu umgehen und Unmengen von

Daten abzugreifen. Oft musste man auch gar nicht so richtig auf Zack sein. Es reichte, die Unachtsamkeit der Nutzer auszunutzen, die in vielen Fällen an Fahrlässigkeit kaum zu überbieten war. Sich für jede Anwendung ein immer anderes Passwort wie „"+**gpürzet183742§$§$$“ zu kreieren, stellte manche User vor unlösbare Probleme. Es entwickelte sich zu einem der größten Wettbewerbsvorteile, wie gut man das IT-System seines Gegenspielers infiltrieren und gegebenenfalls lahmlegen konnte.

Einige der systemischen Fehler gelang es zu eliminieren, andere blieben aufgrund der Masse von Usern eher Randerscheinungen und mit vielen fand man sich schlichtweg ab. Nach dem Motto: „Ist mir doch egal, wenn mein Nachbar weiß, dass ich gelbe Unterhosen trage.“

Alles in allem vereinfachte KI das Leben in einem Maße, dass kaum ein Mensch darauf verzichten wollte. Bus, S-Bahn oder Vorstadtzug, jeder daddelte auf seinem Handy oder Notebook. Wer es nicht tat, outete sich schnell als Abgehängter. Oder als jemand, der vergessen hatte, seinen Akku ans Ladegerät zu hängen.

~

Danach blieb es eine Weile erschreckend still. Da nichts mehr zu kommen schien, wagte ich mich langsam aus der Deckung. Die Gruppe Helfer stand regungslos um die Leichen der Zusammengebrochen herum. Ich sah, wie Frau Oberst gerade ihre Pistole wieder in das Holster steckte. Es vergingen nur Sekundenbruchteile, bis sie sich wieder voll auf die Organisation der Flucht fokussiert hatte. Jetzt waren es also doch nur sieben Kameraden, die durch die Landschaft geschleppt werden mussten. Frau Oberst schien sie dafür für wertvoll genug zu halten.

„Du, du, du ihr nehmt die Maschinenpistolen, ihr da hinten kümmert euch um Funkgerät und Vorräte! Erdmann, du bildest die Vorhut … Muss ich jedem Einzelnen extra in den

Arsch treten? Wir müssen los, die sind sicher schon hinter uns her!"

Sie ging den Trampelpfad ein paar Meter in Richtung des Kammes hinauf, auf zwei neben einer Bahre kauernde Gestalten zu.

„Wie geht es ihm?"

Einer der beiden blickte zu ihr auf.

„Schlecht, Frau Oberst, er blutet stark. Er muss dringend operiert werden. Lange hält er nicht mehr durch."

Sie blickte die Gestalt geringschätzig an.

„Wir haben keine Zeit. Wir müssen weiter."

„Bei allem Respekt, auch Gustavo hat was abbekommen. Er kann niemanden mehr tragen."

Sie wandte sich um und deutete auf mich.

„Leutnant, du übernimmst. Vorwärts, Marsch!"

„Bevor Sie ihn auch abknallen", grummelte ich und setzte mich in Richtung der Bahre in Bewegung. Ich weiß nicht, ob sie mich nicht hörte oder nicht hören wollte. Sie war schon damit beschäftigt, auf Erdmann zuzustürmen und den Treck zur Beeilung zu mahnen. Ich ging zu der Stelle, an der der Mann kauerte, den sie Gustavo genannte hatte. Ich ließ mich vor ihm nieder, um ihn zu untersuchen. Er blutete stark am rechten Oberarm, seine Uniform triefte vor Blut. Wahrlich, er benötigte dringend Erstversorgung. Die normale Prozedur eben. Klamotten runter, Wunde reinigen, desinfizieren und Druckverband drauf. Natürlich war nicht daran zu denken, wir mussten los. Vielleicht irrte ich mich auch. Auch Streifschüsse können bluten wie Sau.

Was also tun? Ich musste den Mann so weit kriegen, dass er uns nicht weiter aufhielt. Er stöhnte vor Schmerz, als ich ihn von seiner Uniformjacke befreite. Mit einem Gummischlauch band ich den linken Oberarm über der Blutung ab. Gustavo japste so kläglich, dass ich fürchtete, er würde abkippen. Tat er aber nicht, wie es sich für einen echten Haudegen gehört. Dann legte ich den rechten Arm frei und verabreichte ihm ein Schmerz- und Aufputschmittel.

Um Zuversicht zu verbreiten, schaute ich ihm forsch in die Augen und raunte ihm zu: „Passt schon Kumpel, gleich geht es dir besser. Der Stoff wirkt Wunder."

Gustavo schaute mich eine Weile ungläubig an. Dann erhob er sich langsam. Würde er mit uns Schritt halten können? Keine Ahnung, aber ich war mit ihm durch. Denn der Kämpfer auf der Bahre benötigte meine Aufmerksamkeit. Als ich sie ihm schenkte, checkte ich, wer da lag.

Der Mann war echt kein Riese. Würde den Transport vereinfachen. Aber er hatte den muskulösen Körper eines trainierten Kämpfers. Doch es hatte auch ihn schlimm erwischt. Er machte nicht den Eindruck, dass noch was aus ihm rauszukriegen war. Die schulterlangen Haare trieften vor Blut. Ich wusste, dass er eine Brille brauchte. Druckspuren bestätigten, dass er sie getragen haben musste, als der Angriff begann. Der Bart, der in guten Zeiten jedem Seehund zur Ehre gereicht hätte, musste mit Hitze in Berührung gekommen sein. Zumindest das, was noch von ihm übrig war. Auch das rechte Bein schien etwas abbekommen zu haben. Deswegen hatte man ihn wohl auf die Bahre geschnallt. Ein handtellergroßer Blutfleck durchweichte den Oberschenkel der Hose seiner Uniform.

Vorn befahl Frau Oberst, uns zu beeilen. Ich nickte dem Kameraden gegenüber zu, um die Bahre aufzunehmen. Da meldete sich der General, unser aller Anführer, zu Wort. Die blutverkrusteten Augen gaben Sichtschlitze frei. Recht deutlich konnte ich den Befehl vernehmen. Jetzt zitterte er am ganzen Körper.

„Gib mir auch was! Für den Marsch."

Unschlüssig schaute ich in Richtung Frau Oberst. Sie kam direkt auf mich zugelaufen. Eine der Situationen, in denen man sich gewaltig Ärger einhandeln kann.

„Wie lange soll das noch dauern? Was ist mit ihm?"

„Der General braucht was gegen die Erschöpfung."

„Worauf wartest du dann noch?"

Während wir die Bahre wieder absetzten, war Frau Oberst schon wieder entschwunden. Ich fummelte eine weitere Injektion aus meinem Sanikit. Oberarm freimachen, Vene suchen und abdrücken, Nadel setzen und spritzen. Der General stöhnte. War sicherlich keine meiner Glanzleistungen. Aber die Injektion wirkte schnell.

Als wir die Bahre wieder aufnahmen, schaut der Kamerad sorgenvoll gen Himmel. Ich trabte los und raunte:

„Wenn die uns gespottet haben, siehst du sie eh nicht kommen."

Er grunzte ohne große Hoffnung: „Ich versteh's nicht. Wieso habe die uns noch nicht? Sonst geht das doch immer alles Zack-Bumm."

Weitere Diskussionen erübrigten sich, da sich der ganze Tross in Bewegung setzte und wir genug damit zu tun hatten, den General zu bergen. Der Pfad durch den Wald verlangte uns einiges ab. Wir liefen und liefen. Dabei hofften wir, dass uns der dichte Wald genug Deckung bot, um nicht entdeckt zu werden. Wenn das Gebüsch etwas vom Himmel freigab, konnte auch ich nicht der Versuchung widerstehen, nach feindlichen Drohnen Ausschau zu halten. Was reichlich naiv war. Denn die Dinger sahen einen, man selbst sah sie nicht. Asymmetrische Bedrohung eben.

Unser Treck der Entkommenen zog sich auf dem schlammigen Trampelpfad, sodass man, wenn überhaupt, die Person sah, die vor einem ging. Mit 20 Meter Mindestabstand, damit es einen selbst nicht erwischte, wenn der Vordermann was abbekam. Guerillataktik eben. Es war unserer Erschöpfung geschuldet, dass wir die kluge Vorsichtsmaßnahme allzu häufig nicht berücksichtigten. Oft bildeten sich bei Hindernissen Rückstaus. Solange, bis einer auf die Idee kam, die Nachfolgenden zum Einhalten des Sicherheitsabstandes aufzufordern. Oft das erlösende Signal, dass man wenigstens ein, zwei Minuten Zeit hatte durchzuatmen.

Keiner schien eine Ahnung zu haben, wo wir eigentlich hinwollten. An Abzweigungen stapfte man einfach dem

Vordermann hinterher. Wenn man ihn nicht sah, erahnte man schon irgendwie, wo die Meute langlief. Ansonsten gab einem meistens ein Rascheln im Dickicht die grobe Richtung an. Die Führung hatte offensichtlich noch Frau Oberst, die ich aber schon seit Stunden nicht mehr zu Gesicht bekommen hatte.

Endlich, nach einer gefühlten Ewigkeit, kam per Handzeichen das Kommando „Pause“. Viel weiter wäre ich eh nicht gekommen. Die Bahre ließ sich dank Tragegurt zwar ganz gut manövrieren, die noble Last war auch nicht zu schwer, doch der schlammige Pfad forderte immer wieder seinen Tribut. Nach einigen Stunden kamen wir zumindest in flacheres Gebiet, wodurch die Gefahr abzurutschen abnahm. Erschwert wurde jetzt das Weiterkommen durch die zunehmende Erschöpfung.

Der General hatte sich während der Tragepartie nicht zu Wort gemeldet. Ich nehme mal an, dass ihm nicht danach war, und davon abgesehen wollte er uns die Schlepperei nicht noch dadurch erschweren, dass er uns mit Fragen traktierte. Vielleicht wusste er, was Frau Oberst mit uns vorhatte. Als wir ihn an einer einigermaßen trockenen Stelle abgesetzt und uns auf einem umgestürzten Baum niedergelassen hatten, wandte er sich an mich.

„Leutnant, wie lange bleibt uns noch bis Sonnenuntergang?“

Ich versuchte, mich aufzurichten, was mir aber kaum gelang. Was halbherzig und disziplinlos aussah, war schlichtweg der Erschöpfung geschuldet.

„Ist schon in Ordnung, Leutnant. Wir sind auf dem Rückzug. Scheiß auf die Formalitäten!“

Ich kontrollierte meine Uhr. Sie zeigte kurz vor 1700. Ich kalkulierte mit einem Sonnenuntergang gegen halb acht.

„Noch zweieinhalb Stunden. Das ist zu kurz. Wir werden in der Dunkelheit marschieren müssen. Schwierig, sehr schwierig.“ Schweigen. Der General zog offensichtlich Alternativen in Betracht.

Ich konnte meine Neugier nicht mehr zügeln.

„Haben wir noch weit?“

Kaum hatte ich die Frage ausgesprochen, durchfuhr den General ein plötzliches Zucken. War es die falsche Frage gewesen? Hatte ich mein erstes Gespräch mit dem Oberkommandierenden verbockt? Irrtum, meine Frage verpuffte im Nichts. Der General hatte versucht, sich auf der Bahre in eine andere Position zu manövrieren. Ein Versuch, der seiner Wunde am Bein nicht gut bekommen war. Die Wirkung der Injektion hatte offensichtlich nachgelassen. Ich bot an nachzuspritzen.

„Nein, Leutnant, es geht schon. Wir haben eh nicht genug von dem Zeug. Wie lange bist du schon bei uns?"

„Ich bin jetzt dreieinhalb Jahre dabei. Ich komme aus dem Gebiet, wo früher Glücksburg war."

„Dann hast du das Massaker überlebt?"

„Ich schon, meine Frau und das Kind nicht."

„Bitter, Soldat. Eine schreckliche Niederlage damals."

Wir hätten uns mit Sicherheit noch länger über die Ereignisse damals ausgetauscht. Aber die Sonne näherte sich dem Horizont. Wir mussten unbedingt weiter. Wenigstens hatte es aufgehört zu regnen. Der Kamerad neben mir war eingeschlafen, als der Befehl zum Weitermarsch kam. Er hing wie tot in einer Astgabel. Ich schüttelte ihn unsanft.

„Kamerad, wir müssen weiter!"

Es dauerte trotzdem noch eine Weile, bis er überriss, was eigentlich los war und sich dazu aufraffen konnte, seinen Platz an der Trage wieder einzunehmen. Bereit unsere wertvolle Last wieder aufzunehmen, warteten wir darauf, dass der Treck sich in Bewegung setzte. Von den Märschen der vergangenen Jahre wusste ich, dass das Gelände wieder schwieriger würde.

Als wir ihn einen Abhang heraufschleppten, richtete der General noch einmal das Wort an mich.

„Leutnant, wie schätzt du deine Verfassung und die der Truppe ein?"

Was sollte ich darauf antworten? Dass ich kurz vor dem Zusammenklappten war? Falsche Antwort, daher versuchte ich, die Lage zu beschönigen.

„Es geht schon noch ein Stückchen."

„Genau das ist das Problem. Wir müssen die Höhlen am Ende des Uldtals erreichen. Vorher sind wir nicht sicher. Das sind locker noch vier Stunden."

Ich kann nicht schreiben, dass mich der Gedanke daran mit Freude erfüllt hätte.

Wir stapften weiter. Es ging nur noch darum durchzuhalten. Das Gelände wurde wieder steiler, der Pfad noch schlammiger. Wir kamen elend langsam voran. Keiner achtete mehr auf eine geordnete Formation. Sobald man an Kameraden vorbeikam, die das Tempo nicht halten konnten, erkundigte man sich nach dem Befinden. Die antworteten dann, dass es gleich weiterginge. Derart versichert, überließ man sie ihrem Schicksal. Was hätte man auch tun sollen? Minuten nach dem Aufbruch begann es erneut zu regnen. Sollte ein Fetzen am Körper der Trocknung anheimgefallen sein, sog er nun die Feuchtigkeit wieder gierig in sich auf.

Nur Frau Oberst schien noch Energie zu haben. Gelegentlich tauchte sie auf und beriet sich mit dem General. Ich wähnte mich in Sicherheit, denn ich nahm an, dass sie mich als Träger brauchte. Wenn sie mit dem General sprach, befahl sie, dass wir uns entfernten. Ich versuchte, der Frau keinen Anlass zu weiterem Unmut zu geben.

Endlich brach die Nacht herein. Obwohl wir noch fertiger waren, gab sie uns ein trügerisches Gefühl von Sicherheit. Auch schöpften wir etwas Zuversicht, denn KI schien nicht in der Lage gewesen zu sein, uns nachzustellen. Ich war zu beschäftigt damit, mich auf den Beinen zu halten, um mich ernsthaft zu fragen, warum.

Bald war es stockdunkel. Sicherlich ein Punkt für uns, da die Dunkelheit das Entdeckungsrisiko verminderte. Das Marschieren wurde dadurch aber nicht einfacher. Wir kamen noch langsamer voran. Es ähnelte eher einem Vorantasten.

Da kam was vom General.

„Leutnant, setz mich ab. Wir müssen uns sammeln. Wo ist Frau Oberst?"

Ich zögerte. Meinte mich zu erinnern, dass sie vor einer halben Stunde an uns vorbeigerauscht war. Im Klartext: Ich hatte keine Ahnung, wo sie steckte. Wie auch? In der Dämmerung konnten wir nur noch grob die Richtung einhalten. Konnte gut sein, dass wir sie wieder passiert hatten, ohne es zu realisieren.

Die Suche nach einer passenden Stelle, um unsere wertvolle Fracht angemessen abzuladen, gab mir Zeit, darüber nachzudenken, wie ich verhindern könnte, erfolglos nach Frau Oberst zu suchen und dann keine Meriten einheimsen zu können.

„Mein General, ich wähnte sie vor uns. Aber in dieser Suppe kann man sich auch gut täuschen."

„Das weiß ich auch. Egal wo, egal wie, such sie. Wir müssen entscheiden wie es weitergeht. Wie weit wir noch kommen können."

Mir war klar, dass die Wahrscheinlichkeit, dass ich mich mit Ruhm bekleckern würde, gegen Null ging. Ich entfernte mich Richtung vorwärts. Und hatte Glück.

Leise vor mich hin fluchend schleppte ich mich weiter den Pfad entlang. Hoffend, dass ich einen Kameraden treffen würde, der mir weiterhelfen konnte. Als ich mich unter einem umgefallenen Baum hindurchzwängte, der den Trampelpfad weiträumig versperrte, robbte ich fast gegen Erdmanns Stiefel.

„Leutnant, gut, dass ich dich hier treffe. Der General schickt mich."

Erdmann reichte mir die Hand und zog mich unter der Astgabel hervor. Er ahnte schon ,worum es ging.

„Lagebesprechung?"

Auch ihn hatte der Marsch reichlich mitgenommen. Seine komplette Uniform klebte ihm am Körper. Große Teile davon waren völlig durchweicht. An diversen Stellen zeichneten sich dunkle Flecken ab. War es sein eigenes Blut oder das von Kameraden? Ich wusste es nicht und wollte es auch gar nicht wissen.

Dennoch gab nur das Gesicht wirklich Auskunft über sein Befinden. Innerhalb der dreckverschmierten Silhouette dessen konnte man die Augen nur noch als Schlitze ausmachen. Sein Mund stand halb offen und saugte röchelnd Umgebungsluft ein. Hoffend, dadurch die Energie freizusetzen, noch irgendwie die Kraft zum nächsten Schritt zu finden. Auf seinen Lippen hatte sich eine weiße Kruste verfestigt. Der Blick in den Augenschlitzen kam von einem anderen Stern.

Die Kriecherei hatte den Flüssigkeitshaushalt meiner Bekleidung weiter zu meinen Ungunsten verschoben. Ich unternahm keinen Versuch, etwas dagegen zu tun.

„Wir gönnen der Truppe eine Verschnaufpause. Das gibt uns die Möglichkeit, Bilanz zu ziehen und den weiteren Rückzug zu koordinieren. Befehl vom General. Wo ist die Oberst?“

Erdmann deutete wortlos in Richtung des Pfades. Ich nickte und grummelte: „Wir treffen uns hier.“

Ein paar 100 Meter weiter konnte ich schon ihre Stimme ausmachen. Als ich sie dann erblickte, stand die vor einem Kameraden und schiss ihn zusammen. Ich erinnere mich nicht mehr, um was für eine Lappalie es sich handelte. Erstatte Meldung. Sie drehte sich wütend um.

„Das ist genau das, was ich jetzt brauche. Also los, Abmarsch.“

Wortlos trat sie den Weg in Richtung Lagebesprechung an. Natürlich nicht, ohne dem Zombie, der da im Gras hocke, noch mal die Leviten zu lesen und ihm mit massiven Strafen zu drohen. Eines muss ich konstatieren: Die Frau hatte Power.

Etwa 20 Minuten später liefen wir beim General auf.

Er schien sich soweit stabilisiert zu haben, dass er gerade mit der Lagebesprechung beginnen wollte. Frau Oberst fiel ihm ins Wort.

„Ihn brauchen wir nicht. Schulz, du kannst Leine ziehen. Wir lassen dich dann wissen, was wir entschieden haben.“

Rückblickend bin ich mir nicht so sicher, ob der General wirklich Wert auf meine Anwesenheit legte. Jetzt aber sah er seine Autorität infrage gestellt.

„Leutnant Schulz wird der Lagebesprechung beiwohnen.“

Frau Oberst setzte dazu an, dem Befehl des Generals zu widersprechen. Der würgte sie ohne zu zögern ab.

„Das ist ein Befehl.“

Frau Oberst gehorchte widerstrebend.

„Erst mal Bestandsaufnahme: Wie groß ist unsere Truppenstärke? Haben wir noch weitere Verluste erlitten?“

Erdmann meldete sich zu Wort: „Obwohl unsere Verfassung desolat erscheint, hatten wir kaum weitere Verluste. Wir haben noch Pedro Pendjo und Wert Gilders verloren. Pedro ist einfach zusammengebrochen. Ohne einen Mucks zu machen, während des Marschierens. In dem Moment als wir ihn reanimieren wollten, merkten wir, wie schlimm es ihn erwischt hatte. Muss mehrere Kugeln abbekommen haben. Unglaublich, dass er es noch so weit geschafft hat. Er muss schon tot gewesen sein, als er am Boden aufschlug.

Wir haben auch den Wert Gilders verloren. Es sah nicht besonders gut aus. Er hatte einen Treffer in den Unterleib abbekommen. Er hielt die Schmerzen einfach nicht mehr aus. Außerdem hatte er eine Menge Blut verloren. Frau Oberst hat ihn von seinen Leiden erlöst. Es war sein Wunsch.“

Durch die Unterstützung des Generals ermutigt, meinte ich, meine Einschätzung absondern zu müssen. Dumm, ich aber kurz vor Koma.

„So wie die beiden anderen am Checkpoint?“

Das konnte Frau Oberst so nicht auf sich sitzen lassen. Sie musste mir einfach zeigen, wo der Hammer hängt.

„Schulz, red’ nicht über Dinge, von denen du nichts verstehst. Deine Meinung interessiert hier keinen. Die beiden waren komplett am Ende. Die hätten es eh nicht mehr lange gemacht. Das einzige Motiv, sie von ihren Leiden zu erlösen, war, dass ich sie nicht den Maschinen überlassen wollte. Das muss doch auch dem letzten Deppen klar sein, was die mit ihnen gemacht hätten, wenn sie sie lebend in die Greifer bekommen hätten.“

Klar setzte ich dazu an, dem was entgegenzusetzen. Der General bedeutete mir, den Schnabel zu halten.

„Kameraden, wir haben jetzt nicht die Zeit uns mit Details abzugeben. Der Verlust der beiden verdienten Kämpfer schmerzt uns alle. Aber wir müssen an die Zukunft denken. An die der Bewegung und damit auch an unsere. Leutnant, konntest du dir einen Überblick über die verbleibende Streitmacht verschaffen?"

Erdmann legte wenig Wert darauf, die schlechte Nachricht zu überbringen. Es war ihm sichtlich unangenehm.

„Konnte ich, mein General. Ich habe nichts Gutes zu berichten. Abzüglich der Verluste beläuft sich unsere Streitmacht auf 37 Kämpfer. An schweren Waffen haben wir drei Maschinengewehre und eine Panzerfaust. Manche haben noch Maschinenpistolen, ein paar verfügen über leichte Handfeuerwaffen. Wir konnten drei Kisten Munition retten. Haben aber große Schwierigkeiten, sie bei dem Sauwetter trocken zu halten.

Auch mit Lebensmitteln und Wasser schaut es nicht gut aus. Wir haben maximal Vorräte für zehn Tage. Von unserer Krankenstation ist nicht mehr viel übrig. Wir konnten nur das Nötigste retten. Haben drei Medizinkoffer, mussten aber die Vorräte schon benutzen. Schulz, du kennst dich da besser aus."

„Das, was ich gesehen habe, reicht für die Notversorgung. Bei schwierigeren Fällen können wir nichts mehr tun. An Operieren ist nicht zu denken."

Das war bestimmt nicht, was der General hören wollte. Er trug es aber mit Fassung.

„Meine Herren, ich sah uns schon in keiner vorteilhaften Position. Dass es so schlimm ist, hätte ich aber nicht gedacht. Haben wir Kontakt zu anderen Einheiten?"

Frau Oberst trug was bei.

„Wir haben versucht, Kontakt aufzunehmen. Haben aber keinen bekommen. Wir müssen vom Schlimmsten ausgehen. "

Der General schwieg. Dann schien er einen Entschluss gefasst zu haben.

„Trotzdem müssen wir uns regruppieren. Der Widerstand darf unter keinen Umständen zusammenbrechen. Dazu müssen wir die Höhlen erreichen. Dort sind wir erst mal ein paar Tage sicher. Das gibt uns Zeit, das weitere Vorgehen abzustimmen. Wie weit haben wir noch?"

Wieder gab Frau Oberst ihre Einschätzung.

„Wenn wir gut vorankämen, dann wären es noch zwei Stunden. Die Männer sind aber komplett am Ende. Wenn überhaupt, dann werden es drei bis vier Stunden. Schwierig, die Männer zum Weitergehen zu bewegen."

„Irgendwelche Vorschläge?"

Erdmann ergriff die Initiative.

„Wir haben noch Meth. Es kann die Männer ihre Schmerzen vergessen lassen."

Wieder brauchte der General Bedenkzeit. Wir standen um ihn herum und warteten auf eine Entscheidung. Schließlich ging ein Ruck durch den kleinen Mann auf der Trage.

„Macht das. Es ist unsere einzige Chance. Abmarsch in zehn Minuten."

Frau Oberst übernahm das Verteilen der Panzerschokolade. Ich hegte den Verdacht, dass sie sich schon vorher daran bedient hatte. Als wir aufbrachen, setzte der Regen wieder ein. Ich fluchte derb. Zum hundertsten Mal an diesem Tag. Das Prasseln der Tropfen wurde intensiver.

Kapitel 2: Aufmunitionieren

Als wir Stunden später im Uldtal ankamen, waren wir kein versprengter Haufen erschöpfter Kämpfer mehr. Wir glichen einer Gruppe ausgemergelter Zombies, die sich in ihre Höhlen zurückzog, um dort in den Schlaf der Untoten zu fallen. Kaum einer war noch so willensstark, sich ein Lager zu richten, die meisten brachen förmlich in sich zusammen. Schlaf ist auch der falsche Ausdruck. Wir waren schier bewusstlos. Wie viele Stunden sich das hinzog, vermag ich nicht zu sagen. Keiner von uns konnte es hinterher genau reproduzieren.

Einmal war ich aufgewacht, klamm vor kalter Feuchte. Beim Versuch, mich aufzurichten, wäre ich fast gescheitert, mein Körper wie unter fünffacher Schwerkraft. Mit äußerster Willensanstrengung gelang es mir, mich hochzubringen. Na ja so halb, denn so richtig hoch sind die Höhlen ja nicht. In Wahrheit sind viele von ihnen bessere Erdlöcher. Den Schädel wollte ich mir nicht noch blutiger schlagen. Ich fand mein Marschgepäck und extrahierte fluchend einen deckenähnlichen Fetzen. Zitternd rollte ich mich wieder zusammen.

Ein Tritt weckte mich. Frau Oberst forderte mich in ihrer netten Art auf mitzukommen. Sie schien schon wieder recht fit zu sein. Panzerschokolade? Im Gegensatz zu mir und den anderen war sie zweifellos recht gut auf den Beinen. Auch ihr Kampfanzug in keinem so beklagenswerten Zustand, wie die vom Rest der kläglichen Truppe.

„Der General verlangt nach uns. Schwing die Hufe, Leutnant!“

Ganz Soldat raffte ich mich auf und schlich ihr hinterher. Der General und Erdmann erwarteten uns schon in einem Erdloch ein paar Meter weiter.

„Wenn das jetzt unser Hauptquartier ist, na dann gute Nacht“, schoss es mir durch den Kopf. Damals wusste ich noch nicht, was uns noch alles erwarten sollte.

Der General machte einen gefestigteren Eindruck. Er konnte, sich auf eines der Metallrohre der Bahre stützend, sogar schon wieder stehen. Ich glaube nicht, dass der Alte auch zur Panzerschokolade gegriffen hatte. Für ihn muss noch was von dem besseren Zeug dagewesen sein. Sein Arm war neu bandagiert worden. Das grelle Weiß kontrastierte die Siffigkeit unseres neu gewonnenen HQ. Vielleicht zog er es deswegen vor, zu stehen. Ich versuchte, zu punkten.

„Es freut mich mein General, Sie wieder in besserer Verfassung anzutreffen. Wie geht es Ihnen?"

„Es geht mir besser. Danke. Was aber nichts heißen will. Unsere Lage ist nach wie vor fatal. Erdmann, kannst du einen Bericht geben?"

„Wir sind insgesamt noch 30 mehr oder weniger einsatzfähige Kameraden. Manche davon aber wirklich nur sehr bedingt. Um Marschbereitschaft herzustellen, werden wir mindestens eine Woche brauchen."

„Eine Woche, die wir nicht haben", entfuhr es Frau Oberst.

Der General ließ sich zu einer defätistischen Bemerkung hinreißen: „Wir haben weder eine Woche noch sonst was. Objektiv gesehen. Erdmann?"

„Hier sind wir die nächsten Tage zumindest einigermaßen sicher. Warum? Unser Trumpf sind die Höhlen. Wir sollten uns so gut wie möglich in ihnen bedeckt halten. Hier können sie uns auch mit den Wärmebildkameras nicht spotten. Also lautet die Losung: Drinbleiben, abwarten und Tee trinken. Den wir nicht haben. Sicher werden sie versuchen, uns zu finden, aber das Gebiet ist so weitläufig, dass die Chancen gut stehen. Ehrlich gesagt kann ich kaum glauben, dass wir es bis hierhin geschafft haben. Irgendetwas muss sie daran gehindert haben, uns nachzusetzen. Die hatten uns ja fast wie auf dem Präsentierteller. Die ganze Zeit war ich mir sicher, dass sie zum finalen Schlag ausholen würden. Und auch jetzt habe ich keinen blassen Schimmer, warum sie es noch nicht getan haben. Sie hätten so leichtes Spiel gehabt. Irgendwas muss auch bei ihnen gewaltig schiefgegangen sein."

An diesem Punkt hielt es der General für angemessen, mal wieder mitzumischen.

„Auch Maschinen machen Fehler. Egal, wie wir entkommen konnten. Wir müssen jetzt an die Zukunft denken. Ich fasse zusammen: Unsere Truppenstärke ist annähernd bedeutungslos. Die meisten Waffen und Vorräte mussten wir zurücklassen. Unsere Infrastruktur ist quasi nicht mehr vorhanden. Haben wir Kontakt zu anderen Gruppen von Kameraden, die entkommen konnten? Konnte überhaupt noch jemand entkommen?"

„Nein, wir haben keinen Kontakt zu anderen Gruppen. Es gab aber auch nur wenige Versuche Kontakt aufzunehmen. Alles andere wäre zu gefährlich gewesen. Es hätte unsere Position verraten können", musste Erdmann eingestehen.

„Wir müssen sobald wie möglich weitere Versuche starten", meinte Frau Oberst. „Es muss noch andere geben, die es raus geschafft haben."

Erdmann vertrat die realistischere Position: „Wir wissen im Prinzip rein gar nichts. Es kann gut sein, dass wir die letzten Mohikaner sind. Der Schlag wurde mit vernichtender Präzision geführt.

Und die Kontaktaufnahme ist nicht so einfach. Weiter über Funk geht überhaupt nichts. Da spotten sie uns sofort. Wir können nur über das Netz gehen. Höhlen haben nur leider keinen Internetanschluss. Wer weiß, wo wir mal wieder online gehen können, ohne Gefahr zu laufen, sofort entdeckt zu werden."

Frau Oberst funkelte ihn wütend an, hielt sich aber zurück. Der General schaltete sich ein.

„Wir haben wirklich ein Problem. Gerade deswegen. Wir dürfen uns jetzt keine Fehler erlauben. So überlebenswichtig andere Kräfte auch sein mögen, die Aufrechterhaltung unseres Covers hat oberste Priorität. Stellt sich also die Frage, wie wir ans Netz kommen."

Schweigen. Dann Erdmann.

„Im Prinzip müssen wir es wie immer machen, müssen einen Kabelknoten anzapfen. Wir müssen flink sein. Sie werden das Eindringen schnell bemerken und ab dann sind wir eine

Zielscheibe. Wir haben höchstens 15 Minuten. Wenn keine Drohne in der Nähe ist. Wenn schon, dann noch weniger."

Ich fühlte mich saumies. Hätte mich am liebsten einfach wieder fallen lassen. Hielt es aber für besser, mich an der Diskussion zu beteiligen, um mir durch Partizipation Einfluss zu sichern, sprich mich wichtig zu machen.

„Können wir das nicht irgendwie abchecken, ob da was in der Nähe ist?"

Erdmann nickte mir zu.

„Keine schlechte Idee. Die Frage ist nur, ob wir noch in Besitz eines mobilen Radars sind. Mir ist keines aufgefallen. Trotzdem wird es nicht einfach. Das Risiko ist nicht zu unterschätzen."

„Wir haben keine andere Wahl!", gab Frau Oberst zu bedenken. Was so nicht stimmte. Wir hätten einfach die Waffen niederlegen können. Eine Option, die wir nicht mal denken durften.

„Das ist richtig", stimmte ihr der General zu. Die Steherei wurde ihm anscheinend zu anstrengend. Er machte Anstalten, sich auf einer Munitionskiste niederzulassen, verlor aber dabei das Gleichgewicht. So kam er mehr zu liegen als zu sitzen. Frau Oberst tat alles, um ihn zu stabilisieren. Nachdem ihr das einigermaßen gelungen war, fuhr der General fort.

„Wir dürfen es keinesfalls überstürzen. Es muss eine generalstabsmäßig geplante Operation werden. Keine Fehler mehr. Erdmann, du kümmerst dich um die Vorbereitung der Aktion."

„Mache ich, mein General. Ich werde aber einige Tage brauchen. Die Männer sind wirklich am Ende."

„Du hast recht, aber tu, was du kannst. Genug davon. Aber wenn wir schon mal in geselliger Runde beieinander sind", der General versuchte, zu schmunzeln, „können wir uns mit einer anderen Frage auseinandersetzen: Wie soll der Kampf weitergehen? Kann er überhaupt weitergehen?"

Es ging ein Ruck durch Frau Oberst. Sie schien auf die Frage gewartet zu haben. Sie war bestrebt, in militärischem Habitus

Haltung anzunehmen, geriet ein bisschen zu weit nach links und schlug mit dem Kopf gegen einen Felsen. Wir vernahmen ein unterdrücktes Fluchen.

„Der Kampf muss unbedingt weitergehen. Wir können wegen einer Niederlage nicht alles vor die Hunde gehen lassen. Wir müssen uns regruppieren und dann wieder zuschlagen."

Ihr unrealistischer Zweckoptimismus ging mir gewaltig auf die Nerven. Ich erhob Einspruch.

„Bei allem Respekt, Frau Oberst, wir haben alles verloren. Unsere gesamte Infrastruktur ist zerstört. Selbst wenn wir wieder etwas aufbauen können, dann wird das Jahre dauern. Die meisten unserer Kämpfer sind mit großer Wahrscheinlichkeit tot. Was können wir, der schäbige Rest, wir 30 erschlaffte Desperados schon ausrichten?"

Frau Oberst setzte dazu an, mir ordentlich über das Maul zu fahren. Der General unterbrach sie abrupt, sodass sie nur ein empörtes Schnauben absetzen konnte.

„Ja, Schulz, unsere Lage ist verzweifelt. Noch haben wir keinen detaillierten Überblick, wie groß die Verluste wirklich sind. Wahrscheinlich schlimmer, als wir absehen können. Aber was ist die Alternative? Ein Leben in Sklaverei? Sprich, wir haben keine Wahl. Es bleibt nur Sieg oder Tod. Und wie wir das angehen, genau das sollten wir uns jetzt überlegen."

Diesmal fiel auch Frau Oberst nichts ein. Wir standen in der feuchten Höhle und schwiegen uns an. Der General besann sich seiner Verpflichtung als Anführer und ergriff erneut das Wort.

„Wir müssen uns komplett aus der Schusslinie bringen. Im Prinzip darauf hoffen, dass sie das Interesse an uns verlieren. Und das bedeutet eins: Wir müssen weit, weit weg. In der Hoffnung, dass ihnen der Aufwand, uns zu verfolgen, zu kostspielig wird."

Wieder ging ein Ruck durch Frau Oberst. Diesmal rannte sie sich wenigstens nicht den Schädel ein.

„General, das würde uns aller Möglichkeiten berauben, noch in irgendeiner Weise zu reagieren. Wir haben keine Drohnen.

Wir haben nur uns. Über Hunderte von Kilometern sind wir jeglicher Möglichkeit zum aktiven Gegenschlag beraubt. Wir führen dann nur noch einen Kampf: den ums Überleben."

Auch Erdmann hatte eine Meinung dazu.

„Meine Frage wäre: Wohin sollen wir denn gehen? Die Überlegenheit von KI ist so erdrückend. Das haben wir ja gerade erleben müssen. Sicher die Reichweite von Drohnen ist begrenzt. Wir reden hier nicht von Hunderten von Kilometern. Sondern eher von Tausenden."

„Ich dachte an mindestens tausend. Je weiter, desto besser. In der Hoffnung, dass es KI einfach zu dumm wird."

„Dann geben wir in Wahrheit unseren Kampf auf", wandte Frau Oberst genervt ein. „Es muss doch weitergehen."

Wieder hielt ich es für notwendig, etwas zur Diskussion beizutragen.

„Weitergehen? Das ist die falsche Frage. Die brauchen wir uns gar nicht stellen. Weil wir sie uns nicht stellen können. Bei allem Respekt: Wir sind ein kleiner versprengter Haufen. Es geht nur noch um eine Frage: Überleben. Das ist der einzige Kampf, den wir noch führen können. Militärisch sind wir am Ende."

„Schulz, du bist ein Weichei. Du hast keinen Sinn für das Große und Ganze. Wir haben uns dem Kampf verschrieben. Mit Haut und Haaren …"

„Frau Oberst", der General unterbrach ihre Tirade genervt, „jetzt lassen Sie mal den Herrn Leutnant. Ohne ihn wären wir komplett aufgeschmissen gewesen. Er hat tapfer seine Pflicht getan.

Aber ich sehe Ihren Punkt. Wir haben dann kaum noch Aktionsmöglichkeiten. Robotopolis wird für uns dann Terra incognita. An Sabotageakte und Gefangenenbefreiung brauchen wir dann nicht mal mehr im Traum zu denken."

Pause. Ratlos hockten und standen wir in der Höhle und starrten uns an oder ins Leere. Selbst eine verbale Auseinandersetzung war uns nach der überstürzten Flucht zu viel.

Der General fuhr fort: „Wir sollten das Thema vertagen. Wir werden in den nächsten Tagen genug Zeit dafür haben. Falls sie uns nicht doch noch kriegen."

Wir waren zu schwach, um des Generals Defätismus zu kommentieren. Außerdem hatte er verdammt recht.

„Ein aktuelleres Thema: Wie kommen wir an neue Vorräte und wie können wir aufmunitionieren?"

Erdmann räusperte sich. „Auch ich halte das für die Frage, die wir unbedingt priorisieren müssen. Mit dem, was wir haben, werden wir nicht weit kommen. Für am wichtigsten halte ich Medikamente."

Der General, der nicht länger sitzen wollte oder konnte, drängte auf eine schnelle Antwort: „Vorschläge?"

„Wir haben ja immer Depots für alle Eventualitäten angelegt. In weiser Voraussicht. Wenn mich nicht alles täuscht, sollten wir in der Nähe von Bergstadt noch ein Depot haben. Es müsste noch unberührt sein."

„Bist du dir da sicher?", schnappte Frau Oberst.

„Nein …, wie sollte ich? Aber ich befürchte, dass wir keine andere Wahl haben. Das Depot ist unsere einzige Chance. Ich hoffe, dass wir dort auch essenzielle Kommunikationstechnik vorfinden, die es uns erlaubt, mit anderen Gruppen Kontakt aufzunehmen, die das Massaker überlebt haben. Wenn es die noch gibt."

Der General stöhnte. Es war offensichtlich mit der Erholung, die ihm ermöglicht hatte, das Briefing zu leiten, vorbei.

„Frau Oberst, meine Herren. Ich kann nicht mehr. Die Schmerzen werden unerträglich. Arbeitet das Kommandounternehmen aus. Wir treffen uns wieder in 24 Stunden. Ruht euch aus. Morgen sehen wir dann weiter. Denkt daran: Bleibt in Deckung. Nur diese Dreckshöhlen bieten Schutz. Ruht euch aus."

Wir alle salutierten. Ich machte kehrt, wobei ich auf dem glitschigen Boden fast zu Fall kam, und zwängte mich aus der Höhle. Als ich wieder an meinem Nachtlager ankam, ließ ich mich nur fallen und verfiel sofort wieder in tiefen Schlaf.

Der hätte ewig dauern können. So genau weiß ich es nicht, aber ich schätze, es waren nur zwei oder drei Stunden. Ich fühlte mich immer noch beschissen und blieb in die siffige Decke gehüllt liegen. Im Halbdunkel starrte ich auf den Fels über mir. Warme Gedanken wären zielführend gewesen. Sie waren nicht mal heiter. Wie auch?

Ein Geräusch am Eingang meines Erdlochs ließ mich aufschrecken. Ich griff zum Gewehr und legte an. Erdmann hatte meine Reaktion vorausgesehen. Er hielt einen Ast vor die Öffnung, an dessen Spitze sein Barett baumelte.

„Ich bin‘s Schulz. Wir müssen reden."

An seiner nassen Uniform erkannte ich, dass es wieder zu regnen angefangen hatte. Er ließ sich auf einer der wenigen verbliebenen Transportkisten nieder.

„Wie schätzt du die Chancen ein", eröffnete er die Diskussion, „das Lager zu erreichen?"

„Genauso wie du. Bescheiden."

„Aber wir haben keine andere Wahl."

„Auch das ist Fakt", stimmte Erdmann zu. „Es hat den Beigeschmack einer Selbstmordmission. Bist du dabei?"

Ich nickte. Bock hatte ich null.

„Gut. Ich denke, wenn wir zu fünft oder zu sechst sind, dann sollte es reichen. Wir werden in der Nacht marschieren und tagsüber in Deckung bleiben."

„Und du weißt genau, wo wir hinmüssen?"

„Ich habe das Lager angelegt. Ich sollte es wiederfinden. Es ist zwar gut versteckt, aber wenn man weiß, wo es ist, findet man es ohne Probleme. Ganz was anderes: Ich brauche dich für eine andere Mission."

Ich versuchte, nicht zu demotiviert zu wirken.

„Die wäre?"

„Die Kontaktaufnahme. Wir müssen unbedingt rausfinden, ob wir die letzten Mohikaner sind. Wenn wir wirklich auf uns allein gestellt sind, dann schaut es verdammt schlecht für uns aus."

„Stimmt, ist echt wichtig. Aber wie wollen wir Kontakt aufnehmen?"

„Die Minen von Mineralberg sind vernetzt. Logischerweise. Hier müssen wir ins Netz gehen. Wir lassen eine Nachricht zurück. Die anderen werden dasselbe tun. Ist zwar extrem zeitaufwendig, aber der sicherste Weg. In dem Datenwust werden wir nicht auffallen.

Das wird auch der wichtigste Aspekt der ganzen Mission sein. Nur nicht auffallen. Sich keinesfalls zu einer Konfrontation hinreißen lassen. Eindringen, die Nachricht absetzen und wieder verschwinden. Natürlich auch keine Spuren hinterlassen."

Ich sah mich schon wieder bis zum Hals in der Jauche stehen, wurde ungeduldig:

„Super Plan. Hast du auch ein paar Details für mich?"

„Ihr werdet zu zweit sein. Der Hacker und du. Ihr seid sozusagen das Vorauskommando. Setzt die Nachricht ab und stoßt dann zu uns. Die Minen sind nicht allzu weit vom Lager entfernt. Weil ihr nur zu zweit seid, ist das Risiko, entdeckt zu werden, wesentlich geringer."

„Aber dort wimmelt es von KI!"

„Das ist richtig. Aber die Minen bieten unendlich viele Möglichkeiten an sie heranzukommen. Der ganze Berg gleicht einem Termitenhügel. Ihr steigt an einem Außenposten ein und arbeitet euch vor."

Ich schnaufte ungläubig.

„Auch die Außenposten sind strenger bewacht als Fort Knox. Die Überwachung ist lückenlos. Das schaffen wir niemals. Die haben uns sofort auf dem Schirm."

„Da liegst du nicht ganz richtig, Schulz. Die Außenposten an sich schon. Aber der Mineralberg hat so viele Löcher wie ein Schweizer Käse. Es gibt Tausende von Entlüftungs- und Entwässerungsschächten. Über einen davon solltet ihr einsteigen können. Das sollte nicht allzu schwierig sein. Wenn ihr mal drin seid, braucht ihr euch kaum mehr zu verstecken. Dann habt ihr ein anderes Problem: Ihr müsst euch zurechtfinden."

Mein Enthusiasmus, sollte er jemals vorhanden gewesen sein, hatte sich komplett in Luft aufgelöst.

„Und wie machen wir das? Gibst du uns einen Wollknäuel mit?"

Erdmann lachte.

„Welche Farbe möchtest du denn? Nein, lass das mal unsere Sorge sein. Der Junge, den ich dir mitgeben werde, versteht sein Geschäft. Er wird dir den Weg weisen. Du musst nur dafür sorgen, dass er auch dahin kommt, wo ihr hinwollt. Lee ist ein echter Nerd. Wenn du ihn erst mal reingebracht hast, dann kommt er auch ins System. Und zwar so, dass es kein Rechner mitkriegt."

Ich war wenig überzeugt. Trotzdem willigte ich ein, den Plan noch mal im Beisein von Lee durchzusprechen. Erdmann zeigte sich erleichtert und ließ mich in der Höhle zurück. Wieder knallte ich mich hin und rollte mich in meine Decke, sofern man den Fetzen als solche bezeichnen konnte.

Der Schlaf, den ich fand, gab mir trotz der Härte und Feuchtigkeit, in die ich gebettet war, etwas von meiner Kraft und Motivation zurück. Als Erdmann mich in Begleitung von Lee aufsuchte, war ich zum ersten Mal in einer Verfassung, die es mir erlaubte, anders zu funktionieren als eine Maschine. Rückblickend muss ich konstatieren, ich fühlte mich erschreckend energetisch. Selbstverständlich immer in Anbetracht unserer Situation.

So fanden mich Erdmann und Lee, als sie mich aufsuchten, mit dem Rücken an die Höhlenwand gelehnt, in meinen Fetzen gewickelt und Pläne für die Zukunft schmiedend. Unglaublich, wozu der Mensch auch in den aussichtslosesten Situationen fähig ist. Fast beschwingt dachte ich darüber nach, wie wir die Initiative wieder zurückgewinnen würden.

Erdmann zwängte sich erneut durch die enge Öffnung, die nur so wenig von der Außenwelt zu mir durchdringen ließ. Ich brauchte nicht mal zu meinem Gewehr zu greifen, denn er kündigte sich durch ein „Schulz, ich bin's" an. Der Mann ging kein Risiko ein.

Er brauchte ein bisschen, bis er sich zu mir durchgekämpft hatte. Das gelang ihm auch nicht, ohne sich die Birne irgendwo kräftig einzurennen. Erst als er direkt vor mir stand, erkannte ich, dass er, wie angekündigt, nicht allein war. Er wurde von einem schmächtigen Asiaten begleitet.

Was mir zuerst auffiel, war sein schütterer, aber doch gepflegter Ziegenbart. Mir schoss der Gedanke durch den Kopf, wie es ihm gelungen war, den auf unserer Flucht noch weiter zu kultivieren. Wir anderen sahen alle eher nach Asyl aus.

Der kleine Mann und ich musterten uns gegenseitig. Erdmann ergriff die Initiative und stellte uns einander vor. Wir gaben uns brav die Hand. Ich konnte mich nicht erinnern, ihn auf unserem Weg ins Uldtal bemerkt zu haben. Ein Umstand, der mir so zu denken gab, dass ich ihn gleich darauf ansprechen musste.

„Lee, freut mich. Ich bin echt überrascht. Meinte die ganze Truppe im Blick gehabt zu haben. Wo bist du zu uns gestoßen?"

Meine Überraschung gefiel dem schmächtigen Kameraden. Er ließ mich wissen, dass er die ganze Zeit bei uns gewesen sei. Er verstünde es aber, sich im Hintergrund zu halten. Meine verbesserte Laune auskostend, stimmte ich ihm ermunternd zu. Erdmann hielt offensichtlich freundlichen Smalltalk für weniger angebracht.

„OK Leute, wir haben Wichtiges zu besprechen. Trotzdem schön, dass ich den Eindruck habe, dass ihr ein funktionierendes Team bilden werdet.

In ein paar Tagen werden wir aufbrechen. Soweit ich das momentan absehen kann, sind und bleiben wir zu fünft. Ihr bildet das Spezialkommando „Link". Ich schätze mal, dass wir drei, vier Nächte brauchen, um bis zum Lager vorzudringen. Bis zum Mineralberg ist es dann nur ein Tagesmarsch. Unsere Gruppe wird beim Lager zurückbleiben und die Vorräte bergen. Ihr aber müsst weiter und die Nachricht absetzen. Wir haben am Lager die Möglichkeit, uns ein bisschen wiederherzustellen. Zugegebenermaßen eine etwas ungleiche Aufteilung."

Mich besser fühlend, bemühte ich mich, was Positives beizutragen. Da ich wusste, dass es keinen Weg gab, darum herumzukommen, sah ich es als Chance, mich zu profilieren.

„Geht nicht anders. Wir werden das schon hinkriegen."

Lee nickte zustimmend. Auch er versprach sich wahrscheinlich Vorteile davon, bei der Aktion mitzumachen. Dachte ich und ich irrte. Er wollte sich einfach einbringen. Das konnte ich damals noch nicht wissen.

„Gut, dass ihr mitmacht. Ich habe euch für das Spezialkommando „Link" vorgeschlagen, weil ich denke, dass ihr das optimale Team für die Aktion seid," sagte Erdmann, wobei man ihm die Erleichterung anmerkte. Er hatte vermutlich befürchtet, dass ich von der Idee nicht allzu begeistert sein würde. Womit er recht hatte. Ich fürchtete, dass er mir nicht genug Verstand zutraute, dass ich zu einer einigermaßen vernünftigen Kosten-Nutzen-Rechnung fähig wäre. Womit ich auch falsch lag.

„Ich lass euch beide jetzt erst mal allein. Dann könnt ihr euch ein bisschen beschnuppern. Ich werde mich in der Zwischenzeit darum kümmern, wie wir zum Lager kommen. Und wer uns dabei unterstützt."

Erdmann wandte sich in Richtung der Öffnung meines Erdlochs, hielt aber dann noch mal inne. Er zog eine Flasche Hochprozentiges aus seiner Uniformtasche und gab es mir. Es sei dazu gedacht, das Kennlernen ein bisschen aufzulockern, ließ er mich wissen. Dankbar griff ich zu.

Lee und ich ließen uns auf meinem Deckenfetzen nieder. Im Halbdunkel der Höhle machten wir uns über die Flasche her. Die Stimmungsaufhellung setzte bald ein, was aber unsere Planung nicht behinderte. Meinem Rang gemäß eröffnete ich die Diskussion.

„Die Aufgabenteilung ist klar. Ich bringe dich an einen Netzwerkknoten und du gehst dann ins Netz. Keine Ahnung, wie du da reinkommst. Das ist dann dein Problem."

Lee nahm einen Schluck, nickte und gab die Flasche zurück. Ich setzte meinen Vortrag fort.

„Sobald wir da sind, machen wir uns in Richtung Außenposten auf den Weg. Wir gehen natürlich auch nur nachts und hoffen auf schlechtes Wetter. Die Wolken geben uns vielleicht etwas mehr Deckung."

Zum ersten Mal gab Lee etwas von seinem Wissen preis:

„Schlechtes Wetter ist immer gut. Aber darauf können wir nur hoffen. Wir haben auch keine reflektierenden Goldfolien mehr. Die tarnen am besten. Wenn wir Kopf, Arme und Beine gut einpacken, dann verwechseln sie uns vielleicht mit irgendwelchen Viechern. Große Hunde wären gut. Aber die haben wir auch nicht. Wir müssen uns eingraben."

„Bis jetzt haben die uns auch nicht erwischt", gab ich zu bedenken und hielte meinem zukünftigen Begleiter die Flasche hin. Der nahm einen Schluck und grunzte.

„Frag mich nicht warum! Ich verstehe es nicht. Die hätten uns auf dem Schirm haben müssen."

Der Alkohol tat seine Wirkung. Er schob sich beschwichtigend über die Aussichtslosigkeit unserer Situation. Ich wollte mehr, hielt mich aber zurück. Mich zusaufen war jetzt einfach nicht angesagt.

„Die haben uns zwar komplett ausgehoben. Aber ich denke mal, so völlig spurlos ist die Aktion nicht an ihnen vorbeigegangenen. Die sind auch damit beschäftigt, ihren Laden wieder in Schuss zu bringen. Bei denen ist auch einiges kaputt."

Lee nickte zustimmend.

„Damit könntest du recht haben. Hoffen wir drauf."

„Tun wir das. Also … Ich bringe dich zum Mineralberg. Ich werde alles tun, dass wir da hinkommen und auch heil wieder zurück. Aber wenn wir mal drinnen sind, dann liegt es nur an dir, dass wir einen Knoten finden, den wir anzapfen können. Denk daran, die dürfen nicht merken, dass wir in ihren Berg und insbesondere in ihr System eindringen."

Lee genehmigte sich noch einen und hielt mir dir Flasche hin. Ich lehnte ab.

„Schulz, du hast recht, für heute sollten wir es dabei belassen. Doch generell: Unsere Tasks sind klar definiert. Was draußen geschieht, fällt komplett in deine Verantwortlichkeit. Ich taper dir nur hinterher und versuche alles, was du anordnest, umzusetzen.

Im Berg bin dann ich dran. Ich werde einen Knoten oder einen Server ausfindig machen, ihn unauffällig anzapfen und die Nachricht absetzen. Wenn ich das getan habe, dann bist du wieder dran.“

Lee erhob sich umständlich von meinem Deckenfetzen. Das Hochprozentige schien auch an ihm nicht spurlos vorbeigegangen zu sein.

„Ich lass dich dann mal. Die Pulle bleibt hier. Wenn es was Neues gibt, dann schließen wir uns wieder kurz.“

Ich signalisierte Zustimmung und Lee kroch aus der Höhle. Fiel ihm nicht so wirklich schwer. Er war eben doch eher ein Spacko, sprich wesentlich besser für den Höhlenkampf geeignet als ich.

Die folgenden Stunden verbrachten wir mit Warten. Nicht weil wir uns auf unser Spezialkommando wirklich hätten vorbereiten können, sondern weil wir noch nicht die Kraft hatten, aufzubrechen. Außerdem schien die Sonne, nicht mal der Hauch eines Wölkchens war am Himmel auszumachen. Ich kann nicht schreiben, dass es mich sehr drängte, loszumachen. Die Sache war verdammt riskant. Schön für mich, dass ich voll dabei sein durfte.

Als es wieder in Strömen zu regnen begann, kroch Lee in meine Höhle. Ich lag in meinen Deckenfetzen gewickelt und starrte die Wand an.

„Sorry bro, du musst dich erheben. Es ist eine Lagebesprechung für das Spezialkommando angesetzt. Und zwar genau jetzt.“

Ich lachte. Man nennt das gute Miene zum bösen Spiel. Brachte es aber ganz überzeugend rüber.

„Passt schon. Genug gepennt!"

Wir trafen uns beim General. Neben der verbliebenen Kommandoebene war auch das ganze Spezialkommando anwesend. Die Bekanntschaft von zwei Kameraden hatte ich noch nicht gemacht. Sie wurden mir als Django Mutney und Fridtjof Gottesacker vorgestellt. Während der Flucht war ich ihnen begegnet, hatte sie aber in dem Chaos nicht bewusst wahrgenommen.

Django gehörte zur Elite. Ich bin mir sicher, dass er schon immer dazugehört hatte. Der Hüne musste seinen Körper aus Stahl förmlich in die Höhle zwängen, wenn nicht gar einführen. Was ihm aber sichtlich Spaß machte, er genoss es, seine Muskelpakete geschickt um alle Hindernisse herumzumanövrieren. Er entwickelte dabei eine Eleganz, die auf mehrere Trainingseinheiten täglich schließen ließ. Eine Kampfmaschine. Ins Auge stach mir sofort sein kompakter Hals, der direkt ohne Übergang in den kahlen Schädel mündete. Ich fragte mich allen Ernstes, ober Django fähig wäre, seinen Kopf zu drehen. Oberkörper, Hals und Kopf wirkten auf mich wie aus einem Guss. Nur der Ohrring fehlte.

Hinter ihm schlängelte sich Fridtjof Gottesacker. Auch er von stattlichem Körperbau. Jedoch nicht annähernd so geschmeidig wie Django. Er haute sich gehörig den Schädel an. Und fluchte wie ein Fleischhauer, der sich gerade den Finger abgehackt hat. Sein Merkmal war der fette goldene Ohrring im rechten Ohr. Jetzt assoziierte ich Meister Proper. Unterhalb seiner Glatze hatte er sich einen neckischen Pferdeschweif stehen lassen. Ein Markenzeichen? Django und er grüßten die Kommandoebene zackig.

Unser neues Hauptquartier war nun in seiner ganzen Erbärmlichkeit bis zum Bersten gefüllt. Die körperliche Nähe schien erdrückend. Dem General ging es besser, jetzt hatte er aufgrund der Enge Schwierigkeiten zu stehen, nicht wegen der Verletzungen. Sobald Fridtjof seinen Platz gefunden hatte, ergriff er das Wort.

„Frau Oberst, meine Herrn. Wir sind zusammengekommen,

um das Spezialkommando zu planen und anzustoßen. Erdmann wird die Aktion befehligen, ihm obliegt auch die Detailplanung. Erdmann, bitte."

„Gut, ich denke, uns allen sind die Rahmenbedingungen klar. Trotzdem muss ich noch mal hervorheben, dass die Aktion so essenziell wie gefährlich ist. Aber: Sie ist alternativlos.

Wir werden heute aufbrechen, sobald es dunkel wird. Das Wetter könnte die nächsten Tage schlecht bleiben, wir haben also gute Voraussetzungen. Auch folgerichtig: Wir marschieren nachts und ruhen untertags. Wir suchen permanent Deckung und legen am Tag besonders viel Wert darauf, uns bedeckt zu halten. Wenn wir keinen wirklichen Unterschlupf finden, dann müssen wir uns eingraben.

Zuerst geht es Richtung Norden. Hier können wir im Schutz des Waldes zumindest am Anfang etwas Strecke machen. Morgen früh sollten wir die Anhöhen von G. erreicht haben. Dort sollten wir relativ problemlos Unterschlupf finden.

In der folgenden Nacht biegen wir nach Osten ab. Das wird der ungemütlichste Teil der Exkursion. Wie geben die Deckung der Anhöhen von G. auf und wagen uns in offenes Terrain. Wir folgen dem Lauf der Muschkiel, stromaufwärts. Die Gefahr, dass sie uns entdecken, ist hier am größten. Wir werden einzeln im Abstand von zwei, drei Kilometern marschieren. Die Idee ist, dass, falls es einen erwischt, die anderen gewarnt sind. Sie haben dann immer noch die Möglichkeit, an der Uferböschung Schutz zu suchen."

Es machte den Eindruck, dass der General und die Oberst den Plan guthießen. Er grummelte etwas, das ich als Zustimmung deutete. Doch Django unterbrach Erdmanns Redefluss.

„Halte ich für keine so gute Idee. Allein kann keiner adäquat reagieren, wenn es brenzlig wird. Wir bieten zwar kein kompaktes Ziel, aber sie werden checken, dass da nicht einer für sich in der Landschaft herumspaziert. Schon ist der Rest auch im Visier."

Keiner raffte sich zum Widerspruch auf. Schließlich fühlte

sich der General bemüßigt, Erdmann zur Seite zu springen.

„Allein oder zu fünft. Es macht keinen Unterschied. Wen sie erst mal ins Visier kriegen, den haben sie auf dem Schirm und den verlieren auch nicht wieder. Auch das gesamte Kommando kann gegen KI nichts ausrichten. Doch wenn die anderen gewarnt sind, dann haben sie vielleicht noch eine Chance, sich in Sicherheit zu bringen. Ihr werdet getrennt marschieren."

Das Machtwort des Generals ließ Django verstummen. Erdmann setzte seinen Vortrag fort.

„Ich kann es nicht leugnen. Die Etappe entlang der Muschkiel ist am ungemütlichsten. Ich kann nur hoffen, dass es in Strömen schifft. Wenn die Nacht zu klar ist, dann brauchen wir gar nicht aufbrechen. Also wollen wir das Beste hoffen.

Im Morgengrauen hat jeder hoffentlich den Punkt erreicht, an dem die Muschkiel in die Dolger mündet. Hier wird das Gelände wieder unübersichtlicher, sprich, es bietet uns mehr Möglichkeiten der Deckung.

Den Tag nutzen wir wieder, um uns zu erholen. Soweit uns das in einem x-beliebigen Erdloch möglich ist. Ich wiederhole: Deckung und Abschirmung sind das Gebot der Stunde. Bevor ihr in das Loch kriecht, müsst ihr noch mal komplett entsorgen. Untertags kriecht mir keiner aus dem Loch. Verstanden?"

Die Mitglieder des Spezialkommandos nickten Verständnis. Erdmann dozierte weiter.

„Nacht drei ist eine eher leichte Übung. Von der Mündung ist es nicht mehr weit zum Lager. Wir werden nach Einbruch der Dämmerung aufbrechen und nach drei, vier Stunden, jedenfalls vor Mitternacht das Depot erreichen.

Heißt aber nicht, dass wir dann Feierabend machen können. Im Gegenteil. Wir öffnen das Depot und bergen das Material. Wir heißt Django, Fridtjof und ich. Wir heben das Material aus der Grube.

Aber Schulz und Lee werden nicht untätig sein. Denn ihre Exkursion ist in dieser Nacht noch nicht zu Ende. Sie erholen sich kurz, um dann weiter in Richtung Mineralberg vorzustoßen. Sie sollten in dieser Nacht bis auf fünf Kilometer an das Bergwerk herankommen."

Hier hakte ich ein.

„Wenn alles gut läuft, werden wir etwas finden, was uns unseren Auftrag in der Mine erleichtert?"

Erdmann schaute mich etwas verwundert an.

„Erleichtern ist der falsche Ausdruck. Ohne das Material im Depot ist euer Auftrag undurchführbar. Lee, bitte!"

„Ohne ein funktionierendes Notebook, haufenweise Adapter und ein paar Kabel habe ich keine Chance. Außerdem benötige ich noch anderen Elektronikkram, auch eine Lötlampe wäre überaus hilfreich. Gibt es so'n Zeug im Depot?"

„Als ich es das letzte Mal überprüft habe, da war es gut bestückt", meinte Erdmann. „Ich war aber schon lange nicht mehr dort. Deswegen kann ich es nicht genau sagen."

Erdmanns Zweifel verbesserten die Stimmung nicht. Frau Oberst meinte, die Ansage kommentieren zu müssen.

„Was soll passiert sein? Wenn die Sachen beim letzten Mal da waren, dann werden sie immer noch da sein."

„Fakt ist, dass wir es nicht wissen", gab Erdmann zu bedenken. „Was aber nichts an der Notwendigkeit ändert, es zu versuchen. Denn es gibt keine Alternative.

Wenn wir davon ausgehen, dass das Depot unversehrt ist, müssen wir uns über einen weiteren Punkt klar werden: Was werden Django, Fridtjof und ich am Abend von Tag vier tun? Machen wir drei uns zurück auf den Weg ins Uldtal? Oder warten wir auf Schulz und Lee?"

Erdmann zirkelte mit erhobenem Zeigefinger die Gruppe „Wir" ab. Die Frage überraschte mich etwas. Bis ich sie als Bitte verstand und ihm antwortete.

„Es hat keinen Sinn auf Lee und mich zu warten. Sobald ihr marschbereit seid und das Wetter es zulässt, macht ihr euch auf den Weg. Hier wird das Material so dringend benötigt, dass wir keine Verzögerung in Kauf nehmen können. Je früher ihr wieder zurück seid, desto besser."

Reihum Zustimmung. Das Argument leuchtete ein. Auch Frau Oberst ließ mich wissen, dass sie meiner Meinung beipflichtete. Seltsam! Überlegungen taktischer Natur?

„Ich denke, fast noch wichtiger ist ein weiterer Gedanke. Lee und ich sind eh völlig auf uns allein gestellt. Auch wenn ihr auf uns wartet, ihr könnt uns ja doch nicht helfen. Wie sollten wir euch zu Hilfe rufen, wenn etwas schiefgeht? Es ist alles oder nichts. Uns raushauen wird nicht. Wir müssen das ganz allein durchziehen."

Ich suchte Augenkontakt bei meinem zukünftigen Begleiter. Lee stimmte mir nickend zu. Der Rest quittierte unsere Erkenntnis, auf was wir uns da einließen, mit ehrfürchtigem Schweigen. Schließlich rang unsere Opferbereitschaft dem General ein paar lobende Worte ab.

„Schulz, du hast völlig recht. Gut, dass ihr wisst, was ihr da tut. Was ihr da tun müsst. Dass ihr es durchziehen müsst und dass ihr nur sehr bedingt Unterstützung haben werdet."

Nicken reihum. Erdmann sah sich wieder am Zuge.

„Kürzen wir die Sache ein bisschen ab. Lee und Schulz wissen, was sie zu tun haben, und haben es zusammen auch schon recht gut ausgearbeitet. Wir brauchen es hier nicht alle zusammen durchzugehen. Konzentrieren wir uns auf unseren Teil der Operation."

Wieder zirkelte sein Zeigefinger die Gruppe ab.

„Wir werden in der Abenddämmerung von Nacht Nummer vier aufbrechen. Beladen wie die Maulesel. Wenn das Depot voll ist, wird es eine wirklich schwierige Entscheidung werden, was wir mitnehmen. Denn wir werden nicht alles tragen können. Aber die Prios sind, so denke ich, uns allen bewusst.

Einfach auch unser Plan. Wir machen uns auf demselben Weg zurück. Die Vorsichtsmaßnahmen werden dieselben sein. Dank der vervollständigten Ausrüstung werden wir hoffentlich auf mehr Möglichkeiten, unseren Rückmarsch zu tarnen, zurückgreifen können. Was uns hoffentlich ermöglicht, möglichst viel Material zu bergen."

Django raffte sich erneut dazu auf, sich in die Diskussion

einzubringen.

„Frage: Werden Schulz und Lee auf dem Rückweg ebenfalls Material aus dem Depot aufnehmen?“

Erdmann schwieg. Die anderen auch. Bis auf Frau Oberst, die sonderte wieder einen ihrer Kommentare ab.

„Was denkst du denn? Natürlich werden die beiden bergen, was sie tragen können. Auf dem Weg zurück müssen sie ja unweigerlich am Depot vorbei. Warum das Zeug liegen lassen, das wir so dringend brauchen?“

War natürlich irgendwie logisch. Ging aber völlig an der Realität vorbei. Die gute Frau tat so, als wäre unsere Aktion ein Spaziergang. Wenn wir da wirklich reinkamen, konnten wir kaum absehen, wie wir zurückkämen. Wenn überhaupt. Ich erlaubte mir, das zu bedenken zu geben.

Frau Oberst hielt mit ihrer Meinung wie gewohnt nicht hinterm Berg. Und ich war nicht in der Stimmung, mir das jetzt anzuhören. Erdmann griff ein und verhinderte, dass wir aneinandergerieten.

„Bei allem Respekt. Die Aktion ist mit so vielen Fragezeichen behaftet, dass es auch bei penibelster Planung nicht möglich ist, realistische Voraussagen über den Rückweg von Schulz und Lee zu treffen. Nichtsdestotrotz bin ich überzeugt, dass die beiden angemessene Entscheidungen treffen werden.“

Auch dem General ging Frau Oberst offensichtlich auf die Nerven. Vielleicht plagten ihn auch wieder Schmerzen.

„Genau, Erdmann. Die beiden müssen spontan vor Ort entscheiden. Das Hauptziel ihrer Aktion ist, die Nachricht abzusetzen und unbeschadet wieder zurückzukommen. Alles andere ist erst mal nebensächlich. Details entscheiden die beiden je nach Sachlage vor Ort.

Ich denke, wir haben alle wichtigen Punkte abgehakt. Ich möchte unserem Spezialkommando jetzt die Möglichkeit geben, letzte Vorbereitungen zu treffen und sich noch ein bisschen auszuruhen. Ich erkläre die Lagebesprechung damit für beendet.“

Allgemeine Aufbruchsstimmung machte sich breit. Nur Django räusperte sich vernehmlich.

„Hmm, sollten wir nicht alle wissen, wo sich das Depot genau befindet?“

Erdmann hatte keine Lust auf lange Erklärungen.

„Solltet ihr natürlich. Hat aber keinen Sinn. Ohne mich findet ihr es eh nicht.“

Schien Django einzuleuchten. Wortlos schlängelten wir uns aus dem Unterschlupf. Ich logischerweise nicht, ohne mir wieder mal die Birne kräftig anzuhauen.

Begab mich noch mal in das Loch, das mir als Unterschlupf diente. Kontrollierte dort noch mal meine Ausrüstung. Viel war es eh nicht mehr, sie bestand im Prinzip nur noch aus Gewehr und Rucksack. Darin fand ich noch ein paar Dosen mit leckerem Pökelfleisch und etwas Munition. Gerade als ich dabei war, meinen Deckenfetzen dazuzupacken, fasste ich einen Entschluss. Ich würde die Knarre eh nicht brauchen. Als Bewaffnung wäre die Pistole völlig ausreichend. Auf große Gefechte konnten wir uns eh nicht einlassen. Also zog ich die Munitionspakete aus dem Rucksack, der dadurch wesentlich handlicher wurde. In meinem Loch kauernd wartete ich auf den Einbruch der Dämmerung. Versuchte zu schlafen, was mir aber nicht gelang.

Nach Stunden stupiden Wartens rührte sich was vor meinem Loch. Ich packte meine Habseligkeiten und kroch heraus.

~

Der rasche Fortschritt von KI prägte das 21. Jahrhundert entscheidend. Sicher, vieles, was auf den Markt kam, war nicht im Ansatz ausgereift. Bis es einem selbstfahrenden Auto möglich war, einen querstehenden Laster von einer Brücke zu unterscheiden, ließen viele AutofahrerInnen, die der neuen Technik zu sehr vertrauten, ihr Leben. Wer sich mit Chatbots unterhalten musste, fühlte sich oft wie jemand, der einen Dreijährigen dazu bringen sollte, die Bugs in einem der gängigen Betriebssysteme zu eliminieren. Spracherkennung funktionierte eigentlich schon ganz gut, trotzdem war es vielen Chatbots mehr oder weniger egal, was man ihnen erzählte. Sie machten ja doch, was sie wollten.

Bei der Bekämpfung von Kriminalität feierte KI überraschende Erfolge. Sie konnte Zusammenhänge und Muster herausfiltern, auf die kein Mensch gekommen wäre. Und sie hörte nie auf, aus jedem Fehler zu lernen. Ein unangenehmer Nebeneffekt war nur die Tatsache, dass die Überwachung immer flächendeckender wurde und jeder im Prinzip verdächtig war. Eine Entwicklung, die es KI im späteren Verlauf sehr erleichtern sollte, die Macht komplett an sich zu reißen. Der Gesichtserkennung kam dabei eine besondere Rolle zu. Bei deren Entwicklung hätte man vielleicht nicht so blauäugig sein sollen. Doch die Verbrechensrate sank.

Unvergleichlich war der Siegeszug des Onlinehandels. Bestellen am Computer war doch so einfach, da Homo sapiens hier noch lange Zeit auf die etablierte Eingabemethode Tastatur zurückgreifen konnte. Anfangs waren die Erfolge von KI beim Ausliefern der Waren noch recht dürftig. Immer wieder kamen Sendungen aufgrund der lausigen Infrastruktur nicht an. Schnell wurden die Logistikfirmen, die krampfhaft versuchten, ihrer Außendarstellung einen dynamischen Anstrich zu geben, zum Buhmann der Nation. Ihr Versuch, die Lawine zu bewältigen, scheiterte zu oft zu kläglich. Davon abgesehen waren sie schlichtweg kriminell, indem sie es verstanden, ihre Kunden mit mafiösen Methoden zu melken. Wie die Cosa Nostra schnitten sie sich ein ordentliches Stück vom Kuchen ab. So manches Paket landete im Wohnzimmer der Angestellten rein biologischen Ursprungs. Mit zunehmender Automatisierung nahm die Verlustrate jedoch deutlich ab.

Und so war die Entwicklung nicht aufzuhalten. Zwar nahmen die Gesprächsthemen „Versagen der KI“ und „Ich habe mir wieder mal was von einer Firma mit drei Buchstaben liefern lassen“ bald den Stellenwert ein, den früher die Themen

„Wetter“ und „Krankheit“ im angeregten Klatsch besetzt hatten. Und doch, es gab keinen Weg zurück. Auch im Angesicht der immerwährenden Nörgelei der Erdbewohner an den Fähigkeiten von KI, schafften es nur eingefleischte Schrate, sich komplett davon loszusagen. Die führten dann das einfache Leben von Jägern und Sammlern. Zu verlockend war einfach der Gewinn an Bequemlichkeit durch nützliche Roboter. Denn wer putzt schon gerne jede Woche seine Bude, wenn das Teil dann eh wieder sofort zusifft? Und da gab es ja noch so viel Praktisches mehr ...

Die intelligenten Automaten hatten noch einen großen Vorteil. Man konnte sie im Fall des Falles so zur Sau machen, wie man es brauchte. Sie verloren nie die Contenance. Was einem die bestellte Ware aber auch nicht lieferte.

~

Meine vier Begleiter hatten bereits Marschbereitschaft hergestellt. Ich unterbreitete ihnen meinen Entschluss, mein Gewehr nicht mitzunehmen. Auf große Gegenliebe stieß ich nicht. Trotzdem blieb ich bei meinem Vorsatz.

„Jungs, wir brauchen die Dinger einfach nicht. Auf was wollt ihr damit schießen? Auf Drohnen? Auf Panzer? Oder wollt ihr Rotwild jagen?“

Die Jungs grummelten irgendwas von dem Gewehr als Braut des Kämpfers. Wenn ich nicht der Kommandoebene angehört hätte, wäre der Widerstand sicherlich heftiger ausgefallen. Erdmann dagegen würdigte meinen Vorschlag durch ernsthafte Überlegung.

„Wenn er es für unsinnig hält, dann soll er es lassen.“ stimmte er mir zu. „Die anderen machen, was sie wollen.“

Auch Django war jetzt meiner Meinung.

„Seien wir mal ehrlich, wir wissen es doch wirklich nicht. Also ist Fakt, dass wir die Frage nicht sinnstiftend beantworten können. Doch in einem Punkt hast du recht. Sie werden uns auf dem Rückweg mit dem ganzen Krempel erheblich behindern. Wer hat alles eine Kurzwaffe? Ich hab nämlich keine."

Bis auf Fridtjof nickten die restlichen Mitglieder des Spezialkommandos.

„Dann werden wir versuchen, noch zwei Kurzwaffen aufzutreiben."

Im Gänsemarsch taperten wir zur Höhle, in der sich unser provisorisches Hauptquartier befand. Erdmann und ich versuchten, zwei Pistolen aufzutreiben. Die Kameraden sträubten sich mit Händen und Füßen. Auch der Hinweis auf mein zurückgelassenes Gewehr besänftigte sie nicht. Zwei Knarren konnten wir schließlich abgreifen. Doch die maximale Distanz, auf die man noch einen Treffer erzielen konnte, lag sicher unter zehn Metern. Gewehre mussten also auch noch mit.

Wir trafen den Rest unseres Spezialkommandos am Eingang der Höhle. Die Truppe rauchte. Einer musste irgendwo Kippen aufgetrieben haben. Ich mahnte zur Eile. Es war spät geworden.

Just als wir uns in Bewegung setzen wollten, wand sich der General durch den Ausgang des HQ. Er hatte sich aus einem Ast und anderem Müll eine Krücke gebastelt.

„Meine Herren, ich muss euch wohl nicht klarmachen, wie verdammt wichtig eure Mission ist. Unser ganzes Wohl und Wehe hängt davon ab. Ich weiß, ihr werdet euer Bestes geben. Gut so! Trotzdem möchte ich euch meine besten Wünsche mit auf den Weg geben und euch versichern, wie sehr ich eure Courage und euren Heldenmut würdige. Kommt wohlbehalten und erfolgreich zurück."

Damit entließ er uns in die Dunkelheit. Na ja, so dunkel war es nun auch wieder nicht. Ein Dreiviertelmond, wenn er denn nicht hinter den Wolken verschwand, leuchtete uns den nächtlichen Pfad ganz ordentlich aus. Klar, es gab auch Stellen, an denen man nichts sah. Hier behalf man sich mit Feuerzeugen oder Streichhölzern, zumindest um eine grobe Vorstellung zu bekommen, was da so vor einem liegen könnte.

Manchmal gelang das ganz gut, manchmal nicht.

Trotzdem stand unser Spezialkommando unter einem besonders guten Stern, den wir aber nicht am Firmament ausmachen konnten. Kaum hatten wir uns auf den Weg gemacht, setzte der Regen, der uns in den vergangenen Tagen beschützt hatte, wieder ein und bot uns somit zusätzliche Deckung. Vor 50 Jahren wären wir derart durchnässt um diese Jahreszeit erfroren. Der Klimawandel hatte aber das Ende des Frühlings in diesen Breiten so an die Temperaturen des früheren Sommers herangeschoben, dass wir die ersten Tropfen noch als angenehme Erfrischung empfanden. Und die Wolken waren unser Schutzschild.

Doch spätestens nach einer halben Stunde war jeder von uns komplett eingeweicht. Im Dunkel waren der Weg unter den Füßen und besonders die Schlammlöcher, mit denen er gespickt war, kaum auszumachen. Immer wieder sanken wir bis über die Knöchel ein. In den Stiefeln stand das Wasser und ließ sie beim Marschieren furzähnliche Laute erzeugen. Mit nervtötender Regelmäßigkeit rutschte einer von uns aus und landete im Dreck. Erdmann hatte die Führung übernommen. Immer wieder wies er uns auf Stolpersteine und andere Widrigkeiten hin. Was aber nicht jeder mitbekam. Dann mischte sich wieder ein derbes Fluchen in die Geräuschkulisse des nächtlichen Waldes.

Gegen Morgen erreichten wir die Anhöhen von G. Wir suchten Deckung unter Felsvorsprüngen, die es dort zur Genüge gab. Bevor wir uns unter ihnen zur Tagesruhe betteten, entsorgten wir alle noch mal nach bestem Wissen und Gewissen. Die nächsten Stunden würde es uns nur unter einem gewissen Risiko möglich sein. Auch wenn es noch weiter ohne Unterlass regnete.

Wieder wickelte ich mich in meinen Deckenfetzen. Trotz der klammen Feuchtigkeit und des steinigen Untergrunds schlief ich sofort ein. Nicht weiter überraschend, nachdem wir fast die ganze Nacht marschiert waren.

Gegen Mittag machte ich mir eine Dose Fleisch auf. Mit

meinem Messer schob ich mir zähe Fleischklumpen und Fettreste in den Mund. Das Fleisch balancierte ich lustlos zwischen den Zähnen hin und her, um mich zum Kauen zu zwingen. Es gelang mir aber nicht so richtig und ich schluckte es mit den Fettresten herunter. Wickelte ich mich wieder in meinen Deckenfetzen ein und knackte noch mal ab. Dann erwachte ich, starrte bis zur Dämmerung in den Regen vor meinem Unterschlupf.

Als es so aussah, als würden Dunkelheit und Regen uns ermöglichen weiter zu marschieren, kam Erdmann vorbei.

„Wir müssen los. Pack dich zusammen und komm!"

Froh, die triste Langeweile besiegt zu haben, packte ich meinen Deckenfetzen, schulterte meinen Rucksack und folgte meinem Kameraden in einiger Entfernung. Bald erreichten wir die anderen. Erdmann nutzt die Gelegenheit, um uns allen ein Update zu geben.

„Ich hoffe, dass ihr alle fit seid. Wir haben eine harte Nacht vor uns. Ein, zwei Kilometer, dann erreichen wir die Muschkiel. Das ist der Punkt, an dem wir die Deckung der Anhöhen aufgeben müssen. Die Muschkiel gräbt sich dann durch die Ebene hinter den Anhöhen. Auf zirka 15 Kilometern werden wir fast keine Deckung finden. Wir haben ja schon x-mal darüber gesprochen. Sind dann lebende Zielscheiben. Das Einzige, was wir tun können: Große Abstände halten. Wir werden im Abstand von einer halben Stunde losgehen. Immer am Ufer entlang.

Ich weiß, dass das kein besonders prickelnder Plan ist. Eins ist jedenfalls klar: Sobald einer von uns auf Widerstand stößt, brechen wir die ganze Aktion ab. Jeder der Überlebenden sucht sich dann ein Loch und geht für ein paar Tage auf Tauchstation. Jeder ist dann auf sich selbst gestellt. Wir sammeln uns dann wieder im Uldtal."

Erdmann verstummte. Der Rest der Crew musterte ihn, hoffend, dass er noch irgendwas beitragen würde, was dem Himmelfahrtskommando einen positiven Anstrich gäbe. Doch er war zu sehr Realist, um irgendwelchen Mist abzusondern.

Unser Vorhaben hatte mehr mit blindem Gottvertrauen als mit militärischer Planung zu tun. Django grunzte vernehmlich. Er sprach aus, was alle fühlten und fürchteten.

„Wenn die einen von uns spotten, dann haben die uns alle. Da können wir noch so große Abstände einhalten, wie wir wollen. Der Plan ist scheiße."

Erdmann nahm die Herausforderung an.

„Das ist richtig. Aber einzeln haben wir wenigstens noch die Spur einer Chance, wenn sie uns spotten. Und zusammen können wir uns keinen Deut besser verteidigen. Die brauchen dann nur eine Grube ausheben, um uns zu verscharren. Schön für die."

Django gefiel es nicht, was Erdmann da sagte. Besonders, weil er recht hatte. Er tat das, was er immer tat, wenn ihm was auf den Sack ging. Er hyperventilierte.

„Schon klar, irgendwie. Aber denken wir doch mal out of the box. Die Muschkiel ist nicht tief. Was, wenn wir uns einfach treiben lassen. Wir suchen uns ein Teil, was von oben wie Treibgut aussieht und hängen uns einfach daran. Dann lassen wir uns durch die Nacht treiben. Am Morgen steigen wir dann wieder aus dem Fluss, halt nur 20 Kilometer weiter. Im Fluss werden die Wärmebildkameras uns kaum spotten können. Das erhöht unsere Chancen gewaltig."

Erdmann nahm sich Zeit, über den Vorschlag nachzudenken. Er schien nicht komplett abgeneigt zu sein. Fridtjof trug auch was bei.

„Ich finde den Vorschlag gut. Obwohl die ganze Nacht in der Brühe zu paddeln, sicher auch kein Spaß ist. Erhöht aber unsere Chancen durchzukommen. Die Muschkiel ist ein besserer Bach. Es ist quasi ein Spaziergang im Becken."

„Nicht, dass mir die Idee nicht gefällt. Das Problem ist was zu finden, an das wir uns klammern können. So viel wird da nicht rumliegen."

Django wollte seinen Plan nicht so einfach verloren geben. Erdmann ließ es jedoch nicht zu.

„Wir marschieren jetzt erst mal zu Muschkiel. Wenn wir dort

was finden, dann können wir es mit einer Bootspartie probieren. Ich glaube aber nicht, dass da was Brauchbares rumliegt."

Er sollte sich irren. Um keinen Zweifel an seinen Worten aufkommen zu lassen, wandte er sich abrupt zum Gehen. Wir anderen trotten ihm hinterher. Schweigend, denn der Weg war in der Dunkelheit wieder kaum auszumachen.

So erreichten wir am Fuß der Anhöhen von G. den Lauf der Muschkiel. Sie kündigte sich nicht mal durch das leiseste Plätschern an. Wir liefen förmlich in sie hinein und hätten fast nasse Füße bekommen. Da der Regen endlich aufgehört hatte, war unser Schuhwerk annähernd trocken.

Es kam noch besser. Da lag er nun. Ein ganz normaler Baumstumpf. Hypothese: Er war irgendwo in die Muschkiel gekippt und die hatte ihn dann vor unseren Füßen abgelegt. Vor unseren Füßen hieß, auf einem Teil des sandigen Flussbetts, den die Muschkiel nicht mehr mitnahm, weil sie trotz des dauernden Regens immer noch nicht ihr gesamtes Bett zu füllen vermochte. Er musste dort schon eine Weile gelegen haben, denn er war schon recht nackt. Nur noch einige Astgabeln ragten aus dem gerade gewachsenen Stumpf. Die Strömung des Flusses hatte mit Sicherheit auch schon an ihm genagt. Fridtjof hatte in zuerst erspäht. Er sonderte nur ein kurzes „Der gehört uns" ab. Erdmann nickte sein Einverständnis.

So standen wir also um den Stumpf herum, der uns durch die Muschkiel und die Nacht begleiten sollte. Ich blickte auf meine Stiefel herunter. Langsam machte sich die Erkenntnis in meinem Bewusstsein breit, dass die kurze Phase relativer Trockenheit nun schon wieder vorbei sein würde. Die Vorstellung bald bis zum Hals im feuchtkalten Nass zu stecken, betrübte mich. Die ganze Uniform würde wieder am Körper kleben. Und ich hatte null Bock drauf.

Django zog ein Messer, Fridtjof tat es ihm nach. Sie begannen unsere Schwimmhilfe flusstauglich zu machen. Befreiten den Rumpf von allen Ästen, die einer Nutzung als

Floß hinderlich werden konnten. Sägten, hackten und brachen alles zu Kleinholz, was störte. Bald konnte man erahnen, wie der Stumpf stromabwärts treiben und uns damit an unser Ziel bringen würde. Oder auch nicht. Die Reduktion unseres Wärmebildquerschnitts würde uns auf jeden Fall fast unsichtbar machen.

Das Material, das sie dem beschnittenen Baum abnahmen, nutzten Django und Fridtjof dazu, eine Astgabel am Ende des Stumpfes zu einer Plattform umzugestalten. Dort würden wir unsere Rucksäcke und auch die Gewehre ablegen, während wir am Stamm hängend den Fluss hinabtrieben.

Erdmann, Lee und ich hatten uns auf Steinen am Flussufer niedergelassen und sahen den beiden bei ihrer Holzschnitzerei zu. Das widersprach allen Geboten der Vorsicht, aber was tun? Wir boten unsere Mithilfe an, Django lehnte die aber mit der Begründung ab, dass sie es besser allein machen würden. Sie seien ein eingespieltes Team. Man würde sich nur behindern. Womit er recht hatte. Nur ab und zu fragte er, ob jemand noch ein Stück Schnur habe oder ob noch ein Hölzchen herumläge, das ihm nützlich wäre.

Die beiden arbeiteten wirklich effektiv. Es erfüllte mich mit etwas Zuversicht, wie geschickt sie vorgingen. Nach einer gefühlten halben Stunde war das Floß bereit, beladen und zu Wasser gelassen zu werden. Flugs waren auch unsere Rucksäcke in der Astgabel befestigt, die den Transport unserer Ausrüstung sicherstellen sollte.

Erdmann und ich besannen uns wieder unseres Führungsanspruchs. Wir einigten uns darauf, wo wir uns an den Stamm klammern würden, und vergaben die restlichen Plätze. Fridtjof und meine Wenigkeit würden die Steuerfunktion am Bug unseres Vehikels übernehmen. Wir gingen davon aus, dass Lee aufgrund seiner Körpergröße, die es ihm nur selten erlauben würde, festen Boden unter den Füßen zu haben, mehr mit sich selbst beschäftigt sein würde, sodass er in der Mitte seinen Platz fände. Erdmann und Django fiel die Aufgabe zu, die wertvolle Ladung in der

Astgabel am Ende des Stamms abzusichern.

Der Moment, unser Gefährt zu Wasser zu lassen, war gekommen. Dummerweise hatten wir das Gewicht des Baumstamms leicht unterschätzt. Obwohl wir zu fünft anpackten, konnten wir den Stamm erst beim wiederholten Versuch dazu bringen, sich auch nur einen Millimeter zu bewegen. Lästernd rissen wir an ihm, der sich nur zentimeterweise dazu bequemte, unserem Willen nachzugeben. Die 20 Meter über die Sandbank schienen sich ewig zu ziehen. Als wir das Trumm dann endlich im Wasser hatten, waren wir erneut komplett eingeweicht. Dieses Mal nicht vom Regen, sondern wir garten quasi im eigenen Saft. Beim Eintauchen in das dunkle Nass der Muschkiel wich die Feuchtigkeit unserer Ausdünstungen der siffigen Feuchte des Flusses. Ich war so happy, dass wir endlich in See stechen konnten, dass mich unser kühles Bad nur peripher tangierte.

Unsere Bootstour ließ sich recht gut an. Die Nacht war zwar schon recht fortgeschritten, sodass wir auf die Tube drücken mussten. Was natürlich nur sehr bedingt möglich war, sich aber in der nicht allzu tiefen Muschkiel recht gut anließ. Wir trieben ganz gemütlich durch die pechschwarze Nacht. Sicherheit gab uns die Tatsache, dass wir immer wieder mal festen Boden unter unseren Füßen spüren konnten.

Die Stunden vergingen. Schweigend hingen wir an unserem Stamm. Nur manchmal sonderte einer von uns eine Warnung ab, wenn ihm etwas auffiel, was unserer Bootstour hätte gefährlich werden können. Unser Hauptaugenmerk lag darauf, uns möglichst weit vom Ufer entfernt treiben zu lassen, um nicht irgendwo hängen zu bleiben. Die nächtliche Ödnis zog an uns vorbei. Wir starrten ins Dunkel und versuchten, nicht zu viel von dem siffigen Wasser der Muschkiel abzubekommen. Die Wassertemperatur zwang einen immer aufs Neue dazu, sich körperlich zu betätigen, um nicht zu stark auszukühlen. Eine wunderliche Stille umgab uns.

Je länger wir dahintrieben, desto mehr zog sich die Nacht. Müdigkeit und Kälte waren nun immer ernsthaftere Gegner.

Die Versuchung, einfach den Kopf auf unserem Baumstumpf abzulegen und sich dem süßen Schlummer und Vergessen hinzugeben, wurde zunehmend überwältigender. Erdmann rief von Zeit zu Zeit unsere Namen durch, um sicherzustellen, dass keiner einnickte.

Ich hing am Stamm und trüben Gedanken nach. Wie den Kameraden entging es auch mir, dass wir dem Ufer zur Linken zu nahe gekommen waren. Die Muschkiel war jetzt nicht mehr das ruhige Flüsschen, das sie bis jetzt gewesen war. Wir näherten uns der Mündung in die Dolger.

Plötzlich war sie da und wir mittendrin. Die Stromschnelle ließ uns soeben noch sicher geglaubten Boden unter den Füßen verlieren. Das Rauschen der Wassers war jetzt deutlich zu vernehmen. Deswegen ging möglicherweise auch die Warnung von Erdmann unter, der uns zu extremer Wachsamkeit ermahnte.

Zwischen zwei Felsen in der Brandung hatte sich ein Baumstumpf eingespreizt. Plötzlich war er da. Beim Versuch, vor ihm abzutauchen, bekam ich einen ordentlichen Schwinger ab. Krampfhaft klammerte ich mich an unser Gefährt, suchte panisch festen Boden unter den Füßen und spürte das Pochen in meinem Schädel. Ich stieß eine Warnung aus, die aber zu spät kam.

Dann sickerte es erschreckend langsam in mein Bewusstsein. Fridtjof war verschwunden. Ich rief seinen Namen. Bekam aber keine Rückmeldung, die meine Sorgen besänftigt hätte. Den armen Kerl musste es noch schlimmer als mich erwischt haben. Mit einem „Mann über Bord“ stieß ich mich von unserem Stamm ab und paddelte in die Richtung, in der ich meinen Mitstreiter vermutete.

Die Strömung nahm an Intensität zu. Mich im freien Fluss wähnend, donnerte ich gegen einen Felsen. Ein schriller Schmerz durchzuckte mich. Diesmal in Unterleib und Beinen. Ich aber paddelte im Rausch des Adrenalins weiter, immer hoffend, die feuchte Uniform meines Kameraden zu packen zu kriegen. Paddelte, kraulte und stieß mich immer wieder von entgegenkommenden Hindernissen ab. Sofern ich sie früh genug erkannte und reagieren konnte. Wertvolle Zeit verfloss.

Wieder rammte ich, ohne es vorherzusehen, ein Hemmnis im Strom. Diesmal nicht der übliche Aufprall, sondern nur gedämpft. Meine Reaktionszeit wieder eher mäßig. Fridtjofs lebloser Körper hing an einem Felsen. Die Spalte, die ihn aufgenommen hatte, barg seinen Körper in sich und gab seinen Kopf nur hin und wieder frei. Um ihn dann wieder im Nass der Dolger zu versenken.

Nach dem Aufprall und der wenig zeitnahen Erkenntnis, dass ich meinen Kameraden gefunden hatte, befahl ich meinem ermatteten Körper, alles Menschenmögliche zur Rettung des Gestrandeten in die Wege zu leiten. Ein Befehl, dem er nur widerstrebend folgte. Mühsam kämpfte ich mich am Gestein Halt suchend gegen die Strömung zu der Spalte, in der Fridtjof hing. Auch jetzt musste ich wieder schmerzhafte Erfahrungen machen. Endlich gelang es mir, mich so zu stabilisieren, dass ich meinen Gefährten am Schopf packen und seinen Kopf aus den schäumenden Fluten heben konnte.

War der arme Kerl schon ersoffen? An seiner linken Schläfe klaffte eine eigroße Wunde, die ordentlich triefte. Keine Ahnung, wie schwer es Fridtjof erwischt hatte, ob er überhaupt noch lebte? Ich fühlte seinen Puls. Meinte noch etwas zu spüren. Wunsch der Vater des Gedankens?

Ich sah mich um. Von den Kameraden keine Spur. Sie kämpften sich sicherlich noch durch den Fluss. Auf jeden Fall war ich auf mich allein gestellt. Ich blickte weiter stromabwärts. Schätzte meine Chancen ab, den ausgeschalteten Fridtjof so durch die Fluten zu bugsieren, dass ich ihn irgendwo ablegen konnte.

Es würde wieder der Ritt auf der Rasierklinge werden. In dem Halbdunkel sah ich keine 20 Meter weit. Unmöglich zu sagen, was mich im weiteren Verlauf erwarten würde. Die Stromschnelle konnte so abrupt enden, wie sie uns ergriffen hatte. Oder es konnte auch noch ewig so weitergehen. Aber ich musste es tun.

Ich positionierte mich unter dem handlungsunfähigen Kameraden und verschränkte meine Arme vor seiner Brust. In meinem Rücken spürte ich die Unebenheiten des Felsens, der Fridtjofs Odyssee durch das Mündungsdelta der Muschkiel gestoppt hatte. Meinen Mitstreiter hinter mir herschleifend, robbte ich in die Fluten.

Die Strömung packte uns sofort und riss uns mit. Wild strampelnd versuchte ich, uns über Wasser zu halten. Was mir nur eingeschränkt gelang. Immer wieder verrenkte ich mir das Genick beim Versuch herauszufinden, wo der Fluss mit uns hinwollte. Dann wieder paddelte ich wie ein tanzender Derwisch, verzweifelt versuchend, einem ausgespähten Hindernis auszuweichen. Meist gelang mir das aber nur so halbwegs. Irgendwie knallten wir immer gegen Felsen oder andere Hindernisse, die der Fluss hier abgelegt hatte. Eine durchaus schmerzhafte Erfahrung.

Prio eins war unweigerlich, Fridtjofs Kopf so zu positionieren, dass er atmen konnte. Wenn er noch atmete. Trotz all meiner Bemühungen zog mich die jetzt wilde Muschkiel immer wieder nach unten. Manchmal gelang es mir, mich im Flussbett abzustoßen und uns wieder nach oben zu drücken. Nach Luft schnappend, rammten wir dann in das nächste Hindernis.

Mir schwanden die Kräfte. Jeder weitere Versuch, die Kontrolle nicht zu verlieren, kostete mich Energie. Lange hätte ich nicht mehr durchgehalten und den Kameraden seinem Schicksal überlassen müssen, um mich selbst aus meiner misslichen Lage zu befreien.

Dann aber endlich das rettende Ufer. Die Strömung ließ merklich nach. Völlig fertig strampelte ich noch ein paar Züge, spürte Boden unter den Füßen und zog auf wackligen Beinen meine leblose Last auf eine Sandbank.

Zuerst lag ich da nur im feuchten Sand neben dem reglosen Fridtjof und atmete schwer. Doch die edelste Pflicht medizinischen Personals ist nun mal Leben zu retten. Ich besann mich meiner Berufung und raffte mich auf, um mich um den Kameraden zu kümmern.

Oder war es schon zu spät? Hatte ich da nur eine Leiche aus dem Wasser gefischt? Ich suchte die Halsschlagader. Schwierig, denn Kälte und Feuchte ließen mich zittern. Doch dann meinte, ich Puls ertastet zu haben. Atmete mein Mitstreiter noch? Also Kopf überstrecken und Anzeichen regelmäßiger Respiration suchen. Indizien für eine funktionierende Atmung konnte ich keine ausmachen. Der Brustkorb wie auch der Rest des Körpers wirkten auf mich wie eine Schaufensterpuppe. Aus dem Lehrbuch der Notfallmedizin wusste ich was zu tun war: Mund-zu-Mund-Beatmung. Nase zuhalten und pusten. Dann wieder selbst atmen. Und so weiter.

Da hing ich also im Morgengrauen auf einer Sandbank am Ufer der Dolger und versuchte, meinem Mitstreiter wieder Odem einzuhauchen. Meine eigene Entkräftung erschwerte das Unterfangen. Fridtjof musste manchmal lebensbedrohlich lange auf seinen Schuss Luft warten. Aber, wenn auch mit Verzug, ich pustete tapfer weiter. Verzweifelt darüber nachdenkend, was ich tun würde, wenn mir die Puste ausginge.

Der Fluss rauschte an mir vorbei. Ich achtete kaum auf die Lärmkulisse um mich herum. Nicht sehr soldatisch, aber die Rakete hört man sowieso nicht kommen. Die Kameraden standen direkt hinter mir, als ich sie bemerkte.

Django fiel neben seinem Kameraden auf die Knie und raunte mir zu: „Wie geht es ihm?“

Zwischen Luft stoßen und schnappen brachte ich ein: „Ich weiß es nicht, glaube aber, er hat noch Plus. Keine Ahnung, wie viel Wasser er geschluckt hat.“

Ich setzte gerade zum nächsten Luftstoß an, als mich Django zur Seite schob. Seiner Brachialgewalt hatte ich nichts entgegenzusetzen. Und die Tatsache, dass er mir die Verantwortung von den Schultern riss, erleichterte mein Gewissen.

Django hielt sich nicht mit Kleinigkeiten auf. Er versetzte seinem Kameraden einige deftige Ohrfeigen und forderte ihn auf, aufzuwachen. Als das nichts half, rammte er ihm seine

Faust in den Magen. Dabei gab er ein „Das Wasser muss einfach raus!" zum Besten.

Zugegebenermaßen handelte es sich nicht um die klassische Notfallmedizin. Aber ganz Querdenkerstrategie, die Maßnahme zeigte unerwartete Wirkung. Fridtjofs Torso zog sich unter der Wucht des Magenschwingers zusammen und der Geschundene begann zu spucken, zu röcheln und schließlich endlos zu husten. Django lehnte sich zufrieden zurück und meinte trocken: „Na also, mein Junge. Papa weiß schon, was für dich gut ist." Der Geschundene wand sich wieder und wieder, drehte sich zur Seite und entsorgte Wasser und Schleim durch Mund und Nase.

Inzwischen war es taghell. Es regnete nicht mehr und am Himmel zeigten sich nur wenige Wolken. Das Spezialkommando stand völlig fertig auf einer Sandbank am Ufer der Dolger und betrachtete die Verrenkungen seines Kameraden. Ein perfektes Ziel für jede Drohne.

Zu meiner Freude bemerkte ich jetzt, dass wir vollzählig waren. Wir hatten niemanden verloren. Ich wollte wissen, wie es den anderen ergangen war, aber Erdmann drängte zur Eile. So schulterten Django und ich den unter die Lebenden zurückgekehrten und machten uns daran, Erdmann zu folgen. Der war ziemlich in Sorge.

„Jungs, wir haben echt ein Problem. Wir müssen sofort in Deckung gehen. Wir sind ein nahezu perfektes Ziel.

Hoffentlich finden wir hier an der Mündung irgendein Loch, das uns Schutz für den Tag bieten kann. Bitte geht zügig und haltet Abstand."

Dann konnte ich meine Frage endlich loswerden.

„Was ist mit unserem Krempel? Konntet ihr etwas retten?"

Eine Frage, deren Antwort ich eigentlich schon hätte kennen müssen. Denn ich sah ja, dass die Kameraden kaum etwas dabei hatten. Django schimpfte und ließ sich mit der Antwort Zeit. Wir versuchten gerade, den immer noch ziemlich belämmerten Fridtjof einen Abhang hinaufzuschleifen. Er hing mehr, als dass er ging. Nur alle paar Meter schaffte er einige

Schritte, um dann wieder über Stock und Stein zu stolpern. Doch keine Rücksicht. Oben angekommen, gab Django Auskunft.

„Große Kacke. Wir haben fast alle Rucksäcke verloren. Gegen Abend werden wir noch mal Richtung Absaufstelle gehen, um zu suchen. Ist natürlich auch wieder extrem risikoreich, denn wir brauchen Tageslicht. Besonders viel Hoffnung habe ich nicht, dass wir unseren Baumstumpf noch finden. Und so fürchte ich, dass wir zum Erfolg verdammt sind. Wenn wir das Lager heute Nacht nicht auftun, dann sind wir geliefert."

So schleppten wir uns weiter an der Dolger entlang. Als es wieder mal steil bergab ging, rutschte ich in einer Schlammpfütze aus und wir glitten zu dritt den Abhang hinunter. Fridtjof stöhnte und Django fluchte. Mühsam rappelten wir uns wieder auf. Ich hatte kaum noch die Kraft dazu. Aber wir mussten weiter.

Nach einer weiteren Ewigkeit, die Sonne stand jetzt schon verdammt hoch, erreichten wir eine Stelle, die uns Unterschlupf bieten konnte. Die Dolger hatte sich ein tieferes Bett gegraben und so konnten wir an ihrem Ufer einen Vorsprung finden, unter dem wir uns niederließen.

Da saßen wir dort, immer noch komplett durchnässt, lehnten uns auf dem steinigen Boden aneinander und versuchten, uns auszuruhen. Ab und zu fielen wir in unruhigen Schlaf. Wer das nicht konnte, der blickte auf die trüben Fluten der Dolger, die an uns vorüberzogen.

Der Tag zog sich hin. Endlich begann uns die Sonne, deren Licht wir tunlichst meiden mussten, etwas zu wärmen. Trotzdem blieben wir immer noch komplett durchnässt, empfanden aber die Kälte nicht mehr als durchdringend.

Gegen Mittag zog sich der Himmel wieder zu. Es schiffte wieder. Ein weiterer Grund, in Deckung zu bleiben. Gegen Abend verteilte Django karge Rationen, die er seinem Rucksack, den er retten hatte können, entnahm. Ausgiebig kauend kauerten wir weiter unter dem Überhang und blickten in die verregnete Abenddämmerung.

Erdmann ergriff die Initiative.

„In einer halben Stunde wird es so dunkel sein, dass wir uns aus der Deckung wagen können. Viel Hoffnung habe ich nicht, aber dann werden wir nach unserer gestrandeten Schwimmhilfe suchen. Vielleicht hängt ja noch was am Stumpf.

Aber wir werden uns nicht lange aufhalten. Wenn wir nicht schnell etwas Brauchbares finden, marschieren wir los. Wir müssen das Lager heute Nacht erreichen. Mit oder ohne Ausrüstung.“

„Leicht gesagt“, warf Django ein, „was machen wir am Lager ohne die Klappspaten? Was tun wir, wenn wir das Lager nicht finden? Dann haben wir nichts, aber auch gar nichts mehr zu fressen. Und die Gewehre sind auch weg.“

Erdmann warf einen Blick in die Runde.

„Du hast recht, Kamerad. Aber hast du einen besseren Vorschlag? Ich für meinen Teil gehe davon aus, dass wir das Vorratslager schon finden. Sicher, ein Totalverlust wäre bedauerlich, aber im Depot sollten wir alles finden, was wir brauchen.“

Django ließ sich von Erdmanns Optimismus nur bedingt anstecken. Er wusste aber, dass der recht hatte. Außerdem war Erdmann Leutnant.

Die angekündigte halbe Stunde später machten wir uns auf die Suche. Dazu trotteten wir in Richtung Muschkielmündung und suchten uns eigene Abschnitte im Bereich der Stromschnellen und dahinter. Django und Fridtjof gelang es sogar, die Stromschnellen springend, hangelnd und kriechend zu überqueren.

Fridtjof war schon wieder erstaunlich fit. Django hatte die klaffende Wunde an der Stirn mit drei, vier kühnen Stichen zusammengeflickt. Nadel und Faden musste er irgendwo hergezaubert haben. Sein Patient hatte mit zusammengebissenen Zähnen dagesessen und stumpf auf die Dolger geblickt. Ab und zu nässte die Wunde noch. Mit einem Fetzen Stoff trocknete er gelegentlich den Ausfluss. Nicht ohne den Lumpen vorher mit ein bisschen Hochprozentigem aus einem Flachmann desinfiziert zu haben. Der Mann erwies sich als echter Kämpfer.

Viel Zeit blieb uns nicht, nach unserer Ausrüstung zu suchen. Es wurde rasch dunkler, die Wahrscheinlichkeit, etwas zu finden, sank. Die Schwierigkeiten, sich den Weg entlang der Uferböschung zu bahnen, nahmen zu. Mehrmals sank ich knöcheltief im Schlamm ein oder stolperte fluchend über kaum auszumachende Hindernisse. Als ich kaum mehr den Boden unter mir erkennen konnte, gab ich auf. Mehr tastend als vorausschauend kehrte ich zum vereinbarten Treffpunkt zurück.

Dort traf ich auf Erdmann und Lee. Sie waren erfolgreicher als ich gewesen. Sie saßen auf einem Felsen und naschten aus einer Konservendose. Neben ihnen lehnten sogar unsere zwei Gewehre. Die beiden grinsten und hielten mir eine weitere Dose hin. Die stammte aus einem Rucksack, den die beiden ebenfalls hatten zurückgewinnen können.

„Lass den anderen beiden auch noch etwas übrig!“

Von dem Rest der Ausrüstung fehlte jede Spur. Es war mir zu blöd, nachzufragen. Stattdessen ließ ich mich nieder und machte mich daran, mein Mahl zu genießen. Die fettige Fleischkonserve schmeckte wahrhaft göttlich. Ich musste mich ordentlich zusammenreißen, damit für die Kameraden auch noch etwas übrig blieb. Zwang mich, langsamst zu essen, und kaute die proteinhaltige Pampe ausdauernd.

Auch der beiden anderen Stimmung besserte sich merklich, als sie mit leeren Händen zurückkamen. Sofort machten sie sich über ihren Anteil des Doseninhalts her. Doch schon bald mahnte Erdmann zum Aufbruch.

„Leute, wir müssen los. Es ist zwar nicht mehr weit zum Lager, aber wir müssen es vor Mitternacht erreichen. Denn die Zeit drängt. Wenn wir es gefunden haben, bergen wir die Ausrüstung und statten Schulz und Lee mit allem aus, was sie brauchen. Die beiden müssen dann sofort weiter, damit sie noch Zeit haben, sich vor dem Mineralberg in Stellung zu bringen und den Tag unentdeckt zu überstehen. Wir anderen werden die Vorräte weiter sichten und sie in transportable Einheiten unterteilen. Auch das wird uns bis zum frühen Morgen in Anspruch nehmen. Also, Abmarsch!“

Erdmann griff sich eines der Gewehre und drückte Django das zweite in die Hand. Er bildete die Vorhut, Django sicherte das Ende unseres kläglichen Haufens. Wieder versuchten wir, größere Abstände zwischen uns zu halten. Eine Maßnahme, die nur dazu führte, dass wir uns mehrere Male fast verloren, sicherheitstechnisch aber völlig sinnlos war. Wir hätten so große Abstände einhalten müssen, um zu verhindern, dass sie uns alle erwischten, wenn sie uns gespottet hätten, dass wir uns mit absoluter Sicherheit verloren und nicht mehr wiedergefunden hätten. Schweigend stapfte jeder für sich durch die Nacht. Den Blick immer nach unten gerichtet, um die Silhouette des Pfades nicht aus den Augen zu verlieren. Trotzdem kamen wir ganz gut voran. Die Dolger floss nur leise gluckernd neben uns vorbei. Es sollte der erholsame Teil der Nacht werden.

Noch weit vor Mitternacht sorgte Erdmann dafür, dass wir ihn alle einholten. Als auch Django uns erreicht hatte, zeigte er die Uferböschung hinauf Richtung Wald. Er ließ uns wissen, dass das Depot etwa einen Kilometer landeinwärts liege. Er halte es für besser, dass wir jetzt zusammen blieben, da die Gefahr, uns zu verlieren, jetzt doch zu groß sei. Außerdem müsse man sich nun durch das Dickicht kämpfen. Die Machete habe man verloren, es könnten jetzt nur noch die Gewehre sinnvoll genutzt werden, um sich den Weg zu bahnen. Allein sei das nicht zu schaffen. Django grunzte verächtlich.

„Sind im Rucksack nur Fressalien? Heben wir das Depot nur mit den Dosen aus?“

„Einen Klappspaten haben wir noch. Der Rest wird sich mit den Dosen begnügen müssen“, gab Erdmann etwas genervt von sich. „Aber wir werden nicht besonders tief graben. Ich gehe mal von nur 20 Zentimetern aus. Schwierig wird jetzt erst mal der Weg dorthin. Du und ich bilden mit den Gewehren die

Vorhut."

Django trabte los, die Uferböschung hinauf. Sobald der Bewuchs ihm Widerstand entgegensetze, begann er frenetisch mit dem Gewehrkolben auf das Grünzeug, das sich ihm entgegenstellte, einzudreschen. Die ersten 100 Meter klappte das auch ganz gut und wir reihten uns hinter ihm ein.

Je weiter wir uns von der Dolger entfernten, umso höher wurde Djangos Schlagfrequenz und desto langsamer kamen wir voran. Erdmann hatte uns erklärt, dass wir uns bis zu einem Graben vorarbeiten müssten, in dem wir dann bis zu dem Depot vorstoßen würden. Auch bot er dem Gefährten an der Spitze mehrere Male an, ihn abzulösen, der prügelte aber weiter ohne Unterlass auf alles an Vegetation ein, was sich ihm in den Weg stellte.

Nachdem wir etwa 500 Meter geschafft hatten, kamen wir überhaupt nicht mehr weiter. Ein umgestürzter Baum versperrte uns den Weg. Django prügelte erst wie wild auf ihn ein, um dann zu versuchen, unter ihm durchzukriechen. Wir sahen wie er im Dickicht verschwand, hörten Äste knacken und ihn fluchen und standen untätig vor der grünen Hölle, die uns den Weg versperrte. Nach fünf Minuten entwand sich Django wieder dem Gestrüpp. Er war völlig verdreckt und blutete im Gesicht an mehreren Stellen. Auch ihm, dem Kämpfer, schien die Exkursion in das Mauseloch zugesetzt zu haben. Er hyperventilierte wie nach einem Hundertmeterlauf. Und blieb erst mal am Boden liegen, um sich von der Strapaze zu erholen. Er schaffte es nur noch, uns mit einer kleinen Taschenlampe ins Gesicht zu leuchten. Die hatte er anscheinend retten können.

„Jungs, keine Chance. Direkt kommen wir da niemals durch. Weiter hinten bin ich frontal gegen einen Felsen gestoßen. Das hier ist ein Sackgasse."

Da standen wir nun mitten im Dschungel um unseren Kameraden herum. Erdmann wandte sich an mich.

„Wir bilden zwei Stoßtrupps. Einer versucht es links, der andere rechts. Wir müssen den Graben einfach finden. Auch wenn wir ihn in der Dunkelheit nur ertasten können. Wir müssen das Lager heute Nacht einfach finden! Wir können keinen weiteren Tag verlieren! Wir brauchen das Zeug so dringend! Sonst ..."

Ich nickte und blickte in die Runde: „Gönnen wir ihm noch eine Pause. Django, du hältst die Stellung und erholst dich. Erdmann und Fridtjof versuchen es links, Lee und ich arbeiten uns rechts vor. Wir dürfen uns auf keinen Fall verlieren."

Erdmann stimmte mir zu: „Ja, wir müssen in Hörweite bleiben. Sagen wir in einer halben Stunde spätestens wieder hier. Dann wissen wir hoffentlich mehr."

Auch der Rest der Truppe machte den Eindruck, dass er unserem Plan zustimmte. Eigentlich nur folgerichtig, was wäre die Alternative gewesen? Als ich mich daran machte, nach rechts vorzustoßen, spürte ich ein Ziehen am Hosenaufschlag meiner Uniform. Den Blick nach unten richtend, schaute ich direkt in das Licht der Taschenlampe. Django hielt sie mir hin und raunte: „Du kannst die besser brauchen als ich!". Er hatte verdammt recht. Ich ergriff sie dankbar. Wie hatte er die bloß retten können?

Lee und ich gingen den Weg, den Django uns freigehackt hatte, ein Stück zurück. An einer Stelle, an der die grüne Hölle nicht ganz so dicht schien, wandten wir uns nach rechts. Lee ließ mir den Vortritt.

Zuerst steckte ich mir die Taschenlampe in den Mund, in der Hoffnung, damit beide Hände frei zu haben, um mir mit einem Gewehr den Weg bahnen zu können. Bald war ich es aber leid, durch die Nase zu atmen. Außerdem erzeugte ihr Gehäuse einen widerlich metallischen Geschmack, der sich rasch im ganzen Mund ausbreitete. Da unsere Trinkwasservorräte bald erschöpft sein würden, war an eine Mundspülung nicht zu denken. Ich teilte meine Bedenken mit Lee. Der meinte nur, dass ich sie ihm geben sollte. Erstens wäre es vernünftig, die Batterien zu schonen. Zweites brächte sie eh kaum was, da das Dickicht undurchdringlich sei. Und zu guter Letzt könne er sie ja im Bedarfsfall anmachen. Ich müsse den Wunsch nur kundtun, dann würde er mir über die Schulter leuchten. So nahm ich die Lampe aus dem Mund, schaltete sie aus und reicht ihm das speichelverschmierte Teil nach hinten. Alsdann setzte ich meinen Versuch, voranzukommen, fort. Immer wenn mir danach war, forderte ich Lee dazu auf, mir ein bisschen zu leuchten.

Ich hacke mit der Knarre ins Dickicht. Das Gestrüpp war an manchen Stellen dichter gepackt als jede ordentliche Gartenhecke. Je dichter, desto wütender schlug ich darauf los. Mir erging es nicht anders als Django. Es nervte einfach unendlich, sich jeden Zentimeter erkämpfen zu müssen. Wenn man sich dann wieder mal einen Schritt nach vorne wagte, schien es, als sei alles umsonst gewesen. Stachel und Dornen bohrten sich in Uniform und Weichteile. Als wollten sie einem aus reinem Trotz den Lohn der Plackerei streitig machen. Manchmal waren es auch größere Zweige, die mir in den Weg gewachsen waren. Wenn sie meinen Schlägen widerstanden, hieß es drunter oder drüber. Natürlich auch nicht ohne Hängenbleiben.

Gerade waren wir wieder drei, vier Meter vorgerückt. Schon türmte sich vor mir nochmals die undurchdringliche Hölle auf. Keinen Plan habend, wie ich zustechen wollte, hielt ich inne und bat Lee, mir zu leuchten. Ich spürte wie sich seine Hand neben meinem Kopf und meiner Schulter vorbeischob. Der Schalter klickte. Ein grün-schwarzes Loch tat sich wie ein gelungener Schnappschuss vor mir auf.

In dessen Zentrum zwei leuchtende Kristalle. Direkt auf mich gerichtet, keine 20 Zentimeter von meinem Kopf entfernt. Einen Augenblick starrten wir uns regungslos in die Augen. Der plötzliche Lichtstrahl zog die Natter genauso in den Bann, wie mich ihre gespenstische Fratze, die da direkt vor mir über einem Ast hing.

Bruchteile einer Sekunde später kam Bewegung in das Stillleben. Der Natter Kopf schoss in meine Richtung und ich wusste mir nicht anders zu helfen, als mich mit aller Kraft nach hinten zu schleudern.

Mit voller Wucht rammte ich den kleinen Lee hinter mir. Der war darauf genauso wenig vorbereitet, wodurch ich auf ihm zu liegen kam. Bei dem Versuch weiter Land zu gewinnen, kriegte der arme Kerl noch ein paar Tritte und Knuffe ab. Trotz meiner Panik gelang es mir, mich in eine Position zu rollen, die mir ermöglichte, den Ort des Geschehens fluchtartig zu verlassen. Ich fürchtete, dass Lee auch jetzt noch einiges abkriegte. Ein paar Meter weiter brachte mich eine Bodenwelle zum Stehen, da ich mich wieder mal unsanft hinlegte.

Da lag ich nun. Wohl war mir nicht, obwohl mir bewusst wurde, dass mich das Viech nicht erwischt hatte. Im Dunkel hinter mir herrschte Stille. Ich brauchte erschreckend lange, um einen Lagebericht von meinem Gefährten anzufordern.

„Alles klar, bro“, kam es aus dem Dunkel zurück. Dann konnte ich das Licht der Taschenlampe ausmachen, das sich langsam in meine Richtung bewegte. Grinsend kam er vor mir zu stehen. In der einen Hand die Knarre, in der anderen die Natter am Schwanz gepackt. Ich nahm ihm das Gewehr ab, sodass er die Taschenlampe aus dem Mund nehmen konnte.

„Mann, Junge. Mal ‘ne Runde piano. Das Viech ist völlig harmlos!“

Sagte es und schleuderte die Natter mit einer ausladenden Bewegung dahin zurück, wo er hergekommen war. Ich faselte was von Schrecksekunde und im ersten Moment.

„Passt schon“, beruhigte mich Lee. „Ich denke wir kommen da nicht weiter. Da geht es nirgendwo hin. Das können wir vergessen. Lass uns zurückgehen und schauen, wie die anderen vorangekommen sind.“

Ich stimmte zu und begann zurückzustapfen.

Django saß dort, wo wir ihn zurückgelassen hatten. Es dauerte eine Weile, bis Erdmann und Fridtjof wieder einliefen. Wir hatten gerade angefangen, uns Gedanken darüber zu machen, was wir anstellen sollten, kämen sie nicht zurück.

Unsere Blicke müssen die von Kindern in Erwartung ihrer Geburtstagsgeschenke gewesen sein. So ließ Erdmann die Katze gleich aus dem Sack.

„OK, OK. War bei euch wohl nicht so der Hit. Aber wir hatten Erfolg. Fridtjof ist förmlich über den Graben gestürzt."

Er deutete ins ungewisse Dunkle.

„Dahinten kommen wir durch. Wenn wir erst mal im Graben marschieren können, kommen wir schneller voran. Es ist nicht mehr weit."

Unsere Stimmung verbesserte sich merklich. Ich hätte klatschen können. Die anderen beiden wohl auch, aber Kämpfer, die wir waren, brachten wir nur coole Sprüche hervor, die den Erfolg des Stoßtrupps bekräftigen sollten. Innen drin waren wir alle heilfroh.

Erdmann verlor keine Zeit. Django gelang es kaum, wieder in die Senkrechte zu kommen, da hatte sich Erdmann schon an Fridtjof vorbei gedrängt und verschwand in der schwarz-grünen Hölle.

Wir folgten ihm. Kamen ganz gut voran, denn der Weg war ja schon mal eingeschlagen worden. Nach ungefähr 15 Minuten erreichten wir den Graben, der sich im Nichts vor uns auftat. Eine willkommene Erleichterung, denn der Bewuchs war hier bedeutend spärlicher. Zur richtigen Jahreszeit spülte wohl ein anständiger Bach das Bett ordentlich durch.

Ich bildete mit einem Schießprügel die Nachhut. Meine Kameraden waren schon in das Bachbett abgestiegen, als ich mich in Bewegung setzte. Ein Anfall akuter Erschöpfung hatte mich zögern lassen. Klar, ich hätte was zu fressen gebraucht. Als ich schon fast bei den anderen war, packte mich eine Wurzel am Stiefel und gab mich nicht mehr frei.

Kam ich unsanft zu liegen. Besonders brutal rammte sich ein Brocken in meinen linken Oberschenkel. Das ganze Becken durchfuhr ein stechender Schmerz. Erschöpfung und der Frust der letzten Tage und Wochen verschafften sich mit einem Schlag Luft. Schreiend und fluchend versuchte ich wieder auf die Beine zu kommen.

Die Gefährten musterten mich befremdet. Ich nahm es wahr, konnte mich aber nur unter größten Mühen einkriegen. Der Beckenknochen wummerte immer noch wie Folter mit

Elektroschocks. Beim Versuch, mir Erleichterung zu verschaffen, hupfte ich auf einem Bein im Bachbett. Immer wieder Gefahr laufend, noch mal auf die Schnauze zu fallen. Schließlich ging es dann wieder. Ich hatte einfach nicht mehr die Kraft weiter auszuflippen. Erdmann hatte sich den Weg zu mir gebahnt. Er legte mir die Hand auf die Schulter.

„Komm, mein Junge. Es wird gleich wieder gehen. Wir haben es wirklich bald geschafft. Dann können wir uns ausruhen und dann gibt‘s auch was zwischen die Rippen. Halt durch, nur noch ein kleines bisschen.“

Ich nickte gequält. Versprach weiterzumarschieren. Meinte, es sei noch alles dran. Natürlich kompletter Quatsch. Aber ich humpelte weiter. Kam deswegen noch mühsamer als sonst schon vorwärts. Der Schmerz hatte sich jetzt wenigstens auf erträglichem Niveau eingependelt. Das Schlimmste war: Ich hatte einfach keine Lust mehr. Warum hier in pechschwarzer Nacht durch den Dschungel humpeln? Ich konnte mir die Frage nicht positiv beantworten. Trotzdem humpelte ich weiter hinter meinen Kameraden her. Erdmann hatte Mitleid und drosselte das Tempo.

Nach einer weiteren Stunde kam die erlösende Nachricht. Erdmann war aus dem Graben geklettert und verkündete der Gruppe, dass wir am Ziel seien. Er forderte uns auf, es ihm gleichzutun. Als ich an der Reihe war, hielt er mir dir Hand hin, um mir den Ausstieg zu erleichtern. Ich zögerte einen Moment. Dann schlug ich ein. Mit einem Ruck war ich draußen. Vor uns öffnete sich trotz Dunkelheit eine weitläufige Freifläche, auf der sich der Bewuchs in Grenzen hielt.

„Hier muss es sein“, ließ Erdmann uns wissen. „Unter uns muss das Depot sein. Wir müssen nur den Zugang finden. Vorher haben wir uns eine Pause verdient.“

Alle grunzten Zustimmung und ließen sich auf etwas nieder, das die Möglichkeit bot, sich einen Moment der Ruhe zu gönnen. Da saßen wir mitten im Nirgendwo, schweigend, denn die Erschöpfung machte jedes Wort zur Qual. Djangos Geduldsfaden riss als erster.

„Kinder, ich brauche was zum Fressen“, warf er in die Runde und erhob sich. „Wo soll ich anfangen?“

„Gute Frage. Wir müssen uns aufteilen“, entgegnete Erdmann. „Um den Zugang zu orten. Ich weiß, dass es hier ist, aber wo genau, da habe ich keine Ahnung mehr. Es ist zu lange her. Such dir einen Ast, markiere deinen Bereich und dann geh deinen Bezirk ab. Der Zugang sollte nicht zu tief liegen. 20 Zentimeter Maximum. An der Stelle sollte der Boden nachgeben.“

Auch Erdmann und die anderen erhoben sich, um sich wie Django auf die Suche zu machen. Beim Versuch es ihnen gleichzutun, scheiterte ich kläglich. Ein stechender Schmerz durchzuckte meinen Unterleib. So blieb ich sitzen. Einer der Kameraden murmelte etwas von „Lass mal, wir schaffen das schon.“

Ich musste eingeschlafen sein. Lee weckte mich und ich versuchte, durch erratische Bewegungen meinen steifen Nacken wieder geschmeidig zu kriegen.

„Wir haben den Zugang gefunden“, ließ er mich wissen. „Die anderen räumen ihn gerade frei.“

Er zog mich hoch und wir schlichen in die Richtung, in der wir die anderen werkeln hörten. Beim Näherkommen realisierte ich, dass irgendwas nicht stimmen konnte. Erdmann hielt die Taschenlampe auf den Boden gerichtet und fluchte vernehmlich. Warum erfasste ich schlagartig, als ich den Lichtkegel erreicht hatte und meinen Blick auf das Loch im Boden richten konnte. Der Zugang lag vor uns, im Halbdunkel der Taschenlampe konnte man auch die Vorräte in der Tiefe des Depots ausmachen. Der Einlass wurde uns aber von einem massiven Gitter aus Stahl verwehrt. Auf der einen Seite durch Scharniere gesichert, auf der anderen zugeschweißt, wie wir mit wachsender Beklemmung feststellten.

Django fiel seufzend auf die Knie und begann, an dem Gitter zu rütteln. Logischerweise erfolglos. Nach geraumer Zeit wurde auch er müde und gab auf.

„Scheiße, das Ding ist wie betoniert. Welcher Affe war da am

Werk? Wozu? Wir sind jetzt die Deppen. Der Gegner hätte kein Problem damit, das Ding aufzusprengen.“

Schweigen. Wir starrten gemeinsam in kollektiver Schockstarre auf das Loch, das sich da vor uns auftat. Endlich schaffte es einer, das Schweigen zu brechen.

„Unsere einzige Chance besteht darin, dass wir die Scharniere plattmachen“, warf Lee in die Runde. „Wir brauchen Steine. Große Steine. Und immer wieder: Gebt ihm.“

„Das wird endlos dauern“, sagte Fridtjof.

„Dann fangen wir am besten gleich damit an. Wir brauchen auch Äste, um das Gitter aufzuhebeln. Wenn wir es schaffen, konstanten Druck aufzubringen, dann reißt das Teil vielleicht an der Sollbruchstelle. Sofern es eine gibt.“

Erdmann hatte recht. Und so schwärmten wir aus, um uns Werkzeuge zu suchen, wie man sie aus der Steinzeit kennt. Nachdem wir Hebel und Schlagwerkzeuge gefunden hatten, die im Ansatz brauchbar schienen, begannen wir unser Werk. Lee und ich versuchten, mit zwei mehr oder weniger brauchbaren Ästen das Gitter immer unter Druck zu halten. Der Rest von uns schleppte immer wieder neue Brocken an, um sie dann mit möglichst viel Kraft gegen eines der Scharniere zu donnern. Das Krachen der Felsbrocken und das Ächzen des Metalls erfüllten den nächtlichen Dschungel. Immer wieder ließen wir die Steine gegen die Scharniere krachen. Ab und zu brach eines unserer Werkzeuge auseinander, sodass einer ausschwärmen musste, um ein neues aufzutun. Die Scharniere blieben standhaft. Nichts rührte sich. Dafür begann es wie aus Kübeln zu schütten.

Es dämmerte schon, als wir uns die Erfolglosigkeit unserer Versuche eingestehen mussten. Die Scharniere hatten zwar einiges abbekommen, auch das Stahlgitter hatte mehrere Dellen. Unter ihm hatte sich schon ein Haufen Gesteinsbrocken angesammelt.

Immer weiter mussten die Kameraden ausschwärmen, um neue Steine heranzuschaffen. Lee und ich hatten versucht, größere Äste zu requirieren, um die Hebelwirkung zu steigern.

Jedes Mal, wenn ein Brocken in Richtung Scharnier flog, hängten wir uns mit unserem gesamten Gewicht an die hölzernen Hebel. Nichts rührte sich.

Keiner von uns hatte noch ein trockenes Stück Stoff am Körper. Regen prasselte ohne Unterlass auf uns nieder. Erdmann hatte gerade wieder erfolglos einen fetten Brocken auf ein Scharnier gedonnert. Der war dann in zwei Teile zersprungen und damit unbrauchbar geworden. Dem Scharnier hatte er aber nichts anhaben können.

Also Zwangspause. Wir standen zu dritt im strömenden Regen und starrten uns fassungslos an. Die totale Erschöpfung nagte an unserer Psyche. Wir müssen mehrere Minuten so verharrt haben. Standen da wie die Ölgötzen im Regen. Die Lage war zum Kotzen. Wir hatten kaum mehr Zeit, uns einen Unterschlupf zu suchen, bevor die Sonne aufgehen würde. Hatten die Rettung direkt vor Augen, aber kamen keinen Millimeter weiter. Zu essen gab es nichts mehr. Noch regnete es zwar, aber die Gefahr entdeckt zu werden nahm mit jeder Minute, die verging, zu. Dann ging uns auf, dass wir Django und Fridtjof seit einer geraumen Weile nicht zu Gesicht bekommen hatten.

Erdmann fluchte: „ Wo können die denn hin sein? Die wollten doch noch ein paar Steine ranschaffen?“

Ich nickte.

„Die sind schon verdammt lange weg. Ich habe ein Scheißgefühl.“

„Wir haben jetzt echt ein Zeitproblem. Hier kommen wir nicht weiter. Wir müssen uns darum kümmern, wie wir über den Tag kommen.“

„Das Einzige, was Sinn macht, ist, dass wir uns für den Tag einigeln. Wenn etwas schiefgelaufen ist, dann können wir den beiden jetzt auch nicht helfen“, gab ich zu bedenken. Die müssen selbst schauen, wie sie über die Runden kommen.“

Lee bot sich an, sich auf die Suche zu machen. Erdmann wog kurz ab, entschied dann aber, dass es besser wäre, wenn wir zusammen blieben und uns für den Tag wappneten. Er hob die verbliebenen Gewehre vom Boden auf, drückte mir eins in die Hand und deutete in die Richtung, aus der wir vor Stunden gekommen waren.

„Wir suchen am besten am Graben Unterschlupf. Wenn nicht alles überschwemmt ist, können wir uns dort am besten einigeln."

Ich hatte mich gerade ein paar Schritte von der Stätte unserer verlorenen Hoffnung entfernt, da hörte ich die beiden Vermissten sich schnaufend nähern. Jetzt wurde uns klar, was sie so lange aufgehalten hatte.

Die beiden hatten einen Felsblock angeschleift, dessen Sprengwirkung alles zu übertreffen versprach, was wir bis jetzt versucht hatten. Wir, die wir schon das Handtuch geworfen hatten, wandten uns wieder dem Depot zu. Die beiden Muskelmänner ließen den Block prustend neben dem Einstieg zu Boden fallen.

„Dem Teil kann die verdammte Tür nicht standhalten", erklärte uns Django, nachdem er nicht mehr nach Luft japste. „Wir müssen das Teil so hoch wie möglich liften und dann mit Schmackes auf das Drecksgitter herabsausen lassen. Der Durchschlagskraft wird es nicht widerstehen können."

Wir ließen den beiden noch ein bisschen Zeit, sich zu regenerieren. Obwohl die immer mehr drängte, denn es war jetzt schon taghell. Unsere einzige Hoffnung nicht entdeckt zu werden, waren die dicken Regenwolken über uns. Oder der pure Zufall.

Diesmal sollte Fridtjof für die notwendige Hebelwirkung sorgen. Er hatte sich den Ast gekrallt, mit dem vorher Lee und ich ans Werk gegangen waren, und machte sich mit seinem aus brachialer Muskelmasse bestehenden Körpergewicht daran, aus dem Ast die optimale Hebelwirkung herauszukitzeln. Wir, die restlichen vier, bugsierten den zentnerschweren Donnerkeil im Schneckentempo über den Einstieg. Geplant war, den Brocken mit voller Wucht auf eines der Scharniere herabkrachen zu lassen. Es dauerte, bis wir uns in Position wähnten. Auf drei sauste das Trum zu Boden, wo es mit einem lauten Knall aufschlug.

Wir hatten schlecht gezielt. Der Stein verfehlte das Scharnier um Längen. Er kam eher auf dem Gitter zu liegen, das sich ächzend bog. Aber den Einstieg nicht freigab. Schuld daran war die ungleich verteilte Muskelkraft, in dem Versuch unserem steinernen Rammbock möglichst viel Impuls mitzugeben.

Das Scharnier wurde nur von einer Kante gestreift, die dessen Massivität kaum etwas entgegenzusetzen hatte. Die Kante brach und setze ein faustgroßes Geschoss frei. Selbiges erfuhr vom Scharnier einen ordentlichen Rückstoß und prallte mit voller Wucht gegen Djangos Kniescheibe.

Der quiekte vor Schmerz. Kampftyp hin oder her, sackte er in sich zusammen, ergriff mit beiden Händen die geschundene Kniescheibe und ließ sich, um Entlastung zu schaffen, nach hinten fallen. Erschrocken starrten wir auf den Gefallenen, das Schlimmste befürchtend. Der wälzte sich, seltsame Laute von sich gebend am Boden. Das Quieken mutierte bei jeder weiteren Artikulation zu einem wüsten Fluchen. Wir starrten hilflos auf unseren Mann, der sich mit der Miene des von unglaublichen Schmerzen Geplagten, weiter wand.

Schließlich sackte er ermattet zur Seite ab. Erdmann und ich wollten ihn aus dieser unwürdigen Position im Dreck befreien, griffen ihm unter die Arme und zogen ihn hoch. Lee reichte ihm eines der herumliegenden Gewehre, um ihm die Möglichkeit zu geben, sich darauf abzustützen.

Django griff sofort zu. Aber nicht etwa, um die Knarre als Krücke zu verwenden und sich einen sichereren Stand zu verschaffen. Statt sich abzustützen, lud er unter wüsten Schimpftiraden durch und begann in wilder Raserei auf das Scharnier zu ballern. Wir, die wir von dem Ausraster kalt erwischt wurden, stoben auseinander, uns vor den Querschlägern in Sicherheit bringend.

Nichts schien den Rasenden besänftigen zu können. Immer wieder lud er nach und feuerte den nächsten Schuss auf den Angelpunkt der Tür ab. Bis ein Klicken uns allen klarmachte, dass das Magazin leer war. Da stand er nun auf einem Bein, das Gewehr im Anschlag. Der Reflex und die Wut ließen ihn noch mehrere Male leer abdrücken, bis er plötzlich regungslos in sich verharrte und ungläubig auf den Einstieg starrte.

Wir wagten uns langsam aus unserer Deckung hervor und näherten uns vorsichtig der Öffnung. Jetzt gafften auch wir nur noch auf das Loch vor uns. Der Schock wich dem Erstaunen und dann der Freude. Das Scharnier war durch, das Gitter bog sich unter dem Gewicht des Felsbrockens ein paar Zentimeter nach unten.

Doch frei war der Weg noch nicht. Aber wenigstens waren wir ein Stück weiter. Applaus und Jubel breiteten sich aus. Wie die Schuljungen, denen ein Streich gelungen war, rockten wir um das Loch herum. Django, dessen Kniescheibe sicherlich noch verdammt wehtat, bekam auch noch einige Schläge auf den Rücken ab. Doch hatte er seine Contenance wiedergewonnen. Er grinste zufrieden übers ganze Gesicht. Jetzt benutzte er die Knarre als Krücke, so wie wir es vor dem Feuerstoß erwartet hatten.

Doch bald fiel unsere kindliche Euphorie wieder in sich zusammen. Zu groß war der Hunger. Zu drückend die Erschöpfung, zu bleiern die Müdigkeit. Wir, die wir noch einsatzfähig waren, machten uns daran, den Brocken ein weiteres Mal hochzustemmen. Diesmal mit mehr Respekt. Und ohne Django und seine Titanenkräfte ein noch mühsameres Unterfangen. So richtig weit hoch brachten wir das Teil auch nicht. Auf drei krachte der Felsbrocken wieder gegen das Gitter, das uns den Weg zur Erlösung versperrte. Diesmal kam der Brocken so zu liegen, wie wir es vorgesehen hatten. Das Gitter ächzte vernehmlich. Nachgeben tat es nicht. Der Block hing in den Seilen.

Nach einem Moment des Innehaltens gingen wir wieder ans Werk. Nicht einfach, den Block wieder über der Einstiegsöffnung zu liften und ihn auf Höhe zu bringen. Während des schweißtreibenden Hebevorgangs versuchten wir auszumachen, was die Aktion bewirkt hatte. Erkennen konnten wir nichts. Das Scharnier war aufgesprengt, aber das Gitter hing trotzdem noch im Einstieg.

Dennoch gelang es uns, den Brocken wieder aus drei Viertel der Höhe auf das Gitter herabfallen zu lassen. Nur eben mit der notwendigen Portion Respekt. Ein Déjà-vu. Ächzen, Quietschen und dann lag der Felsbrocken wieder im Einstieg.

Wir unterwarfen uns und die letzte Barriere, die uns den Zugang zu den rettenden Vorräten verwehrte, einige Male der kräftezehrenden Prozedur. Bei jedem Mal fiel es uns schwerer, den Brocken in die Gitteröffnung zu donnern. Eben hatte uns noch die neu gewonnene Zuversicht beflügelt, schon machte sich wieder Verzweiflung breit. Nichts schien sich zu rühren. Und wenn, dann nur wenige Millimeter.

Die Zeit lief uns immer weiter davon. Inzwischen war es taghell, auch der Regen hatte nachgelassen, an einigen Stellen riss sogar die Wolkendecke auf. Doch so groß auch Verlangen und Zeitdruck waren, wir kamen bald an den Punkt, wo wir den Brocken nicht mehr hochbrachten. Zu allem Übel rissen wir uns an dem kantigen Gestein immer wieder die Finger auf, sodass diese bald so schmerzten, dass wir kaum mehr zupacken konnten.

Django war auf das Gewehr gestützt ein paar Schritte gehumpelt und hatte den zweiten Schießprügel an sich genommen. Routiniert zog er das Magazin aus dem Schacht und zählte die Patronen, die noch übrig waren.

„Hey Leute, so wird das nichts. Wir haben noch genau vier Schuss. Die sollten wir verwenden um das zweite Scharnier zu knacken."

Ein zustimmendes Raunen ging durch unsere Gruppe. Doch Erdmann mahnte zur Feuerzucht.

„Das sind die letzten Patronen, die wir haben. Wenn wir die auch noch verballern, dann haben wir gar keine Munition für die Gewehre mehr. Wenn wir doch noch auf die angewiesen sind, dann sind wir blank."

Ein Schweigen machte die Runde. Ich meinte, etwas beitragen zu können.

„Ich weiß, man verschießt seine letzte Patrone nur im äußersten Notfall. Aber genau der ist jetzt eingetreten. Genaugenommen sind wir am Arsch. Wir sind körperlich komplett am Ende, wir sind fast am Verhungern und die Gefahr, aufgespürt zu werden, steigt mit jeder Minute, die wir hier noch weiter rummachen."

Ich erntete Zustimmung. Erdmann war jedoch noch nicht so richtig überzeugt. Schließlich gab er doch nach und fragte in die Runde, wer die Schüsse führen sollte. Keiner wollte so richtig. Ich nahm Django den Schießprügel aus der Hand und brachte mich in Position. Die Kameraden suchten Deckung.

Ich legte an und zielte auf die Unterseite des Scharniers. In der Hoffnung, einen Treffer mittig in der Büchse absetzen zu können, um diese entweder zu sprengen oder den Bolzen austreiben zu können.

Der erste Schuss traf. Dem Bolzen konnte er nur wenig anhaben. Aber die Büchse des Scharniers zeigte erste Risse. Ich legte ein weiteres Mal an, zielte und drückte ab.

Wieder traf ich ins Schwarze. Zu meiner Freude war das Scharnier jetzt bis über die Mitte aufgerissen und es sah ganz danach aus, als würde ihm die dritte Kugel den Rest geben.

Wieder zielte ich und drückte ab. Es muss die Erschöpfung gewesen sein. Ein zweiter Faktor war sicher auch die Ungeduld, die mich zittern ließ. Der Schuss verfehlte sein Ziel und verlor sich wirkungslos im Dunkel der Öffnung.

Ich fluchte und nahm mir vor, mich jetzt ohne Wenn und Aber zu konzentrieren. Diesmal zielte ich endlos. Jetzt nur nicht danebenschießen. Endlich drückte ich ab. Statt des erwarteten Knalls vernahm ich nur ein metallisches Klicken. Der Schuss war nicht losgegangen. Ich fluchte erneut. Öffnete das Gewehr, um die Kugel aus der Kammer zu nehmen.

Die Patrone schien intakt. Ich ließ sie ein paar Mal in meiner Rechten kreisen, konnte aber nichts Auffälliges entdecken. Ich schob sie wieder in den Lauf zurück. Auch ein erneutes Abdrücken blieb ohne das gewünschte Resultat. Inzwischen hatten sich die anderen an den Ort des Geschehens herangewagt. Wieder standen wir vor verschlossener Tür. Die Stimmung spottete jeder Beschreibung.

Ich zog meine Pistole. Die Kugel traf das Scharnier mittig. Konnte ihm aber rein gar nichts anhaben. Das Kaliber einfach nicht dafür geeignet. Reine Verschwendung der letzten Reste unserer Munition.

Erdmann unternahm einen Versuch, die Moral nicht völlig den Bach heruntergehen zu lassen: „Noch sind wir nicht verloren. Das Scharnier ist schwer beschädigt. Viel Widerstand wird es uns nicht mehr entgegensetzen können. Wir müssen einfach dranbleiben. Wir sollten das Teil jetzt aufhebeln können."

Wir griffen uns den Ast, den wir schon zuvor als Hebel eingesetzt hatten. Es war nicht einfach, ihn hinter dem Scharnier anzusetzen, aber wir konnten ihn in Stellung bringen. In der Hoffnung, den Riss in der Büchse dazu bringen zu können, den gesamten Bolzen freizugeben, stemmten wir den Ast erst nach unten, um ihn dann wieder in die Höhe schnellen zu lassen. Das Gitter folgte unseren Bemühungen, gab auch ein leises Ächzen von sich, das Scharnier hielt aber unserem Genackel stand. Wieder verging eine gefühlte Ewigkeit, während wir uns abwechselnd abmühten. Der Zugang blieb uns jedoch versperrt.

Die Erkenntnis, dass wir auch mit einem anderen Hebel nicht genug Kraft aufbringen könnten, um das Scharnier in die Knie zu zwingen, reifte in unseren Köpfen. Da kam von Django, der sich immer noch unter Schmerzen auf das Gewehr stützte, der Vorschlag, es noch mal mit dem Felsbrocken zu versuchen. In Ermangelung einer besseren Idee versuchten wir vier anderen das Teil noch mal in Abwurfposition zu liften. Wir taten uns verdammt schwer. Unser Glück. Beim erlösenden drei, gaben wir den Brocken so unkoordiniert frei, dass sich sein Impetus auf den Teil des Einstiegs konzentrierte, wo das Scharnier schon gebrochen war. Das Gitter gab merklich nach, als sich der Block knirschend in die schon bestehende Öffnung zwängte und sich dort verklemmte.

Nur unter enormem Kraftaufwand gelang es uns, den Block aus der Verklemmung zu lösen, in die wir ihn gezwungen hatten. Auch der Ast kam noch einmal zum Einsatz. Endlich schafften wir es, dass unser Donnerkeil wieder neben der Öffnung zu liegen kam. Ermattet betrachteten wir das Ergebnis des letzten Abwurfs. Es war nur unser Schnaufen zu hören. Da meldete sich Lee zu Wort.

„Jungs, da passe ich durch."

Ungläubig blickten wir ihn an. Dann reifte in uns allen die Gewissheit, dass der kleine Asiate nicht die Spur eine Chance hatte. Lee entging unsere Skepsis nicht. Er stieg in die Eingangsöffnung und ließ sich auf dem malträtierten Gitter, das immer noch tapfer Widerstand leistete, nieder.

„Ja, ja, das klappt schon", sagte er und brachte seinen Kopf in Stellung. „Wenn einer von euch auf der Seite noch etwas Kraft aufbringt und die anderen mich eine wenig pushen, dann komme ich da durch."

Schon war er dabei, seinen Schädel in die Öffnung zu zwängen. Wir hatten alle unsere Zweifel, ließen aber nichts verlauten. Wenn er sich darauf einlassen wollte, dann war das sein Problem. Außerdem war es die einzige Möglichkeit, an die begehrten Vorräte zu kommen. Ich denke, ihm war klar, was da in uns vorging. Er jedoch glaubte an sich.

„Jungs, los. Einer hebelt mit der Knarre die Tür noch weiter auf. Dann komme ich da schon durch."

Erdmann schaffte es dann doch, eine Meinung abzusondern.

„Junge, dass du mit dem Kopf da durchkommst, heißt noch gar nichts. Wenn es blöd läuft, kommst du mit den Schultern oder mit dem Becken nicht durch. Und dann steckst du fest. Kein Vor und kein Zurück. Was sollen wir dann machen?"

„Hat jemand eine bessere Idee? Ich gehe das Risiko ein", kam die Antwort postwendend zurück. „Mir ist kristallklar, worauf ich mich da einlasse. Also los Jungs, an die Arbeit!"

Was hätten wir tun sollen? Ihn davon abhalten? Jedem leuchtete ein, dass wir keine andere Option hatten. Django griff sich eines der Gewehre und schob es neben Lee so in den

Einstieg, dass er die verbeulten Stäbe noch weiter nach unten drücken konnte. Die gaben ein wenig nach. Jedoch bei Weitem nicht so, dass Lee jetzt problemlos hätte einsteigen können. Der dachte auch gar nicht daran, den Versuch zu unternehmen, sondern entstieg erst mal der Öffnung. Wir beobachten ihn mit einer Mischung aus Erstaunen und Unverständnis. Die Lösung des Rätsels ließ nicht lange auf sich warten. Flugs hatte er sich aller Kleidungsstücke bis auf die Unterhose entledigt. Und uns begann schrittweise zu dämmern, was er da tat und warum. Jede noch so hauchdünne Stoffschicht würde die Aktion unnötig erschweren, die Gefahr heraufbeschwören, zusätzlich zu aller Qual sich noch irgendwo unnötig zu verhaken. Django ließ erst mal locker und betrachtete mit uns das Spektakel.

„Jetzt kriegen wir sogar noch 'ne Einlage geboten."

Gelächter. Auch Lee grinste, wenn auch gequält. Dann brachte er sich, bar nahezu jeglicher Bekleidung, wieder in Position. Django drückte den Schießprügel mit aller Gewalt nach unten, auch wenn es den Spalt nur Millimeter erweiterte. Der Knarre tat das bestimmt nicht gut.

Die Breite der Öffnung ausnutzend und sich ihrer geringen Höhe anpassend, führte Lee seinen Kopf quer ein. Ich konnte kaum zusehen. Schon jetzt musste sich der arme Kerl fürchterlich verrenken. Das Unvermeidliche trat ein. Der obere Teil seines Kopfes konnte in den Spalt zwischen Rahmen und Gitter eindringen, doch dann verhinderten die Ohren sein Weiterkommen. Schon brauchte er mehr Schub. Er forderte mich auf, ihm beim Anlegen der Ohren zu helfen.

Ich hielt das für keine gute Idee. Aus dem einfachen Grund, weil ich fürchtete, ihm die Ohren abzuscheren. Auch schwirrte mir immer noch der Gedanke im Hinterkopf herum, was es heißen würde, wenn er so steckenbliebe, dass er weder vor noch zurück könne. Ich äußerte meine Bedenken. Er zog seinen Kopf aus der Umklammerung zurück und wandte sich mir zu.

„Hast du 'ne bessere Idee?"

Die hatte ich. Ich nahm den Ast von vorher und stellte mich

Django gegenüber auf. Hegte die Hoffnung, dass doppelte Hebelkraft den Spalt weiter öffnen könnte, sodass Lee seine Ohren unbeschadet ins Innere bringen konnte. In Anbetracht der soliden Schweißnaht auf meiner Seite ein eher frommer Wunsch als berechtigte Hoffnung. Egal, Lee brachte sich wieder in Position, fuhr so weit ein, wie es seine Ohren zuließen. Auf sein Kommando begannen Django und ich zu hebeln was ging. Wir hatten Glück.

Eine ordentliche Schweißnaht mit einem alten Schießprügel und einem Ast aufzuhebeln, ist ein zum Scheitern verurteiltes Unternehmen. Aber der Schweißer, der die Naht gelegt hatte, hatte offensichtlich gepfuscht. Mit einem lauten Knacken brach sie. Es war dem Kameraden, der das Depot unter allen Umständen vor unbefugtem Zugriff schützen wollte, mit dem ihm zur Verfügung stehenden Schweißgerät nicht gelungen, den Stahl des Einstiegs so aufzubrennen, dass sich eine kraftschlüssige Verbindung zwischen Gitter und Rahmen ausbilden konnte. Die Tür, jetzt wie auf der anderen Seite ihrer Halterung beraubt, gab mit einem vernehmbaren Ruck nach. Nicht nur das Gitter, sondern auch mein als Hebel verwendeter Ast wurden schlagartig ihrer Fixierung beraubt. Alles geschah so unerwartet, dass ich keine Zeit fand, zu reagieren. Ich führe als Erklärung meine Entkräftung an, der ich durch fanatisches Hebeln begegnen hatte wollen. Das Resultat war, dass er erst ungebremst ins Leere lief, um dann noch mehr Impetus zu entwickeln, als mein Hebel wieder eine Möglichkeit fand, sich festzukrallen. Dem Moment, das ich derart aufbringen konnte, hielt der Ast nicht stand. Es zerriss ihn förmlich.

Alle, die wir die Aktion beobachten, brauchten eine Weile, um das Geschehen in seiner Tragweite zu begreifen. Im ersten Moment kapierte ich gar nichts. Der Jubel meiner Kameraden, ließ mich realisieren, was wir erreicht hatten. Lee war ein gutes Stück nach vorne gefallen und klemmte jetzt mit seinem Gesäß zwischen Tür und Rahmen.

Sicherlich eine bemerkenswerter Fortschritt, der ihn ein gutes

Stück voranbrachte, seine Position aber keineswegs bequemer werden ließ. Er hing jetzt kopfüber mit dem gesamten Oberkörper im Spalt. Bald würde ihm die Schwerkraft unangenehm zu schaffen machen. Aus der Öffnung vernahmen wir dumpf seine Stimme.

„Los, einen ordentlichen Tritt in den Hintern und ich bin durch."

Das ließen wir tunlichst bleiben. Nachdem wir uns versichert hatten, dass er nicht zu tief fallen würde, nahmen Django und ich den Versuch wieder auf, den Spalt weiter aufzuhebeln. Erdmann und Fridtjof packten je eines der Beine des schmächtigen Asiaten und begannen zu schieben. Lee jaulte vor Schmerz. Blutspuren zeichneten sich auf seiner Unterhose ab. Wir aber werkelten ungeachtet dessen weiter. Millimeter um Millimeter ging es voran. Endlich der entscheidende Ruck. Lee fiel durch. Nicht ohne sich noch mal ordentlich die Kniescheiben anzuhauen. Die Unterhose hatte er uns dagelassen. Sie hatte sich in einem Span im Rahmen des Einstiegs verhakt.

Wir hörten, wie Lee sich unten sofort ans Werk machte und die Vorräte nach etwas Essbaren durchsuchte. Tapfer, denn Durchmarsch und Aufprall hatten sicher verdammt wehgetan. Doch unser Kamerad stöhnte nur leise. Wir jedoch konnten ausmachen, wie er ein Paket nach dem anderen öffnete und Freudenschreie wegen der Schätze, die er auftat, ausstieß. Wir hatten seine restlichen Klamotten durch die Öffnung geschoben, doch er nahm sich nicht die Zeit, sie überzuwerfen. Endlich schob sich eine Hand durch das malträtierte Gitter. Sie hielt eine Dose Fleischkonserven umklammert. Dankbar griffen wir zu. Dose zwei, drei und vier folgten postwendend. Wir suchten Deckung im Unterholz und schoben gierig das fette, faserige Fleisch in uns hinein. Gut gesättigt knackten wir, ohne einen weiteren Gedanken auf irgendwelche Sicherheitsmaßnahmen zu verwenden, instantan weg.

Es war jetzt Mittag. Der Regen hatte aufgehört. Die Wolkendecke bekam immer größere Löcher. Wir waren ein unsägliches Risiko eingegangen. Aber der Einsatz hatte sich gelohnt.

Erdmann weckte mich, indem er mich an der Schulter packte und kräftig schüttelte. Keine Ahnung, wie er es geschafft hatte, selbst wach zu werden. Wir mussten mehrere Stunden geschlafen haben.

„Sorry Partner, wir müssen weitermachen."

Gequält und bei Weitem nicht komplett wiederhergestellt, signalisierte ich mein Einverständnis. Während ich mich daran machte, mich aus der Umklammerung des Schlafes zu befreien, stieß Erdmann den Rest der Truppe an. Er musste schon fast handgreiflich werden, so tief schliefen die erschlafften Kämpfer. Nach mehr Ruhe nur so lechzend und uns doch bewusst, dass wir unseren waghalsigen Plan weiter verfolgen mussten, trotteten wir in Richtung des Depots.

Unten war Lee schon in Aktion. Er hatte es bereits fertiggebracht, die gesamten Vorräte zu inspizieren. Trat unter die Öffnung und grinste in den Kegel von Djangos Taschenlampe.

„Da seid ihr ja endlich, ihr Schnarchnasen. Leute, wir haben den Jackpot gewonnen. Das hier ist wie eine Shoppingmall. Freie Auswahl an allem. Wirklich allem! Ich freu' wie ein kleiner Junge an Weihnachten. Die Ritterburg werde ich sicher auch noch finden."

Unsere Stimmung tat einen weiteren Quantensprung, auch wenn wir nach wie vor mit der Erschöpfung kämpften. Erdmann trieb uns deshalb weiter an. Was seine militärische Erfahrung bewies. Denn fürs Erste waren wir gerettet, aber der Erfolg unserer Mission war noch lange nicht garantiert.

„Leute, denkt daran, Schulz und Lee müssen heute Nacht noch weiter. Also mit System und mit Bedacht. Zunächst müssen wir das Gitter loswerden. Damit wir freie Bahn haben, um den Schatz zu bergen. Hast du was aufgetan, womit wir das Teil endlich loswerden können?"

„Habe ich, habe ich!", kam von unten prompt die Antwort. Lees grinsende Grimasse verschwand im Dunkeln des

Einstiegs, doch schoben sich wenig später seine beiden Hände durch die Gitterstäbe. Mit der einen hielt er ein Päckchen Semtex umklammert, mit der anderen streckte er uns Zünder, Kabel und Auslöser entgegen.

„Bringt die Knete an, aber so, dass ich nicht mit in die Luft fliege. Und lasst es mich bitte wissen, bevor ihr die Packung hochjagt. Ich würde ungern mit in die Luft gehen."

Django und Fridtjof machten sich sofort daran die Sprengung vorzubereiten. Sie kneteten die batzige Masse so um den Rahmen, das Gitter und die verbliebene Schweißnaht, dass die Explosion ihre maximale Wirkung entfalten und der Barriere zwischen uns und den Schätzen, die sich dahinter verbargen, den Garaus machen würde. Zumindest die Schweißnaht sollte den Druckstoß nicht überleben.

Während Fridtjof noch kleine Korrekturen in die weiche Masse einbrachte, war Django schon dabei, das Zündkabel auszurollen und die Zündvorrichtung zu armieren. Bevor Fridtjof den Zünder in den Sprengstoff drückte, setzte er eine Warnung ab.

„Ich mache das Ding jetzt scharf. Alle Mann in Deckung. Lee, wie schaut es bei dir aus?"

„Ich verkrieche mich in den letzten Winkel, mach's Maul auf und halt mir die Ohren zu", tönte es aus dem Dunkel. „Bin in Position!"

„Dort bleiben, bis es gekracht hat! Alle anderen jetzt unbedingt Kopf runter."

Wir machten uns in Richtung Django auf. Erdmann hatte das Privileg den Auslöser betätigen zu dürfen. Die Explosion eher unspektakulär. Kurz danach hörten wir ein metallisches Dröhnen. Sofort eilten wir zur Öffnung, um das Ergebnis unseres Feuerwerks zu betrachten. Nichts versperrte uns mehr den Weg. An der Stelle, an der die Schweißnaht gelegt worden war, prangte ein Loch. Auch Rahmen und Gitter hatten einiges abbekommen. Der Explosivstoff hatte ganze Arbeit geleistet. Die Tür war nach innen gefallen und hing verbeult im Scharnier. Unten kam wieder ein grinsender Lee zum

Vorschein. Mir wurde die Ehre zuteil, als Erster herabsteigen zu dürfen.

Die Reste des Gitters klettertechnisch nutzend, ließ ich mich herab. Eine Taschenlampe, die Lee offensichtlich irgendwo aufgetan hatte, erleuchtete das Depot spärlich. Ich konnte aber die Unmengen von Ausrüstung erkennen, die sich hier stapelten. Welch ein Schatz! Unser einziges Problem jetzt noch, ihn zu bergen.

Inzwischen hatten sich Erdmann und die anderen zu uns gesellt. Er resümierte die Lage und übernahm faktisch wieder das Kommando.

„Prio eins ist jetzt, dass wir euch beide ausstaffieren. Die Zeit drängt, ihr müsst die Nacht nutzen, um zum Mineralberg vorzustoßen. Was sind neben Rucksäcken, Proviant, Kurzwaffen und Munition unbedingt für die Mission Mineralberg notwendige Ausrüstungsgegenstände?"

„Absolut essenziell sind ein Notebook plus alle möglichen Kabel, damit wir ins Netz kommen."

Lee hatte seine Hausaufgaben gemacht und ratterte eine Latte von Elektronikartikeln herunter, ohne die wir den Kontakt nicht würden machen können.

„Sprengstoff und Zündvorrichtungen sind natürlich essenziell. Wir müssen ja da reinkommen. Aber direkt dort was aufsprengen, das sollten wir nur im äußersten Notfall. Ich bezweifle, dass wir hier vernünftiges Werkzeug finden, aber ein Bolzenschneider, eine Säge und auch ein Hammer könnten uns eine verdammt große Hilfe sein. 'ne Feile und ein paar Schraubenzieher könnten sich auch als nützlich erweisen. Ansonsten müssen wir wahrscheinlich noch hoch und runter. So was wie ein Seil, könnten wir ebenfalls gut brauchen. Ganz wichtig ist natürlich auch Tragegerät, wir müssen den Krempel ja irgendwie transportieren."

Auch Fridtjof ließ es sich nicht nehmen, etwas beizutragen: „So was wie eine Notapotheke wäre sicherlich auch nicht falsch."

Womit er gewiss recht hatte. Ich hätte eigentlich daran

denken sollen. Wir teilten uns jedoch ohne weitere Diskussion auf, ich denke, jedem war klar, was benötigt wurde. Und, dass die Zeit drängte. Erdmann hatte seine Lampe so am Einstieg befestigt, dass wir wenigstens schemenhaft erkennen konnten, wo wir wühlten. Alle begannen in einem Bereich, der ihnen am aussichtsreichsten schien, Transportkisten und Taschen zu öffnen und zu durchsuchen. Die Suche gestaltete sich nicht besonders systematisch, wir hatten Schwierigkeiten unsere Neugier zu zügeln. In meinem Bereich fand ich hauptsächlich Konserven, Proviantrationen und auch Hygieneartikel. Ich bediente mich großzügig. Immer wieder ging ein Raunen durch das schummrige Depot. Die Kameraden fanden Sachen, von denen sie nicht zu träumen gewagt hatten. Die aber umso wertvoller für uns waren. Auch ich landete einen Treffer. Unter den Lebensmittelvorräten und Hygieneartikeln grub ich eine Metallkiste aus. Beim Versuch sie aus dem Dunkel zu zerren, scheiterte ich kläglich an ihrem Gewicht. Schlussfolgerung: Da drin sind keine Proviantpäckchen oder Seifen.

Ich mühte mich tastend an den Verschlüssen ab. Es dauerte verdammt lange, bis der Deckel meinen Bemühungen erlag. Dann aber staunte ich nicht schlecht. Meinen Augen in der Finsternis nicht trauend, tastete ich das kalte Metall vorsichtig ab. Aber der Geruch nach Maschinenöl und der viskose Film, der meine Fingerkuppen benetzte, ließen keinen Zweifel: Die Alubox war bis zur Oberkante voll mit fabrikneuen Pistolen. Keine schrottreifen Schießprügel. Es nahm nicht Wunder, dass ich das Teil keinen Millimeter hatte lüpfen können. Ich pfiff vernehmlich durch die Zähne. Bezüglich funktionierender Kurzwaffen mussten Lee und ich uns keine Gedanken mehr machen. Zwei Pistolen und mehrere Magazine verschwanden in meinen Taschen. Meinend, meine Suchaktion beenden zu können, griff ich mir noch Proviant ab und versuchte, meinen Weg in Richtung Einstieg zu finden, ohne irgendwo hängenzubleiben.

Auch der Rest der Truppe war bei der Suchaktion auf Schätze gestoßen, die uns bei unserer Aktion von Nutzen sein würden. Im trüben Schein der Funzel im Einstieg, deren Batterie erste Anzeichen von Entladung zeigte, begutachteten wir das Ergebnis der gemeinsamen Suchaktion. Django hatte etwas Schokolade aufgetan und ließ ein paar Tafeln kreisen. Die waren zwar knochenhart und hatten ihre besten Jahre schon hinter sich, pappten jedoch angenehm süß am Gaumen und belegten diesen mit einer herrlich zuckrigen Schleimschicht, wenn man die Stücke nur lange genug einspeichelte.

Unsere Ausrüstung war vollständig. Wir hatten Proviant für mehrere Tage, Pistolen und Munition. Einem kompletten Werkzeugkasten konnten wir mehrere Schraubenzieher, einen Hammer, eine Wasserpumpenzange und eine Metallsäge entnehmen. Lee hatte Unmengen Technikkram zusammengetragen, auf die Erdmann gestoßen war. Auch wertvolle Utensilien wie Seil, Verbandskasten und jede Menge Sprengstoff und Zünder. Dazu noch einen Klappspaten, der sich als ungemein wichtig erweisen sollte. Sowohl Lee als auch ich verfügten nun über je eine ordentlich Taschenlampe, die uns die Orientierung im Mineralberg wesentlich erleichtern würde. Den Weg dorthin konnten wir uns jetzt mit einer ordentlichen Machete bahnen.

So standen wir da, lutschten ranzige Schokolade und kontemplierten die Reichtümer, die die Grundlage unserer weiteren Mission bilden sollten. Die Erschöpfung zehrte nicht mehr so bleischwer an unseren Körpern. Trotzdem wollte keine rechte Stimmung aufkommen. Ein Etappensieg, gewiss, aber nur ein winziger Schritt voran auf dem Weg zum Sieg. Über allem schwebte die Frage, ob wir auf unserer Mission weiterhin auf Fortunas Unterstützung zählen könnten.

Lee kruschte noch im Dunkeln in einer Ecke des Depots. Ich verstand nicht, warum er nicht zu uns kam. Erdmann stellte meine Frage.

„Lee, wir haben doch alles. Oder fehlt noch was?"

Der kleine Asiate bahnte sich den Weg durch das Chaos auf uns zu. Als er in den Lichtkreis trat, erkannten wir ein Handy und das passende Ladegerät in seinen Händen.

„Schalt das Ding auf keinen Fall ein. Dann orten die uns sofort“, warnte ihn Django, „moderne Kommunikationsmittel sind für uns tabu.“

„Du irrst dich mein Freund“, entgegnete Lee. „Das ist kein Handy. Es schaut nur so aus. Das ist ein Maschinenscanner. Solche Teile habe ich vor Jahren mal zusammengelötet. Die sind Gold wert, wenn der Akku voll ist. Damit weißt du immer, was um dich herum vorgeht. Sie belauschen die Kommunikationsfrequenzen der Roboter. Wir können sie zwar nicht decodieren, aber wir wissen, wer wo sendet und damit die Position. Das vermindert das Risiko ungewollter Zusammenstöße enorm. Dummerweise halt nur, wenn der Akku voll ist. Das Ding hier ist natürlich leerer als leer.“

Django war trotzdem beeindruckt. Die beiden waren kurz davor, in eine profunde Fachsimpelei einzusteigen. Doch Erdmann beendete die Diskussion: „Freunde, ich fürchte, ihr müsst los. Es ist zwar nicht mehr weit, aber ihr werdet Zeit brauchen, euch in Position zu bringen. Für euch beginnt jetzt der wirkliche Teil der Mission. Der so richtig gefährliche.“

Kapitel 3: Kontaktaufnahme

Wir verabschiedeten uns von den Kameraden. Erdmann gab uns noch einige Tipps. Der Weg zum Mineralberg sei nicht mehr weit. Nur dem Lauf der Dolger folgen. Solange, bis wir auf erste Anzeichen der maschinellen Ausbeutung von Rohstoffen stießen. Doch dann sei höchste Vorsicht geboten. Wir müssten alles tun, um unentdeckt zu bleiben.

„Gut, dass du es noch mal ansprichst", meinte Lee. „Mir ist klar, dass es mein Job ist, zu vermeiden, dass wir entdeckt werden. Ich hab mir da schon ziemlich den Kopf zerbrochen. Die alles entscheidende Frage wird sein, wie lange wir brauchen, um einen der Lüftungstunnel aufzutun, durch den wir in den Untergrund eindringen können. Ich bin optimistisch, dass ich die Sensoren dort leicht überlisten kann. Die Zugänge sind nur wenig gesichert, gegen was sollten sie sie auch groß absichern? Die größte Gefahr ist, dass von dort Wasser eindringt. Die rechnen nicht mit einem gezielten Angriff dort unten. Wozu denn? Da gibt es für uns biologische Menschen realistischerweise nichts zu holen. Die wissen, dass wir keine Bergwerke betreiben können. Und dass sie einen Angriff, wenn er denn käme, leicht im Keim ersticken könnten."

Erdmann stimmte dem zu. Er ermahnte mich noch, alles zu tun, damit unser Nerd auch dahin kam, wo er hin musste. Er wolle sich nicht wiederholen, aber es hinge so viel vom Erfolg der Mission ab.

Wir verabschiedeten uns von unseren Kameraden im Wissen, dass ein Wiedersehen keine Selbstverständlichkeit war. Lee und ich kletterten am schwer demolierten Gitter den Einstieg hinauf. Die Jungs unten reichten uns unsere Tragetaschen. Erdmann schob mir mit der Bemerkung, dass wir sie schnabulieren sollten, wenn es gar nicht mehr anders ginge, zwei Tafeln Panzerschokolade zu. Ich halte zwar nicht viel von dem Zeug, nahm es aber dankend an. Ich fürchtete, wir würden sie brauchen. Dann unternahmen Lee und ich noch den recht naiven Versuch, den Zugang mit etwas Grünzeug zu kaschieren.

Es begann wieder zu regnen. Und wir machten uns in Richtung Dolger auf. Der Rückweg gestaltete sich bei Weitem angenehmer, da wir die Route, die wir schon freigekämpft hatten, nehmen konnten. Jetzt kannten wir die Stolpersteine. Erst nieselte es leicht, dann fing es wieder mal an, brutal zu schütten.

~

Wie verändert sich die Welt für den rein biologischen Homo sapiens, wenn KI im Alltagsleben eine immer größere Rolle einnimmt? Wenn sie einen bei unangenehmen, aber auch lieb gewonnenen Tätigkeiten ersetzt?

Die ersten Opfer waren Tastatur und Stift. Die Notwendigkeit, Informationen handschriftlich festzuhalten oder mühsam einzutippen, fiel komplett weg. Warum rumkritzeln oder rumhacken, wenn man das Gesagte mit Satzzeichen und Umbrüchen sofort in elektronischer Form erhalten konnte? Man versuchte mit missionarischem Eifer und unter der Flagge „unverzichtbares Kulturgut“, der Entwicklung Einhalt zu gebieten, aber viele Erdbewohner sahen in der Fähigkeit, schreiben zu können, keinen Nutzen mehr. Und eigentlich brauchte man die Fähigkeit zu lesen auch nicht. Denn KI las einem ja bereitwillig alles vor.

Zunächst ergänzten sich die Fähigkeiten der biologischen Menschen und maschinellen Intelligenz noch recht gut. Es entstand eine Situation, von der beide Seiten profitierten. Doch kam unweigerlich der Punkt, an dem KI auf die Fähigkeiten der rein biologischen Menschen völlig verzichten konnte.

Immer mehr Berufe mussten an den Nagel gehängt werden. Taxifahrer wurden schon vor der Mitte des Jahrhunderts nicht mehr gebraucht. Nur noch mit einer ausdrücklichen Sondergenehmigung war es einem erlaubt, sich ans Steuer zu setzen. Der klassische Führerschein wurde nicht mehr ausgestellt. Wenn einer unbedingt einen Mobilitätsapparat führen wollte, dann sollte er es auf einer extra dafür betonierten Freifläche oder auf einer Rennstrecke tun.

So erging es bald auch Kassenkräften, Sekretärinnen und Lastwagenfahrern. Bei Pflegekräften war die Situation etwas anders, es lief aber grundsätzlich auf dasselbe hinaus. Echte Menschen wurden zwar naturgemäß Pflegerobotern vorgezogen. Da sich aber nur wirklich Reiche diesen Luxus leisten konnten, blieb den meisten Mitbürgern nur die Möglichkeit, sich von der Maschine bedienen oder pflegen zu lassen.

Rühmliche Ausnahmen stellten Nischenberufe wie z. B. Lehrer, Ärzte, Psychologen, Sanitärinstallateure oder Prostituierte dar. Hier konnte KI allenfalls unterstützen. Zum Erlernen zähen Stoffes ermutigen, vernichtende Diagnosen stellen, verrostete Schrauben lösen und sonstige fundamentale Notwendigkeiten der menschlichen Natur konnten von Robotern bisweilen nur ungenügend bewältigt werden.

Aber die Entwicklung ging weiter und weiter. Gegen Ende des 21. Jahrhunderts wurde es immer schwieriger, Menschen, Cyborgs und Androide auseinanderzuhalten. Schließlich wurde vereinbart, dass bestimmte Tätigkeiten rein biologischen Erdbewohnern vorbehalten sein sollten. Dazu gehörten die oben aufgeführten Berufe. Noch.

Die Menschen reagierten unterschiedlich auf die neue Konkurrenz. Viele verfielen ob ihrer zunehmenden Nutzlosigkeit in unendliche Depression. Die sich ergebenden Konsequenzen liegen auf der Hand. Andere sahen in der Befreiung von vielen lästigen Pflichten eine neue Freiheit. Sie machten das, was sie schon immer machen wollten. Menschliche, rein biologische Kreativität feierte ungekannte Erfolge.

Die andere Seite der Medaille war ein Verlust an Kompetenz in der zwischenmenschlichen Interaktion. Warum sich mit einem genervten Verkäufer rumschlagen, wenn man das Ding zu Hause im angeregten Gespräch erwerben konnte und es dann zwei, drei Stunden später an der Haustür abgegeben wurde? Oder eben auch drei, vier Wochen? Wer schon Anlagen dazu gehabt hatte, wurde unweigerlich zum Misanthropen.

~

Völlig durchnässt rückten Lee und ich am Ufer der Dolger vor. Wir hatten wieder mal erwogen, uns aus Sicherheitsgründen zu trennen, die Idee aber verworfen, da wir fürchteten, uns zu verlieren. Es blieb uns keine andere Option, als alles auf eine Karte zu setzen. Wir durften einfach nicht scheitern.

Was das Vorankommen an der Uferböschung in keiner Weise erleichterte. Besonders schwierig wurde der Vormarsch, wenn es die Vegetation geschafft hatte, auch von dem kleinen Streifen Ufer Besitz zu ergreifen, auf dem wir entlangstapften. Manchmal konnten wir noch ins Flussbett ausweichen, mussten aber höllisch aufpassen, nicht komplett abzutauchen, da unsere Ausrüstung zwar dem unaufhörlich auf uns niederprasselnden Regen standhalten konnte, nicht aber einer Vollflutung.

Unserer Arbeitsteilung gemäß schlich ich voran und versuchte, Büschen und Schlingpflanzen mit der Machete so den Garaus zu machen, dass sie uns nicht mehr am Vorrücken hindern konnten. Lee leuchtete bei Bedarf von hinten mit der Taschenlampe. Wenn wir so nicht weiterkamen, weil uns umgestürzte Bäume oder auch Felsen den Weg versperrten, testete ich die Möglichkeit des Vorankommens im Fluss ab. Natürlich nicht ohne vorher die wertvolle Ausrüstung am Ufer abgelegt zu haben. Lief es gut, arbeitete ich mich im Uferschlamm so weit vor, bis sich die Möglichkeit bot, wieder festen Boden unter den Füßen betreten zu können. Wenn nicht, dann ging ich baden, schwamm ein paar Meter zurück, arbeitete mich wieder die Uferböschung hoch und versuchte doch noch, ein Durchkommen landeinwärts zu ermöglichen.

Was logischerweise ewig viel Zeit kostete. Und mich enorm viel Kraft. Lee konnte derweil nur ein Päuschen machen und unsere Ausrüstung in eine Position bringen, die sie davor bewahrte, vollständig durchweicht zu werden.

So ging es voran oder auch nicht. Immer wieder auf und nieder. Jeder Blick auf meine Uhr verdeutlichte mir gnadenlos, dass uns immer weniger Zeit blieb, in den Mineralberg einzusteigen, den rettenden Luftschacht zu finden. Nacht und Vegetation boten uns zwar bedingt Schutz, aber bei Tage konnten wir es keinesfalls wagen weiterzusuchen. Was hieß, dass wir uns, wie gehabt, bei Anbruch der Dämmerung ein Erdloch suchen müssten, um dort den Tag vergehen zu lassen. Entdeckungsrisiko und Zeitverlust luden keinesfalls dazu ein, die feuchte Witterung würde es auch nicht leichter machen.

Meter um Meter tasteten wir uns voran. Immer danach trachtend, hinter der nächsten Biegung Anzeichen zu entdecken, dass wir die Mine erreicht hatten. Jegliche Ausdünnung der Vegetation weckte in mir die Hoffnung, dass wir hier auf Infrastruktur treffen könnten, die uns das Erreichen unseres Ziels künden würde. Als ich gegen halb sieben auf die Uhr schaute, waren wie wieder mal an einem solchen Punkt angekommen. Eine Lichtung, die das Ufer säumte, gab uns nicht nur den Weg frei, sondern erlaubte uns einen Blick nach vorne. In etwa drei Kilometern Entfernung erhob sich in der Morgendämmerung vor uns der Mineralberg. Einen Pfad, der uns am Ende der Lichtung eine Richtung vorgegeben hätte, konnten wir aber nicht ausmachen.

Logisch, dass die Sache jetzt noch brenzliger wurde. Jeden Moment konnte wir auf Roboter oder Sensoren stoßen, die uns zu spotten vermochten. Widerstand wäre sinnlos, da unsere Aktion und Position sofort nach Robotopolis gemeldet würden. Wir mussten also unter allen Umständen unentdeckt bleiben. Sonst wäre das Unternehmen gescheitert. Wir würden unweigerlich in Gefangenschaft geraten, wenn wir überhaupt mit dem Leben davonkämen.

Der neue Tag war jetzt definitv angebrochen. Am Himmel

hingen zwar wie in den letzten Tagen dicke Regenwolken, aber Dunkelheit bot uns keinen Schutz mehr. Wir rückten bis zum Ende der Lichtung vor, um dort erkennen zu müssen, dass wir jetzt zwar eine vage Vorstellung hatten, wo wir hin müssten, aber sich uns eine Vegetation in den Weg stellte, die dichter war als alles, was wir bis jetzt gemeistert hatten.

Mein Versuch, uns einen Weg durch das dornige Gebüsch zu hacken, trieb mich fast zur Raserei. So eifrig ich auch auf die Äste, Stängel und Blätter vor mir eindrosch, ich kam nur millimeterweise voran. Obwohl ich den Vorteil hatte, dass ich einigermaßen sehen konnte, was uns daran hinderte weiterzukommen. Einem derart dichten Niederholz war ich selten begegnet. Hoffend, da irgendwie doch durchzukommen, versuchte ich, weitere Reserven zu mobilisieren, um dem Gestrüpp Herr zu werden. In einer halben Stunde waren wir aber keine 50 Meter weiter gekommen. Immer noch wollte ich mich nicht geschlagen geben. Da klopfte mir Lee auf die Schulter.

„Schulz, das wird nichts. Da kommen wir nicht durch."

Ich unterbrach meine Sisyphusarbeit und wandte mich zu ihm um: „Sollen wir versuchen, in der Dolger weiterzukommen?"

Und gab mir selbst die Antwort: „Quatsch, viel zu gefährlich. Da werden wir sofort gespottet."

„Da hast du recht", stimmte mir Lee zu, „lass uns einfach für den Moment Schluss machen. Wir sind doch eh beide völlig fertig."

„Wenn es jetzt nicht gelingt, einen Einstieg zu finden, dann verlieren wir wieder einen Tag."

„Ich habe jetzt auch keinen Bock, hier einen Tag im Unterholz zu verbringen. Uns hier im Matsch einzuigeln, bis es wieder Nacht wird. An einen Baumstumpf gelehnt durch den Tag zu dämmern. Aber alles andere ist kontraproduktiv. Wir haben jetzt eine Richtung. Gegen Abend können wir gezielt mit geringem Risiko vorstoßen. Ich bin sicher, dass wir dann einen Zugang auftun."

Entnervt musste ich ihm recht geben. Wir hatschen die Schneise, die ich gemetzelt hatte, ein paar Meter zurück und ließen uns am Fuße eines Baumes nieder. Der Boden war nicht zu uneben, sodass wir uns so an den Stamm zu lehnen vermochten, wo wir eine einigermaßen vernünftige Schlafposition einnehmen konnten. Lee begann, in seiner Tragetasche zu wühlen.

„Ich habe da noch was, was uns gute Dienste leisten wird."

Er zog einige Quadratmeter Goldfolie hervor.

„Die wird uns schützen. Vor Regen und vor den Inforotkameras. Das war es, wonach ich noch so ewig im Depot gesucht habe."

Wir ließen uns nieder und es gelang uns sogar, die Goldfolie so in die Zweige zu hängen, dass sie uns einigermaßen vor dem Dauerregen schützte. Um seinen Sitzkomfort ein wenig zu erhöhen, zog mein Begleiter seine Uniformjacke aus und benutzte sie als Sitzkissen. Dadurch sah ich zum ersten Mal die Tätowierung auf seinem linken Oberarm. Ein junges Mädchen mit den feinen Zügen einer Asiatin, wobei man aber auch den kaukasischen Vater erahnen konnte, das Haar kunstvoll mit zwei Stäbchen zu einem Dutt hochgesteckt.

Völlig sinnfrei fragte ich: „Deine Frau?"

Ähnlich sinnfrei kam zurück: „Nein, das ist Liu."

„Und wer zum Teufel ist Liu?"

Lee grinste. „Eine Fernsehserie. Schon uralt. War mal mein absoluter Favorit."

„Und deswegen hast du dir die Frau gleich auf den Arm tätowieren lassen?"

„Ihre Story hat es mir halt angetan. Bei Gelegenheit erzähle ich dir mal die Geschichte von Liu und Monsieur Paul."

Sagte es, drehte sich in Schlafposition und knackte sofort ein. Ich tat es ihm nach. Unsere Körper brauchten einfach zu sehr Schlaf.

Doch lange sollte der erholsame Schlummer nicht dauern. Zu unbequem unsere Schlafposition und keine Möglichkeit, die geschundenen Gliedmaßen mal umzuschichten.

Obwohl ich nicht mehr pennen konnte, schaffte ich es nicht, eine wie auch immer geartete Aktivität zu entwickeln. Ich starrte geradeaus vor mich hin und wartete darauf, dass etwas passieren würde.

Tat es aber so nicht. Nur der Regen hatte wieder eingesetzt, die Goldfolie hielt ihn nur unzureichend ab. Unter meinem Gesäß weichte der Boden weiter auf, es fühlte sich so an, als hätte ich ordentlich eingenässt. Es kostete mich unendliche Mühe, einen Blick auf die Uhr zu werfen. Sie zeigte halb zwei.

Aus dem Augenwinkel sah ich, dass es meinem Kameraden nicht anders ging. Auch er hockte wie gelähmt da, starrte regungslos ins Nichts und harrte der Dinge, die da kommen würden. Trotz unserer Erschöpfung war an weiteren Schlaf nicht zu denken. Die Stunden zogen sich endlos hin.

Um die Stimmung etwas zu heben, machten wir uns schlussendlich über eine Konserve Dosenfleisch her. Stoisch schoben wir die Pampe in uns rein.

Es begann dann doch mal zu dämmern. Als wir uns unter der Goldfolie nur noch schemenhaft erkennen konnten, rafften wir uns auf und stellten Abmarschbereitschaft her. Was uns nicht leichtfiel. Ich warf meinem Begleiter einen Blick zu und fasste einen Entschluss. Zog einen Riegel Panzerschokolade aus einer meiner Uniformtaschen. Hielt meinem Kameraden ein Stück hin.

„Ich weiß ja nicht, wie es dir geht. Aber ich fahre auf weniger als Reserve. Ohne das Zeug werden wir nicht weit kommen."

Lee stimmte mir zu. Beide brachen wir uns eine Rippe der stimulierenden Droge ab. Schoben sie uns in den Mund und ließen sie in auf der Zunge zergehen. Instantan begann eine klebrige Süße unsere Gaumen zu erfüllen. Die gab uns den ersten Impuls, uns in Richtung Dolger in Bewegung zu setzen. Unmotiviert stieg ich in das schlammige Flussbett herab, um unsere Chancen abzutesten, auf diesem Weg weiterzukommen.

Wasser und Schlamm füllten meine Stiefel, während ich am Ufer entlangwatete. Ich musste verdammt aufpassen, nicht weiter in den Fluss abzugleiten. Immer wieder sank ich knietief ein. Nach etwa 200 Metern wollte ich schon aufgeben und zu Lee zurückkehren. Dann entdeckte ich den Zulauf, der es uns ermöglichen würde, unseren Weg in Richtung Mineralberg fortzusetzen. Einen Graben, in dem sich das Regenwasser seinen Weg zu Dolger bahnte. Genau unser Weg, nicht zu tief und einigermaßen begehbar.

Endlich steigerte sich meine Stimmung. Was wohl eher der Droge geschuldet war als der neuen Perspektive. Mein Kreislauf sprang an, die Erschöpfung war wie weggeblasen. Ich brauchte nur ein Drittel der Zeit, um zur Lichtung zurück zu waten. Auch Lee war jetzt auf Droge.

Wir schnappten uns die Taschen mit der Ausrüstung und stiegen wieder in den Fluss ein. Der feuchte Schlamm, der sich sofort wieder in unseren Stiefeln sammelte, war uns egal. Wir hatten ein Riesenschwein, dass keiner von uns samt Ausrüstung in die Dolger abtauchte, was das sichere Ende unserer Mission bedeutet hätte. In flottem Tempo ging es am Ufer entlang. Eben ohne dieses Gefühl der totalen Erschöpfung. Immer wieder rutschten wir die Böschung hinab, kurz davor alles in den Schlamm zu setzen. Was uns aber nur noch mehr beschwingte und zu heiteren Männerwitzen verleitete. Wenig später entstiegen wir dem Fluss und wateten guten Mutes die Regenrinne hinauf. Trotz des Dauerregens der letzten Tage war sie nur eine Handbreit gefüllt. Nach wenigen Metern fanden wir einen Felsbrocken, den wir als Boxenstopp benutzen konnten. Zogen unsere Knobelbecher aus, füllten sie mit Wasser aus dem Rinnsal auf und sahen belustigt zu, wie der Schlamm zäh aus den Stiefelschäften herausquoll. Drei, vier Spülungen und wir waren wieder marschbereit.

Unser Fußgefühl verbesserte sich zwar nur unwesentlich, aber der steinigere Grund des Grabens erleichterte uns das Fortkommen bedeutend. Neben der euphorisierenden Wirkung der Droge ließ uns auch die Hoffnung, unser Ziel innerhalb der nächsten ein bis zwei Stunden zu erreichen, zielstrebig ausschreiten. Unsere Hoffnung wurde nicht enttäuscht.

Lee hatte jetzt die Führung übernommen. Ihm oblag es,

einen der Luftschächte ausfindig zu machen. Oder zumindest ein Anzeichen von Bebauung aufzuspüren, das uns zu einem Einstieg leiten konnte. Doch noch waren wir zu weit vom Mineralberg entfernt, um ernsthaft auf eine Gelegenheit treffen zu können, die uns ein Eindringen ermöglichen würde.

Das änderte sich, als das Gelände anzusteigen begann. Uns wurde klar, dass wir jetzt am Fuße des Mineralberges angekommen waren. Die Chancen auf einen Einstieg erhöhten sich signifikant. Auf der anderen Seite logischerweise auch die Gefahr, in das Blickfeld einer Kamera zu laufen oder einen Sensor auszulösen. Landminen befürchteten wir keine. KI schätzte die Bedrohungslage hier nicht so akut ein, dass sie zu solchen Mitteln gegriffen hätte. Die Beseitigung der Dinger erforderte einen derart hohen Aufwand, wenn sie einmal nicht mehr gebraucht wurden, dass KI ihn außer an ganz besonders gefährdeten Spots scheute. Mehr Sorgen bereiteten uns Stolperdrähte und elektrische Zäune. Wir mussten aber keine überwinden. In unserer temporären Sorglosigkeit hätten wir sie wahrscheinlich einfach niedergetrampelt. Schön für uns, dass dem nicht so war.

Lee ließ es jetzt langsamer angehen. Immer wieder bedeutete mir die erhobene Faust, stehenzubleiben. Mit der Taschenlampe leuchtete er die unmittelbare Umgebung ab, ob sich Zeichen von zivilisatorischer Einwirkung entdecken ließen.

Der Graben stieg zwar immer steiler an, bot aber auch bei genauerer Betrachtung der Umgebung keinen Anhaltspunkt, wo wir zum Bergwerk gehörende Infrastruktur finden könnten. Lees Zwischenaufenthalte wurden immer häufiger und länger. Immer angestrengter spähte er in das von der Taschenlampe nur spärlich beleuchtete Dunkel. Um dann doch wieder ein Stück weiter den Abhang hinaufzusteigen, wenn da nichts war. Als er wieder nichts hatte ausmachen können, wandte er sich zu mir um.

„Ich habe ein Scheißgefühl. Da muss doch irgendwo was sein. Wir sind jetzt ganz nah daran. Ich kann es förmlich riechen. Aber sehen tue ich ums Verrecken nichts. Da ist was faul."

Ich war auch etwas angenervt, aber nicht ganz so pessimistisch.

„Sollen wir mal nach links oder rechts ausschwärmen, ob wir da was finden?"

„Halte ich für nicht besonders clever. Denn da kommen wir nicht weit. Wir bleiben wieder im Unterholz stecken. Die Chance, dort etwas zu entdecken ist gleich null. Wenn wir nicht direkt darüber stolpern. Und das macht die Sache extrem gefährlich."

Ich stimmte ihm zu und wir folgten weiter dem Lauf des Rinnsals. Da der Anstieg noch steiler wurde, hatten wir immer größere Schwierigkeiten voranzukommen. Strecke machten wir kaum mehr.

Dann hörten wir es beide nahezu simultan. Ein dumpfes Pfeifen, wie es zu hören ist, wenn sich ein Gebläse in Bewegung setzt. Lee leuchtete ins Dunkel. Was aber nichts brachte, da der Lichtkegel nur einen Ausschnitt dichten Gestrüpps im Nichts erleuchtete.

„Ja, muss aus der Richtung da kommen", ließ ich meinen Begleiter wissen. Ein Beitrag, der die Richtung auch nicht weiter eingrenzte. Um trotzdem etwas zu tun, was uns weiterbrachte, benutzte ich die Machete und begann, die Vegetation dort zu stutzen, wo wir die Schallquelle vermuteten.

„Ganz sachte mein Freund", ermahnte mich Lee. „Wir haben keine Ahnung, was uns da erwarten wird."

Ich versicherte ihm, dass ich größte Vorsicht walten lassen würde. Jetzt hackte ich mich eher sachte voran. Alle paar Schritte ließ ich Lee wieder leuchten. Immer wieder brachte der Lichtkegel nur einen Ausschnitt der grünen Hölle zutage. Das Pfeifen war weiter hörbar und so blieb ich dabei, uns weiter unseren Weg zu bahnen. Natürlich ganz sachte, nur keine Leitung durchhacken, keinen Alarm auslösen.

Immer noch sehr vorsichtig fuchtelte ich mit der Machete, jetzt aber schlug ich auf Stein. Behutsam tastete ich ins Dunkel und erspürte eine Wand vor mir. Keine natürliche, sondern meine Hand rieb sich an Ziegeln und den Fugen dazwischen. Lee leuchtete auf meine Bitte hin und wir konnten die Mauer auch optisch wahrnehmen. Noch ein paar Schläge, dann standen wir direkt davor. Ich blickte hinauf, konnte aber die Höhe nicht abschätzen, denn sie war schlicht zu hoch. Es musste sich um ein größeres Bauwerk handeln.

Es blieb uns also nur die Entscheidung links oder rechts. Ich wandte mich um.

„Sollen wir 'ne Münze werfen?“

Lee leuchtete noch mal ins Dunkel neben uns. Es gab keinen Hinweis, welche Richtung mehr Erfolg versprach. Half also alles nichts, im Lichtkegel nur Grünzeug, das uns den Ausblick versperrte. Ich musste eine Führungsentscheidung treffen. Die lautete: Links. Warum, weiß ich nicht.

Erneut begann ich zu hacken. Nunmehr noch vorsichtiger. Immer an der Wand lang rückten wir im Schneckentempo voran. Das Bauwerk gab uns keine Anhaltspunkte, um was es sich handeln konnte. Da verstummte das Pfeifen. Das Gebläse hatte sich abgeschaltet. Ich drehte mich fragend zu meinem Kameraden um.

„Egal, Schulz, lass es uns weiter versuchen. Die haben das nicht wegen uns abgeschaltet.“

Ich nickte und nahm meine auf unser Vorwärtskommen abzielende Tätigkeit wieder auf. Außer den Geräuschen des Waldes war nichts mehr zu hören. Das Gebläse blieb aus. Und wir krochen weiter an der Wand lang. Die Mauer wollte einfach nicht enden. Die Zeit dehnte sich wie Kaugummi. Hacken, hacken, hacken. Dann immer wieder das kurze Aufblinken der Taschenlampe über meiner Schulter. Was aber auch keinen Aufschluss darüber gab, ob wir vorankamen oder eben nicht. Worauf ich meine Tätigkeit wieder aufnahm.

Keine Ahnung, wie lange wir uns da an der Wand abarbeiteten. Ein Ende oder auch nur eine Kante kam jedoch nicht in mein Blickfeld. Bis ich dann mit einem Schlag im Aufblinken der Taschenlampe erkennen konnte, dass wenigstens nach oben ein Ende abzusehen war. Wieder drehte ich mich zu meinem Begleiter um.

„Das Teil ist jetzt nur noch maximal zwei fünfzig hoch. Sollen wir einen Blick rüber wagen?"

„Ja klar. Nur dann wissen wir mehr. Du machst Stütze und ich erkunde die Lage."

Ich faltete meine Hände zu einer Räuberleiter und Lee stieg ein. Schob ihn höher und höher, bis er die Oberkante der Wand greifen konnte. Er zog sich noch ein Stückchen höher, um den erlösenden Blick hinüber wagen zu können. „Scheiße" ertönte es von oben. Lee ließ sich wieder nach unten sinken und entstieg auch meinem Griff.

„Blöd gelaufen. Wir sind direkt in der Höhle des Löwen. Wir sind am Hauptschacht. Alles was die aus dem Berg herausholen, geht da durch. Hier kommen wir niemals rein. Überall Kameras und Sensoren. Keine Chance."

Jetzt fluchte auch ich. Der Blick auf meine Uhr bestätigte meinen Verdacht, dass die Sonne bald aufgehen würde. Trotzdem hakte ich noch mal nach.

„Gibt es hier überhaupt keine Schächte, wo wir es versuchen könnten?"

„Schächte schon. Ist aber zu gefährlich", meinte mein Begleiter. „Gerade weil biologische Menschen hier einen guten Einstieg finden würden, sind die besonders gut gesichert. Wir müssen einen Abluftkanal finden. Kein vernünftiger Mensch steigt in einen solchen ein. Das Gemisch, das dort ausgeblasen wird, kann explosiv und tödlich sein."

„Na super. Und wie atmen wir da drin?"

„Ich habe nie behauptet, dass es einfach sein wird. Wir werden Gasmasken tragen müssen."

„Haben wir denn welche?"

Lee grinste nach dem Motto: Ich denke an alles.

„Wird kein besonders erfrischendes Erlebnis werden. Ich habe auch zwei Gasmasken abgegriffen."

„Na ja, daran können wir dann verzweifeln. Hier kommen wir nicht weiter. Also wieder alles zurück. Wir müssen einen

Unterschlupf für den Tag finden. Es wird bald hell."

Zurück kamen wir besser voran. Was das Unternehmen aber nicht sicherer machte, denn der Morgen dämmerte schon. Wir waren ordentlich unter Druck. Als wir das Rinnsal erreichten, schützte uns keine Dämmerung mehr. Mangels Alternativen ließen wir jegliche Vorsicht außer Acht und hasteten die Schneise hinunter.

Viel zu spät, aber wohl doch unbemerkt erreichten wir eine Verwerfung im Boden. Der Bach stürzte hier über eine Felskante. Ich hackte mich zur Linken ins Buschwerk, Lee suchte die rechte Seite ab, wo der Bewuchs nicht so dicht war. Devise: Wer einen Unterschlupf findet, der macht Meldung.

Ich kam sogar ganz gut voran, musste nur sporadisch hacken. Erkannte aber nach einigen Dutzend Metern, dass sich die Verwerfung im Untergrund verlief. Entnervt drehte ich um. Wieder am Bachbett angekommen, stand ich unschlüssig herum. Sollte ich Lee hinterher? Mündigkeit zerrte an meinem Willen. Statt mich weiter aufzuraffen, ließ ich mich auf einem Felsbrocken nieder.

Kaum saß ich, kam Lees Rückmeldung. Sein Pfeifen stach kaum aus der Geräuschkulisse heraus, war aber derart hartnäckig, dass ich es auch beim besten Willen nicht hätte ignorieren können.

Ich hievte mich hoch und fädelte mich in den Bewuchs auf der gegenüberliegenden Seite ein. Um jeden Schritt ringend, schlich ich am Abbruch entlang. Lee war ein gutes Stück gewandert. Die Vegetation ließ es zu.

Jetzt hörte ich erneut sein Pfeifen. Diesmal aber eindeutig differenzierbar. Nach weiteren 30 Metern hatte ich ihn erreicht. Er hatte sich vor einer Öffnung im Abhang niedergelassen und harrte meiner.

„Da sollten wir beide reinpassen", meinte er und deutete in Richtung des Überhanges.

Ich schleppte mich näher und begutachtete unser Taglager. Wie so oft ein feuchtes Loch, das uns aber Schutz vor Entdeckung während des Tages bieten würde oder uns zumindest die Illusion davon vermittelte. Wir krochen mit dem Gepäck hinein und falteten uns zu sitzenden Embryos zusammen. Mehr gab das Loch nicht her. Lee öffnete eine Konservendose, deren Inhalt wir schweigend in uns hineinschoben. Noch ein Schluck aus den Feldflaschen und wir dämmerten ins Reich der Träume hinüber.

Die Erleichterung, die uns das Eintauchen in eine andere Welt gewährte, war wiederum von kurzer Dauer. Trotz unserer totalen Erschöpfung. Hineingepfercht in den Hohlraum im Abbruch holte uns die Realität schon vor Einbruch der Dunkelheit wieder ein. Draußen hatte es wieder zu regnen begonnen. So verspürten wir wenig Lust, uns außerhalb unseres klammen Unterschlupfs aus unserer hockenden Verkrampfung zu befreien. Streckten uns nur schüchtern, um dann sofort mit der Beengtheit unseres Schutzraumes konfrontiert zu werden. Den Einbruch der Dunkelheit erwartend, schoben wir uns noch eine fettig, fasrige Stärkung hinter die Kiemen. Währenddessen diskutierte ich mit meinem Mitstreiter den Plan für unser weiteres Vorgehen.

„Wir sind wenigstens ein Stück weiter. Wir wissen, wo wir nicht hinmüssen."

„Stimmt. Hier am Haupttunnel werden wir keinen Einstieg finden. Zumindest keinen, an dem wir unbemerkt reinkommen können. Hier ist einfach zu viel los."

„Deswegen habe ich mir gedacht, dass wir am besten versuchen, den Berg auf dieser Höhe weiter zu umrunden. Weg vom Haupttunnel. Sobald wir auf irgendwas stoßen, was irgendwie mit der Mine zu tun hat, probieren wir jeder einzeln, einen Schacht zu finden, wo wir in den Berg reinkommen."

Lee nickte. Noch war die Nacht nicht angebrochen. So saßen wir schweigend in unserem Unterschlupf und starrten in den Regen. Noch war es zu früh. Um die Zeit etwas besser totzuschlagen, erinnerte ich meinen Kollegen an sein Versprechen, mir mehr von Liu zu erzählen. Und der machte es glatt.

~

Paul lebte jetzt seit einem halben Jahr in Shanghai. Eigentlich gefiel ihm die Stadt nicht besonders. Aber er war noch nicht bereit, weiterzuziehen. Nachdem er zwei Jahre in Saigon im Süden Vietnams verbracht hatte, hatte er wieder mal seine Koffer gepackt und sich eingeschifft. Immer auf der Suche nach dem Neuen, nach der ultimativen Erfahrung, die er noch nicht gemacht hatte. Derart getrieben, hatte der Bonvivant schon diverse Länder Süd- und Ostasiens kennen- und schätzen gelernt.

Ermöglicht wurde ihm dieses Leben durch den bedauerlichen Tod seiner geliebten Mutter, die ihm vor Jahren ein großzügiges Vermögen und auch einige Liegenschaften in Paris und im Umland hinterlassen hatte. Eine Existenz auf der Sonnenseite, durchaus angenehm. Und doch er hatte seine Zweifel. Warum er? Warum nicht das Heer der Mittellosen, die vor seinen Augen dazu verdammt waren, ein Leben zu leben, das ihn innerhalb weniger Tage in den Selbstmord getrieben hätte? Er war sich sicher, er würde ein Leben lang eine Antwort darauf suchen. Ohne sie jemals zu finden. Trotzdem hatte er sich der Suche verschrieben und vagabundierte durch eine Welt, in der die Gegensätze noch krasser, die Ungerechtigkeiten noch himmelschreiender waren.

Im Café Paris hatte er ohne besonderes Interesse den Shanghai Figaro, der schon mindestens drei Tage alt war, durchgeblättert. Dabei war ihm eine Annonce aufgefallen.

Gutsituierter Kolonialbeamter sucht Privatlehrer im Fach Französisch.

Französische Provenance, ausgezeichnete Referenzen, perfekte Umgangsformen sind ein absolutes Muss. Geboten wird eine überaus angemessene Bezahlung.

Bewerber werden gebeten, sich telefonisch unter Luwan 1713 zwecks Vereinbarung eines Termins zu melden.

Erst hatte Paul der Anzeige keine Aufmerksamkeit geschenkt. Während er jedoch gelangweilt in der Ausgabe blätterte, war sie ihm immer wieder ins Auge gestochen. Beim vierten oder fünften Lesen konnte er sich plötzlich nicht mehr losreißen. Warum seine Tage nicht mit etwas füllen, das ihn wenigstens etwas in Anspruch nahm? Statt den ganzen Tag im Café Paris zu hocken und die Langeweile zu kultivieren? So ließ er den Barkeeper die Verbindung herstellen.

~

Jetzt war es aber doch Zeit aufzubrechen. Nicht mehr immer an der Wand lang, sondern am Abbruch stapften wir suchend in die Nacht. Bald hatte uns der Regen wieder komplett eingeweicht, was unsere Befindlichkeit aber auch nicht verschlechtern konnte. Wenigsten war der Bewuchs nicht so dicht wie der hinter uns, sodass ich die Machete nur sporadisch einsetzen musste.

So arbeiten wir uns Stunde um Stunde vorwärts. Immer wieder innehaltend und lauschend, ob sich etwas ausmachen ließe, das uns einen Hinweis auf mit der Mine verbundene Tunnel oder Gebäude geben könnte. Wir sollten Glück haben.

Völlig unvermittelt trafen wir auf eine geteerte Straße. Nur zwei Schritte davor machte ich sie im Kegel von Lees Taschenlampe aus. Sofort schrillten die Alarmglocken.

Unwirsch schnauzte ich Lee an, er möge das Ding ausmachen. Im Dunkel des tarnenden Bewuchses drehte ich mich um.

„Sorry, aber da ist was. Scheint mir so was wie eine Straße zu sein. Heißt für uns: Volltreffer: Hier gibt es Infrastruktur. Erhöht unsere Chancen einen Einstieg zu finden beträchtlich."

Ich meinte, in der Dämmerung zu erkennen, dass der kleine Asiate mir zustimmte. Gut so, aber so richtig weiter kamen wir dadurch auch nicht.

„Auf der Straße können wir nicht gehen. Da spotten die uns gleich", fuhr ich fort. „Wir werden uns parallel dazu durchschlagen. Und hoffentlich was finden, wo wir einsteigen können. Lass uns ein Stück weiter reingehen und dann parallel zur Straße vorrücken."

Lee ließ seine Armbanduhr aufleuchten.

„Schulz, lass uns Schluss machen für heute. Wir haben schon halb sechs. Bald wird es hell. Denk daran, wir brauchen noch einen Platz für die Nacht. Wir suchen uns einen und dann machen wir heute Abend weiter."

Er hatte verdammt recht. So fertig wie wir waren, konnten wir eh nichts mehr reißen. Ich stimmte zu. Trotzdem bewegten wir uns entlang der Straße den Berg hinauf, um ein Loch oder sonst irgendeine Kuhle zu finden, die uns Schutz für den Tag bieten würde. Unser Glück verließ uns nicht.

Wir hatten wieder Marschformation eingenommen. Ich vorne, mit der Machete. Die Hoffnung einen Einstiegspunkt zu finden, der unserer Mission zum Erfolg verhelfen würde, ließ mich durchhalten.

Wir stolperten förmlich über den Schacht. Im Dämmerlicht machte ich schon auf einige Entfernung etwas aus, das ich zunächst für einen Felsbrocken oder einen Abbruch im Abhang hielt. In der Hoffnung dort einen Unterschlupf für die Nacht zu finden, steuerte ich darauf zu. Etwa drei Meter davor, hörte der steinige Waldboden abrupt auf.

Ich ging in die Knie. In der rechten die Machete, untersuchte ich mit der linken Hand den Boden. Was ich fühlte, fühlte sich gut an. Nackter Beton. Hier gab es Infrastruktur.

„Bingo“, raunte ich. „Vor uns ist was. Könnte ein Schacht sein.

Lee mahnte zur Vorsicht. Ein Großteil der Infrastruktur sei mit Kameras oder Sensoren geschützt.

„Und was jetzt?“

Mein Begleiter bat mich, ihn nach vorne zu lassen. Wir tauschten unsere Positionen und er machte sich daran, in Richtung des Schachtes zu robben. Inzwischen es war taghell.

Der Schacht in der Mitte der Betonplatte war etwa brusthoch in die Höhe gegossen, wohl, um das Eindringen von Wasser, Sand und Staub zu verhindern. Lee schmiegte sich hockend an die Betonwand und begann, in seinem Rucksack zu kramen. Aus dem untersten Winkel zog er ein flexibles Periskop hervor. Er bog es so, dass er, ohne selbst gesehen zu werden, in den Schacht hineinblicken konnte.

Langsam, das Periskop vor einem Auge, streckte er sich nach oben, bis er es über den Rand schieben konnte. Für den Bruchteil einer Sekunde brachte er es in Sichtposition. Dann zog er es sofort wieder zurück und duckte sich. Packte die Tasche und robbte in meine Richtung.

„Was ich erwartet habe. Der Schacht ist mit einem Gitter und einer Kamera dahinter gesichert. Von oben kommen wir da nicht rein.“

Resignation bemächtigte sich meiner. Wieder nichts. Schon setzte ich dazu an, meinem Unmut Luft zu machen. Was meinem Kameraden nicht entging. So kam er mir zuvor.

„Keine Panik mein Freund. Wir haben selbstverständlich einen Plan B.“

„Der wäre?“

„Wir lassen Gitter und Kamera einfach hinter uns. Wir buddeln uns unter der Platte durch und steigen hinter der Kamera in den Schacht ein. Sobald wir mit dem Buddeln nicht weiterkommen, sprengen wir uns den Weg frei.

Wenn es dunkel wird, fangen wir damit an. Jetzt suchen wir uns einen Platz, um den Tag rumzubringen. Ich bin am Arsch.“

Der Plan, hinter Kamera und Gitter in das System

einzudringen, machte für mich echt Sinn. Der Gedanke, wieder einen Tag zu verlieren und jetzt noch nach einem Lager dafür Ausschau zu halten, beflügelte mich aber null. Ich kramte in meiner Tragetasche. Lee musterte mich fragend. Es dauerte eine Weile, bis ich das Täfelchen in den Abgründen meiner Ausrüstung gefunden hatte.

„Nicht nur du bist am Ende. Aber wir machen weiter. Wir müssen weitermachen. Wir können nicht noch mal zwölf Stunden verlieren. Deswegen werden wir uns ein paar Rippchen einschieben."

Ich hielt ihm eine Tafel Panzerschokolade hin. Er nahm sie und strich sich dabei sinnierend über den Bart.

„Du weißt, was das für ein Teufelszeug ist. Macht dich mit der Zeit prall in der Birne. Voll prall."

Ich nickte.

„Ich weiß. Ich bin auch voll gegen den Mist. Aber wir haben keine andere Wahl. Je länger wir hier rumspielen, desto größer die Gefahr, dass wir die Initiative total verlieren. Wenn wir noch etwas reißen wollen, dann müssen wir uns mit dem Rest der Truppe koordinieren."

„Wenn es den noch gibt."

„Wenn es den nicht mehr gibt, haben wir eh geloost."

Lee nickte und begann, die Panzerschokolade aus dem Stanniolpapier zu wickeln. Auch ich warf ein Rippchen ein. Unfähig und auch nicht im Geringsten willens, uns noch weiter auszulaugen, hockten wir im Gebüsch und warteten darauf, dass die Wirkung der Droge einsetzte.

Nach einer halben Stunde setzte die ein. Weitere 20 Minuten später fühlten wir uns wie Superhelden. Beschwingt gelang es mir, aus dem Unterholz einen beachtlichen Zweig zu zerren, der unsere Aktivitäten tarnen sollte. Mit unseren Klappspaten begannen wir am Rand der Betonplatte mit dem Aushub.

Zuerst schafften wir es noch, Geröll und Erde im mehr oder weniger hohen Bogen hinter uns zu schleudern. Das wurde aber immer schwieriger, je weiter wir uns vorarbeiteten. Bald hatten wir den Punkt erreicht, an dem wir eine Kette zu bilden hatten. Ich buddelte vorne, Lee räumte den Dreck hinter mir weg. Wir schufteten ohne Unterlass. Der lehmige Boden ohne große Gesteinsbrocken erleichterte unsere Grabungen.

Am späten Vormittag erreichte mein Spaten die Kante, die den Abschluss der Platte bildete. Nun hieß es, nach unten vorzustoßen. Im Halbdunkel fing ich damit an, jetzt eine Grube, hoffentlich nicht meine, auszuheben. Lee übernahm dann meinen Aushub und schaffte ihn aus unserer Röhre.

Die Droge elektrisierte uns nach wie vor. Am frühen Abend stand ich so tief in meinem Loch, dass ich den Ausgang unseres Tunnels nicht mehr sehen konnte. Obwohl immer wieder vom Rand meiner Grube Material abging und kürzliche Bemühungen zunichtemachte. Eine Verzögerung, die ich aber schnell wieder aufzuholen wusste. Um mir die Arbeit etwas zu erleichtern, hatte Lee eine unserer Taschenlampen so in Position gebracht, dass man wenigstens im Ansatz sah, wo ich da unten hingrub.

Wir fühlten uns immer noch verdammt gut, als Lee sich die Taschenlampe griff und direkt ins Loch hinunter leuchtete. Ich war gerade dabei, ihm eine Ladung Erdreich hochzureichen. Er zögerte und ließ die Taschenlampe über den Boden der Grube wandern.

„Ich glaube, wir sind dann so weit. Das reicht. Jetzt übernehme ich."

Mit meiner Ladung Dreck in der Hand ließ ich ihn wissen, dass ich seiner Expertise vertraue, und schob das Erdreich in die Röhre, als er sie freigegeben hatte. Nachdem er den letzten Rest vor unserem Einstieg entsorgt hatte, half er mir dabei, meiner Grube zu entsteigen. Klappte so einigermaßen, als ich strampelnd in der Luft hing, trat ich wieder einiges an Schotter los, der in die Grube fiel. Gemeinsam krochen wir wie Kanalratten Richtung Röhrenende. Oben angekommen, stürzte sich mein Mitstreiter auf seine Tragetasche und begann ihr Sprengstoff und Zünder zu entnehmen.

„OK das ist alles, was wir brauchen werden. Ich krieche jetzt voran, du hinterher und nimmst die Taschenlampe."

Wir waren im Berg angekommen. Er hatte jetzt die Führung inne. Das hier war sein Metier. Trotz meines Ranges stand mir nur noch die Funktion eines Assistenten zu. Was bedeutete, immer wenn es hakte, meine körperliche Überlegenheit auszuspielen.

Am Boden der Grube angekommen, befestigte Lee im Licht der von mir ausgerichteten Taschenlampe den Sprengstoff an der Schachtwand. Selbiger, von der Konsistenz her Plastilin nicht unähnlich, ließ sich an der Wand leicht in Kreisform andrücken und blieb dort auch problemlos haften. Mein Mitstreiter befestigte den Zünder und richtete sich auf.

„OK, wenn ich die Zünder scharf schalte, haben wir noch fünf Minuten. Dann nichts wie raus hier. Sonst ist die Mission gelaufen."

„Alles klar, ich lupfe dich dann schon rauf. Wie weit müssen wir weg?"

„So weit wie möglich, es wird einen ziemlichen Schlag tun. Das Zeug haut ordentlich rein. Dafür werden wir dann einen sauberen Einstieg haben."

„Und das kriegt keiner mit?"

Lee schnaubte verächtlich: „Ganz ehrlich, ich kann es dir nicht sicher sagen. Aber ich glaube nicht. Hier rummst es so oft. Wenn die jedes Mal großen Bahnhof machen, wenn es irgendwo knallt, dann sind die mit nichts anderem beschäftigt. Haben wir eine Wahl?"

„Nein. Also, Schuss jetzt!"

Lee ging erneut in Hocke und triggerte den Zünder. Dann schoss er hoch und ich packte ihn an beiden Händen, um ihn nach oben zu zerren. Soweit so gut. In der Enge der Röhre fiel es mir aber reichlich schwer, ihn zu lupfen. Der kleine Asiate war nicht unbedingt schwer, ich fand aber keinen Punkt, an dem ich einhaken konnte, um nicht selbst in die Tiefe zu stürzen. Nur nicht zu viel Kraft aufbringen. Nur immer Stück für Stück.

Nach endlosem Hin und Her und nutzlosem Strampeln Lees, der den Bodenkontakt verloren hatte, lagen wir beide Face to

Face in der Röhre. Getrieben von der bevorstehenden Explosion, robbte ich mit aller Gewalt rückwärts. Was mir in der explosiven Situation logischerweise viel zu langsam vorkam. Lee schloss unablässig auf und dann waren wir nach einer weiteren Ewigkeit auch draußen. Wir schnappen unsere Tragetaschen, die wir schon vorher in Sicherheit hätten bringen müssen, und begannen zu sprinten.

Was wir nicht hätten müssen. Wir waren vielleicht 100 Meter gelaufen, als es endlich rummste. Die Logik hätte uns eigentlich schon lange geboten, stehenzubleiben, aber wir trabten einfach weiter.

Lee drehte sich zufrieden zu mir um. Die Ladung hatte gezündet. Umgehend machten wir uns auf den Rückweg, nur zwei Fragen im Hinterkopf. War da ein Loch? Wenn ja, groß genug, dass wir einsteigen konnten?

Die Antwort war „Jein". Zu unserer Freude fand Lee einen Durchbruch vor, als er sich wieder in die Grube herabließ. Ganz sauber war die Sprengung aber nicht verlaufen. An einer Stelle hatte die Ladung nicht richtig gezündet und einen unschönen Grat hinterlassen, der ein Durchkommen wesentlich erschweren würde.

Mein Begleiter vielleicht, aber ich würde da niemals reinpassen. Also mussten wir noch mal sprengen. Womit das Risiko entdeckt zu werden, wieder mal zunahm. Aber mangels Alternativen mussten wir es eingehen. Sprich: Die ganze Prozedur von vorne: Sprengstoff anbringen, zünden und nichts wie raus.

Diesmal rannten wir keine 100 Meter. Nicht weit vom Einstieg entfernt, warteten wir die Detonation ab. Als sich die Staubwolke verzogen hatte, krochen wir wieder hinein. Ich hörte meinen Mitstreiter fluchen, als er unten angekommen war. Liegend begutachtete ich das Loch im Beton von oben. Im schummrigen Licht der Taschenlampe erkannte auch ich, dass die erneute Sprengung uns kaum weitergebracht hatte.

„Scheiße. Das reicht immer noch nicht."

„Lee, lass mich mal ran, vielleicht komme ich ja doch durch."

Uns umzusortieren verlangte uns ein weiteres Mal exzessive Turnübungen ab. Schließlich kauerte ich in der Grube und mein Kampfgefährte lag oben im Tunnel. Zu Beginn versuchte ich, mit den Beinen zuerst einzusteigen. Ich kam bis zum Becken, dann blieb ich wieder stecken. Quälende Versuche, mein Steißbein über den Grat zu pressen. Dann wieder alles zurück. Eine Weile machte es den Eindruck, als ob ich allein gar nicht mehr rauskäme. Wilde Flüche erfüllten die Grube, in der ich steckte. Nach einer Ewigkeit kam ich frei, was aber diverse Schürfungen am Unterleib nach sich zog. Die Hose meiner Uniform war an mehreren Stellen reichlich ramponiert. Das Licht der Taschenlampe zeigte mir, dass aus meinen Schürfungen ordentlich Blut sickerte. Was so gar nicht zur Stimmungsaufhellung beitrug. Es kostete mich einiges an Beherrschung, die Diskussion von Plan B anzustoßen.

„OK. Es fehlt kaum was. Mit der nächsten Sprengung wäre das Ding sicher groß genug. Aber wir wollen ja nicht noch mehr von dem Zeug vergeuden. Deswegen Handarbeit. Bring mir irgendeinen Faustkeil, mit dem ich das, was noch im Weg steht, beseitigen kann."

Der Mann oben zögerte keine Sekunde. Robbte aus dem Tunnel und war nach wenigen Augenblicken wieder in Position. Ich traute meinen Augen nicht, was er mir da hinhielt. Keinen Faustkeil, sondern einen echten Hammer. Nicht besonders wuchtig, aber durchaus handsamer als jeder Felsbrocken.

„Du denkst wirklich an alles."

Oben sah ich Lee breit grinsen. Ich griff zu und begann dort zu hämmern, wo ich den Engpass wähnte. Hämmerte und hämmerte. Meist hatte es den Anschein, dass sich überhaupt nichts tat, manchmal spritzten winzige Splitter zur Seite, selten gelang es mir, einen größeren Brocken abzuschlagen. Wenn dies geschah, nutzte ich den freudigen Anlass, um wieder zu versuchen, einzusteigen. Meiner Hose hatte ich mich inzwischen entledigt. Jeder Versuch kostete mich weitere Kraft. Auf Abschürfungen achtete ich schon nicht mehr. Ich musste mein Hinterteil da einfach durchbringen.

Das Hämmern zog sich. Um Batterien zu sparen, schaltete ich meist die Taschenlampe aus. Was dazu führte, dass ich mich einige Male sauber verklopfte und der Hammer unkontrolliert zurückprallte. Was mir zu zusätzlichen blauen Flecken verhalf. Wenn es sich nach größerem Abbruch anfühlte, dann hieß es Licht an und wieder probieren. Schieben, zerren, winden, Steiß einziehen.

Als ich dann schlussendlich durchrutschte, fühlte es sich so an, als würde mein Becken zermanscht werden. Nun stand mir die Öffnung bis zu den Schultern. Keinen blassen Schimmer was ich gemacht hätte, wenn die nicht durchgebracht hätte. Mit etlichen weiteren Kratzern landete ich im Inneren der Schachts. „Bin durch!“, gab ich nach oben weiter.

Drinnen angekommen, leckte ich meine Wunden. Griff noch mal durch, um mir mein Höschen wieder anzulegen. Auf Empfehlung meines Kameraden hatte ich die Taschenlampe in der Grube gelassen, um einer Kamera keinesfalls Signale zu geben. Das Tageslicht, das durch die Schachtöffnung einfiel, ermöglichte mir, den Schacht ein paar Meter weiter hinabzublicken.

Dann erschien Lee in der Grube. Wir mussten den Packtaschen einiges entnehmen, damit wir sie überhaupt durch die Öffnung brachten. Als fast alles durch war, schob er mir eine Gasmaske zu.

„Sofort aufsetzen. Ab jetzt atmen wir dicke Luft.“

Ich tat, wie mir empfohlen. Hätte er mir auch früher sagen können. Aber im Eifer des Gefechts … Sobald das Teil übergestülpt war, begann es am Gesicht festzukleben. Die Oberflächentemperatur meiner Gesichtshaut begann stetig zu steigen. Jeder Atemzug wurde von einem blechernen Röcheln begleitet. Wenigstens würde meine Todesursache nicht Kohlenmonoxidvergiftung lauten. Etwas Erleichterung verschaffte uns ein laues Lüftchen, das uns unablässig entgegenstrich.

Reden war logischerweise auch nicht mehr angesagt. Ganz

Soldaten verständigten wir uns mit den militärischen Handzeichen. Lee hatte die Führung übernommen und schlich in geduckter Haltung vor mir durch den Schacht. Wir mussten nicht auf allen vieren kriechen, konnten uns aber auch nicht vollständig aufrichten. Unsere Tragetaschen schleiften wir jetzt hinter uns her.

Licht spendete nur noch die Taschenlampe. Meines Mitstreiters schemenhafte Silhouette vor mir, versuchte ich, mir eine Vorstellung davon zu machen, was mich auf den nächsten Metern erwartete. Der Schacht war innen fachmännisch verkleidet, aber es gab alle nasenlang Stufen und Schwellen. Die gelang es mir recht mühelos zu überwinden. Schmerzhaft war nur ein Absatz an der Oberseite. Ich hatte meine Tragetasche verloren, konnte sie nicht gleich greifen, war abgelenkt und fiel zurück. Bei dem Versuch aufzuholen rannte ich mir gewaltig den Schädel ein. Gebückt, in leichten Trab verfallend, gelang es mir den Absatz, Lee etwa 20 Meter vor mir, vollständig auszublenden. Umso heftiger der Aufschlag. Reichlich unsportlich kam ich auf meiner Tragetasche auf und rammte mir zusätzlich noch diverse Ausrüstungsgegenstände in den Hintern.

Benommen vom doppelten Aufschlag, paralysiert durch das Dröhnen in meinem Schädel, hockte ich erst mal ein paar Augenblicke verdutzt auf meinem Krempel. Dann riss ich mir wütend die Maske vom Kopf. Säuerlicher Gestank schlug mir sofort entgegen und rief mir in Erinnerung, dass jetzt möglicherweise Faulgase in meine Lungen strömten, die mich in kürzester Zeit komplett lahmlegen könnten. Wieder etwas zu Besinnung kommend, gab ich Laut, um meinen Vordermann auf meine missliche Lage aufmerksam zu machen. Dann fummelte ich mich wieder unter die Maske. Was mir auch nur mit nervenaufreibender Verzögerung gelang. Der Strahl der Taschenlampe erfasste mich.

Lee frage mit dem Daumen der rechten Hand meinen Zustand ab. Ich gab ihm einen Daumen nach unten. Ich konnte einfach nicht anders. Es stand schlecht um meine

Moral. Von meinem Anspruch als Offizier war nichts mehr übrig. Ich hatte fertig.

Mein Begleiter sprang dankenswerterweise ein. Er kramte in seinem Uniformrock und brachte Reste der Panzerschokolade hervor. Obwohl ich selbst noch von dem Zeug hatte, nahm ich dankend an. Dem erfolgreichen Einwurf klebte nur die Gasmaske im Wege. Also wieder runter mit dem Ding. Runter, einwerfen und wieder rauf. Diesmal gelang mir die Aktion etwas routinierter.

Die Droge zerging mir unter der Maske auf der Zunge. Mit zehn ausgestreckten Fingern signalisierte ich meinem Gegenüber, dass ich noch etwas brauchen würde, um mich vom Beinahe-Knockout zu erholen. Er nickte, schaltete die Taschenlampe aus und wir hockten in der Stille der absoluten Dunkelheit.

Zeit verging, zog sich wie zähe Dichtmasse. Gedanken, hauptsächlich Zweifel, pressten sich durch meine Gehirnwindungen. Nichtstun war auch nicht zielführend. Linderte zwar die Symptome der körperlichen Auszehrung, drohten mich aber vollends zu demoralisieren. Ich stupste den Kameraden an, wir nahmen unsere Tour durch die Tiefen des Mineralberges wieder auf.

Gebückt ging es weiter. Bald musste ich wieder ausruhen. Wir kamen nur langsamst voran. Dann setzte endlich die Wirkung des Aufputschmittels ein. Mir ging es schlagartig besser. Zuversicht durchströmte meine geschundene Physis und Psyche. Ich war so gut drauf, dass ich das unsinnige Bedürfnis zu verspüren begann, meinen Kameraden zur Seite zu drängen und die Führung zu übernehmen.

Dazu kam es glücklicherweise nicht. Denn er ließ mich ziemlich auflaufen. Fast über seine Tasche fallend, kam ich zum Stillstand. Sah vor ihm den Strahl der Taschenlampe im Tunnel tanzen, konnte aber nicht ausmachen, was sich da vor uns auftat. Unruhig und tatendurstig verfolgte ich in sitzender Position, die ich jetzt schlauerweise eingenommen hatte, was sich da vor mir abspielte. Endlich wandte sich mein Mitstreiter zu mir um. Die Taschenlampe, die er mir ins Gesicht hielt, blendete mich zwar, ich konnte aber seinen erhobenen Daumen ausmachen.

Drei, vier Meter vorne ging es dann nicht mehr weiter. Lee gestikulierte wild, ich verstand nur Bahnhof. Einige „Daumen nach oben“ konnte ich nicht falsch interpretieren, was mir aber die kreisrunde Öffnung bedeuten sollte, die seine Hände immer wieder formten, entzog sich meinem Verständnis. Ich riss ihm die Taschenlampe aus der Hand und quetschte mich an ihm vorbei. Der arme Kerl war von meinem Impetus reichlich überrascht und wahrscheinlich befremdete er ihn gewaltig. Er ließ es aber geschehen.

Der gesamte Querschnitt des Schachtes wurde von einem Ventilator eingenommen. Wir kamen nicht weiter. Warum uns das helfen sollte, entzog sich komplett meiner Auffassungsgabe. Ich drehte mich zum Technikspezialisten im Team um und signalisierte ihm das mit der entsprechenden Geste. Der zögerte nicht lange und begann, in seiner Tasche zu kramen. Hammer und Schraubenzieher konnte er zeitnah extrahieren, nach dem, was er eigentlich suchte, musste er aber tiefer graben. Schlussendlich zog er ein Kabel hervor. Er hielt es mir so in den Lichtkegel, dass ich den USB-Anschluss erkennen konnte. Die andere Hand machte unablässig „Daumen nach oben“. Endlich fiel bei mir der Groschen. Wir hatten unseren Zugangspunkt gefunden.

Ich wandte mich wieder der Wand zu, die uns von einem weiteren Vordringen abhielt. Leuchtete sie penibel ab, fand aber weder ein Kabel noch einen USB-Anschluss. Solange, bis Lees Klopfen auf meiner Schulter nicht mehr zu ignorieren war. Ich wandte mich um und er hielt mir unseren Hammer und mehrere Schraubenzieher entgegen. Dann entledigte er sich seiner Maske. Reichlich hektisch, die Qualität der umgebenden Lüfte oder Gase hatte sich wohl nicht verbessert.

„Du musst das Ding vorsichtig aufmachen und zur Seite klappen“, stieß er hervor. „Innen finden wir mit Sicherheit irgendwo einen Anschluss. Da klinken wir uns dann ein. Du darfst das Ding aber nicht komplett ruinieren. Sonst sind wir fett.“

Ich machte mich an die Arbeit. Lee hatte seine Maske wieder in Position gebracht und die Aufgabe des Beleuchters übernommen. Mit den verschiedenen Schraubenziehern machte ich mich an allem, was man damit entfernen konnte, zu schaffen. Verkleidungen meißelte ich mit dem größten der Schraubenzieher gnadenlos weg, hoffend, dass ich das Teil nicht ruinieren würde.

Trotz des Umstandes, dass ich jetzt wieder voll auf Droge war, gestaltete sich die Arbeit mühsam. Wegen der Maske konnte ich vieles nur schemenhaft erkennen. Die Ausdünstungen darunter führten dazu, dass die Augenöffnungen beschlugen. Immer wieder musste ich entgegen aller Vorsicht die Maske abnehmen und reinigen. Der Ventiltor machte den Eindruck, als würde er schon seit Jahren an dieser und keiner anderen Stelle hängen. Immer wieder widerstanden komplett verrostete Schrauben meinen Bemühungen. Manchmal aus dem banalen Grund, dass ich im fahlen Licht der Taschenlampe das falsche Werkzeug benutzte und sie so komplett abdrehte. Dann war rohe Gewalt angesagt, aber ebenso, dass das Teil nicht vollends den Geist aufgab. Meißeln, stemmen, hacken und biegen. Am enervierendsten war der Umstand, dass ich zwar einiges an Verschalung und sonstigem Plastik entfernen konnte, aber an den eigentlichen Rahmen, der das Teil im Schacht hielt, nicht herankam. Und genau da wollte ich hin.

Was wie ein Klacks von einigen Minuten ausgesehen hatte, stellte sich als Sisyphusarbeit ohne absehbares Ende heraus. Wir waren jetzt schon seit 36 Stunden auf den Beinen. Fast ebenso lange hatten wir nichts mehr gegessen. Das Wasser in unseren Feldflaschen ging zur Neige. Jede Faser meiner Uniform hatte sich bis zu Grenze ihres Aufnahmevermögens mit Schweiß vollgesaugt. Der Versuch, die Körpertemperatur trotz aller Widrigkeiten so abzuregeln, dass ich nicht abkippte.

Endlich: Die äußere Verkleidung des Gebläses gab meinem

Gehämmer nach. Sie zersprang in einer Eruption meiner Gewalt in mehrere Teile. Beschwingt von meinem Erfolg und noch voll auf Adrenalin begann ich planlos, weitere Splitter mit dem Hammer und der Mutter aller Schraubendreher abzusprengen. Bis mir mein Beleuchter beschwichtigend auf die Schulter zu klopfen begann und mir bedeutete, etwas mehr Umsicht walten zu lassen. Wo er recht hatte, hatte er recht. Ich ließ ab und nahm mir erst mal eine Auszeit.

Während ich mich in den Schacht zurückfallen ließ, versuchte Lee, eine detaillierte Beurteilung der Lage zu erstellen, indem er das, was von dem Ventilator noch im Schacht hing, genauer ausleuchtete. Bevor er sich wieder auf seinen Posten hinter mir zurückzog, wies er mit großer Gestik auf die Befestigungspunkte, denen ich seiner Meinung nach jetzt meine Aufmerksamkeit widmen sollte.

Ich nahm seinen Rat an und brachte mich wieder in Position. Die Enttäuschung folgte auf dem Fuße. Mehrere Schraubenzieher erwiesen sich als zahnlos. Irgendwas war oberfaul. Ich griff mir die Lampe und leuchtete der widerspenstigen Schraube heim. Dann wurde mir so einiges klar: die klassische Kreuzschlitzschraube. Mit zwei gekreuzten Mittelfingern teile ich Lee meine Entdeckung mit. Der signalisierte, dass auch ihn die Fee der schlagartigen Erkenntnis geküsst hatte, und begann, in seiner Tasche zu kramen. Jetzt hatte ich einen Kreuzschlitzschraubendreher.

Der wollte allerdings nicht so richtig taugen. Wäre auch ein ziemlicher Zufall gewesen, wenn das Ding genau zur Schraube gepasst hätte. Da er den Schraubenkopf nur unzureichend ausfüllte, musste ich das Manko durch erhöhten Gegendruck ausgleichen. Mit der rechten Hand drehte ich das Teil, mit der linken pushte ich, was ging. So ließ sich manche Schraube herauswinden, ohne dass sie dabei kaputtging. Andere höhlte ich gnadenlos aus.

Wir saßen jetzt sicher schon mehrere Stunden hier. Noch immer war es mir nicht gelungen, so viele Schrauben zu lockern, dass wir weitergekommen wären. Der Rahmen saß noch wie betoniert im Schacht. Doch es gab keine Schraube mehr, die ich hätte herausdrehen können. Alle verbliebenen hatten meinen Versuchen widerstanden und waren jetzt hoffnungslos ausgehöhlt. Wieder kam die Mutter aller Schraubendreher zum Einsatz. Ich setzte zwischen Rahmen und Absatz an der meistversprechenden Schraube an und begann loszudreschen. Der Klang meines Gehämmers erfüllte den Schacht. Immer wieder rutschte ich ab und musste neu ansetzen, wobei ich mir mehrere Male sauber auf die Finger drosch. Dann machte es bling und mein Spaltwerkzeug tat einen ordentlichen Satz nach vorne, der mir bestätigte, dass ich die Schraube erfolgreich geköpft hatte.

Aber nicht nur das. Auch der Rahmen hatte sich unter der Gewalt meiner Anstrengungen verbogen und ließ sich jetzt ohne besondere Kraftanstrengung etwa fünf Zentimeter vom Absatz abheben. Ich drehte mich zu Lee um, machte ihn auf mein Vorwärtskommen aufmerksam. Er inspizierte die Öffnung und versuchte, mit der Hand hinter dem Ventilator etwas zu ertasten, das uns weiterbringen würde. Doch der Rahmen saß noch zu nahe am Absatz, als dass er irgendwelche Kabel oder Stecker hätte erreichen können. Doch er versuchte es weiter.

Bis zu dem Moment, als sich der Ventilator mit einem dumpfen Schlag in Bewegung setzte. Uns beide riss es gewaltig, da wir mit allem, nur nicht damit gerechnet hatten. Das Röhren, mit dem der Lüfter uns heiße Luft entgegenblies, war unerträglich. Voll mit Adrenalin bis über beide Ohren setzten wir uns einige Meter ab, bis die Wirkung des Gasstroms, die uns da heiß föhnte, erträglicher war. Wir brauchten ungefähr eine weitere Viertelstunde, um uns zu sammeln. Wieder etwas runtergekommen, bedeutete mir mein Begleiter mit beiden Händen, dass er mindestens die doppelte Spaltbreite benötigte, um irgendetwas abgreifen zu können. Der Ventilator aber dachte nicht daran, uns eine Pause zu gönnen, und röhrte unablässig weiter.

So blieb mir nichts anderes übrig, als meine Ohren mental zu verschließen und mich wieder an die Arbeit zu machen. Ich hatte Glück. Einmal wieder vorne war der Lärm zwar ohrenbetäubend, aber ich brauchte nur ein bisschen ziehen, biegen und hämmern, bis ich den Spalt nutzbar erweitert hatte. Eine gute Grundlage für die weiteren Bemühungen meines Kameraden.

Der machte sich sofort an die Arbeit. Ich entfernte mich so weit wie möglich, um mich dem Dröhnen, dem Blasen und auch der Hitze zu entziehen. Klappte nur mäßig, war aber immer noch besser. Aus der Ferne konnte ich nur ungenau erkennen, was da vorne abging. Bis mir dann sein hektisches Winken klarmachte, dass er meine Hilfe benötigte. So robbte ich wieder dem Ventilator entgegen.

Lee hatte einen USB-Anschluss ertastet und dort ein Kabel eingesteckt. Ein zweites Kabel, das offensichtlich stromführend war, hatte er ebenfalls freigelegt und zwischen Rahmen und Absatz so in Position gebracht, dass man dort Spannung abgreifen konnte. Später erzählte er mir, dass es ihm beim Versuch, die Isolierung zu entfernen, sauber eine gewischt hatte. Jetzt konnte man aber den Stecker eines Netzkabels dort aufsetzen und so ein Notebook damit betreiben. Was genau meine Aufgabe war. Den Stecker so zu halten, dass Lee das Notebook in Betrieb nehmen konnte und es sich dabei noch auflud. Wenn ich unvorsichtig war und abrutschte, würde auch ich mir ordentlich eine einfangen.

Erschwert wurde meine Aufgabe durch die Tatsache, dass der Ventilator weiter ohne Unterlass blies. Ein Blick auf meine Uhr verriet mir, dass wir jetzt seit 40 Stunden am Machen waren. Ich versuchte, mich aus dem Gasstrom so weit wie möglich herauszuhalten, was mir aber wegen der Enge nur unzureichend gelang. Jetzt nur nicht bei dem Versuch, Lärm und Hitze zu entgehen, auch noch ordentlich eine gewaffelt bekommen. Lee suchte in meinem Windschatten Deckung und hackte auf dem Rechner herum, den ich bestromte. Keine Ahnung, was er da machte, aber er hackte ohne Unterlass.

Lange hätte ich nicht mehr durchgehalten. Dann die

Befreiung. Der Ventilator neben mir schaltete sich ab. Mit einem Mal erlösende Stille. Mein Mitstreiter und ich warfen uns einen Blick zu, uns der beiderseitigen Erleichterung versichernd. Seine beiden Hände, die er mir mit den zehn ausgestreckten Fingern entgegenstreckte, gaben mir weiter Hoffnung. Es würde nicht mehr lange dauern, bis er sein Werk beendet hätte.

Wenig später bedeutete er mir, dass er fertig habe. Klappte das Notebook zusammen und gab mir einen Daumen nach oben. Käme jetzt der Rückzug? Noch nicht. Da schoss mir der Gedanke durch den Kopf, was Lee in den Tiefen des Netzes gefunden haben könne. Doch der signalisierte mir umständlich, dass wir das Gebläse wieder in Position bringen mussten. So verwarf ich meinen Gedankenblitz wieder. Während er unseren Krempel packte, schob und bog ich das Teil wieder in seine ursprüngliche Position. Es gelang mir, zwei Schrauben so zum Beißen zu bringen, dass der Rahmen leidlich fest am Absatz saß. Lee hatte mein Unterfangen im Licht der Taschenlampe verfolgt und gab mir ein Zeichen, dass wir hier durch waren. Wir machten uns auf die Socken, unsere Ausrüstung hinter uns herschleifend.

Gegen 200 erreichten wir den Ausstieg, den wir gebuddelt, gesprengt und gebrochen hatten. Wieder kam ich nur mit Mühe durch das Loch. Endlich im Freien rissen wir uns sofort die Masken herunter. Schweißbäche rannen uns über das Gesicht. Die Droge hatte aufgehört zu wirken und uns drohte die totale Erschöpfung, totaler als je zuvor. Diesmal gab ich eine Runde Panzerschokolade aus. Es war unser letzter Rest. Aber wir brauchten den neuerlichen Schub.

Hektisch machten wir uns daran, unseren Ausstieg wieder einigermaßen zu verfüllen. Nur keine Spuren unserer Aktivität hinterlassen. Schließlich hatten wir Grube und Tunnel soweit mit Aushub verfüllt, dass nur bei sehr genauem Hinsehen zu erkennen war, was wir da angestellt hatten.

Noch etwa zwei Stunden bis Sonnenaufgang. Unsere Devise lautete jetzt: Nichts wie weg. Die Batterien der Taschenlampe hatten jetzt zwar endgültig ihren Geist aufgegeben, aber in der sternenklaren Nacht fanden wir einigermaßen unseren Weg. Keine Wolken, es schiffte ausnahmsweise mal nicht. Reichlich unvorsichtig, aber wir wollten einfach vorankommen. Es kam uns zugute, dass wir zum zweiten Mal hier lang kamen. Bei Anbruch der Dämmerung schlugen wir endlich unser Lager auf.

Wir waren in dem Graben, in dem wir uns den Mineralberg hinaufgearbeitet hatten. Die Wirkung der Droge verflogen. Es fühlte sich an, als wäre ein Schalter umgelegt worden. Unter einem Felsvorsprung igelten wir uns für den Tag ein. Dann stellte ich Lee die alles entscheidende Frage: „Konntest du eine Nachricht absetzen?“

Er nickte unendlich träge: „Noch besser, wir sind nicht allein. Auch die Gruppe um Oberst Ukulala konnte dem Inferno entkommen. Als ich unsere Nachricht absetzen wollte, stieß ich auf seine.“ Dann sackten wir völlig entkräftet weg. Wir waren also nicht allein, es gab noch andere.

Schliefen den ganzen Tag den Schlaf der Untoten. Unser Erwachen zog sich über Stunden hin. Immer wieder schlugen wir die Augen auf, die Kehle völlig ausgedörrt, der Magen nach Nahrung schreiend, aber zu entkräftet, um etwas gegen unsere Agonie zu unternehmen. So gaben wir uns der einzigen Linderung hin, die die Natur für uns bereithielt: dem erlösenden Schlummer.

Es war schon wieder dunkel, als ich dem Drang zu pinkeln nicht mehr widerstehen konnte. Unendlich müde schaffte ich es, mich aufzuraffen und in unappetitlicher Nähe zu unserem Schlafplatz meinen Strahl abzusondern. Als ich damit fertig war, bemerkte ich, während ich meine Ruheposition nochmals einzunehmen versuchte, dass auch mein Kamerad wieder unter den Lebenden weilte. Aus schmalen Augenschlitzen starrte er mich an.

Ich war zu lange Soldat gewesen, um in einer solchen Situation nicht die Disziplin zu besitzen, einen Mitstreiter aus seinem Elend befreien zu wollen. Gut, dass ich mich durch ihn dazu bemüßigt fühlte, die Initiative zu ergreifen.

In den Tiefen meiner Tragetasche konnte ich unter enormem Kraftaufwand meine letzte Wasserration ertasten. Dankbar nahm der Dürstende das ersehnte Nass zu sich. Er trank mit langsamen, schwerfälligen Schlucken die halbe Flasche leer. Die Mühe, die ihn das kostete, war förmlich greifbar. Den Rest flößte ich mir selbst ein.

Wieder vergingen ein bis zwei Stunden. Reglos saßen wir unter dem Vorsprung und stierten, zu keiner weiteren Aktion fähig, in die Nacht. Dann vollbrachte ich eine weitere Heldentat: Ich raffte mich auf und zog aus meinem Gepäck eine Dose hervor. Sie zu öffnen dauerte. Nach und nach begannen wir, die schleimigen Klumpen unendlich langsam in uns hineinzuschieben.

Gegen 300 der erste Versuch, sich auch auf kommunikativer Ebene auszutauschen. Schwierig, denn die Reste des Dosenfleisches ließen die Zunge am Gaumen festkleben.

„Wir müssen weiter, Strecke machen."

Der Kamerad schaffte es nur zu nicken, konnte seiner Zustimmung aber keine Aktion folgen lassen. Ich erhob mich mühsam, machte Anstalten, mein Gepäck zusammenzuraffen und Abmarschbereitschaft herzustellen. Als ich dann gerüstet vor ihm stand, war mein Begleiter noch kein Stück weiter. Der kleine Kerl war immer noch arg am Ende. Es gelang mir trotzdem, ihn aufzurichten. Da stand er nun und beobachtete mich dabei, wie ich seine Bürde zu erleichtern suchte, indem ich einen Teil seines Krempels in meine Tasche packte. Schließlich musste ich ihm noch sein Täschchen umhängen. Dann setzten wir uns in Bewegung. Jeder Schritt eine unendliche Anstrengung. Der Himmel hatte sich wieder zugezogen und es begann erneut zu schütten.

Wahrlich ein Segen für uns, der einige Lethargie raubte, da wir möglichst viel von dem erfrischenden Nass einzufangen versuchten, um unsere nach wie vor staubtrockenen Kehlen zu ölen. Derart erfrischt, was eigentlich bedeutete, dass wir mal wieder völlig durchnässt waren, kamen wir dann doch in die

Puschen. Immer wieder sah ich mich um und stellte beruhigt fest, dass der Nerd hinter mir anscheinend auch seinen Rhythmus gefunden hatte.

Als der Morgen zu dämmern begann, hatten wir das Ufer der Dolger erreicht. In dem Bächlein, das sich durch den Regen in unserem Abstiegsgraben gesammelt hatte, konnten wir unsere Feldflaschen füllen. An der Uferböschung fanden wir auch eine Gelegenheit, uns einzuigeln. Es dauerte nur Momente, bis wir einschliefen.

Gegen Mittag erwachten wir, diesmal doch besser gestärkt. Ich stellte mich darauf ein, den weiteren Tag in hockender Position auf den Lauf der Dolger zu blicken. Zu meinem Erstaunen entwickelte Lee aber Aktivität. Er zog das Notebook, ein Handy und das zugehörige Kabel aus seiner Tasche. Dann verband er die beiden Geräte. Als ich ihn fragend anschaute, antwortete er, dass er das Handy laden wolle.

„Und wen willst du anrufen?"

„Niemanden, aber ich habe eine App programmiert."

„Na super, willst du jetzt wirklich daddeln? Vielleicht nicht so der richtige Zeitpunkt ..."

„Scherzkeks. Die App wird von nun an alles viel einfacher machen."

Ohne viel Hoffnung musterte ich ihn.

„Ganz einfach. Sie kann Drohnen orten. Die super App von mir: Die Drohne antwortet nämlich, wenn die Zentrale sie anfunkt. Und das sofort, wenn sie das Signal von der Leitstelle bekommt. Dient der Positionsbestimmung. Meine App kann aber aus dem Zeitintervall zwischen Signal und Antwort errechnen, wie weit das Teil von uns entfernt ist. Und das Beste an der ganzen Sache: total passiv. Du kannst machen, was du willst, sie können dich nicht orten."

Ich hatte zwar nicht mal die Hälfte kapiert, der Technikkram lag mir auch reichlich fern, begriff aber, was das für uns bedeutete. Wir konnten, wenn keine Drohne in der Nähe war, auch am Tag marschieren.

Nach etwa einer Stunde war das Handy zu 45 Prozent geladen. Lee machte den ersten Versuch und fuhr das Teil hoch. Es dauerte eine gehörige Weile, wie das so bei den Dingern der Fall ist. Die App begann zu scannen. Nach ein paar Minuten meldete sie, dass der Himmel über uns frei war.

„Der Himmel über uns ist so leer wie die letzte Flasche Schnaps“, gab der Nerd nicht ohne Stolz bekannt.

Ich teilte seinen Optimismus nur bedingt: „Und du bist dir sicher, dass das auch wirklich funktioniert? Vielleicht ist es völlig hinüber? Dann sind wir ein leichtes Ziel.“

Mein Begleiter lachte: „Ich weiß, ich bin kein Kämpfer so wie du. Aber auch ich verstehe mein Handwerk. Das Ding greift unzählige Signale ab. Die kann ich auch sehen. Aber das ist ja der Witz an der App: Sie kann die Kommunikation der Drohne herausfiltern. 100 Pro. Ich habe so einiges auf dem Schirm. Aber keine Drohne. Die rechnen wahrscheinlich gar nicht mehr mit uns.“

So richtig überzeugt war ich nicht. Aber er war nun mal der Technikchef. So war ich mit unserem sofortigen Abmarsch einverstanden. Hauptsächlich weil der Gedanke, noch stundenlang nichts zu tun, als auf die Dolger zu starren, mich so überhaupt nicht motivierte. Wir schulterten unsere Taschen und marschierten los.

Konnten fortan erheblich mehr Strecke machen, da das Tageslicht ein flotteres Ausschreiten wesentlich erleichterte. Lee checkte immer wieder seinen Drohnendetektor, der meldete aber weiterhin keine Gefahr von oben.

Gegen Mitternacht erreichten wir die Mündung der Muschkiel in die Dolger. Wir waren von keinem Drohnenalarm überrascht worden, sodass wir ein erkleckliches Stück des Weges zurücklegen konnten. Wieder mal komplett am Ende, aber durch unsere Leistung positiv bekräftigt, suchten wir uns ein Erdloch. Kaum hatten wir uns eingeigelt, gelang uns der Übergang ins Reich der Träume.

Nur mäßig erholt wachten wir am Vormittag des nächsten Tages auf. Und blieben liegen. Strahlender Himmel stand über unserem Erdloch. Denn dem Lauf der Muschkiel ohne jegliche Möglichkeit, im Notfall einen Unterschlupf zu finden, wagten wir nicht zu folgen, bis uns der Einbruch der Dunkelheit etwas mehr Schutz bot. Möglicherweise zöge es sich ja auch während des Tages wieder zu oder begänne sogar zu regnen.

Unser Marsch entlang der Muschkiel in der nächsten Nacht verlief ohne jeglichen Zwischenfall, sodass wir am frühen Morgen die Anhöhen von G. erreichten. Nun war es nicht mehr weit. Wir ließen uns nieder, um uns mit Dosenfleisch zu stärken. Derart gestärkt beschlossen wir, in den Tag hineinzuwandern, um gegen Nachmittag zum Rest der Truppe aufzuschließen. Wiederum plagten mich Zweifel: „Wir lassen den Drohnenscanner jetzt schon zwei Tage laufen. Kein Alarm! Das kann es doch gar nicht geben? Bist du sicher, dass der Akku nicht leer ist?"

Lee hielt mir das Handy hin. Der Ladezustand hatte sich zwar merklich verschlechtert, aber das Ding hatte noch Saft.

„Ich habe mir auch schon so meine Gedanken gemacht, warum so gar nichts in der Luft angezeigt wird. So ganz verstehe ich es auch nicht. Ich habe nur zwei mögliche Erklärungen: Entweder haben die auch massive Probleme oder die gehen davon aus, dass wir komplett ausradiert worden sind."

Ich schnaufte ratlos: „Wahrscheinlich beides!"

„Warum dann noch einen Tag warten? Warum? Das Ding funktioniert schon."

Wieder mal hatte er verdammt recht. Am frühen Nachmittag erreichten wir die Höhlen im Uldtal.

Kapitel 4: Sammlung

Der Rest der Truppe hatte während unserer Abwesenheit fast noch mehr hinnehmen müssen als wir. Ohne Nachschub dazu verdammt, unentdeckt darauf hoffen zu müssen, dass die erlösende Rettung endlich eintrifft, trägt im Allgemeinen nicht dazu bei, die Stimmung zu heben. In nächtlichen Aktionen waren einige von ihnen ausgeschwärmt, um alles, was ihnen vor die Flinte kam, zu erlegen. Die Essensrationen, die wir auf der Flucht noch hatten abgreifen können, waren immer weiter zur Neige gegangen. Zwei weitere Kameraden waren ihren Verletzungen mangels Medikamenten erlegen. Ein passendes Antibiotikum, saubere Verbände und vielleicht auch nur eine Infusion hätten ihnen das Leben gerettet.

Der Wachposten, den wir halb schlafend überrumpelten, hatte Befehl, uns ohne Verzögerung zum neuen Hauptquartier zu bringen. Während des ganzen Weges flehte er uns an, seine Unaufmerksamkeit nicht zu melden. Als mir seine Bettelei so auf die Nerven ging, dass ich ihm um jeden Preis das Maul stopfen wollte, fuhr ich ihn gnadenlos an:

„Wenn du nicht gleich die Klappe hältst, jage ich dir eine Kugel in den Kopf. Standrechtlich. Denk doch mal nach: Junge, wir nur noch ein Haufen, ein versprengter. Wir können es uns einfach nicht mehr leisten, Leute zu verlieren. Du wirst bald eine Möglichkeit bekommen, dich zu beweisen. Dann kannst du zeigen, was du drauf hast."

Die Drohung tat ihre Wirkung. Er hielt die Klappe. Immer noch in derselben siffigen Höhle, die der General jetzt zum Hauptquartier gemacht hatte, trafen wir ihn in Begleitung von Frau Oberst an. Ihm ging es erstaunlich viel besser. Er konnte inzwischen wieder ohne jegliche Hilfsmittel stehen. Auch seine Uniform war nicht mehr blutverschmiert, sondern wirkte recht flott. Ein, zwei Medikits mit wirksamen Medikamenten oder sogar Infusionen, waren auf der Flucht wohl doch nicht verloren gegangen. Aber die waren der Kommandoebene vorbehalten.

Ich erstatte Meldung. Lee hatte ich, jetzt wieder ganz Offizier, befohlen, mir bei den technischen Details zur Seite zu stehen. Nach dem militärischen Gruß mit Strammstehen und allem Pipapo berichtete ich ausführlich von unserem Unternehmen. Der General und Frau Oberst unterbrachen mich kaum, nur ab und zu ein Einwurf, um Details zu klären. Als ich fertig hatte, ließ der Alte die fällige Belobigung vom Stapel:

„Soldaten, ich darf euch zu eurer tapferen Aktion gratulieren. Euer Mut und eure Einsatzbereitschaft haben unsere Lage wesentlich verbessert. Trotzdem ist sie immer noch ernst. Eure drei Kameraden sind verschollen. Wir haben kaum noch Vorräte. Aber, dank euch, können wir unsere Lage jetzt wesentlich besser einschätzen. Und wir sind nicht allein."

Zu meiner Überraschung stimmte Frau Oberst ohne Wenn und Aber zu. Sie schaffte es, ihren Glückwünschen den Anschein echter Anerkennung zu geben. Dann warf sie die erschreckend banale Frage auf, die uns alle beschäftigte: „Wie soll es jetzt weitergehen?"

Solche Fragen zu beantworten, stand in der Miliz nur dem obersten Rang zu. Der ließ sich aber recht lange bitten. Zu lange, um wirksam vertuschen zu können, dass auch er keine klare Vorstellung hatte, wie es von nun an laufen sollte.

„Gut, gut. Ich denke, es ist uns allen klar, dass wir hier nicht weiterkommen, hier nicht bleiben können. Hierbleiben, hieße kapitulieren. Stellt sich also die Frage, wie wir uns am besten neu aufstellen. Einen der wichtigsten Punkte haben wir ja schon geklärt: Neu beginnen werden wir nur mit großem räumlichem Abstand von Robotopolis können. Wir müssen also umgehend Marschbereitschaft herstellen. Können wir das?"

„Die Männer haben eh die Schnauze voll", meinte Frau Oberst. „Die sind heilfroh, wenn sie hier aus dem Feuchtbiotop herauskommen. Das Problem sind die Vorräte. Jeder hat nur noch zwei bis drei Essensrationen. Wir kommen nicht weit. Wir brauchen unbedingt mehr Nahrungsmittel und auch all die Gerätschaften, die eine schlagkräftige Truppe ausmachen."

Der General wandte sich an mich.

„Schulz, wo können Erdmann, Django und Fridtjof nur abgeblieben sein?"

Ich wollte nicht das aussprechen, was alle hier befürchteten, kam aber nicht darum herum. Also blieb ich betont unaufgeregt.

„Ich muss es so sagen, mein General. Die drei müssten schon längst hier sein. Etwas muss schiefgelaufen sein. Und bei allem Respekt, ich befürchte, das heißt nichts Gutes. Ansonsten wären sie schon da. Wir müssen mit dem Schlimmsten rechnen. Sie hatten einen deutlichen Vorsprung."

Der General sah das auch so: „Wir können wohl nicht mehr mit ihnen rechnen. Damit stellt sich die Frage nach dem Plan B. Wie viel Ausrüstung liegt noch im Depot?"

„Einige. Die Sachen dort zu bergen, würde unsere Situation entscheidend verbessern. Aber das Risiko ist unglaublich hoch."

Schweigen. Der General wusste auch nicht weiter. Frau Oberst füllte die Lücke.

„Wir müssen es eingehen. Wir brauchen die Sachen. Ohne sind wir komplett am Arsch."

„Sie haben recht, Frau Oberst", stimmt der General ihr zu. Sie hatte ausgesprochen, was er nicht sagen wollte. „Wie schnell können wir Abmarschbereitschaft herstellen? Bis morgen Abend?"

„Ja."

Lee bat um Erlaubnis, sprechen zu dürfen. Der General, jetzt am Kommandieren, erteilte sie ihm.

„Wir haben jetzt den Drohnenscanner, d. h. wir wissen, wie weit die Drohne entfernt ist, sofern sie denn aufsteigt. Kommt sie zu nahe, haben wir eine halbe Stunde Zeit, uns einzuigeln. Ich denke, wir können am Tag marschieren."

„Ein guter Punkt", merkte der General an. „Tagsüber kommen wir wesentlich schneller voran. Zwei straffe

Tagesmärsche und wir sind vor Ort.“

„Wenn wir dann mal da sind, kann ich mit dem Scanner auch im Ansatz sicherstellen, dass uns keine allzu böse Überraschung erwartet. Wenn in der Gegend zu viel abgeht, dann müsste der Scanner das auch registrieren.“

Der General war eigentlich schon so weit, das Briefing aufzulösen. Dann überlegte er es sich anders und ließ sich von Lee noch mal die Message von Oberst Ukulala berichten.

„Der Oberst verfügt über noch etwa 70 Männer?“

„Jawohl, Herr General!“

„In welchem Zustand?“

„Denen ergeht es nicht viel besser als uns. Nur noch leicht bewaffnet, kaum noch Vorräte.“

„Wo befindet er sich momentan?“

„Er war mit genauen Angaben betont zurückhaltend. Der alte Fuchs ist vorsichtig. Er muss irgendwo auf der Mistuahochebene sein.“

„Was hast du ihm kommuniziert?“

„Ich habe ihm Ihren Sammlungsbefehl Richtung Pampa von K. weitergeleitet.“

„Wo werden wir ihn treffen?“

„Bei allem Respekt, Herr General, das weiß ich nicht. Der Oberst hat dazu nichts hinterlassen. Bei einer erneuten Kontaktaufnahme sollten wir das klären.“

„Und wie werden wir Kontakt aufnehmen?“

Lee zögerte: „Wir sollten es über einen ähnlichen Kanal probieren … Umständlich, aber einigermaßen sicher.“

Der General grunzte unzufrieden. Ich wollte meinen Begleiter nicht im Regen stehen lassen.

„Ich denke, Kamerad Lee wird schon was ausarbeiten. Er hat ja so einiges drauf. Geben wir ihm die Zeit dazu. Zuerst brauchen wir mal die Vorräte.“

Der General nickte uns seine Zustimmung: „Gut, dann Abmarsch morgen siebenhundert!“

Großspurig wandte er sich nochmals an unseren Kämpfer aus dem Reich der Mitte: „Ausgezeichnet, Lee! Du hast uns mindestens zwei Nachtwanderungen erspart. Sehr gute Arbeit. Noch Fragen?“

Keiner hatte welche. Wir beendeten die Lagebesprechung und suchten unsere Nachtlager auf. Lee und ich fanden wieder in dem Loch Platz, das schon zuvor meine Unterkunft gewesen war. Bevor er es sich unbequem machte, begann er noch, das Handy am Notebook aufzuladen.

Am nächsten Morgen weckte uns, wie es schon zur Gewohnheit geworden war, die klamme Feuchtigkeit unseres Unterschlupfs. Same shit, different day. Wir kamen nur langsamst in die Puschen. Trotzdem waren es immer noch Stunden bis zum Abmarsch. Über einer Dose salzigem Pökelfleisch berichtete mir Lee, wie sich die Geschichte von Liu und ihrem Hauslehrer weiter entwickelt hatte.

~

Nach einer Weile meldete sich eine Stimme, die sich als Monsieur Balour ausgab, der Sekretär von Attaché Leclerc. In militärischem Tonfall fragte der alle Punkte ab, die ihm wichtig schienen. Paul antworte brav, er brauchte seine Vita nicht zu verstecken.

„Monsieur Paul, noch eine Frage: Was hat Sie nach Shanghai verschlagen?

„Tja, Monsieur Balour, ich bin auf der Suche.“

Der Gesprächspartner am anderen Ende der Leitung musste das Gesagte erst mal verdauen.

„Auf der Suche nach was? Geht das ein bisschen genauer?“

„Auf der Suche nach dem „Warum“. Ich versuche, mir die Frage zu beantworten, warum ich, Paul, Monsieur Paul bin.“

Wieder stockte das Gespräch.

„Meinen Sie das ernst?“

„Aber natürlich, Monsieur Balour. Ich würde es nie wagen …“

„Sie sind mir so einer, junger Mann. Ihre Referenzen scheinen ja ausgezeichnet zu sein. Bringen Sie die

Empfehlungen mit. Samstag, 21 Uhr erscheinen Sie bei Familie Leclerc zum Dîner. Es könnte von Vorteil sein, wenn Sie sich für ihre Flausen was Besseres einfallen lassen."

Klick, die Leitung war tot, der Sekretär hatte grußlos aufgelegt. Paul beglich seine Rechnung und verließ das Café Paris. In einer Rikscha ließ er sich zum Fuxing Park fahren. Dort wollte er seine Gedanken ordnen.

~

700: Wir beamten uns aus dem China des 20. Jahrhunderts wieder in den Kampf zurück, den wir hier auszufechten hatten. Nachdem unser weniger Krempel geschultert war, traten wir ins Freie. Lee zückte sofort den Scanner. Ich genoss die laue Morgenluft und pumpte meine Lungen voll. So war wenigstens mein Atmungssystem einigermaßen entfeuchtet. Zumal es nicht regnete, trug die Erfrischung einiges dazu bei, uns in Schuss zu bringen.

Da uns der Scanner einen freien Himmel anzeigte, sammelten wir die Kameraden und unser Zug begann sich zu formieren. Wahrlich ein erbärmliches Häuflein. Die finale Zählung ergab, dass unsere Truppenstärke genau 32 Kämpfer betrug. Der General teilte uns in drei Formationen auf. Ich, da ich den Weg schon mal gegangen war, würde mit ein paar Kameraden die Vorhut bilden. Der Kern der Truppe wäre der General mit den meisten Männern. Dazu gehörte auch Lee, der die Luftüberwachung übernahm. Die Nachhut setzte sich aus Frau Oberst und dem Rest unserer Kämpfer zusammen. Die Stimmung war überraschend ordentlich, obwohl unser Frühstück der übliche Fraß gewesen war. Die Fähigkeit biologischer Menschen, die Realität zu verdrängen, ist eine ihrer größten Stärken.

Gegen Mittag erreichte unser Zug die Anhöhen von G. Lee hatte den Drohnenscanner immer im Auge behalten. Wie auch in der Vergangenheit meldete der, dass die Luft und der Himmel rein waren. Seltsam, dass die so gar nicht nach uns suchten, aber ich hatte in den letzten Tagen immer mehr Vertrauen in den Nerd entwickelt. Da wir aber entlang des Laufs der Muschkiel wieder jegliche Deckung verlieren würden, ordnete der General an, hier bis zum Einbruch der Dunkelheit zu kampieren. Die 15 Kilometer am Flussufer würden wir dann, aufgeteilt in mehrere Gruppen, im Schutz der Nacht bewältigen.

Wir ergriffen die altbekannten Vorsichtsmaßnahmen. Jeder suchte sich Kuhlen oder Erdlöcher unter möglichst dichtem Blätterwerk, um dort den Blicken von oben zu entgehen und Kräfte für die Nacht zu sammeln. Nur einigen Kameraden wurde befohlen, unseren Haufen gegen unvorhergesehene Überraschungen abzusichern.

Kaum hatten wir es uns wieder mal ungemütlich gemacht, ein Schuss, der alle ziemlich riss. Sofern vorhanden, griff jeder zu seiner Waffe. Erst bedrohliche Stille. Dann Rufe: „Feuer einstellen! Feuer einstellen! … Wir sind es, das Spezialkommando!"

Ich robbte aus meinem Versteck und lief in die Richtung, aus der der Lärm kam. Der hatte sich inzwischen in lauten Jubel verwandelt. Als ich kapierte, warum die jubelten, ging es auch mir schlagartig besser.

Hinter einigen Bäumen lagen sich die drei, die das Spezialkommando gebildet hatten, und die Kameraden von der Truppe in den Armen und feierten das Wiedersehen. Auch ich begann vor Freude zu tanzen und umarmte die kleine Menschentraube, die Erdmann umgab.

Nach einigen Minuten Gejohle, Umarme und Lebensfreude konnte ich mich endlich zu Erdmann durchkämpfen. Verdammt froh, aber doch nicht ohne Vorwurf fragte ich ihn: „Mann, wo wart ihr denn die ganze Zeit?"

Er zeigte in die Richtung eines Abhanges und forderte mich auf, mal dort nachzuschauen. Ein paar Meter hinter der Kante hatte ich den Einblick, der mir eben noch verwehrt gewesen war. Unter Bäumen, getarnt mit Netzen und auch einigem Buschwerk, stand der gesamte Inhalt des Depots. Sie hatten nichts, absolut nichts, zurückgelassen.

„Mensch, Erdmann. Ihr habt gleich den ganzen Krempel mitgenommen?"

„Genau, mein Freund. Was hieß, dass wir alles viermal latschen mussten. Aber jetzt haben wir wenigstens die ganze Ausrüstung beisammen."

Wieder fiel ich Erdmann um den Hals und beglückwünschte ihn. Dann erinnerten wir uns aber daran, dass wir hier das Kommando hatten. Wir schickten sofort einen Boten, der den General über die neusten Ereignisse informieren sollte. Mit der Bitte um sofortige Lagebesprechung. Der restlichen Mannschaft befahlen wir, sich um die Vorräte zu postieren und dort das weitere Geschehen abzuwarten.

Auch der General war in bester Stimmung. Frau Oberst hatte ebenfalls von der Lagebesprechung Wind bekommen. Django und Fridtjof nahmen wir mit. Sie sollten auch ihr dickes Lob bekommen. Am Strammstehen führte aber kein Weg vorbei.

„Bravissimo, meine Herren, Bravissimo. Durch euren Einsatz hat sich unsere Lage enorm verbessert. Sie ist nach wie vor schwierig, aber keineswegs mehr aussichtslos."

Der General warf Django und Fridtjof einen anerkennenden Blick zu, zögerte kurz und stellte sich dann breitbeinig vor den beiden auf, um ihnen anerkennend auf die Schulter zu klopfen. Wenn er noch irgendwelches Blech gehabt hätte, hätte er es ihnen mit Sicherheit an die Brust geheftet. Hatte aber keines.

Wir, die Offiziere, nickten Zustimmung. Der General, jetzt in Schwung gekommen, sonderte weiter eine Siegesrede ab.

„Wir haben Kontakt zu Oberst Ukulala und seinen Leuten. Wir werden so schnell wie möglich zu ihnen stoßen. Sie befinden sich in der Mistuahochebene. Mehr wissen wir nicht, aus Sicherheitsgründen. Zusammen haben wir wenigstens Kompaniestärke. Ich befürchte, dass auch sie einiges an Material eingebüßt haben. Aber wir können sie dank eures Einsatzes wieder ordentlich ausrüsten.

Momentan stehen zwei Fragen zur Debatte: Erstens: Wie geht es jetzt und hier weiter? Zweitens: Wie nehmen wir noch mal Kontakt auf? Vorschläge bitte."

„Wir orientieren uns sofort um und marschieren Richtung Mistuahochebene", brach es aus Frau Oberst heraus. „Je mehr Zeit wir verlieren, desto größer die Gefahr, dass KI uns spottet. Gegen einen massiven Angriff sind wir machtlos."

„Halte es für wichtig, dass wir uns die Zeit nehmen, die Ausrüstung zu sichten und so zu packen, dass wir sie auch gut transportieren können", gab Erdmann zu bedenken. „Die Kisten sind unterschiedlich schwer, manche von ihnen lassen sich nur zu zweit bewegen. So wie sie jetzt gepackt sind, kommen wir nur langsamst voran."

„Außerdem sollten wir schauen, was wir alles haben und was nicht", meldete ich mich zu Wort. „Dann wissen wir auch, was wir noch auf dem Weg in die Pampa von K. brauchen."

Der General genoss die Diskussion seiner Offiziere, wissend, dass er und nur er die Entscheidung treffen würde. Nicht umsonst ist man General. Und er schlug sich auf unsere Seite. Ein Umstand, der mich überraschte, aber doch wegen der zwingenden Logik erfreute.

„Frau Oberst, Sie haben vollkommen recht, wir müssen so schnell wie möglich von hier weg, aber wenn wir im jetzigen Zustand losmarschieren, dann kommen wir überhaupt nicht voran. Prio eins ist Umpacken und vollkommene Marschbereitschaft herstellen."

Frau Oberst grunzte unzufrieden, sagte aber nichts. Ihr war klar, dass sie verloren hatte. Doch unser Kommandeur hatte wieder mal den Faden verloren. Vielleicht war er doch nicht so megafit. Ich versuchte, ihm über das Loch im Text hinwegzuhelfen.

„Und hier und heute? Wo packen wir um? Ich denke, hier haben wir nur wenig Deckung, für den Fall des Falles."

„Richtig analysiert, Schulz! Wir werden uns wieder in Deckung begeben … müssen. Ich sehe als einzige gangbare Alternative die Höhlen im Uldtal. Wir werden mit Einbruch der Dunkelheit zurückmarschieren. Die Männer können sich so etwas ausruhen und zumindest grob die Last untereinander verteilen. Am frühen Morgen sollten wir wieder im Uldtal einmarschieren."

Frau Oberst ließ es sich nicht nehmen, dann doch noch etwas beizutragen.

„Meine Herren, da bleibt noch die Frage der Kontaktaufnahme."

Jetzt meinte Erdmann zögerlich: „... Ich kenne die Mistuahochebene nicht. Aber auch dort muss es Infrastruktur geben. Sobald wir auf welche treffen, nutzen wir sie, um ins Netz zu gehen. Oberst Ukulala muss es ja auch irgendwie hingekriegt haben. Unser kleiner Chinese wird sich schon was einfallen lassen."

„Das verlangt uns wieder volles Risiko ab."

Der General sah das auch so. Deshalb befahl er, Lee heranzuschaffen. Der tauchte nach ein paar Minuten auf.

„Soldat, dir ist klar, dass wir wieder Kontakt aufnehmen müssen. Irgendeine Idee, wo wir das machen werden?"

„Als wir in dem Schacht schwitzten, habe ich mir darüber Gedanken gemacht. Deswegen habe ich mich ein bisschen weiter reingehackt. In der Mistuahochebene gibt es ein Windkraftwerk. Es liefert um die 50 Megawatt. Jede einzelne Anlage hängt am Netz, muss am Netz hängen. Für die Leistung müssen das so einige Windräder sein. Es würde mich nicht wundern, wenn der Rest unserer Leute auch über eines von ihnen reingekommen wäre."

„Ausgezeichnet!"

Der General machte einen zufriedenen Eindruck. Wirkte aber auch recht abgeschlafft. Er beendete die Lagebesprechung kurzatmig.

„Gut, jeder weiß, was er zu tun hat. Sobald es dämmert, marschieren wir los. Bis dahin packen wir wenigstens ein bisschen um. Schulz wird wieder die Vorhut übernehmen. Er kennt den Weg am besten. Und gebt den Männern was zu essen."

Er richtete nochmals das Wort an die drei Helden: „Ihr, meine Herren, ruht euch erst mal aus."

Damit hatte er fertig. Wir waren entlassen.

Den Nachmittag verbrachte ich damit, den Nachtmarsch zu organisieren. Zusammen mit Frau Oberst verschaffte ich mir einen Überblick über die Transportkisten und ordnete an, einen Teil des Inhalts zu verteilen, wenn mir eine zu schwer für den Transport vorkam. Denn viele unserer Männer hatten einfach nicht mehr die Power, so zuzupacken wie Django und Fridtjof. Auch ich musste mir eins von den Teilen aufladen, damit wir alles mitnehmen konnten, was die Jungs da rangeschafft hatten.

Gegen Abend kam der Befehl zum Abmarsch. Lees Scanner zeigte keine Drohnenaktivität an. Der Himmel zog zu und es begann wieder zu regnen. Zusätzlich.

Wir mussten ja nur den Weg zurück, den wir gekommen waren. Auch der Mond leuchtete uns freundlicherweise, wenn er ein Loch in der Wolkendecke finden konnte. Die Schlepperei war mühsam, aber jeder wusste genau, wofür er sich abmühte. Am frühen Morgen erreichten wir das Uldtal. Unterwegs konnten wir uns einen kleinen Luxus gönnen: Eine der Kisten war mit ein paar Stangen Zigaretten bestückt gewesen.

Am Nachmittag des nächsten Tages kamen wir zu einer weiteren Lagebesprechung zusammen. Als ich unser Hauptquartier betrat, fand ich den General und Erdmann auf Transportkisten sitzend über eine Karte gebeugt. Sie diskutierten bereits alle Eventualitäten des Marsches in die Mistuahochebene. Ich grüßte militärisch und setzte mich dazu.

Die Eckdaten lagen im Prinzip auf dem Tisch. Im Westen lag der Adralwald vor uns. Ein relativ großes Waldgebiet, das wir zu durchqueren hatten. Vorteilhaft war, dass wir in Ost-West-Richtung durch mussten, in die er sich nur etwa 50 Kilometer vor uns erstreckte. Der General veranschlagte drei Tagesmärsche, sofern wir Lees Drohnenscanner verwenden könnten. Ich hatte gute Nachrichten.

„Mein General. Der Scanner wird einsatzfähig sein. Warum? In einer der Kisten haben wir einen Generator entdeckt. Und einen Kanister mit Treibstoff. Wir können den Scanner also aufladen."

„Ausgezeichnet. Was hast du sonst noch so gefunden?"

Ich gab einen kurzen Bericht über die Ausrüstungsgegenstände, die wir beim Umpacken aus den Kisten hervorgeholt hatten. Musste aber eingestehen, dass ich wegen der Lagerung in verschiedensten Höhlen und Löchern nur eine ungefähre Vorstellung hatte.

Der General und Erdmann hörten mir gespannt zu. Mit der neuen Ausrüstung war die Lage nicht völlig hoffnungslos.

„Frau Oberst, meine Herren, wir werden folglich den Adralwald relativ zügig durchmessen können," stellte der General fest. „Die Karte zeigt mir, dass wir uns dann durch relativ unwegsames Gelände bis zur Mistuahochebene hocharbeiten müssen. Haben wir irgendwelche genaueren Informationen?"

„Die gute Nachricht ist, dass wir Deckung ohne Ende finden werden", eröffnete uns Frau Oberst. „Ich musste mich vor Jahren dort mal mit einem Spezialkommando verstecken.

Die schlechte Nachricht, dass wir es mit einem Geröllfeld zu tun haben. Ich rede aber nicht von einem Haufen Schotter. Es sind echt riesige Brocken. Wir können uns auf eine sportliche Kletterpartie gefasst machen. Mit der Ausrüstung wird das kein Kinderspiel werden."

„Auf der Karte sind es etwa zehn Kilometer. Über wie viele Höhenmeter reden wir?"

Frau Oberst warf einen Blick auf den Plan. Sie zögerte, so gar nicht ihre Art.

„Schwer zu sagen, die Karte gibt so gar nichts her. Grobe Schätzung: 800 Meter."

„Wie lange werden wir brauchen?"

„Wenn es gut läuft, einen Tag. Wenn es schlecht läuft, eine Woche."

Betretenes Schweigen.

„Sehr unbefriedigend. Alternativen?"

Wieder Schweigen.

„Dann müssen wir da wohl durch", stellte der General fest. „Stellen Sie bis morgen Marschbereitschaft her. Sie übernehmen die Vorhut."

Frau Oberst wiederholte den Befehl reflexartig: „Jawohl. Marschbereitschaft herstellen. Vorhut übernehmen."

Die Lagebesprechung war beendet. Wir verließen das versiffte Erdloch.

Am nächsten Morgen erwachte ich in aller Früh in meinem Unterschlupf. Beim Umpacken hatte ich eine ordentliche Decke ausgegraben, die ich mir gleich krallte. Mein Nachtlager wurde dadurch sicherlich bequemer, richtig schlafen konnte ich trotzdem nicht.

Nachdem Lees Scanner wieder mal einen freien Himmel gemeldet hatte, ging es los. Jetzt zogen wir Richtung Westen. Ich bildete die Nachhut. Viele von uns gingen paarweise, eine Transportkiste je nach Beschaffenheit des Pfades zwischen sich rumwuchtend. Als Offizier hatte ich mir eine Tragetasche gegriffen, die ich mir so einigermaßen auf den Rücken schnallen konnte. Neben Wasserflasche, Proviant und Decke hatte ich mir Medikamente, ein Fernglas und etwas Werkzeug unter den Nagel gerissen. Zur Entlastung der Männer steckte ich mehrere Nahbereichsverteidigungswaffen samt Munition dazu. Um meine Hüften geschnallt, trug ich eine nagelneue Pistole.

Bald hatten wir das Uldtal hinter uns gelassen und den Adralwald erreicht. Frau Oberst hatte mit ihrem Zug die Vorhut übernommen und damit auch die Aufgabe, uns den Weg zu bahnen. Der Adralwald war aber nicht so dicht, dass sie das vor große Probleme gestellt hätte. Hinderlicher Bodenbewuchs war eher die Ausnahme. Nur umgefallene Bäume versperrten gelegentlich das Weiterkommen. Gnadenlos trieb sie dann ihre Männer dazu an, die Hindernisse aus dem Weg zu räumen. Uns gaben die Aufenthalte die willkommene Möglichkeit, uns auf den Kisten oder sonst wo niederzulassen und uns von der Schlepperei zu erholen. Manche steckten sich eine Zigarette an. Auch ich nutzte meist die Pausen, um mir eine Fluppe aus meiner Zuteilung zu angeln und sie zu paffen. Lungenkrebs würde ich keinen bekommen. Denn die zwei Packungen waren bald aufgebraucht. So saß ich im Wald, rauchte und starrte teilnahmslos ins Unterholz. Trotzdem meinte ich mehrere Male, etwas zu sehen, was sich da in sicherer Entfernung durch den Bewuchs schlich. Eher schemenhaft. Mussten irgendwelche Viecher sein. Worum es sich handelte oder ihre Größe, konnte ich nicht richtig ausmachen. War mir eigentlich auch reichlich schnuppe. Solange sie uns mieden.

Wenn sich die Hindernisse nicht aus dem Weg räumen ließen, mussten wir einen mehr oder weniger großen Umweg machen. Bei der Schlepperei keine besonderes Vergnügen. Die Kisten waren eher darauf ausgelegt, auf Fahrzeugen transportiert zu werden. Behelfsmäßig hatten die Männer sich mit Gurten Tragegeschirre gebastelt, die das Gewicht auch auf die Schultern ableiten sollten. Unsere drei Helden hatten da wirklich ganze Arbeit geleistet, als sie den gesamten Inhalt des Depots in Richtung Uldtal schafften. So wie ich sie verstanden hatte, hatten sie die Mehrzahl der Kisten einzeln durch die Landschaft geschleift. Konnte ich mir so kaum vorstellen. Musste unendlich mühselig gewesen sein.

Wir aber kamen ganz gut voran. Auch jetzt meldete Lees Scanner keine Drohne am Himmel. Am frühen Abend erreichten wir einen Abbruch im Gelände. Mein Zug lief auf den Kern der Truppe auf. Ich hechtete zum General, der mir neue Befehle gab.

„Schulz, wir kampieren hier. Die Männer sind müde, wir sind ja ganz gut vorangekommen. Für heute ist Schicht im Schacht, also Ende der Vorstellung. Erdmann ist mit ein paar Männern dabei, die weitere Marschroute aufzuklären. Du lässt ein Lager aufschlagen. Wer ein Loch im Felsen findet, kriecht dort rein, wem das nicht gelingt, der buddelt sich ein und tarnt sich, so gut es geht. Für die Nacht teilst du Wachen ein."

Ich wiederholte die Befehle und begann sie umzusetzen. Löcher buddeln brauchte keiner von uns. Im Abbruch fand jeder von uns einen Hohlraum, in den er kriechen konnte. Zwei meiner Männer teilte ich für die erste Wache ein und regelte auch ihre Ablösung nach zwei Stunden. Dann kuschelte ich mich, in der Hoffnung Ruhe zu finden, in mein neues Deckchen.

Ich war gerade weggeknackt, da weckten mich Schreie und mehrere, kurz hintereinander abgefeuerte Schüsse. Ich fuhr hoch, griff meine Pistole samt Gürtel und Holster und rannte in Richtung der Schüsse. Bis ich auf einen spitzen Stein trat. Also wieder zurück und rein in die Knobelbecher. Dann auf zum Ort des Geschehens.

Einer der Kameraden, die ich für die erste Wache eingeteilt hatte, lag blutend am Boden. Zumindest meinte ich das im Halbdunkel der Taschenlampe zu erkennen. Um zu sehen, dass er sich vor Schmerzen wand und krümmte, dazu brauchte ich nur wenig künstliches Licht.

Unweit von ihm lagen zwei Tierkörper. Erst dachte ich, es wären Hunde, als ich dann hinleuchten ließ, erkannte ich die Viecher als das, was sie waren: Wölfe. Kamerad zwei hatte gut gezielt: Aus den Bäuchen triefte zwar noch Blut, aber sie rührten sich nicht mehr. Ihre Augen funkelten im Strahl des elektrischen Lichts.

Nach und nach kamen weitere Kampfgenossen angelaufen. Und ich musste den armen Kerl verarzten. Die Lage wieder unter Kontrolle bringen. So begann ich Befehle auszugeben.

„Du, du und du. Wir brauchen Sanitätsausrüstung, besonders Verbandszeug und eine Decke. 'Ne ordentliche Lampe wäre auch nicht schlecht. Schnell, alles herbringen, was wir dahaben."

Einer der drei wiederholte meinen Befehl: „Sanitätsausrüstung, Verbandszeug, Decken, Lampe. Sofort."

„Ihr beiden sichert. Position beziehen, wenn noch ein Viech auftaucht, gnadenlos niedermähen. Damit der Rest der Meute kapiert, was Sache ist."

Auch sie wiederholten meine Ansage und machten sich daran, Stellung zu beziehen. Nun konnte ich mich um den

Mann am Boden kümmern. Der wand sich immer noch vor Schmerz. Ich versuchte, ihn zu beruhigen, auch um mir ein besseres Bild der Lage machen zu können. Schwierig in einer solchen Situation. Immer wieder warf er sich hin und her, aufgepeitscht durch das Adrenalin, das durch seine Adern schoss. Und natürlich durch den Schmerz, der ihn immer wieder durchzuckte.

Überall, wo ich was erkennen konnte, entdeckte ich neue Bisswunden. Da klopfte mir Django auf die Schulter.

„Der muss hier weg. Näher ans Lager. Da können wir ihn dann irgendwo drauflegen und verarzten."

„Du hast recht." Ich versuchte, es auch dem Verletzten klarzumachen: „Tut mir leid mein Freund, wir müssen dich unbedingt von hier wegbringen."

Zu dem drang ich überhaupt nicht durch. Folglich befahl ich einigen Kameraden, mit anzupacken. Wir waren jetzt zu fünft. Jeder arbeitete daran, den armen Kerl minimalinvasiv zu lupfen, was ihm aber nur noch mehr Schmerzen bereitete. Sein Stöhnen wurde noch unerträglicher.

Trotzdem gelang es uns, ihn näher an unser Lager heranzubringen. Dort legten wir ihn auf mehrere zusammengeschobene Transportkisten. Decken waren schon da. Ich schickte Django mit einem „Wo bleiben die denn?" los, um nach Sanitätsausrüstung und der Lampe zu suchen.

Eine Wunde in der Bauchgegend nässte besonders stark. Ich schnitt die Uniform auf und legte sie frei. Mit einem Fetzen Decke versuchte, ich die Blutung abzudrücken. Wo blieben die nur?

Die Minuten vergingen. Das Stöhnen war zu einem Wimmern geschrumpft, der Kamerad war zu erschöpft. Zum Nichtstun verurteilt, hatte ich Zeit darüber nachzudenken, wie es um ihn stand. Die Antwort war so kurz wie einfach: verdammt schlecht. Mit einer schweren Bauchverletzung hatte er nicht die Spur einer Chance. Ich musste alles tun, um ihn zu retten. Aber wie, zum Teufel noch mal?

Endlich liefen Django und die Kameraden ein. Der

Generator und eine Lampe spendeten jetzt das Licht, das ich für Untersuchung und Behandlung benötigte. Meine Befürchtungen bestätigten sich, als ich ordentlich was sehen konnte. An manchen Stellen hatten die Mistviecher ganze Fetzen herausgerissen.

Wieder verging eine Ewigkeit, bis ich Spritze und Schmerzmittel aus dem Sanikit heraus- und die Injektion aufgezogen hatte und auch dazu bereit war, sie dem Verletzen in die Vene zu schießen. Der beruhigte sich dann aber so, dass wir ihn ohne größere Verrenkungen auch vom Rest der Uniform befreien konnten.

Gemeinsam begannen wir je nach Tiefe des Bisses mit der Wundversorgung. Meine Mitkämpfer säuberten, desinfizierten und verbanden nach meinen Anweisungen. Ich konzentrierte mich auf die Wunde am Bauch. Was ich sah, ließ mich noch mehr zweifeln. Der Biss war einfach zu tief. Ich meinte, auch ein Stück Darm auszumachen. Wenn der perforiert war … Der Kamerad hatte inzwischen das Bewusstsein verloren. Wir flickten und bandagierten aber noch über zwei Stunden ohne Pause.

Von oben bis unten gewickelt lag er nun da. Das Schmerzmittel, das ich ihm gespitzt hatte, ließ ihn in totenähnlichen Schlaf fallen. Momentan tat ihm nichts mehr weh. Sein Kamerad, mit dem er Wache geschoben hatte, sprach mich an, um mir zu danken.

„Wird er durchkommen?“

Ich ließ etwas von schweren Verletzungen, aber offensichtlich guter Konstitution vom Stapel. Dann ein paar allgemeine Erklärungen, auch, dass ich kein Arzt sei. Ich endete mit der Beschwichtigung, dass man morgen mehr sagen könne. Ich hatte da auch noch eine Frage.

„Wie konnte das passieren? Ihr beiden seid doch zusammen Wache gestanden.“

Der Mann zögerte. Ich fuhr ihn an, er müsse mir die Wahrheit sagen.

„Er musste mal. Nicht einfach einen Strahl in die Ecke

stellen, sondern … Sie wissen schon. Dafür ist er ein Stück weiter weggegangen. Meinte wohl, auch einen Bach gesehen zu haben. Oder einen Strauch mit geeigneten Blättern.“

Ich fluchte und meinte, dass so was nicht passieren dürfe. Mein Gegenüber nickte schuldbewusst. Er sagte, er würde die Nachtwache bei seinem Kameraden übernehmen. Ich stimmte zu und machte mich daran, die Wachen abzugehen und sie auf die besondere Gefahrenlage aufmerksam zu machen. Dann wickelte ich mich wieder in meine Decke.

Als ich aufwachte, stand Erdmann vor mir.

„Ich habe gehört, dass du gestern noch mal ran musstest. Wie ist die Lage?“

Ich erhob mich wortlos und bedeutete ihm, mir zu folgen. Der Verletzte war bei Bewusstsein. Sein Kumpel war jedoch an die Transportkisten gelehnt eingeschlafen. Die Wirkung des Schmerzmittels war dabei, nachzulassen. Ich fragte ihn, wie es ihm ginge.

„Die Schmerzen nehmen wieder zu, aber es geht noch. Was wird jetzt mit mir passieren? Aufstehen kann ich keinesfalls.“

„Soldat, das wird schon wieder“, versuchte ich ihn aufzumuntern. „Ich gebe dir noch mal eine Spritze. Gegen die Schmerzen. Was macht der Bauch?“

Der Mann blickte mir direkt in die Augen. In den seinen sah ich die Angst.

„Geht schon … Aber aufstehen kann ich keinesfalls.“

Ich verabreichte ihm die angekündigte Injektion. Wollte den Mann noch aufmuntern, mir fiel aber nichts Vernünftiges ein. Erdmann befreite mich aus der unangenehmen Situation. Betont beiläufig verklickerte er mir, dass wir zu einer Lagebesprechung erwartet würden.

Wenig später war die Kommandoebene versammelt. Ich berichtete das Geschehene. Allen war klar, was es bedeutete. Der General stellte die alles entscheidende Frage.

„Wann wird er wieder laufen können?“

Mir blieb nichts anderes übrig, als mit der Wahrheit rauszurücken.

„Sehr schwer zu sagen. Aber mit der Bauchwunde wird das dauern. Frühestens in einer Woche. Wenn überhaupt. Und selbst wenn wir ihn tragen, wird er das so nur schwer überleben."

Die Reaktion von Frau Oberst kam ohne Verzögerung.

„Wir können keinesfalls warten. Eine Woche! Unser Unternehmen duldet keinen Aufschub. Wir sind immer noch ein leichtes Ziel. Wenn sie uns spotten."

Schweigen. Wir warteten auf eine Entscheidung des Generals. Schließlich meldete sich Erdmann zu Wort.

„Wir können ihn nicht zurücklassen. Wenn wir das tun, dann fällt die Moral der Männer in sich zusammen. Wir müssen ihm ein, zwei Tage zur Erholung lassen. Vielleicht ist der dann transportfähig. Wir können heute nicht los."

Frau Oberst widersprach.

„Das ist der Wahnsinn, der reine Wahnsinn. Jede Minute, die wir verlieren, erhöht das Risiko, dass wir gespottet werden, ungemein. Dann sind wir geliefert. Wir können nicht warten! Es geht einfach nicht. Wir müssen ihn loswerden."

Schließlich raffte sich der General zu einer Führungsentscheidung auf.

„Frau Oberst, meine Herren. Wir werden heute nicht weitermarschieren. Sorgen Sie dafür, dass die Männer in Deckung bleiben. Es ist absolute Wachsamkeit angesagt. Morgen früh werden wir weitersehen. Schulz, du versorgst den Mann mit allem, was er braucht. Erdmann, lass eine Trage vorbereiten."

Damit war die Lagebesprechung beendet. Den Tag über bemühte ich mich, den Mann zu stabilisieren, was mir auch einigermaßen gelang. Gegen Abend verschlechterte sich sein Zustand. Er fieberte und fiel ins Delirium. Gegen Morgen starb er. Wir verscharrten ihn notdürftig an Ort und Stelle. Dann brachen wir auf.

Aus Angst vor einer abermaligen Attacke des Wolfsrudels marschierten wir engerer Formation. Zwei, drei der Männer übernahmen mit nur leichtem Gepäck, aber entsicherten

Pistolen. Die Aufgabe, den Zug gegen weitere Raubtiere abzuschirmen. Eine Maßnahme, deren Sinnhaftigkeit ich auch heute noch anzweifle. Lees Scanner versprach uns weiterhin einen freien Himmel. So glaubten wir uns in Sicherheit, wenigsten was die Bedrohung durch Drohnen anging.

Gegen Mittag wurde aus dichtem Wald spärlicher Bewuchs. Der Untergrund immer felsiger, bis wir ein freies Blickfeld auf den Anstieg zur Mistuahochebene hatten. In diesem Moment begriffen wir, welche Kletterpartie vor uns lag. Schon ohne Ausrüstung eine Herausforderung, aber mit dem ganzen Krempel ein bescheuertes Unterfangen. Der schroffe Anstieg vor uns war übersät von haushohen Felsbrocken. Die knapp 1.000 Höhenmeter, die wir bis zum Erreichen des Plateaus zu überwinden hatten, erwiesen sich als stark ansteigender Felsabbruch, gerade noch nicht so steil, sodass das Terrain irgendwie begehbar war. Na ja, eher bekletterbar. Wenn überhaupt.

Im Amgesicht der uns erwartenden Quälerei wurde der Befehl ausgegeben, eine Pause einzulegen, uns wiederherzustellen und das Terrain zu sondieren. Ein Vorauskommando, geführt von Frau Oberst, machte sich nach einer Weile bewaffnet mit Seilen, Karabinern und Haken auf den Weg, um herauszufinden, wo es überhaupt Sinn machen würde, in das Felsenlabyrinth einzusteigen. Der Rest der Truppe war zur Untätigkeit verurteilt. Noch hatten wir Zigaretten.

Die Stunden verrannen wie feinkörniger Sand im Zeitglas. Was erst willkommene Pause gewesen war, wurde zur nervenden Warterei. Einige spielten Karten. Manche kramten Zoten aus ihrem Dienst bei der Miliz hervor. Die meisten saßen einfach nur rum und ließen auf sich zukommen, was passieren würde.

Endlich kam das Vorauskommando zurück. Lagebesprechung. Frau Oberst referierte.

„Es wird nicht einfach werden. Um nicht zu sagen sehr schwierig. Das Gelände wird uns nichts schenken. Immer wieder riesige Felsbrocken, über die wir drüber müssen. Dazwischen Spalten ohne Ende. Wir werden nur sehr langsam vorankommen. Ich fürchte, der Aufstieg wird mindestens zwei Tage dauern. Es gibt keine Garantie, dass wir nicht noch weitere Verluste erleiden."

„Wie weit sind Sie gekommen?", fragte der General.

„400 Meter maximal. Wir mussten immer wieder zurück und eine neue Route suchen, weil es nicht weiterging. Wir konnten einige Haken setzen."

„Was ist mit der Ausrüstung?"

„Die müssen wir irgendwie hinter uns herschleifen. Wir hängen die Kisten an die Seile und ziehen sie nach, so wie es eben gerade geht. Wir müssen verteufelt aufpassen, dass wir nichts verlieren. Ich schlage vor, weiter das Vorauskommando zu bilden und in Erfahrung bringen, wo wir weiterkommen."

„Wir werden sehen, wo wir lang müssen?"

„Ja. Bis zum Umkehrpunkt haben wir alles deutlich gekennzeichnet. Auch die Haken zeigen, wo es lang geht."

Der General nickte den Plan ab und gab den Befehl zum Aufbruch. Wir kamen keine 20 Meter zwischen die Felsen, bevor wir anfangen mussten zu klettern. Noch konnten wir Ketten bilden. Einer reichte unten an, der andere zog die Transportkiste oder was es sonst noch so gab nach oben.

Schon bald wurden aber die Abstände, die wir überwinden mussten, so groß, dass sie die Reichweite überschritten. Dann hieß es, die Ausrüstung mit den Karabinern an Seilen befestigen und sie nach oben ziehen. Was folglich dauerte. Wie so oft zu lange. Immer wieder einhängen, vorsichtig hochziehen, abwarten, wenn die Last zu pendeln begann, wieder anziehen, aushängen und das Seil wieder herablassen. Die Prozedur kostete unendlich viel Kraft. Meist war der Aufstieg selbst schon kräftezehrend genug.

Wie eine Raupe zog sich unser Trupp den Abhang hinauf. Wir wären ein leichtes Ziel gewesen. Dennoch erfolgte kein Angriff. Deckung hätten wir reichlich gefunden, aber bis dorthin ... Am Abend kam der Zug komplett zum Stillstand.

Um in Erfahrung zu bringen, was unser Vorwärtskommen behinderte, arbeitete ich mich weiter vor. Als ich mich eine mehrere Meter hohe Wand hinaufgezogen hatte, sah ich, woran es lag.

Zwischen zwei Felsbrocken klemmte reglos ein spinnenähnliches Gebilde. Seine sechs Beine hatten sich in den Spalt, der sich mittig befand, eingespreizt. Lee turnte darauf herum. Der General und Erdmann beobachten ihn dabei. Ich gesellte mich zu den beiden und fragte nicht besonders geistreich: „Das Ding ist außer Gefecht?“

„Lee konnte keine Signale detektieren“, antwortete Erdmann. „Er ist besonders vorsichtig, denn auch ihm ist der Robotertyp unbekannt.“

Wir beobachteten den kleinen Asiaten dabei, wie er weiter auf dem Gebilde herumturnte und mehr darüber in Erfahrung zu bringen suchte. Schließlich kletterte er herunter und kam zu uns.

„Melde unbekannten Kampfroboter. Sehr interessant.“

„Kannst du mehr über das Teil herausbekommen?“, fragte der General.

„Ja schon. Dazu brauche ich aber mehr Zeit. Vielleicht gibt es auch noch verwertbare Komponenten.“

Der Oberkommandierende überlegte nicht lange: „Gut, ich gebe dir die Zeit, die du brauchst. Wir kampieren hier. Erdmann und Schulz, ihr bringt die restlichen Sachen bei und schlagt das Lager auf.“

Erdmann und Lee wiederholten die Befehle.

Der Asiate turnte noch ewig auf dem eingeklemmten Roboter herum. Als es dafür zu dunkel zu werden drohte, reichte er den Männern einen Kanister voll Sprit herunter, den er aus dem Tank der Maschinenspinne abgezapft hatte.

Wir hatten uns einstweilen zwischen den Felsbrocken niedergelassen. Erdmann und ich waren gerade dabei, eine Fluppe zu inhalieren, als sich Lee bei uns niederließ, um auch eine durchzuziehen.

„Sehr seltsam. Ich verstehe es einfach nicht. Das Ding ist so gar nicht die Technik, die ich kenne. Es kommt mir vor wie aus dem Museum. Die verbauten Komponenten sind Asbach. Was mich am meisten überrascht, ist der Dieselgenerator. So was verwendet KI nicht mehr. Die bauen nur noch Hochleistungsblattarien ein.

Die nächste Überraschung, als ich den Tank anzapfte. Ich hab' mich logischerweise gefragt, was das Ding wohl für einen Treibstoff verbrennt. Einen solchen Fusel habe ich im Traum nicht erwartet. Der stinkt nach allem, nur nicht nach Diesel. Muss Biotreibstoff der miesesten Qualität sein. Hätte nie gedacht, dass KI so einen Rotz verwenden würde.

Ich hatte gehofft, noch einige Komponenten retten zu können. Irgendwas Brauchbares zu finden. Nichts. Auch wenn das Zeug nicht komplett Schrott wäre, dann könnte man's nur noch im Museum abliefern."

Wir hörten ihm interessiert zu. Erklären konnten wir uns den Fund auch nicht.

Am nächsten Morgen nahmen wir die Kletterei wieder auf. Wieder das gleiche Spiel. Die Vorhut hatte einen Weg abgesteckt. Wobei Weg komplett übertrieben ist. Sie hatten halt eine Möglichkeit gefunden, in dem Labyrinth von überdimensionalem Felsgestein voranzukommen. Was meistens bedeutete, Blöcke so groß wie Einfamilienhäuser überwinden zu müssen. In der Mehrzahl der Fälle hatten sie schon einige Haken gesetzt, die einem weiterhelfen sollten. Die benutzte man dann, um sich erst mal selbst raufzuhieven. Dann ging das Theater mit den Kisten los. Unten hängte einer das Teil ein, oben begannen zwei oder drei von uns, wie blöd zu zerren. Immer betend, dass sich die Kiste nicht an einem Vorsprung verfing. Das Spiel wiederholte sich dann so oft, bis alles oben war. Dann auf der anderen Seite wieder runter.

Im Schneckentempo bewegten wir uns durch das Geröllfeld. Wir hatten bis zum Nachmittag etwa 200 Höhenmeter unter uns gebracht. Momentan rödelten wir in einem ausgetrockneten Bachbett, was den Aufstieg etwas erleichterte. Das Wasser, das bei Regen hier durchschoss, hatten den Grund so geschliffen, dass wir uns, ohne uns brutal verbiegen zu müssen, den Abhang hochschleppen konnten.

Plötzlich stockte unser ohnehin schon schleichender Vormarsch erneut. Ich schwärmte aus, um den Grund in Erfahrung zu bringen. An der Spitze des Zugs hatte sich die gesamte Kommandoebene versammelt. Der Flusslauf fand ein jähes Ende in einem etwa 15 Meter hohen Wasserfall. Hier stürzte das Wasser in die Tiefe, wenn das Bachbett solches führte. Die Wucht des Aufpralls hatte ein Becken gegraben, das jetzt vor uns lag. Wegen des Regens in der letzten Zeit war es gut gefüllt. Wir mussten aber den umgekehrten Weg nehmen. Frau Oberst dozierte gerade darüber, wie das geschehen sollte.

„Direkt kommen wir die Wand am Wassersturz natürlich nicht hoch. Wir müssen uns seitlich hocharbeiten. Einem meiner Männer ist es gelungen, an der linken Wand raufzukommen und ein Seil zu legen. Da müssen wir alle hoch."

Der General war alles andere als begeistert.

„Und Sie sind sich sicher, dass das die einzige Möglichkeit nach oben ist? Haben Sie nach Alternativen Ausschau gehalten?"

Der Vorwurf in seinem Ton war nicht zu überhören. Frau Oberst musste sich ordentlich bemühen, es doch zu tun.

„Selbstverständlich! Meine Männer haben alles abgeklettert. Eines kann ich versichern: Wir kommen hier und nur hier hoch. Haben so einiges versucht. Keine Chance."

„Wenn wir erst oben Leute postiert haben, dann kriegen wir die Kisten schon hoch", warf Erdmann ein. „Es wird zwar eine unendliche Plackerei, aber wir kommen dann in einem Rutsch ein ordentliches Stück nach oben weiter."

„Können wir mehrere Kisten auf einmal hochziehen?", fragte der General.

Frau Oberst verneinte und deutete auf einen Absatz: „Das wird nicht gehen. Dort müssen wir umhängen."

Der General fluchte und ordnete in scharfem Ton an: „Dann bringt in der Mitte und oben ein paar Leute in Stellung, die kräftig genug sind, den Krempel hochzuziehen. Schulz, du kümmerst dich darum, dass das restliche Zeug rankommt. Gefällt mir gar nicht, was wir da machen. Verdammt riskant."

„Da müssen wir jetzt einfach durch", kommentierte Frau Oberst die Lage. Womit sie recht hatte. Wir machten uns daran, die Befehle umzusetzen.

Ich hatte Glück gehabt. Mein Job war simpel. Ich musste nur dafür sorgen, dass meine Jungs das Material ranschafften und so vor dem Tümpel stapelten, dass die anderen es dann anhängen konnten.

Frau Oberst und Erdmann hingegen begannen, die Wand der Schlucht hochzuklettern. Immer wenn ich mich wieder dem Tümpel näherte, sah ich, wie einer von ihnen mehr oder weniger hilflos im Seil hing und zu verhindern versuchte, abzustürzen.

Als wir alles rangeschafft hatten, waren unsere Mitkämpfer in der Wand dabei, sich so zu sortieren, dass sie damit beginnen konnten, die ersten Kisten zu lupfen. Wir standen als gaffende Menge unten und schauten zu, wie die Last in der Wand baumelte, sich immer wieder im Fels verhakte und abzustürzen drohte. Die armen Schweine oben mussten dann wieder nachlassen und probieren, die Box so hochzubringen, dass sie sich nicht verhakte.

Trotzdem fand Kiste für Kiste ihren Weg nach oben. Die Nacht rückte näher und näher. Als sich nur noch fünf Boxen vor dem Tümpel stapelten, hängten wir die mit den Kurzwaffen an. Doch die Pistolen waren zu schwer.

Bis zur Mittelstation gingen sie noch hoch. Die Männer dort mussten sich aber ordentlich ins Zeug legen. Endlich angekommen, schleiften sie den Alucontainer auf dem Absatz entlang, um ihn für den weiteren Weg nach oben einzuklinken. Die Mannschaft oben zog an und das Teil machte sich auf die zweite Etappe. Erst flutschte es noch ganz passabel, dann ermüdeten die Männer oben und hatten an mehreren Stellen erhebliche Schwierigkeiten. Gerade hatten sie es wieder geschafft, einer der Klippen auszuweichen, und zogen ordentlich an, um endlich das letzte Stück zu überreißen. Doch sie blieben wieder hängen. Dumm nur, dass jetzt der Karabiner den vereinten Kräften nicht mehr standhielt. Die Kiste löste sich und schlug krachend auf dem Absatz auf, auf dem sie eben noch gestanden hatte. Der Deckel ging auf und der wertvolle Inhalt wurde aus seiner blechernen Verpackung geschleudert. Die Kiste und ein Großteil der Pistolen landeten im Tümpel. Alle schauten dumm und fluchten.

Jetzt hatten wir, die Nachhut, die Arschkarte gezogen. Ich brauchte meinen Leuten nicht zu befehlen, was sie zu tun hatten. Man entblätterte sich und fing an, im Tümpel nach der wertvollen Fracht zu tauchen. Als wir überhaupt nichts mehr sahen, stellen wir die Suche ein. Einen Großteil der Waffen hatten wir bergen können. Doch es war nicht mehr daran zu denken, die Wand zu erklimmen. Wir igelten uns unten ein.

Am nächsten Morgen gelang es, den Rest der Ausrüstung hochzuhieven. Dann kletterten wir nach oben. Auch eine kühne Aktion. Wenigstens kam niemand zu Schaden.

Jetzt konnten wir wenigstens absehen, was uns auf dem Weg zur Mistuahochebene bevorstand. Es waren noch etwa 200 Höhenmeter, aber das Gelände wurde einfacher. Zwar war der Abhang immer noch mit monumentalen Felsbrocken gepflastert, doch der Aufstieg nicht mehr so steil. Dadurch kamen wir flotter voran. Auch hatte Lees Scanner wieder mal gemeldet, dass wir keine Drohne am Himmel zu fürchten hatten. Überraschend, aber gut für uns. Gegen Mittag hatten wir die Hochebene erreicht.

Der General rief mich sofort zu sich. Auch Lee sollte die Befehle mitkriegen, denn als ich den General gefunden hatte, machte er gerade Männchen.

„Also, Prio eins, dass wir Kontakt aufnehmen. Ihr werdet das machen. Wie gehabt?“

„Ja, wir werden eines der Windräder kapern, die hier rumstehen, und auf den Server zugreifen. In der Hochebene sollten einige rumstehen. Ich hoffe, dass Oberst Ukulala einen Hinweis abgesetzt hat, wo wir ihn finden.“

„Eine Schätzung, wie schnell ihr das machen könnt?“

Ich schaute Lee an, der abschätzen sollte, welche Schwierigkeiten uns erwarten würden.

„Das Kapern ist kein Problem. Das sollten wir in ein paar Stunden auf die Reihe kriegen. Schwieriger wird es, eine Windkraftanlage zu finden. Wenn es gut läuft, einen Tag. Wenn nicht, länger.“

Dann die Frage an mich: „Wann könnt ihr aufbrechen?“

Mir war nicht im Geringsten danach. Aber ich wusste, was ich zu antworten hatte: „Im Prinzip sofort.“

„Ausgezeichnet. Stärkt euch und dann geht es los! Der Rest der Truppe igelt sich hier ein.“

Etwa eine Stunde später brachen wir auf. Die Ausrüstung hatten wir aufs Neue auf zwei Tragetaschen verteilt.

Der schüttere Bewuchs der Hochebene erleichterte uns das Vorankommen bedeutend. Lee hatte eine ungefähre Richtung, in der er einen Windpark vermutete.

Wir waren mehrere Stunden gelaufen. Einiges an Kilometern lag hinter uns. Mein Begleiter war immer noch zuversichtlich, dass wir bald Windräder entdecken würden. Aber am Horizont tauchten keine auf. Wir entschlossen uns etwas auszuruhen und setzen uns auf einen Felsbrocken, der lustlos in der Landschaft umherlag. Zur Stärkung gönnten wir uns eine Dose Büchsenfleisch und ein paar Schlucke aus der Feldflasche. Noch hatten wir beide keine Lust weiterzumarschieren und blickten auf die vereinzelten Tannen, die sich auf der Hochebene halten konnten. Wie ihre Wurzeln den felsigen Untergrund durchdringen können, wird mir immer ein Rätsel bleiben. Die Sonne stand am wolkenlosen Himmel, aber wegen der Höhe war die Temperatur erträglich. Auch kühlte ab und zu ein leichter Windstoß.

Die Beschaulichkeit wurde jäh gestört. Hinter uns kam lautstark ein Stein ins Rollen. Er brauchte nur zwei-, dreimal aufzuschlagen, um unsere soldatischen Reflexe auszulösen. Wir gingen sofort hinter dem Felsbrocken in Deckung und griffen nach unseren Knarren. Schon fegte eine Gewehrsalve erschreckend dicht über unsere Köpfe hinweg.

„Scheiße, was war das?“

Lee presste sich an den Stein und nestelte an seinem Handy herum.

„Keine Ahnung. Das Ding zeigt nichts an. Hier kann keine KI sein.“

„Sicher?“

„Nein.“

„Wir müssen schnellstens weg. Wer auch immer es ist, kennt unsere genaue Position. Wenn wir uns nicht bewegen, dann kesseln die uns sofort ein. Dann sitzen wir in der Falle.“

Unheilvolle Stille. Nur ab und zu ein Lufthauch, der durch die Landschaft pfiff. Um die Lage abschätzen zu können, schnappte ich mir einen Ast und befestigte meine Feldflasche daran. Langsam schob ich sie aus der Deckung. Der Schuss ließ auf sich warten. Zu lange. Außerdem verfehlte er sein Ziel um mehrere Meter. Ermutigt von den mangelhaften Schießkünsten zog Lee einen Spiegel aus der Tasche und warf einen raschen Blick über den Felsen. Keine Reaktion.

„Konnte nichts erkennen. Aber die schießen schlecht.“

Ich hatte einen Vorsprung in etwa 20 Metern ausgemacht. Er lag in Schussrichtung hinter unserer Deckung und ich hoffte, ihn unbeschadet zu erreichen. Als ich darauf deutete, nickte Lee nur. Ich brachte mich in Startposition und sprintete los. Einige Augenblicke später tauchte ich hinter dem Vorsprung in Deckung. Zu meiner Überraschung kam keine Reaktion der Gegenseite. Lee nutzte sofort die Gelegenheit, um mir nachzufolgen.

Aus der Tatsache, dass wir nicht weiter beschossen wurden, schlossen wir, dass unsere Gegner an Munitionsmangel litten oder ihre vorteilhafte Schussposition verloren hatten. Nachdem wenige Minuten vergangen waren, unternahmen wir den nächsten Ausbruch. Wieder wurden wir nicht unter Feuer genommen. Das Spiel setzten wir etwa eine halbe Stunde fort. Dann gingen wir davon aus, nicht mehr im Visier unserer Gegner zu sein. Noch aber hatten wir keinen blassen

Schimmer, was da los war.

Wir kamen jetzt bedeutend langsamer vorwärts, da wir wesentlich vorsichtiger vorrücken mussten. Immer wieder legten wir uns ein paar Minuten auf die Lauer. Wenn uns noch jemand folgte, wollten wir nicht wieder völlig unvorbereitet sein.

Gegen Abend erreichten wir einen Flusslauf. Nicht zu breit, sodass wir ihn nicht an einer geeigneten Stelle durchqueren könnten. Da der Tag bald enden würde, ließen wir es gut sein und schlugen unser Nachtlager auf. Es gab die gewohnte Dose Büchsenfleisch. Wir wagten nicht mehr, beide gleichzeitig zu schlafen. Ich hatte die erste Wache.

Es dauerte nicht lange, da wurde ich durch Grunzen und Schlabbern, das sich deutlich von der Geräuschkulisse des Flussrauschens abhob, aus meiner Monotonie gerissen. Ich kroch langsam in Richtung der Geräusche, um einen Blick auf das Flussufer zu werfen. Dort sah ich zwei Maultiere bis zu den Hüften im Wasser stehen und sich am kühlen Nass erfrischen. Auf die Rücken hatten sie je zwei 100-Liter-Kanister geschnallt. Drei Uniformierte hockten am Ufer und füllten ihre Feldflaschen. Nur einer von ihnen trug ein Gewehr über der Schulter. Jetzt wurde mir klar, wer da auf uns geschossen hatte. Wir waren auf Leute von Oberst Ukulala gestoßen.

Kapitel 5: Der lange Marsch

Oberst Ukulala war ein durchaus stattlicher Mann. Es wurde kolportiert, er sei mal erfolgreicher Boxer gewesen. Eine Vita, die man dem Zwei-Zentner-Mann sofort abnahm, wenn er vor einem stand.

Seine Haut auch für den Afrikaner dunkel. Auf den wuchtigen Schultern thronte der massive Kopf. Aus jeder der tiefen Augenhöhlen musterte einen eine pechschwarze Iris. Nase und Mund unterstrichen den angriffslustigen Charakter der ganzen Erscheinung. Auch sie überdimensional. Seine Größe trug ebenfalls zu seiner Durchsetzungsfähigkeit bei. Zwei Meter mussten es mindestens sein. Der Hüne verkörperte genau eine Botschaft: „Leg dich nicht mit mir an!"

Aber jetzt lachte der Oberst. Trotzdem: Sein Lachen ergänzte die Durchschlagskraft seiner Erscheinung: „Auch mir ist klar, dass wir einen Großteil unserer Schlagkraft verloren haben. Wir brauchen folglich die Luft zum Atmen, um uns erneut aufstellen zu können. Doch es schmeckt mir nicht, dass wir dafür bis an das Ende der Welt marschieren."

Erste Lagebesprechung der Kommandoebene nach der gelungenen Zusammenführung der versprengten Truppenteile. Der General hatte uns zu sich beordert, um das weitere Vorgehen zu koordinieren. Der Plan, uns in der Pampa von K. zu regruppieren, schmeckte dem Oberst überhaupt nicht. Doch der General ließ nicht locker.

„Herr Oberst, ich verstehe Ihren Punkt. Gut, die Lage hat sich dadurch etwas verbessert, dass wir zusammengefunden haben. Aber insgesamt ist unsere Situation immer noch desolat. Wir haben, wie gesagt, einen Großteil unserer Schlagkraft eingebüßt. Mal anders gefragt: Wo sollen wir nach Ihrer Auffassung versuchen, unsere Fähigkeit zum aktiven Widerstand wiederherzustellen?"

Jetzt war der Oberst in der Defensive. Er schnaubte vernehmbar. Der Konter kam mit einiger Verzögerung.

„Mein General, es ist mir klar, dass unsere Optionen

begrenzt sind … Aber der Weg in die Pampa von K. wird schier endlos sein. Sicher, dort wird uns KI mit großer Wahrscheinlichkeit nicht aufspüren. Aber am Ende der Welt haben wir überhaupt keine Möglichkeit, den bewaffneten Kampf fortzuführen."

„Die haben wir momentan sowieso nicht", warf der General trocken ein. „Wir kämpfen ums nackte Überleben unserer Bewegung. Um sonst nichts."

Der Hüne warf seinem Vorgesetzten einen zornigen Blick zu: „Mein General, Sie haben doch nicht etwa aufgegeben?"

„Nein, das habe ich nicht", gab dieser süffisant zurück. „Aber ich warte immer noch auf Ihren Gegenvorschlag."

Dem Oberst war klar, dass er jetzt liefern musste.

„Ich kenne das Atalas-Gebirge nicht. Aber dort muss es Möglichkeiten geben, einen Stützpunkt aufzubauen ..."

Der große Mann blickte in der Hoffnung, Unterstützer zu finden, in die Runde. Die wurde enttäuscht.

„Ich kenne es", erwiderte Frau Oberst mit eisiger Miene. „Dort gibt es nichts außer Felsbrocken. Wirklich nichts. Es wird schwer genug sein, es zu durchqueren. Und dann die Kälte. Wir sind keine Eskimos. Wale gibt es dort auch nicht. Das Einzige, was es dort gibt, ist nichts."

„Darauf scheiße ich", entgegnete Ukulala prompt und mit aller Deutlichkeit. Ihm war anzusehen, dass er mit der Fassung rang. Unter anderen Umständen hätte er seine Widersacherin wohl einfach mit einem Fausthieb umgenietet. „Der Kampf erfordert nun eben mal Opfer."

Die Stimmung kochte. Frau Oberst schätzte es nicht, so angemacht zu werden. Instinktiv griff sie an ihre Pistole.

„Die Entscheidung muss heute in dieser Form nicht getroffen werden", gab Erdmann zu bedenken, als der General keine Anzeichen machte, die Situation zu deeskalieren. „Wir können sie treffen, wenn wir vor Ort sind."

„Das ist richtig", äußerte sich der General endlich. „Wir werden das vor Ort entscheiden. Jetzt müssen wir erst mal hier wegkommen. Wir sind nach wie vor sehr angreifbar.

Also, sorgen sie dafür, dass das Lager angemessen gesichert wird. Die Männer sollen sich ausruhen. Morgen brechen wir in aller Frühe Richtung Norden auf. Ende der Diskussion. Abtreten."

Mit den Leuten von Oberst Ukulala hatten wir jetzt Kompaniestärke erreicht. Unsere Situation war dadurch jedoch kaum verändert. Die etwa 100 Kämpfer, über die wir verfügten, waren weiterhin ein reichlich zusammengewürfelter Haufen. Auf der chaotischen Flucht nach dem Angriff hatten die Männer noch mehr zurücklassen müssen als unser Zug. Wenn überhaupt hatten sie nur Gewehre, um mehr hatten sie sich nicht kümmern können. Zwölf Maultiere waren mitgeflohen, wobei sie eine Menge Prügel einstecken mussten. Ihre Reiter hatten schneller voranzukommen wollend, wie wild auf sie eingeprügelt. Von den zwölf waren jetzt nur noch neun am Leben. Eines war unter der Last von Oberst Ukulala zusammengebrochen. Der hatte das Tier noch mehrere Male getreten, es war aber nicht mehr hochgekommen. Dafür jagte ihm der Oberst eine Kugel in Kopf. Das zähe Fleisch hatte die Mannschaft einige Tage ernährt. Wegen des Mangels an anderen Fressalien mussten noch zwei weitere Tragetiere dran glauben. Die ganze Männerriege hatte auch eine Frau. Sie nahm aber nicht den Rang eines Obersten ein, sondern diente als Krankenschwester.

Gegen Morgen formierten wir uns, um Richtung Atalas-Gebirge zu ziehen. Lees Scanner zeigte wieder keine Drohne an. Reichlich komisch, aber es gab uns die Möglichkeit, relativ geschlossen zu marschieren. Da wir einen Teil der Ausrüstung auf die Maultiere packen konnten und jeder nicht so viel schleppen musste, waren wir jetzt beweglicher.

So hatten wir gegen Mittag des folgenden Tages die Mistuahochebene durchquert und standen vor dem Atalas-Gebirge. Wir staunten nicht schlecht, als die ersten Ausläufer steil vor uns aufragten. Die Gipfel waren mit einer geschlossenen Decke aus blendend weißem Schnee bedeckt. Es würde mit tödlicher Sicherheit kein Spaziergang werden. Das hätte uns eine Vorstellung davon geben können, was uns auf den nächsten 800 Kilometern erwarten würde. Wir sahen es nicht. Und wir wollten es nicht sehen.

Den Nachmittag verbrachten wir damit, die ersten Abhänge der Wand aus Stein, die vor uns lag, hochzusteigen. War zwar anstrengend, aber machbar. Bis direkt vor uns eine Felswand aufragte. Entgegen aller Vorsicht staute sich unsere Truppe an dem Punkt, an dem es nicht mehr weiterging. Ich lief mit meinen Jungs, die wir die Nachhut bildeten, als Letzter auf. Erdmann kam mir entgegen.

„Schlechte Nachrichten, Schulz."

Ich hatte nichts anderes erwartet.

„Wir kommen hier nicht weiter. Folglich müssen wir Alternativrouten auskundschaften."

Ich nickte.

„Wir beide werden zwei Stoßtrupps anführen. Du suchst auf der Ostseite, ich im Westen. War nicht meine Idee, kommt von Ukulala."

„Na super. Wie weit sollen wir suchen?"

„Er hat was von Sonnenuntergang gefaselt. Was heißt, dass wir noch gut sechs Stunden haben."

„Hier geht es doch eh nicht weiter. Warum steigen wir nicht gleich alle ab?"

„Frau Oberst will den direkten Angriff wagen."

Für mich der reine Wahnsinn. Ich blies meinen Lungeninhalt durch die geschlossenen Lippen. Ein furzähnlicher Laut der absoluten Verständnislosigkeit. Erdmann bejahte wortlos.

Mein Zug bestand jetzt aus etwa 30 Mann. Außer Fridtjof und Lee kam der Rest von Ukulalas Leuten, die alle Neuland für mich waren. Ich wandte mich an meine Männer, erklärte ihnen die Situation. Dann fragte ich nach Freiwilligen. Fridtjof und Lee meldeten sich sofort. Die anderen waren zurückhaltender. Ich schaute noch mal in die Runde. Keine Reaktion. Ziemlich nervig.

„Also Freunde, die Mission ist verdammt wichtig. Von ihr hängt ab, wie es weitergeht. Ich brauche noch zwei Freiwillige.

Die kriegen natürlich Sonderrationen. Wer hat Erfahrung am Berg?“

Mein Blick bohrte sich in zwei Typen, die etwas abseits standen. Während des Marsches hatte ich bemerkt, dass die beiden die ganze Zeit aneinanderhingen. Der Farbige hatte einen ausgewachsenen Kommunikationsdrang. Er redete permanent auf seinen eher fahlen Kollegen ein. Der hörte zwar aufmerksam zu, antwortete jedoch meist einsilbig. Auf ihren Uniformen stand Okafor und Miller. Mein Starren rang den beiden ein Grinsen ab. Weil ich sie so dringend brauchte, tat ich so, als hätten sie sich gemeldet.

„Gut, dann haben wir noch zwei. Jetzt sind wir also vier.“

Verständnislose Blicke.

„Lee bleibt hier. Sein Job ist, den Scanner im Auge zu behalten.“

Wir stopften uns noch etwas hinter die Kiemen, packten ein paar Kletterutensilien in unsere Taschen und machten uns auf den Weg. Erst mal hieß es, zusammen mit Erdmanns Stoßtrupp absteigen. Nach etwa einer halben Stunde trennten sich unsere Wege. Erdmann und seine Leute gingen noch weiter, während wir uns Richtung Osten verabschiedeten.

Der Hang gab eine Kante frei, die uns ermöglichte, auf konstanter Höhe vorzustoßen. Beim Aufstieg hatten wir uns dagegen entschlossen, da uns der direkte Weg nach oben vielversprechender erschien. Wir folgten der Kante etwa eineinhalb Stunden, bis der Berg wieder eine Verbindung hinauf freigab. In der Wand links von uns tat sich eine breite Schlucht, ungefähr 30 Meter tief, auf, in der wir hofften, weiter vordringen zu können.

Jetzt hieß es wieder aufsteigen. Felsbrocken und Schotter erleichterten die Übung nicht gerade. Trotzdem kamen wir voran, wenn wir auch an vielen Stellen zwei Schritte vorwärts und einen zurück machten. An jeder Biegung suchten unsere Augen den rettenden Ausgang, der uns einen weniger beschwerlichen Weg freigeben würde. Aber hinter jeder Kurve, tat sich wieder eine neue Röhre auf. Die schleppten wir uns hoch, bis zur nächsten Kehre im Gestein. Welche uns dann verriet, dass wir zwar weiter vorankamen. Aber es brachte uns nicht an ein Ende der Schlucht, das uns erlaubt hätte, abzuschätzen, ob wir so durchkommen würden. Wir waren jetzt schon vier Stunden unterwegs. Und doch keinen Schritt weiter.

Mir war klar, dass wir umkehren mussten. Sonst würden wir in völliger Dunkelheit zum Lager zurückkehren müssen. Ich entschloss mich, noch bis zum nächsten Punkt aufzusteigen, der uns wieder nicht weiter bringen würde, und dann die Aktion abzubrechen.

Ein paar Minuten später war es soweit. Fridtjof ging voraus und gab ein unzweideutiges „Scheiße“ von sich. Wenig später stand ich neben ihm und konnte mit eigenen Augen sehen, wie wir aufgelaufen waren. Vor uns lag ein Kessel. 15 bis 20 Meter hohe Felswände versperrten uns jegliches Vorwärtskommen.

Vier Augenpaare scannten die Wand des Kessels ab, ob sich nicht doch noch eine Stelle bot, an der wir hätten weiterkommen können. Bald schwärmten wir aus, um dort, wo wir meinten, eine Aufstiegsmöglichkeit gefunden zu haben, nachzuforschen, ob nicht doch was ging. So hingen wir wenig später alle im Fels und tasteten ihn in der Hoffnung ab, den Griff nach oben tun zu können. Unvorsichtig. Ich mache mir heute noch Vorwürfe, dass ich das als kommandierender Offizier zugelassen habe.

Fridtjof, Okafor und ich mussten relativ schnell aufgeben. In zwei, drei Metern Höhe war einfach Schluss, kein Vorsprung ließ sich mehr greifen. Anders Miller. Als wir ihn wieder bemerkten, hing er schon auf halber Höhe. Er hatte von den Haken, den Seilen und dem Geschirr Gebrauch gemacht, die wir dabei hatten. Ich rannte hin, als ich das mitkriegte, hoffend, dass sich der Ausweg doch noch ergeben könnte.

„Super!“, rief ich nach oben, „meinst du, du schaffst es?“

Der spreizte sich gerade wie ein Profialpinist in einen Kamin und schob sich langsam voran. Eine Antwort bekam ich nicht. Wie auch? Der Mann brauchte jede Faser seines Körpers, um hochzukommen. Die Kollegen und ich standen unten und gafften hinauf.

Immer weiter arbeitete er sich den Kamin hoch. Tastete die Wand ab, um neuen Halt zu finden. Wenn er den hatte, schob er sich ein Stückchen weiter nach oben. Zentimeter um Zentimeter. Jetzt hatte er den Ausstieg erreicht, griff mit der Linken über den Grat, konnte einen Vorsprung fassen und zog sich hinauf. Der Mann musste Arme wie Drahtseile und Finger wie Schraubstöcke haben. Von uns kam Applaus.

Schnaufend saß er nun auf der Kante. Nach oben fehlte nicht mehr viel. Vier, fünf Meter. Wieder versuchte ich, mehr rauszukriegen.

„Wie schaut es aus?"

„Ich glaube, ich schaffe es. Ich werde hier einen zusätzlichen Haken setzen. Dann hole ich noch mal tief Luft und versuche es."

Wenig später saß der Haken. Miller setze seine Kletterpartie fort. Wir standen unten und gafften, wie er sich immer weiter nach oben schob. Suchend, tastend, den nächsten Griff im Blick. Von uns unten weiterhin hoffnungsvoller Szenenapplaus. Die letzte Kante rückte immer mehr in Griffweite. Jetzt fehlten nur noch einige Handbreit. Wieder gelang es Miller, sich mit der Rechten ein Stück zu lüpfen. Nun war die Kante greifbar. Miller langte zu und zog an. Sein athletischer Körper ging weiter nach oben. Wir setzten schon zum Schlussapplaus an.

Dann brach die Kante. Miller, eben noch im Schwung nach oben, friert für den Bruchteil einer Sekunde ein. Der jähe Absturz. Verzweifelnd rudernd versucht er, sich zu stabilisieren. Ein hoffnungsloses Stöhnen begleitet seinen Fall. Der findet mit einem abrupten Ruck einen jähen Abschluss, als das Seil sich im Haken spannt. Die Dehnung lässt den Körper noch weiter absacken, bis die Spannung ihn urplötzlich nach oben reißt.

Doch der Haken in der Wand kann die Wucht nicht ab. Er löst sich aus der Verspannung, indem er den Felsen sprengt.

Miller jetzt wieder im freien Fall. Ein dumpfes Klatschen begleitet seinen Aufschlag.

Wir starren völlig gelähmt nach oben. Okafor ist der Erste, der wieder handlungsfähig ist. Sein gequältes Stöhnen tätowiert sich unauslöschlich in meine Erinnerung. Dann beginnt er hektisch dem Kameraden nachzusteigen. Auch er scheint Erfahrung im Berg zu haben. Die Seile und Haken, die Miller gesetzt hat, erleichtern ihm den Aufstieg. Doch ihm fehlt einiges von der Geschmeidigkeit seines Freundes.

Erstarrung. Oben, wo Miller liegen muss, tut sich nichts. Hilflos rufen wir rauf. Keine Antwort. Währenddessen arbeitet sich Okafor weiter hoch. Minuten ziehen sich und vergehen. Er erreicht die Kante, lüpft sich komplett hoch. Dann diese Stille.

„Okafor, Lagebericht!“, befehle ich, die Anspannung nicht mehr ertragend. Oben ein animalisches Heulen. Der Schmerz des Milizionärs bricht sich seine Bahn. Weitere Versuche meinerseits, mehr in Erfahrung zu bringen, scheitern. Auf der Kante nur das verzweifelte Klagen.

Erst eine Stunde später ist der Schmerz über den Tod des Kameraden so zur grausamen Realität geworden, dass unser Mann wieder ansprechbar ist. Bald wird die Sonne untergehen. Für ein Nachtlager sind wir nicht gerüstet. Der Nachtmarsch mit allen seinen Gefahren ist unausweichlich.

„Okafor, reiß dich zusammen! Wir können nicht hierbleiben“, rufe ich rauf. An der Kante erscheint sein Gesicht. Ich lege nach.

„Komm wieder runter, wir müssen zurück.“

„Soll ich ihn etwa einfach hier liegen lassen?“

„Vorschläge?“

Oben keine Reaktion. Fridtjof und ich warten und starren nach oben. Dann endlich eine Antwort.

„Der Weg nach oben, da habe ich ohne mehr Ausrüstung keine Chance. Ich werde euch Miller runterlassen. Unten können wir ihn beerdigen.“

Es hätte nichts gebracht, ihm zu befehlen, keine weitere Zeit zu verschwenden und einfach herunterzukommen. So ließ ich es. Fridtjof und ich machten uns daran, Steine zu sammeln, unter die wir unseren Kameraden legen würden.

Es dämmerte schon, als wir schweigend aufbrachen. Es würde nicht einfach sein, den Weg zurückzufinden. Jedoch ohne jede Ausrüstung eine Nacht im Berg zu verbringen, erschien uns als noch peinsamer. Zu allem Überfluss fing es auch noch zu regnen an.

Ich kann mich nicht mehr an alle Details erinnern, wie wir den Weg zurück zu unserer Kompanie fanden. Zu groß der Schock. Unsere Taschenlampen leuchteten die Route, die wir nehmen mussten, nur bedingt aus. Für jede Drohne wären wir ein leichtes Ziel gewesen. Es suchte aber keine nach uns.

Wir marschierten nun in geschlossener Formation, um den Lichtkegel nur einer Taschenlampe auszunutzen. Immer wieder brach Okafor in gequältes Schluchzen aus. In seiner Qual allein. Wie hätten wir ihm auch Trost spenden können? Miller hätte nicht sterben dürfen. Sein Tod schien noch sinnloser als alle die vorangegangenen Rückschläge.

Voran ohne Pausen! Unsere Körper sollten den Schmerz der Erschöpfung voll auskosten, um die Verzweiflung zu verdrängen. Gegen 200 am nächsten Morgen erreichten wir das Camp. Die Kameraden erkannten sofort, dass wir nur noch zu dritt waren. Die Nachricht von Millers Tod verbreitete sich rasch.

Ich meldete mich bei der Kommandoebene, um über das Desaster Auskunft zu geben. Berichtete dem General und den Obersten den Absturz und die Sackgasse. Zu meiner Überraschung machten sie mich nicht persönlich verantwortlich. Warum, kann ich mir bis heute nicht erklären. Von Erdmann keine Spur. Ich zögerte zu fragen, musste es aber tun. Der General antwortete. Seine monotone Stimme gab mir die Info, die ich schon erwartet hatte. Keine Spur vom zweiten Trupp. Die Kommandoebene entließ mich. Hundemüde haute ich mich aufs Ohr.

Gegen Abend weckte mich einer meiner Männer mit der

doch positiven Nachricht: „Schulz, Erdmann und die anderen sind zurück." Meine Gegenfrage, ob die Mission erfolgreich gewesen wäre, konnte er nicht beantworten. Ich stemmte mich umständlich auf und ging dorthin, wo ich unseren Stab vermutete. Erdmann war schon dabei, Bericht zu erstatten.

„Wir konnten bis zur Schneegrenze vordringen. Aber wir haben fast 30 Stunden gebraucht. Sehr beschwerlich alles. Die gute Nachricht: Trotz des Schnees schaut es so aus, als könnten wir von dort aus weiter vorankommen."

„Wird das Gelände einfacher?", fragte Ukulala.

„Es hat den Anschein", meinte Erdmann. „Im Schnee zu marschieren ist mühsam. Aber es sieht danach aus, dass der Anstieg nicht mehr so beschwerlich sein wird."

„Von wie vielen Höhenmetern gehst du aus?"

„Schwer zu sagen … Ich schätze mal 500. Die Wolken haben es aber nicht zugelassen, zu weit in die Ferne zu blicken. Aber viel mehr als 500 dürften es nicht sein. Wie zeitraubend und mühevoll es sein wird, darüber kann ich keine vernünftige Aussage treffen."

Ukulala grunzte, wollte sich äußern. Der General schnitt ihm das Wort ab.

„Wir werden diesen Weg gehen. Die Lage macht ihn alternativlos. Morgen um 600 Abmarsch. Teilt das den Männern mit und stellt zeitnah Abmarschbereitschaft her. Wenn wir oben sind, können wir immer noch weiter entscheiden. Oder hat jemand einen besseren Vorschlag?"

Die Aussicht, uns über einen verschneiten Pass zu quälen, lockte niemanden. Aber eine bessere Idee: negativ.

Erdmann und ich gingen zu unseren Männern zurück: „Schulz, das mit Miller ist nicht deine Schuld. Es war seine Entscheidung. Du konntest nicht wissen, dass die Haken so ein Schrott sind."

„Ich fühle mich trotzdem beschissen."

„Ich weiß. Aber wir sind nun mal im Krieg."

Gegen 500 begann ich, meine Männer zu wecken. Auch trieb ich Lee und seinen Scanner auf. Der Himmel war nach wie vor frei. Um 600 waren Männer und Maultiere gepackt. Zeitnah kam der Befehl zum Aufbruch. Die Kompanie setzte sich in Bewegung.

Bis auf wenige Stellen kamen wir gut voran. Zwischen steil aufragenden Felsendomen war immer noch genug Platz. Allerdings versperrten sie den Ausblick nach oben. Doch jede Biegung gab eine neue Richtung frei, die wir zum weiteren Aufstieg nehmen konnten. Erdmanns Zug hatte die Route ordentlich abgecheckt. Der Boden nur leicht feucht und verhältnismäßig gut zu begehen. Die Maultiere zickten zwar hin und wieder, doch wir prügelten sie weiter. Nur an zwei, drei Stellen mussten wir sie entladen. Spät, aber doch nicht in völliger Dunkelheit erreichten wir den Lagerplatz, den Erdmann und seine Männer als Basislager vor der Schneegrenze gewählt hatten. Es war merklich kühler geworden. Jeder in der Truppe begann sich einzuigeln. Schwierig, bei dem feuchtkalten Boden.

Am nächsten Morgen fegte ein eiskalter Wind über unser Nachtquartier. Vereinzelt fielen Schneeflocken. Keiner wollte raus aus Zelt und Schlafsack. Aber nur ins Nichts zu starren und auf bessere Zeiten zu warten, nervte auch. Bald kam der Befehl, zusammenzupacken und sich auf den weiteren Vormarsch vorzubereiten.

Diesmal erteilte der General Frau Oberst die Order, die Vorhut zu bilden und ohne Gepäck die weitere Marschroute zu erkunden. Der Rest der Kompanie verteilte sich auf die bereits etablierten Züge und trabte ebenfalls in Richtung der verschneiten Abhänge, die vor uns lagen. Irgendwann brach sogar mal die Sonne durch. Was einiges zur Stimmungsaufhellung beitrug.

Dann aber erreichten wir die Schneegrenze. Bis hier war der Boden feucht, an manchen Stellen schlammig gewesen. Jetzt wurden die weißen Flecken immer größer und bald mussten wir über endlose Schneefelder stapfen. Wiederholt begann der Vormarsch zu stocken, weil jemand beim Ausrutschen sein gesamtes Gepäck verlor oder Maultiere bauchtief einbrachen.

Trotz allem konnten wir unsere Marschroute noch relativ frei wählen und die Steigung des Hangs verlangte uns nicht allzu viel ab. Goldsucher am Klondike müssen ein ähnliches Bild abgegeben haben.

Gegen Abend der immer gleiche Ablauf: Lager aufschlagen und einigeln. Uns erwartete mit Sicherheit kein ruhiger Schlummer. Der Wind hatte aufgefrischt und die Kälte wurde immer unerträglicher. Die Felsbrocken hier waren nur hüfthoch und boten kaum Schutz vor der kalten Brise. Aus den Vorräten hatte ich mir eine Flasche Schnaps abgezweigt. Ein Privileg des Offiziers, das so einfach zu können. Mit der Pulle und meinem Schlafsack machte ich mich auf die Suche nach Lee, um meine Beute mit ihm zu teilen. Ich fand ihn in einem winzigen Zelt, das er aber recht pfiffig in einer Senke platziert hatte. Im Schein einer Taschenlampe schraubte er an einem Technikteil herum, das ich weder identifizieren konnte noch wollte.

Nachdem ich mich in Zelt und Schlafsack eingefädelt hatte, köpften wir die Flasche. Schluck um Schluck wurde uns wärmer und es ging uns gut. Plötzlich ein Rascheln an der Zeltöffnung. Lee sah mich an und nestelte den Reißverschluss auf. Vor dem Zelt stand Ukulalas Krankenschwester. Sie setzte gerade zum Sprechen an, als sie mich sah. Stutzte. Umso mehr, als sie erkannte, dass da ein Offizier neben Lee im Zelt hockte. Haltung, militärischer Gruß.

„Sorry, Lee, ich wusste nicht, dass du nicht allein bist. Ich wollte noch mal wegen der Wunde vorbeischauen."

„Du bist verletzt?", frage ich Lee erstaunt.

„Ach nichts Schlimmes, habe mir nur beim Aufstieg ein bisschen das Häutchen geritzt."

Ukulalas Krankenschwester machte Anstalten wieder zu gehen. Ein Grund war wohl, dass ich sie nicht aus den Augen ließ. Ich sah in der winzigen Öffnung nur wenig von ihr. Aber das war schon genug, um dranzubleiben. Unter ihrer Militärkappe lugte schulterlanges Haar hervor. Was den unerwarteten Besuch noch sexier machte. Sicher, auch in ihrem

Gesicht hatte das Leben Spuren hinterlassen. Was in der Gesellschaft von in die Jahre gekommenen Freiheitskämpfern nichts, rein gar nichts hieß. Im Gegensatz zu den Furchen in den Gesichtern der Männer der Miliz, deuteten sich bei ihr die Spuren des Soldatinnenlebens nur an. Vor 20 Jahren musste sie verdammt hübsch gewesen sein. Und so unterstrichen die Fältchen nur die Eleganz ihrer schmalen Züge. Sie war immer noch verdammt hübsch.

Mit der Aufforderung, ihren Patienten zu behandeln, machte ich Anstalten, das Zelt zu verlassen. Was sie in Anbetracht meines Ranges als Befehl auffassen musste. So schälte ich mich in die Kälte und die Helferin kroch ins Loch. Im Inneren sah ich im Licht der Taschenlampe, wie sie begann, sich am rechten Unterschenkel des Asiaten zu schaffen zu machen. Ich stand draußen, gaffte und fror.

Ein paar Minuten später saß allem Anschein nach das neue Pflaster. Schon leicht angetrunken drängte ich auf der Suche nach ein bisschen Wärme zurück ins Zelt. Die Krankenschwester hatte sich an unserer Flasche gütlich getan. Sie warf mir einen fragenden Blick zu.

„Kein Problem, mein Kind. Du hast es dir verdient. War die Operation erfolgreich?“

Die Stimmung entspannte sich etwas. Lee bejahte. Ich zog den Reißverschluss der Zeltöffnung zu und ließ mich davor nieder. Unser Unterschlupf war jetzt knallvoll. Ich fragte unseren Gast wider Willen nach ihrem Namen und hielt ihr die Pulle hin. Sie nahm noch einen Schluck und fügte sich ihrem Schicksal.

„Ich heiße Sandy. Aber alle nennen mich Cinnamon.“

Jetzt fiel auch mir ihr bronzener Teint im Licht unserer Funzel auf. Ich fragte sie, ob sie die Geschichte von Liu kenne. Sie verneinte leicht perplex.

„Cinnamon, dann wirst du sie jetzt hören. Lee ist der geborene Geschichtenerzähler.“

Der warf ebenfalls einen Schluck ein, ließ die Flasche weiter kreisen und begann, blumenreich das Schicksal von Liu und

Monsieur Paul zu erzählen. Lagerfeuerstimmung im Schneefeld.

~

Am Eingang an der Chongqing Straße angekommen, entlohnte Paul den Fahrer der Rikscha und schlenderte in den Park.

Um diese Zeit wurde der immer voller. Europäer nutzten den lauen Abend, um etwas Abstand von den Unternehmungen des Tages zu bekommen. Einige Damen der Gesellschaft ließen sich in ihren Sänften auf den von perfekt getrimmten Bäumchen und Sträuchern gesäumten Pfaden herumtragen. Wohl, um danach in einem der umliegenden Teehäuser ein anregendes Heißgetränk zu schlürfen. Aber auch die einheimische Bevölkerung ließ es sich nicht nehmen, sich den Abend damit zu versüßen, die wohltuende Oase relativer Ruhe zu genießen. Im Gegensatz zu den Europäern waren es fast immer Familien. Viele hatten sich einen Picknickkorb und eine Decke mitgebracht. Am Ufer des Teichs gab es kaum einen Flecken, der nicht in Beschlag genommen worden war. Zwischen den Familien tollte eine zahlreiche Kinderschar.

Paul ließ die Frage nicht los, warum er überhaupt angerufen hatte. Sicher wäre es nicht falsch, ein bisschen Struktur in seinen Aufenthalt hier zu bringen. Mal etwas zu tun, das ihn aus seinen melancholischen Grübeleien reißen würde. Doch der Mann hatte recht. Er musste sich was anderes zurechtlegen. Der Attaché würde seine Suche bestenfalls belustigt aufnehmen. Und ihn dann mehr oder weniger höflich hinauskomplimentieren. Aber was sollte er ihm auf die Frage antworten, warum er sich hier so völlig sinnfrei fern von der Heimat herumtrieb? Warum er sich nicht schon lange eine Beschäftigung gesucht hatte? Warum er so gar nicht am gesellschaftlichen Leben teilnahm? Was er im Leben noch erreichen wollte? Die Antwort, dass er es nicht wusste und wahrscheinlich auch nie wissen würde, war einem engagierten

Hauslehrer nicht angemessen.

Nachdem er den Park mehrere Male umrundet hatte, sah er klarer. Vor seinem inneren Auge hatte sich ein Schlachtplan entfaltet, den er nur noch umsetzen musste. Absolute Priorität hatten jetzt die unentbehrlichen Erledigungen wie der Anzug, das weiße Hemd, die Lehrbücher und der Blumenstrauß für die Dame des Hauses.

~

Ich erwachte gegen 300, als sich Cinnamon an mir vorbei durch die Öffnung im Zelt zwängte.

„Verzeihung, Herr Leutnant, ich muss zurück. Zu meinem Zug."

Ich ließ sie passieren, wobei ich merkte, wie ich dem Zelt quasi einen Riegel vorgeschoben hatte.

„Klar doch. Aber war doch ein dufter Abend?"

Sie schenkte mir ein Lächeln. Es musste einfach echt sein.

„Na klar. Fast 'ne richtige Party! Am Arsch der Welt."

Gut, dass Cinnamon so früh die Kurve gekriegt hatte. Auch ich schälte mich aus dem Zelt. Zurück zu meinen Männern. Aufbruch organisieren. Die waren wenig begeistert. Im Schlafsack war es schlichtweg wärmer.

Gegen 630 Lagebesprechung. Diesmal konnten wir nicht mal mehr den Anschein eines Hauptquartiers wahren. Wir drängten uns um ein Feuer vor dem Zelt des Generals. Keine Ahnung, wo das Brennmaterial herkam. Frau Oberst referierte über ihre weitere Erkundung des Geländes.

„Wir können etwa noch einen Kilometer vorankommen. Das sollte relativ einfach sein. Dann aber wird es verdammt ungemütlich.

Um den Pass zu erreichen, müssen wir über die Südwand aufsteigen. Die wird uns all unser Können und auch eine Menge Vorsicht abverlangen. Die einzige Aufstiegsmöglichkeit, die wir ausmachen konnten, ist ein verdammt schmaler Fußsteig, der sich im Zickzack die Wand hochzieht. An vielen

Stellen geht es an der Seite echt tief runter.

Wie wir die Tiere da raufkriegen, keine Ahnung. Wir werden ihnen Augenklappen verpassen müssen. Ein Mann vorne, ein Mann hinten. Der vorne zieht, der hinten schiebt.

Problematisch: Wir sind gestern nicht hoch bis zum Pass gekommen. Uns fehlen die letzten 500 Meter. Es wurde zu früh dunkel. Wir waren gezwungen abzusteigen."

„Wir sind also gar nicht sicher, ob wir da wirklich hochkommen? Sehr unbefriedigend!", unterbrach sie Ukulala. Sein Gesichtsausdruck verbarg die Geringschätzigkeit nicht. Aber Frau Oberst hatte einen Plan B.

„Exakt. Deswegen werden meine Leute und ich zeitnah aufbrechen und den Rest des Aufstiegs sondieren. Ihr könnt derweil nachrücken und euch in Position bringen. Bis zum Umkehrpunkt ist der Pfad markiert. Bis Sie dort sind, haben wir das letzte Stück ausgekundschaftet."

Der General nickte den Plan ab. Eine Frage hatte er noch auf Lager: „Was sagt der Scanner?"

„Nichts", antwortete Erdmann. Keine Ahnung, wie er das wissen wollte. Keiner im Stab zweifelte aber daran.

Um 900 sahen wir zum ersten Mal die Südwand vor uns. Gegen den blauen Himmel wirkte sie unbestreitbar majestätisch, ein Postermotiv. Oben konnte man unsere Vorhut erkennen, wie sie im Fels hing und versuchte, bis ganz nach oben vorzustoßen. Schon bis dahin würde es eine kühne Kletterpartie werden. Ohne die Gewissheit, dass wir durchkommen würden. Wie sollte das mit den Maultieren gehen?

Wir hatten aus Plastikresten, Gurten und Klettverschlüssen provisorische Scheuklappen gebastelt, die verhindern sollten, dass die Tiere zu sehr scheuten. Wie besprochen war ein Mann vorne und ein Mann hinten für die Steuerung verantwortlich.

Im Gänsemarsch beschritten wir den Fußsteig. Frau Oberst hatte nicht übertrieben. An manchen Stellen war er höchstens einen halben Meter breit. Die Vorhut hatte versucht, den Weg begehbar zu machen, aber oft war er nicht matsch- oder eisfrei.

Es kam so noch die Gefahr hinzu, abzurutschen. Dadurch wurde es zum Gänsemarsch im Schneckentempo.

Immer wieder stockte unser Zug auf dem Weg nach oben. Wenn es irgendwo nicht weiterging, dann blieb der ganze Laden stehen. Die Unterbrechungen zerrten an den Nerven, denn keiner hatte Bock auf eine Nacht in der Wand. Wenigstens hatten wir Glück mit dem Wetter. Kein Wölkchen trübte den Himmel. So konnte man sich wenigstens ein bisschen die Sonne auf den Pelz scheinen lassen, wenn man schon gezwungen war, eine Pause einzulegen.

Gegen Mittag hatten wir eine Stufe in der Wand erreicht. Jeder nutzte die Möglichkeit, sich hier abzulegen und einen Zwischenstopp zu machen. Meine Männer und ich hatten uns eben niedergelassen, als von oben Steine flogen. Rufe sollten uns davor warnen.

Jeder gaffte augenblicklich hinauf, was da abging. An einer besonders kitzligen Stelle in der Wand stauten sich zwei Muli-Gruppen. Die Viecher wollten einfach nicht weiter. Die Kameraden, die den Prügelpart hinten übernommen hatten, taten alles, um die Tiere zum Weitergehen zu bewegen. Die Männer vorne zogen mit aller Kraft.

Dann kam endlich Bewegung in die Gruppe. Der Viehtreiber am Ende verlor die Geduld und schlug mit vollster Kraft zu. Der Prügel brach. Das Tier vor ihm ertrug den Schmerz nicht und ging ohne Vorwarnung ins Nichts durch. Dabei hätte es fast die Kameraden vor sich mit in Tiefe gerissen. Die schafften es gerade noch, sich an der Felswand so platt zu machen, dass das Tier an ihnen vorbei in den Abgrund schoss.

Etwa zehn Meter tiefer schlug das Muli samt Ladung krachend auf einem Vorsprung auf, wurde dadurch mit enormer Wucht weg von der Wand katapultiert. Die Transportkisten brachen auf und gaben ihren Inhalt frei. Jetzt kein Paket mehr, sondern ein Pulk aus separierten Geschossen, machten sie sich auf den Weg nach unten.

Auf der Stufe setzte eine hektische Absetzbewegung mit dem Ziel, sich vor den herabstürzenden Teilen zu schützen, ein.

Nur eines der Maultiere, unsinnigerweise an einem Felsblock vertäut, wollte in die falsche Richtung. Kam aber nicht weg. Es wurde von seinem durchgegangenen Kollegen, der wild rudernd, ein dumpfes Klatschen und Knacken von sich gebend aufschlug, punktgenau abgeschossen. Der Rest der Ladung schlug im weiteren Umkreis ein.

Alles starrte ungläubig auf den Ort des Geschehens. Eine eben noch nicht für möglich gehaltene Stille lag nun über dem Absatz. Die Szene hatte noch eine Weile komplett eingefroren Bestand. Auch die beiden Maultiere rührten sich keinen Millimeter. Logisch, beide mausetot. Schlussendlich machten wir uns daran, die verstreute Ausrüstung einzusammeln. Jetzt meinte jeder, seinen Senf zum Vorfall beisteuern zu müssen.

Erdmann kam mit den zwei Maultiertreibern im Schlepptau auf dem Plateau an. Er war sichtlich geladen.

„Ich habe euch doch tausendmal gesagt, dass ihr mit den Viechern vorsichtig sein müsst. Du kannst doch an einer solchen Stelle nicht wie ein Verrückter zu prügeln anfangen.

Schaut euch die Scheiße an, die Ihr angerichtet habt. Zwei Mulis plattgemacht, die Kisten sind Müll und die ganze Ladung verstreut. Die Hälfte ist wahrscheinlich Schrott. Kapiert ihr das nicht, wir können uns keine Fehler mehr leisten?“

Die beiden Männer ließen die Standpauke kleinlaut über sich ergehen. Einer von ihnen war mir schon mal aufgefallen. Es war der Wachposten, den ich, als ich vor ein paar Tagen zum Lager kam, schlafend vorgefunden hatte. Er wich meinem Blick krampfhaft aus.

„Räumt die Scheiße zusammen und tragt sie eigenhändig rauf. Die Maultiere zerlegt ihr. Und schleppt sie ebenfalls mit hoch. Und wenn ihr hundertmal rauf- und runterklettern müsst. Noch ein Fehler ...“ bellte Erdmann.

Von den beiden kam nur ein demütiges: „Jawohl, Herr Leutnant.“ Dann begannen sie hektisch, alles zusammenzusammeln, was sie kriegen konnten. Sie würden den Felssteig einige Male ablaufen müssen.

„Wie ist die Lage oben?“, fragte ich Erdmann.

„Es schaut nicht schlecht aus. Soweit ich das mitgekriegt habe, hat die Oberst einen Aufstieg zum Pass ausgekundschaftet. Natürlich auch fast nur zu klettern, aber doch machbar. Gegen Abend sollten wir am Pass sein. Wenn die zwei Idioten nicht alles verbockt hätten ...“

„Gut, ich kümmere mich hier unten um den Abtransport, du schaust, dass es oben vorangeht. Dass dort nicht noch einer Mist baut.“

„Guter Plan“, sagte Erdmann. Er wandte sich zum Gehen. Drehte sich noch mal um.

„Aber hab immer ein Auge auf die beiden Chaoten.“

Die Aufräumaktion bekam im Laufe der Zeit noch etwas Spielerisches. Die Haufen mit den zusammengetragenen Ausrüstungsgegenständen wurden immer größer. Langsam machte es Sinn, das Umpacken anzugehen. Und es wurde immer schwieriger, noch was zu finden. Die Männer machten sich einen Sport daraus, wer das letzte Teil bergen könne. Die Stimmung wurde richtig gut. Wie Kinder hüpften die Kameraden auf der Suche umher. Ich musste sie einbremsen und zum Abmarsch verdonnern.

Die beiden Maultiertreiber hatten sich über die Kadaver ihrer Tiere hergemacht und schnitten und hackten wie verrückt an ihnen herum. Die Mulis ließen sich verständlicherweise nur schwer zerlegen. Ohne einschlägige Erfahrung als Fleischhauer bereitete es unendliche Mühe, die Tierleichen in tragbare Einheiten zu zerteilen. Auch waren die Macheten eher vegetarische Kost gewöhnt. Die beiden arbeiteten dessen ungeachtet wie besessen. Ihr Streben: die Scharte wieder auszuwetzen. Trotzdem schien ihnen die Zeit davonzulaufen. Einige Kameraden machten sich aus Solidarität daran, einzelne Gliedmaßen und Körperteile, die bereit lagen, abzutransportieren. Da sie kein angemessenes Verpackungsmaterial in ausreichender Menge aufbringen konnten, ein echter Opfergang. Sie versuchten, sich nicht zu sehr zu besudeln, was aber nur bedingt klappte.

Plötzlich hörte ich Cinnamons Stimme hinter mir. Sie bot

sich an, einen abgetrennten Kopf, aus dem es noch triefte, raufzuschleppen. Ich drehte mich zu ihr um.

„Super, dass du mithilfst", versuchte ich ihr zu schmeicheln, um einen Einstieg ins Gespräch zu finden.

„Danke, Herr Leutnant. Es muss einfach sein. Wir müssen den Pass unbedingt vor Einbruch der Dunkelheit erreichen. Wir können nicht im Steig übernachten."

„Du hast recht", stimmte ich ihr zu, „ich werde das lobend erwähnen."

Sie bedankte sich erneut. Ich wollte sie nicht gehen lassen. Hatte aber schlechte Karten wegen des Zeitdrucks. Weil mir nichts anderes einfiel, schlug ich vor, nach getaner Arbeit noch mal bei Lee vorbeizuschauen. Sie zögerte, den Mulikopf schon geschultert.

„… Dort wird es ziemlich happig werden. Es heißt, dass der Wind oben eisig ist. Wir werden alle Hände voll damit zu tun haben, die Kälte zu überstehen. Ich fürchte, wir müssen unseren Märchenabend verschieben."

Widerspruch wäre idiotisch gewesen. Sie hatte vollkommen recht. Ich ließ die Frau den Fleischfetzen fortschleppen.

Hinter mir hackten die beiden Delinquenten immer noch auf den Resten der Tragetiere herum. Langsam zeichnete sich jedoch ein Fortschritt ab. Noch zwei, drei Rippenpartien herausgelöst und alles war in transportable Fleischklumpen zerlegt. Die beiden Maultiertreiber schnappten sich eine Rippenpartie und wir machten uns an den Aufstieg.

„Herr Leutnant, komme ich vor das Kriegsgericht?", frage jetzt mich der Wachposten, den ich im Schlaf überrascht hatte, während wir uns den Steig hocharbeiteten.

„Ich denke schon", antwortete ich. Womit ich richtig lag.

Der Mann war verzweifelt: „Aber ich habe doch nur versucht, das Viech da raufzubekommen. Ich kann doch nichts dafür, wenn das dann plötzlich durchgeht. Das Viech wollte einfach nicht weiter."

Die Sorgen des Mannes scherten mich wenig. Ich fürchtete die kommende Nacht. Auch damit sollte ich recht behalten.

„Soldat, du hast gehörig Scheiße gebaut. Dein Glück, und das habe ich dir schon mal verklickert, ist, dass wir uns keine weiteren Verluste an Menschenmaterial mehr leisten können."

Das beruhigte ihn etwas. Wir würden andere Probleme haben, als ein Kriegsgericht abzuhalten. Meinte ich.

Cinnamon kam wieder herab. Ich fragte, wie die Lage sei.

„Wir haben zwar einen Steig nach oben gefunden, aber die Maultiere kommen nicht hoch. Wir müssen sie einzeln anseilen und raufziehen. Die Zeit läuft uns davon. Sobald es dunkel ist, haben wir keine Chance mehr. Jeder klotzt ran, was geht."

„Was machst du dann hier unten?"

Cinnamon schaute mich verständnislos an: „Das Fleisch muss doch rauf. Wir können ihn doch nicht damit allein lassen."

Ich hätte weniger Probleme damit gehabt. Strafe muss sein. Aber ich sah eine einmalige Gelegenheit. Machte kehrt und begleitete die Krankenschwester zu der Stelle, wo die letzten Reste des gefallenen Mulis lagen. Und langte auch zu.

Die Idee nicht schlecht. Auf dem Weg nach oben konnte ich mich helfend einbringen. Und, viel wichtiger, ich konnte ein bisschen was aus unserer Krankenschwester herauskitzeln.

Doch je weiter wir aufstiegen, desto beschwerlicher wurde die Kletterei. Oben angekommen, war ich geliefert. Wie Cinnamon den Weg mehrere Male geschafft hatte, war mir nahezu unverständlich. Ich sagte es ihr. Sie lachte. Zu allem Überfluss konnte ich ihr abringen, dass wir in nächster Zeit eine Märchensession nachlegen würden.

Dass es nicht heute Nacht sein würde, war mir schon am Ende des Aufstiegs klar geworden. Die Temperatur war erneut merklich gefallen und es hatte angefangen zu schneien. Auch kam ein immer stärkerer Wind auf. Die Nacht würde keine leichte werden. Oben angekommen, wurde es fast schlagartig dunkel.

Ich wollte gerade mein Zelt aufbauen, als ein Kamerad mir meldete, dass ich mich zu einer Lagebesprechung einzufinden hätte. Ich warf genervt einen zweifelnden Blick in Richtung

Himmel. Es hatte zugezogen, der Wind war stärker geworden, es schneite. Bald würde es stockdunkel sein.

„Lagebesprechung, jetzt? Wir sollten alle schauen, wie wir durch die Nacht kommen. Das wird eine verdammt harte Nacht."

„Ja, Herr Leutnant. Aber der Befehl kommt direkt vom General."

Ich versuchte, mein Terrain noch etwas zu sichern. Damit ich im Licht der Taschenlampe die Spur einer Chance hatte, mich so einzurichten, dass ich die Kälte überstehen würde. Dann machte ich mich auf den Weg zum General.

Die Lagebesprechung war schon in vollem Gange. Nur, dass es sich nicht um eine handelte. Was mich erwartete, war ein Kriegsgericht. Vor dem Zelt des Generals brannte wieder ein Feuer. Die Kommandoebene hatte sich hier versammelt und griff etwas Wärme ab. In Habachtstellung wartete etwas abseits der Soldat, der das Muli in den Abgrund geprügelt hatte. Ihm stand die Todesangst ins Gesicht geschrieben. Frau Oberst redete wild gestikulierend auf Erdmann ein.

„Der Soldat ist schuldig. Gar keine Frage. Er hat den Tod des Tragetiers schuldhaft herbeigeführt. Er hat wertvolle Ausrüstung fahrlässig geopfert. Er hat Befehle missachtet. Die lauteten, Mensch und Material unversehrt nach oben zu bringen. Der Schaden ist immens. Ein klarer Fall von Wehrkraftzersetzung. Die Strafe muss Tod durch den Strang lauten."

„Frau Oberst", wandte Erdmann ein „ich bestreite nicht, dass es den eindeutigen Befehl gab, mit größter Vorsicht ohne Verluste oben anzukommen. Aber Sie lassen die Umstände, unter denen das geschehen sollte, vollständig außer Acht. Der Steig war für den Auftrieb der Tiere völlig ungeeignet. Sie haben ihn doch selbst ausgekundschaftet. Eisplatten erschwerten den Aufstieg zusätzlich. Die Tiere hatten alle Mühe, nicht abzustürzen. Ohne Prügel wäre das Muli kein Stück mehr gegangen. Der Soldat versuchte nur, den gegebenen Befehl umzusetzen."

Wie zu erwarten, wollte die Oberst das nicht gelten lassen.

„Man hat immer eine Wahl. Die Alternative wäre gewesen, die Tiere zu entladen. Was meiner Meinung nach auch das einzig Sinnvolle gewesen wäre. Material und Mulis getrennt am Abgrund vorbeizuleiten. Aber dazu war der Soldat zu träge. Oder zu dumm. Er ließ jegliche Form von Umsicht vermissen. Wir können so etwas nicht dulden. Die Moral der Truppe erlaubt das nicht."

Wieder ergriff Erdmann Partei für den Angeklagten. So ging es noch eine Weile weiter. Trotz der ungemütlichen Witterung zog sich das Palaver gefühlt endlos. Der General sah sich das Schauspiel wortlos an. Als schließlich alles gesagt schien, das Feuer auszugehen drohte und die Kälte sich immer mehr in unsere Uniformen fraß, sprach er endlich ein Urteil.

„Soldat, du hast dich schwerer Vergehen schuldig gemacht. Durch deine unüberlegten Handlungen hast du wichtiges Material vergeudet und die gesamte Kompanie in Gefahr gebracht. Du hast unserem Kampf schweren Schaden zugefügt. Dafür kann es nur eine Strafe geben: den Tod."

Das Gesicht des Soldaten verzerrte sich endgültig zu einer Fratze des verständnislosen Entsetzens. Doch er stand weiter stramm. Nach einer Ewigkeit legte der General nach.

„Für dich spricht nur ein Umstand: Du bist schon seit Jahren in der Miliz. Du bist ein Kämpfer der ersten Stunde. Warst schon von Anfang an dabei. Deswegen sollst du noch eine letzte Chance bekommen, dich zu bewähren. Du wirst ab sofort ..."

Weiter kam er nicht. Ukulala, der bisher nichts beigetragen hatte, schnaufte durchaus vernehmbar seinen Unmut aus sich heraus. Er setzte dazu an, dem General zu widersprechen. Doch der kam ihm zuvor und schüttelte nach dem Motto „Ich habe gesprochen" den Kopf. Was keinen Widerspruch zuließ. Des Obersten pechschwarze Augen ließen keinen Zweifel an seiner Gemütslage. Dann stapfte er die fünf Schritte in Richtung des Delinquenten. Hinter ihm in Position zog er seine Pistole, lud durch und jagte dem zitternden Häufchen

Elend eine Kugel ins Genick.

Das sank erstaunlich langsam in sich zusammen. Jeder von uns benötigte seine Zeit, um das Geschehene zu verdauen. Dann kam, für ihn erstaunlich schnell, Leben in den General. So hatte ich ihn noch nie gesehen. Er, der eben gemütlich vor dem Feuerchen auf einer Transportkiste gesessen hatte, sprang auf. Jetzt war er es, der vor Wut kochte. Wie von Sinnen brüllte er Ukulala an.

„Sind Sie wahnsinnig? Das ist Befehlsverweigerung. Wo sind wir hier? Wir sind keine Bande von Barbaren, wo jeder macht was er will. Die finalen Entscheidungen trifft hier einer: ich."

Er machte zwei Schritte auf Ukulala zu. Auch er hatte jetzt eine Pistole in der Hand. Die richtete er auf den Oberst.

„Ihre Waffe, sofort!"

Die beiden standen sich Auge in Auge gegenüber. Es sah so aus, als sei die ultimative Eskalation unausweichlich. Ukulala bebte vor Zorn. Noch hielt er seine Pistole gesenkt und blickte den General voller Verachtung an. Dann begann er sie schleichend langsam zu erheben. Der Finger des Generals spannte sich am Abzug. Nur noch wenige Zentimeter und er hätte keine andere Wahl gehabt, als abzudrücken.

Unvermittelt ließ Ukulala seine Waffe fallen. Drehte sich um und stapfte in Richtung seines Nachtlagers. Der General behielt den Abgang im Visier. Bis der wuchtige Mann außer Reichweite war. Zu spät rief er ihm ein „das wird Folgen haben" nach. Viel zu langsam drehte er sich zu uns um.

„Frau Oberst, meine Herren. So eine Scheiße. Der Kerl ist völlig durchgeknallt. Aber das ist jetzt nicht unser Problem. Wir müssen jetzt erst mal durch die Nacht kommen. Stellt das sicher! Wir können uns keine weiteren Verluste leisten. Wegtreten! Und schafft mir die Leiche weg."

Uns umgab jetzt völlige Dunkelheit. Nachdem Erdmann und ich die Leiche hatten wegschaffen lassen, trennten wir uns. Wir hatten uns noch darauf verständigt, die Zelte der Männer daraufhin zu kontrollieren, ob sie der Kälte standhielten.

Als ich bei meinen Leuten ankam, fand ich nur ein kleines

Biwak vor. Warum, kapierte ich, als ich einen Unterschlupf aufmachte. Im Schein meiner Taschenlampe konnte ich durch den Spalt drei Männer kauern sehen. Der Innenraum war fast komplett ausgefüllt. Sie hatten sich in alles gepackt, was ihnen an Kleidung zur Verfügung stand. Ich lobte ihr vorausschauendes Vorgehen.

Als Offizier hatte ich mein Zelt für mich allein. Ganz allein. Bessere Kleidung und der dickere Schlafsack würden mir die Nacht etwas erleichtern. Aber ich müsste sie allein, ohne zusätzliche menschliche Wärme durchstehen. Auch ich packte mich in alles ein, was ich hatte. Draußen rüttelte der Wind an meinem Zelt. Es würde eine lange, ungemütliche Nacht werden.

Ich schlief wenig. Die meiste Zeit versuchte ich, mich krampfhaft warm zu halten. Starrte ins dunkle Nichts und wartete darauf, dass die Eishölle vorbeigehen würde. Gegen 600 grub ich mich aus meinem Unterschlupf. Draußen war es noch stockdunkel. Der Wind weiterhin eisig, aber es hatte wenigstens aufgehört zu schneien. Um mich herum rührte sich nichts. Ich setzte einige gelbe Punkte in den Schnee und zog mich wieder zurück.

Gegen 800 kriegte ich mit, dass sich draußen etwas tat. Wieder arbeitete ich mich frei und verließ unter größter Willensanstrengung mein Schneeloch. Die einzige Motivation waren einige Sonnenstrahlen, die es geschafft hatten, zwischen den Wolken durchzubrechen. Um mich herum waren auch die Kameraden aus ihren Löchern gekrochen. Ich ordnete an, Marschbreitschaft herzustellen.

Während ich meinen Krempel packte, kam Fridtjof auf mich zu: „Schulz, da ist was, was du dir anschauen musst."

Ich ging mit ihm zu einem Zelt, das nur notdürftig freigelegt war. Wollte es genauer inspizieren, aber Fridtjof forderte mich auf, ihm weiter zu folgen. Wir stapften noch circa 50 Meter durch den Schnee. Dann standen wir vor zwei tiefgefrorenen menschlichen Körpern. Die beiden bizarr ineinander verschlungen. Ich sah Fridtjof fragend an.

„Der eine musste wohl scheißen. Deswegen hat er das Zelt verlassen. Als er nicht wiederkam, kroch der andere aus seinem Unterschlupf, um ihn zu suchen. Als er ihn fand, versuchte er, ihn wieder ins Zelt zu holen."

„Und warum haben sie es nicht geschafft? Zumindest zu zweit hätten sie doch zurückfinden müssen."

Fridtjof zuckte mit den Schultern: „Keine Ahnung."

„Du nimmst den beiden alles ab, was wir noch brauchen können. Ich schau' mir mal das Zelt an."

„Soll ich die denn nicht begraben?"

Ich schüttelte den Kopf: „Das würde Stunden dauern. Wir müssen weiter. Noch so eine Nacht ..."

Es kostete mich, das Nachtlager so freizuräumen, dass ich ins Innere vorstoßen konnte. Endlich hatte ich den Reißverschluss gefunden. Drinnen das Marschgepäck und die Schlafsäcke der beiden. Ich machte mich daran, die Sachen durch die Eingangsöffnung zu ziehen. Da wurde mir einiges klar. Aus den Schlafsäcken kullerten mir zwei halb leere Schnapsflaschen entgegen. Die beiden hatten mit einem ordentlichen Rausch durch die Kälte kommen wollen. Eine tödliche Dummheit. Für uns Lebende ging es nur noch darum, hier wegzukommen.

Fridtjof kam mit den letzten Habseligkeiten der Erfrorenen angestapft. Ich hielt ihm die beiden Flaschen hin. Er meinte nur lakonisch, dass es das Blödeste sei, was man in einer solchen Nacht tun könne. Trotzdem öffnete er eine der beiden Flaschen und hielt sie mir hin. Als ich ablehnte, nahm er einen tiefen Schluck und goss den Rest in die zweite. Wir rafften den restlichen Krempel zusammen und schlossen uns wieder dem Treck an.

Die Kompanie erwartete uns bereits. Es konnte losgehen. Die Nachricht vom Tod der Kameraden verbreitete sich wie immer schnell.

Wie so oft ein perfektes Ziel abgebend, stakste die Kompanie über den verschneiten Pass. Doch Lees Scanner zeigte nach wie vor keine Drohnen an. Neben uns erhoben sich zwar die Gipfel des Atalas-Gebirges, aber wir mussten wenigstens nicht weiter rauf. Auch kamen wir, sobald die Trasse von der Vorhut eingelaufen war, ganz gut voran. Keine Einbrüche, keine Abstürze. Nur der eisige Wind nagte an uns.

Mittags lagerten wir in einem Kessel, den die umliegenden Gipfel so abschirmten, dass uns der Wind nicht so zusetzte. Den Männern gelang es sogar, drei Gämsen abzuknallen, die uns neugierig von den umliegenden Felswänden zuschauten. Dumm nur, dass zwei von ihnen so in der Wand lagen, dass es zu gefährlich war, sie zu bergen. Die eine wanderte aber sofort in den Kochtopf.

Nach weiteren Stunden öden Marsches kam gegen Abend die Ansage, dass wir versuchen würden, den Pass möglichst weit hinter uns zu lassen, um in niedrigere Höhen abzusteigen. Vor Mitternacht, so die Planung, würden wir kein Lager aufschlagen.

Als es dämmerte, gönnten wir uns noch eine kurze Pause. Sofort wurde es uns aber zu kalt, um weiter zu rasten. Mit zunehmender Dunkelheit folgten wir dem Pfad, den uns die Vorhut freigetrampelt hatte. Einige Taschenlampen leuchten die Stellen aus, an denen der Boden Fallgruben für uns bereithielt. Jeder versuchte, keinesfalls den Anschluss an seinen Vordermann zu verlieren.

Gegen 2200 kam einer der Männer aus der Vorhut, die wieder Frau Oberst übernommen hatte, auf mich zu.

„Herr Leutnant, melde gehorsamst, dass das Kommando beschlossen hat, möglichst lange weiterzumarschieren. Nicht noch weiter Verluste durch die Kälte riskieren."

Er gab mir mehrere Tafeln Panzerschokolade: „Damit die Männer besser durchhalten."

Ich entließ ihn, warf mir ein Eckchen von dem Zeug ein und verteilte den Rest an meinen Zug. Keiner lehnte ab.

Es ging jetzt bergab, der Pass lag hinter uns. Ordentlich gepusht kamen wir recht flott vorwärts. Keine Müdigkeitserscheinungen. Ab und zu knallte einer hin, weil er in der Dunkelheit einen Stolperstein übersah. Doch ohne weitere Verluste erreichten wir gegen 430 unser nächstes

Feldlager.

Der nächste Tag entschädigte uns etwas für die Strapazen, die wir auf dem Weg über den Pass auf uns hatten nehmen müssen. Als ich gegen Mittag aus meinem Zelt kroch, schien die Sonne. Erst jetzt konnte ich ausmachen, wo wir uns befanden.

Hinter uns lagen die massiven` Gipfel des Atalas-Gebirges. Der Blick zurück machte mir klar, was wir da auf uns genommen hatten. Von hier aus sah die weiße Hölle, die wir hinter uns gelassen hatten, absolut unbezwingbar aus. Wichtiger aber der Blick nach vorne. Der durchaus positiv. Vor uns erstreckten sich grüne Hänge, die uns den weiteren Abstieg nicht allzu schwer machen würden. Es erreichte mich der Befehl, uns für den Abmarsch bereit zu machen. Der weitere Vormarsch hatte was von Bergwanderung. Bis zum Abend stießen wir auf keinen Widerstand. Nachdem wir unser Lager aufgeschlagen hatten, fand sich die Kommandoebene zur Lagebesprechung ein.

Der General stand vor zwei Transportkisten. Auf ihnen befand sich ein faltiger Bogen Wachspapier. Er erfüllte die Funktion einer Landkarte. Vorher hatte er ohne Frage als Verpackungsmaterial herhalten müssen. Auch Oberst Ukulala gab sich die Ehre. Er und der General hielten für alle Fälle einen deutlichen Sicherheitsabstand ein.

„Frau Oberst, meine Herren, wir haben versucht, hier eine Übersicht über unsere weitere Marschroute zu erstellen. Wir haben mit dem Pass zwar ein großes Hindernis hinter uns gelassen, aber es liegt noch ein schwerer Weg vor uns."

Alle nickten Zustimmung und der General fuhr fort.

„Unsere nächste Herausforderung wird die Beria-Wüste werden. Hier wird die Versorgung mit Marschverpflegung ein noch größeres Problem darstellen. Wir werden auf jeden Fall große Mengen Trinkwasser mitführen müssen. Leider wissen wir reichlich wenig über die Gegebenheiten dort. Hat irgendjemand genauere Informationen?"

Erdmann deutete auf die Karte: „Es ist schon verdammt

lange her, dass ich dort war. Vor Jahren planten wir da einen Stützpunkt. Gaben aber den Gedanken dann auf. Der Grund war schlicht und einfach ihre Lebensfeindlichkeit. Was natürlich eine große Gefahr für unser Unternehmen darstellt.

In der Diskussion stand damals die Oase von Middlt als Stützpunkt. Ich war nie dort. Aber wie das Wort schon verrät, könnten wir dort auf Wasser hoffen."

Der General unterbrach ihn: „Und wir werden die Oase finden?"

Erdmann hatte keine Antwort. Frau Oberst sprang für ihn ein. Sie zeigte auf das, was unsere Karte sein sollte, aber nur eine Handskizze war, die auch von einem Kind hätte stammen können. Dessen ungeachtet hatte es den Anschein, dass sie wusste, wovon sie redete.

„Hier werden wir in die Beria-Wüste vorstoßen. Ich denke, das ist der optimale Einstiegspunkt. Auf diesem Bergrücken können wir relativ weit in das Gebiet eindringen. Ich meine, ohne durch knietiefen Sand waten zu müssen."

Sie fuhr eine der eher diffusen Linien mit der Hand nach.

„Wenn wir das Ende des Rückens erreicht haben, wenden wir uns Richtung Osten. Jetzt wird es ungemütlich. Jetzt geht es direkt durch den Wüstensand. Immer Richtung Osten."

Ihr Zeigefinger zeichnete die Route auf der improvisierten Karte nach.

„Es geht solange in Richtung Osten, bis wir auf das Wadi Hasaa stoßen. Das ist unser Vorteil. Das Wadi wird uns direkt zur Oase führen. Wir brauchen bloß dem Flussbett folgen."

Schweigen. Wir starrten alle auf das, was eine Karte darstellen sollte.

Dann der General: „Und Sie sind sich sicher, Frau Oberst, dass das, was wir da gezeichnet haben, auch die Region so abbildet, wie wir sie vorfinden werden?"

Frau Oberst war sich in keiner Weise sicher. Zugeben würde sie das aber keinesfalls. Sie schaute dem General direkt in Augen.

„Sicher? Was wollen Sie denn? Ein Vortrupp wird das

Gelände auskundschaften."

Dem fiel auch nichts Besseres ein. So fragte er in die Runde: „Vorschläge, meine Herren?"

Wir hatten keine.

Zum ersten Mal schien er Ukulala zu bemerken. Der nickte schweigend, indem er seinen Riesenschädel auf dem massigen Hals hob und wieder fallen ließ. Was in seinem Kopf vorging, ein Rätsel. Zumindest wollte er diesmal keinen Stress machen.

Aus einer der Kisten besorgte ich mir ein Fläschchen Schnaps. Zusätzlich organisierte ich mir ein paar Stücke von den Muli-Kadavern. Dann machte ich mich auf die Suche nach Cinnamon. Ich fand sie bei der Arbeit. Sie bandagierte gerade einen Kameraden, der auf dem Marsch letzte Nacht was abgekriegt hatte. Ich machte auf Vorgesetzter.

„Na Soldat, was ist denn mit deinem Fuß los?"

Der hatte gerade nett mit Cinnamon geplaudert und mit allem gerechnet, nur nicht damit, dass ein Offizier ihm jetzt die Tour vermiesen würde.

„Herr Leutnant, saublöd gelaufen. Meine Taschenlampe hat gegen 300 schlappgemacht. Konnte dann kaum mehr was sehen. Bin auf einem Stein abgerutscht und umgeknickt."

Ich machte weiter auf Vorgesetzter: „So was darf eigentlich nicht passieren. Wenn wir nicht Acht geben, dann gefährden wir unsere Einsatzfähigkeit."

Der Mann war in der Defensive. Er gab mir ein demütiges: „Jawohl, Herr Leutnant."

Zu dick wollte ich vor Cinnamon nicht auftragen. Ich gab in einem Ton, der keine Zweifel zuließ, von mir, dass ich sähe, dass er ja trotzdem noch einsatzfähig sei. Der Verletzte nahm die Möglichkeit, den Kopf aus der Schlinge zu ziehen, dankend an und versicherte mir eindringlich seine volle Kampfbereitschaft.

Auch ich versuchte, zu punkten: „Frau Doktor hat sicher ganze Arbeit geleistet."

Jeder von uns mimte Heiterkeit. Die Anspannung ließ etwas nach. Cinnamon begann, weiter zu wickeln. Obwohl sie nicht zu ignorieren war, hielt ich ihr meine Beute direkt unter die Nase: „In einer Stunde?“

Sie hörte kurz auf zu wickeln: „Beim Chinesen?“

Ich nickte. Cinnamon schenkte mir ein Lächeln und wandte sich wieder ihrer Arbeit zu. Exakt 60 Minuten später saßen wir im Schein der Taschenlampe in Lees Zelt, nagten an Maultierrippen und ließen die Flasche kreisen.

~

Der Attaché wohnte, wie es sich für einen Diplomaten ziemte. Ganz klar ein Statement. Am anderen Ende der Welt hatte er sich ein Heim hinstellen lassen, das jedes Anwesen in den reizvollsten Gegenden Frankreichs in den Schatten stellte. Landhausstil vom Feinsten.

Der Besucher betrat das dreistöckige Gebäude über ein Treppchen, das ihn unter den Vorbau geleitete, um dort geschützt vor Wind und Wetter seine Ankunft vermelden zu können.

Die Komposition aus pastellgelbem Anstrich, großen türkisen Fensterläden und den tiefroten Ziegeln des Dachs gaben dem Haus eine sommerliche Dynamik, nahmen ihm aber nichts von seinen repräsentativen Qualitäten.

Die Villa musste über eine Wohnfläche von mehreren 100 Quadratmetern verfügen. Über dem Vorbau thronte ein Balkon, der durch ein Messinggeländer eingefasst war, das seinen goldenen Schein in die Umgebung projizierte. In das Dach waren mehrere großzügige Dachgauben gebrochen, die den Bewohnern ermöglichten, auch vom obersten Stock freien Ausblick auf den umgebenden Garten zu haben.

An der linken Seite des Hauses konnte Monsieur Paul einen weitläufigen Wintergarten ausmachen, der es erlaubte, den Tee auch bei kälterer Witterung im Freien zu nehmen. Der Architekt hatte dessen Fassade mit unendlich viel Liebe zum Detail ausgestaltet. Für die Fassung der Scheiben hatte er Gusseisen gewählt, jedoch gaben die eingegossenen Fragmente aus Eichenlaub und anderen Spielereien der Umrahmung eine Leichtigkeit, die die banale Billigkeit des Materials vollends aufwog.

Ein Asiate im Livree öffnete ihm nach einer geraumen Weile die Tür und bat ihn einzutreten. Er nahm ihm den Mantel ab und geleitete ihn in den Speisesaal. Auch innerhalb des Hauses regierte exquisiter Geschmack.

Die Familie saß bereits zu Tisch und genehmigte sich den Aperitif. Monsieur Paul schoss der Gedanke durch den Kopf, ob er vielleicht zu spät sei. Doch nichts im Verhalten der Gastgeber ließ darauf schließen.

Monsieur Paul begrüßte die Dame das Hauses mit Handkuss und einer tiefen Verbeugung. Er war überrascht, keine ältere Matrone der französischen Hautevolee anzutreffen. Die anmutige Chinesin, die ihn in perfektem Französisch begrüßte, strahlte eine Jugendlichkeit aus, die er von der Gattin des Attachés nicht erwartet hätte. Wie es sich für das Reich der Mitte gehörte, überreichte er ihr nun den Blumenstrauß mit beiden Händen. Sie goutierte ihn, indem sie den Duft des Bouquets voll Hingabe in sich einsog und „tres jolie, vraiment tres jolie" murmelte.

Der Attaché erhob sich würdevoll von seinem Stuhl. Der gedrungene Gastgeber im blütenweißen Anzug schüttelte kräftig die Hand des zukünftigen Hauslehrers und hieß ihn ebenfalls herzlich willkommen. Der Mann Mitte 50 hatte aristokratische Züge, in denen das Alter seine Spuren hinterlassen hatte. Sein schon leicht schütteres Haar lag jedoch perfekt platziert, der Scheitel wie mit dem Lineal gezogen. Selbiges galt für den voluminösen Schnauzer, der seinen letzten Schliff durch eine ordentliche Portion Bartwichse erhalten hatte. Die wachen Augen blickten durch eine Brille mit Goldrand.

Neben der Mutter hatte die Tochter des Hauses Platz genommen. Der Attaché führte sie mit ermunternder Geste und der Bemerkung „meine Tochter" ein. Monsieur Paul trat, um ihr die Aufwartung zu machen, ein paar Schritte auf sie zu und verbeugte sich, um auch bei ihr den Kuss auf die Hand anzudeuten.

Was ziemlich schiefging. Die Hand des Kindes, das gerade begonnen hatte, zur Frau zu reifen, entzog sich beim Versuch, sich ebenso zu verbeugen. Lehrer und Schülerin stießen mit den Köpfen zusammen und zogen diese umso erschreckter zurück. In diesem Moment trafen sich ihre Blicke. Um beinahe nicht mehr voneinander lassen zu können.

Kapitel 6: Durch den Sand der Wüste

Die Kälte weckte mich. Wir hatten diesmal unsere Schlafsäcke nicht mitgebracht. Den Tod durch Erfrieren hatten wir hinter uns gelassen. Ich war, berauscht von Schnaps, Weib und Erzählung, einfach abgekippt. Lee flackte mir gegenüber, auch reichlich hin und weg. Cinnamon hatte uns gelassen. Die Flasche lag knochentrocken zwischen uns.

Mein Eisen zeigte 630 an. Leicht gebremst, aber doch gut drauf von der Reise in eine andere Welt, robbte ich ins Freie. Vor mir im Tal lag das Meer aus Sand. Trockenheit ohne Leben bis zum Horizont. Ich brauchte eine Weile, um es zu checken. Da mussten wir jetzt durch.

Im Lager war schon einiges los. Ich ging auf Posten, wissend, dass ich spät dran war. Die Männer warfen mir Blicke zu. Ich wich ihnen aus. Auch irgendwie kindisch, außerdem wusste eh jeder, was er zu tun, wie er seinen Krempel zu packen hatte. Schließlich ist ein Leutnant ein Offizier.

Wir marschierten auf die Wüste zu, hielten uns aber Richtung Osten, um auf die Linie zu stoßen, die Frau Oberst auf der Karte markiert hatte. Hoffend, dass wir zeitnah auf den Bergrücken treffen würden, den uns die super Karte versprochen hatte und der unser Einstieg in den großen Sandkasten sein sollte.

Wir hatten Glück. Die Formation existierte wirklich. Nach sechs Stunden lockeren Abstiegs über nicht allzu forderndes Gelände erstreckte sich der Ausläufer vor unseren staunenden Augen. Wie ein Tentakel reichte der Felskeil in den riesigen Sandkasten vor uns.

Ein Melder kam mir entgegen und verkündete, dass wir hier erst mal eine Pause einlegen würden. Und, dass der Oberst nach mir verlangte. Ich wollte logischerweise wissen warum. Der Melder wusste es nicht. Ich machte mich auf den Weg, um neue Befehle entgegenzunehmen.

Ukulala empfing mich vor unserem provisorischen Kartentisch, der wieder mal so völlig erbärmlich in der

Landschaft stand. Dahinter hatte er sein voluminöses Gesäß auf einer weiteren Transportkiste platziert. Ich grüßte und stand stramm. Er ließ mich eine Weile stehen. Erst dann nahm er Notiz von mir.

„Leutnant, ich habe ein Spezialkommando für dich. Du wirst die weitere Marschroute auskundschaften. Wir wissen nicht, wie weit uns der Bergrücken beim Vordringen in die Wüste von Nutzen sein kann. Du wirst mit einem Stoßtrupp weiter vordringen und in Erfahrung bringen, wo es lang geht. Und wie weit wir kommen, ohne in den Sand absteigen zu müssen."

Pause. Um die Lücke zu füllen, gab ich ein „Jawohl, Herr Oberst!" von mir. Ukulala reagierte darauf mit einem Nicken. Dann rückte er mit weiteren Details heraus.

„Du nimmst dir vier Männer und machst dich sofort auf den Weg. Du gehst mit Popow, Bergner, Loukili und Okafor."

Nicht, dass ich etwa wusste, wen er meinte. Bis auf Okafor hatte ich die Namen der Männer, die unter meinem Kommando standen, die letzte Zeit erfolgreich verdrängt. Ich hatte wirklich anderes im Kopf. Nur eines war mir so klar wie Kloßbrühe. Die Leute waren mit Sicherheit nicht mein Dream-Team.

„Bei allem Respekt, Herr Oberst. Es lohnt kaum, dass wir heute noch aufbrechen. In spätestens drei Stunden wird es dunkel. Die Männer sind müde. Sie sollten sich ausruhen. Ich würde gerne morgen in aller Frühe beginnen vorzustoßen."

Der Oberst schaute mich nicht mal an, wie ich da vor seinem Tischchen stand.

„Schulz, Probleme mit den Ohren? Du hast meinen Befehl gehört."

Ich war so dumm, noch mal nachzufassen.

„Herr Oberst, das wird kein einfaches Unternehmen. Wir haben keine Idee, was uns dort erwartet. Die Männer sind müde und ich kenne nur Okafor. Die anderen Namen sagen mir nichts. Keine gute Grundlage für eine erfolgreiche ..."

Er ließ mich den Satz nicht beenden. Mir platzten fast die Trommelfelle, so brüllte er mich an. In seinen Augen leuchtete der Killerblick.

„Hast du es an den Ohren? Du wirst genau das machen, was ich dir befohlen habe. Abmarsch in einer halben Stunde. Verstanden? Wegtreten."

Der Oberst sticht den Unter. Gemaßregelt trat ich weg. Es würde nicht einfach werden, innerhalb der 30 Minuten die Expedition zusammenzustellen. Um meinem Vorgesetzten keine weitere Angriffsfläche zu geben, beeilte ich mich besser.

Ich brauchte allein die Hälfte der Zeit, die Kameraden aufzutreiben. Die waren nicht begeistert, sich jetzt noch mal auf den Weg zu machen. Nur das Argument „Befehl vom Oberst" zählte. Ohne jede Spur von Begeisterung krochen sie aus ihren Löchern, in denen sie sich schon eingenistet hatten, und stellten Abmarschbereitschaft her. Die halbe Stunde blähte sich zu einer ganzen auf. Ich hatte alle Hände voll damit zu tun, die Ausrüstungsgegenstände und den Proviant zusammenzukratzen und auf die Männer zu verteilen. Ohne Ukulala noch mal unter die Augen zu treten, trollten wir uns auf unsere Mission. Weit würden wir heute nicht mehr kommen.

Ich teilte mein Zelt mit Feldwebel Popow. Es war schwierig, aus dem bärtigen Slawen überhaupt ein Wort herauszubekommen. Sein Wortschatz bestand im Wesentlichen aus „Jawohl" und sonst nichts. Auf seinem Schädel kein einziges Haar. Dafür der Bart umso länger. Wie ich ihn einschätzte? Ein altgedienter Kämpfer, der schon seit Jahren bei der Miliz seinen Dienst tat. Die Zeit im Untergrund hatte auch ihn gezeichnet. Trotzdem hielt ich ihn für immer noch relativ fit. Die Erfahrung glich den Verlust an körperlicher Spannkraft allemal aus.

Am nächsten Morgen weckte mich kräftiger Fallwind, der an unserem Zelt zerrte. Popow lag schnarchend neben mir. Ich kroch aus der windigen Behausung und blickte eine Weile in die Landschaft. Die stellte uns vor keine großen Herausforderungen, wir würden gut vorankommen. Der permanente Luftstrom, der über den Bergrücken hinwegfegte, hatte ihn über die Jahrtausende geschliffen. Was meine Laune aber kaum steigerte. Den anderen ging es nicht anders.

Den Tag liefen wir auf dem Kamm in Richtung Norden. Jetzt sorgte der Wind, der immer noch recht ordentlich blies, für Abkühlung, an manchen Stellen sogar für willkommene Erfrischung.

Im Gänsemarsch, ohne jede Vorsicht, trabten wir vor uns hin. Da es bis jetzt noch keinen Drohnenalarm gegeben hatte, gingen wir davon aus, dass das auch so bleiben würde. Wir redeten kaum, der Weg schlängelte sich fast immer alternativlos vor uns her. Es gab nichts auszukundschaften. Auf beiden Seiten in der Tiefe begleitete uns die Wüste. Die wir an einer geeigneten Stelle durchqueren sollten. Jeder stellte sich die Frage, wie das überhaupt zu schaffen wäre. Sand, nichts als Sand, bis zum Horizont.

Gegen Abend war immer noch kein Ende des Kamms, auf dem wir latschen, abzusehen. Ich ordnete an, hier zu lagern. Morgen würden wir weiter in Richtung Norden vorstoßen.

„Was bringt uns das?“, fragte mich Loukili. „Irgendwann ist das Ding zu Ende und dann müssen wir absteigen.“

Im Gegensatz zu uns alten Kämpfern war Loukili höchstens Mitte 20. Seine Züge ließen keinen Zweifel an seiner arabischen Abstammung. Er konnte erst ein bis zwei Jahre Mitglied der Miliz sein. Sein strenges Gesicht war noch nicht von den Entbehrungen des bewaffneten Kampfes gezeichnet. Irgendwie schaffte er es sogar, sich zu rasieren. Nur ein exakt abgezirkeltes Quadrat hatte er auf seinem Kinn stehen lassen. Auch seine Uniform saß makellos. Er hatte was Soldatisches, kam nicht daher wie ein Strauchdieb. Sein schwarzes Barett ein klares Statement.

„Gut erkannt“, erwiderte ich. Keine Ahnung, worauf er hinauswollte.

„Ja und dann? Dann stehen wir mitten in der Wüste. Was machen wir dann? Spielen wir dann im Sand?“

„Dann stoßen wir bis zum Wadi und von dort bis Middlt vor.“

Loukili schaute mich zweifelnd an. „Herr Leutnant, ich kenne die Wüste. Da geht man nicht einfach so durch."

Daran hatte auch ich keine Zweifel, wollte aber die Moral nicht komplett zerstören: „Bis zum Wadi sind es nur ein paar Kilometer."

„Und dann?", Loukili gab auf und begann den anderen zu helfen, ihr Zelt aufzustellen.

Am nächsten Morgen das gleiche Spiel. Rauswinden, zusammenpacken und den Bergrücken entlang. Der war aber gegen Mittag dann auch zu Ende und versandete in der Wüste. Es machte also keinen Sinn mehr, weiter in Richtung Norden vorzustoßen.

Nach einer Pause mit leckerem Büchsenfleisch ordnete ich an, dass die Männer auskundschaften sollten, ob man ohne Probleme Richtung Sandkasten absteigen könne. Ich blieb bei unserem Gepäck und wartete auf ihre Rückkehr.

Zwei Stunden später kamen sie als geschlossene Gruppe zurück. Der Abstieg würde nicht das Problem sein. Womit unsere Kundschaftermission abgeschlossen war. Wir machten uns wieder auf den Weg.

Am Abend des nächsten Tages näherten wir uns dem Feldlager. Ich dachte darüber nach, bis in die Nacht zu marschieren. Überlegte es mir dann aber anders, weil ich es für zu gefährlich hielt. Warum wegen ein paar Stunden Verrenkungen oder Knochenbrüche riskieren. Außerdem hatte ich einfach keinen Bock weiterzulatschen.

Popows Schnarchen weckte mich ein weiteres Mal. Vor dem Zelt die Überraschung. Da, wo die Männer gestern ihr Lager aufgeschlagen hatten, herrschte gähnende Leere. Von ihnen, außer einer leeren Konservendose keine Spur. Ich fluchte und schrie nach Popow. Der steckte seinen Kopf aus der Zeltöffnung und schaute mich belämmert an.

„Die drei haben sich aus dem Staub gemacht."

„Was machen wir jetzt?"

„Hinterher!"

„Und woher wissen wir, in welche Richtung sie abgehauen

sind?“

Ich hatte keine passende Antwort. Es blieb uns nichts anderes übrig, als zum Feldlager zu gehen und dort Alarm zu schlagen. Wir packten unseren Krempel und hasteten in die Richtung, in der wir die Kompanie vermuteten.

Zwei Stunden später erreichten wir sie. Die Meldung der Desertation ging umgehend an den General. Der war stinksauer. Ich bekam sauber mein Fett ab. Sofort wurden Stoßtrupps mit sieben oder acht Mann losgeschickt, um die Flüchtigen zu ergreifen. Was für mich und Popow hieß, wieder aufzubrechen.

Verstärkt durch sechs weitere Kämpfer gingen wir den Weg zum letzten Nachtlager zurück. Wir fächerten auf, um zu verhindern, dass die Deserteure an uns vorbeischlüpfen konnten. Immer auf der Hut, nicht direkt in sie hineinzulaufen, um den Überraschungseffekt auf unserer Seite zu haben.

Gegen Abend gaben wir auf. Das Unternehmen war eh zum Scheitern verurteilt, denn es war anzunehmen, dass die drei sich in der Hoffnung, dass wir sie in der Weite des Geländes eh nicht orten könnten, irgendwo einigelten und auf Zeit spielten.

Im Feldlager Aufruhr. Erdmann und sein Zug hatten die drei aufspüren können. Nach einem etwa einstündigen Feuergefecht war Okafor und Bergner die Munition ausgegangen. Loukili hatte einen tödlichen Kopfschuss abbekommen. Auch einige aus dem Zug waren nicht ohne Blessuren davongekommen. Was für Cinnamon einiges an Arbeit bedeutete. Der Befehl, mich bei der Kommandoebene zu melden, erreichte mich sofort.

Vor dem Zelt des Generals das gleiche Bild. Er saß hinter zwei aufgestapelten Transportkisten, die Obersten neben ihm. Erdmann stand. Die beiden Deserteure gefesselt und bewacht vor dem Tribunal. Okafor ein Häufchen Elend. In sich zusammengesunken. Bergner bewahrte weiterhin Haltung. Dem durchtrainierten Zwei-Meter-Mann mit Schnauz- und Kinnbart war nichts anzumerken. Er fürchtete den Tod nicht, blickte den Offizieren direkt in die Augen und verzog dabei keine Mine. Erklärend, was ihn zu Desertation bewogen hatte.

„Bei allem Respekt. Unser Kampf ist verloren. Wir sind doch nur noch ein elender Haufen. Militärisch besiegt. Wie sollen wir den Kampf noch fortsetzen? Es bringt doch alles nichts mehr. 100 Mann gegen einen ganzen Apparat. Ein Apparat, der über unendliche Ressourcen verfügt. Der uns in allen Belangen überlegen ist."

Der General ließ ihn wissen, dass er das nicht einschätzen könne, und fragte ihn nach seinen Plänen, sofern er der Truppe entkommen wäre.

„Wir hätten versucht, nach Robotopolis zurückzukommen. Sobald wir auf Kampfmaschinen gestoßen wären, hätten wir uns ergeben. Immer noch besser, überhaupt ein Leben zu führen als dieses."

Der General fragte ihn, ob er noch etwas zu seiner Verteidigung zu sagen habe.

Bergner strafte ihn mit Verachtung und ließ ihn wissen, dass er das nicht habe. Der Mann hatte mit dem Leben abgeschlossen. Ganz anders Okafor. Der fiel auf die Knie und bettelte. Ukulala unterbrach ihn mit der Bemerkung, dass es jetzt reiche. Schluchzend kniete er weiter vor dem Tribunal.

Erdmann wurde das Wort erteilt. Er würdigte die langjährigen Verdienste der beiden in der Miliz. Sprach von einem kurzfristigen Moment der Schwäche. Nicht sehr hilfreich, dass Bergner dieses Argument mit einem höhnischen Schnauben quittierte. Erdmann schloss mit dem Hinweis, dass die Kompanie jeden Mann brauche. Er bat darum, den beiden unter strenger Bewachung die Chance zu geben, sich zu bewähren.

Das Kriegsgericht zog sich zur Beratung zurück. Was so nicht genau zutraf, denn es schickte uns, die niederen Ränge, einfach weg. Okafor musste förmlich weggetragen werden.

Die Urteilsfindung dauerte keine zehn Minuten. Wir hatten wieder Aufstellung vor den Transportkisten genommen. Umrahmt vom üblichen Blabla verkündete der General das Urteil: Tod durch Erschießen. Es sei sofort zu vollstrecken.

Die gesamte Kompanie habe der Hinrichtung beizuwohnen. Okafor brach winselnd in sich zusammen.

Doch der General hatte noch nicht fertig. Er wandte sich an mich: „Schulz, du bist das Erschießungskommando."

Der Tag entwickelte sich zum Albtraum. Ich wandte ein, dass man das sonst doch Freiwilligen überließ. Ukulala schrie mich an, dass es ein Befehl sei. Schließlich habe ich den drei die Möglichkeit gegeben, abzuhauen. Der General ließ ihn brüllen. Ich wusste, was ich zu tun hatte.

Der Albtraum nahm seinen Lauf, unaufhaltsam. Die Kompanie stellte sich auf, um dem Spektakel befehlsgemäß beizuwohnen. Tausend Gedanken schossen mir durch den Kopf. Fluchtgedanken, aber es gab kein Entkommen. Mein Puls raste. Ich zog meine Pistole aus dem Halfter, stellte mich hinter den jetzt knienden Bergner. Der General befahl Feuer.

Da entdeckte ich Cinnamon in der Menge. Unsere Augen trafen sich. In ihrem Blick das blanke Entsetzen. Der General schrie mich an, ich solle meine Pflicht tun. Bergner kommentierte das unwürdige Schauspiel mit den Worten: „Jetzt mach schon!"

Ich drückte ab. Die Kugel zerfetzte seine Schädeldecke. Der Körper fiel leblos nach vorn.

Neben ihm wand sich Okafor. Drei Männer mussten ihn fixieren. Immer wieder schrie er, er wolle nicht sterben. Flehte um sein Leben. Trotz des festen Griffs der Kameraden hatte ich Schwierigkeiten, auf seinen Hinterkopf zu zielen. Ein zweiter Schuss bereitete dem Gejammer ein Ende. Stille. An meiner Uniform klebten die blutigen Reste des Delinquenten. Im Gesicht hatte ich wohl auch einiges abbekommen. Ich entdeckte im Augenwinkel Cinnamon. Blanker Horror. Auch mein Schädel drohte zu zerspringen.

Die Nacht war eine Flasche Schnaps mein einziger Freund. Auch sie konnte mich kaum runterbringen. Immer wieder schreckte ich hoch, völlig desorientiert. Bis mir dann der Schrecken in die Glieder fuhr, bis plötzlich die Bilder zum hundertsten Mal glasklar vor mir aufpoppten. Nur ein kräftiger

Schluck aus der Pulle konnte mich abermals betäuben.

Gegen 400 hatte ich die Flasche geleert und fand keinen Schlaf mehr. Der Liter Schnaps war logischerweise nicht spurlos an mir vorbeigegangen. Ich hockte mich vor das Zelt und starrte in die Wüste. Hinter mir ging die Sonne auf. Fühlte mich wie erbrochen. Es fiel mir schwer, den Abmarsch zu organisieren. Die Männer benahmen sich so, als wäre alles ganz normal. Doch die Distanz ließ sich greifen, lag über jeder Geste, über jedem Wort. Wegschieben ging nicht. Ich versuchte krampfhaft, mich am Laufen zu halten.

Gegen Abend erreichte mich der Befehl, ein Lager aufschlagen zu lassen und, wesentlich entscheidender, die noch aufgestockten Wasservorräte zu rationieren.

Es war nicht daran zu denken, bei Tag durch die Wüste zu marschieren. Deswegen stiegen wir am nächsten Morgen vom Bergrücken ab und begaben uns in vorläufigen Ruhezustand. Als die Sonne sich dem Horizont näherte, brachen wir wieder auf. Bald würde der Kompass unsere einzige Orientierung im staubigen Meer aus Sand sein. Bei jedem Schritt sanken wir jetzt ein. Was das Vorwärtskommen zusätzlich erschwerte. Der Himmel völlig klar, über uns die Sterne und der Halbmond. Eigentlich ganz hipp, die Stimmung eventverdächtig. Bis dann die Sonne begann, sich über dem Horizont zu erheben.

Sobald die ersten Sonnenstrahlen uns erreichten, schoss die Temperatur steil nach oben. Um uns herum nichts als endloser Sand. Es war nicht daran zu denken, weiterzumarschieren. Aus Gewehren und Zeltplanen fummelten wir provisorische Sonnensegel. Legten uns darunter und hofften, den Tag zu überstehen. Ich ließ noch ein Ration Wasser ausgeben. In der Nacht zog hin und wieder ein Hauch über die Wüste. Jetzt stand die Luft still. Jeder garte im eigenen Saft, der sich sofort in Luft auflöste.

Als die Hitze nachließ, wollten wir nur eines: schlafen. Aber nichts da, der Befehl zum Aufbruch kam ohne Gnade. Wie in der letzten Nacht begann die Karawane wieder durch die Ödnis zu ziehen. Ging es bergauf, hieß es meist zwei Schritt vor, einen zurück. Die Müdigkeit zerrt an den Kräften. Keiner spricht, bringt auch nur eine Silbe hervor, höchstens ein verzweifeltes Stöhnen. Um uns herum grenzenlose Stille. Nur durchbrochen, wenn eines der Maultiere umkippte, weil es im Sand versackte. Ein Schluck laues Wasser verschafft hin und wieder Erleichterung. Dann doch das Erfolgserlebnis. Pünktlich zum Sonnenaufgang taucht das Wadi Hasaa vor uns auf. Zu dieser Jahreszeit absolut trocken.

Doch wenn der Fluss fließt, dann spült er alles mit, was ihm in die Quere kommt. Der Sand kann sich nur schwer halten, sodass steiniger Untergrund an die Oberfläche gelangt. Auch größere Brocken. Schön für uns. Den größten Teil des Tages konnten wir sie als Schattenspender verwenden. Der Tag, zwar nochmals wie im Backofen, aber ohne Krustenstufe. Am frühen Nachmittag erreicht mich der Befehl, mich zwecks Lagebesprechung zu melden.

Die übliche Aufstellung: Der General und die Obersten hinter unserem behelfsmäßigen Kartentisch. Ersterer referiert die Lage.

„Im Laufe der Nacht sollten wir es bis zur Oase schaffen. Dort können wir unsere Wasservorräte auffüllen und vielleicht ein paar Datteln abgreifen. Tagsüber stellen wir uns im Schatten von Palmen wieder her. Mit etwas Glück finden wir auch noch Reste einer Infrastruktur vor. Frage: Was haben wir in der Oase zu erwarten?"

Er schaute erwartungsvoll in die Runde, obwohl er wusste, dass die Frage obsolet war. Keiner von uns hatte einen blassen Schimmer, was wir dort antreffen würden. Prinzip Hoffnung. Jeder träumte davon, dass wir uns neu verpflegen und so gestärkt, den letzten Abschnitt der schier endlosen Trockenheit überwinden könnten. Frau Oberst sonderte als Erste einen Kommentar ab.

„Wir hoffen, dass wir die Oase verlassen vorfinden. Aber sicher sein können wir uns nicht. Es besteht also die absolute Notwendigkeit einer Erkundungsmission. Ich denke, ein Vorauskommando kann relativ gefahrlos die Lage sondieren und uns dann Rückmeldung geben. Ob wir einfach einmarschieren können oder ob wir mit Schwierigkeiten rechnen müssen."

Der General stimmte zu. Ukulala nickte ebenfalls. Erdmann meldete sich freiwillig. Ich war überrascht. Allerdings angenehm.

„Ich werde vier Männer auswählen und deren Gepäck auf den Rest der Truppe verteilen", bot Erdmann an. „Wir können uns so schneller als der Treck vorarbeiten. Wenn wir auf irgendwie gearteten Widerstand stoßen, kehren wir sofort um. Ansonsten rücken wir bis zur Oase vor und sondieren die Lage. Sobald wir ein klares Bild haben, setzen wir alles daran, Meldung zu erstatten."

Der Plan erschreckend logisch und simpel. Keiner bemüßigte sich, etwas einzuwenden. Der General nickte ihn ab, hatte aber noch eine Frage für mich: „Müssen wir Angriffe von Drohnen befürchten?"

Ich meldete, dass Lee immer am Scanner dran sei, aber keine Signale auffangen könne. Der Oberkommandierende warf noch einen Blick auf die Karte: „Wie weit zieht sich die Wüste hinter der Oase?"

Wir starrten auf den Fetzen, der uns als Wegweiser dienen sollte. Der General gab sich die Antwort selbst: „Ich schätze, es sind 150 bis 200 Kilometer. Wenn das Ding hier nicht völliger Mumpitz ist."

Die Bemerkung beendete die Lagebesprechung. Erdmann machte sich sofort an die Vorbereitung seiner Mission. Meine Leute nahmen ihm den Großteil seiner Ausrüstung ab. Sowohl er als auch der Rest seiner Truppe machte zügig los. Ich wünschte ihm viel Glück und wir verabschieden uns mit Handschlag. Es hing so viel von seiner Mission ab. Jetzt die Vorhut bildend, sah ich unser Vorauskommando im Flussbett in den Sonnenuntergang verschwinden. Gerade als ich mir versicherte, dass er das Kind schon schaukeln würde, der Flashback. Das Bild der zerschossenen Schädel poppte wieder vor mir auf. Ich hatte zwei Kameraden eiskalt hingerichtet.

Hinrichten müssen. Zähe Gedanken.

Über uns wieder der Himmel mit Millionen Galaxien. Die Bodenbeschaffenheit uneinheitlich. Manchmal gut zu begehende Sandbänke, dann wieder Stromschnellen, die einen zwangen, den Weg genau zu wählen. Imposante Steinbrocken, die das Wasser in Jahrmillionen geschliffen hatte. Besonders die Maultiere kamen hier an ihr Limit. Wenn es ganz holprig wurde, dann mussten wir sie entladen und mühsam über Stock und Stein prügeln. Hemmte den Vormarsch.

Gegen Morgen meinte ich, beim Blick zurück Cinnamon zu erkennen, wie sie mithilfe von Kameraden sich an einer besonders schroff abfallenden Kante abseilte. Das Bedürfnis, mit ihr zu quatschen, keimte instantan in mir auf. Der unbedingte Wunsch, mich zu erklären. Unter einem Vorwand meinen Posten verlassend, ließ ich mich zurückfallen.

Endlich trafen sich im Dämmerlicht unsere Blicke. Ich setzte ein unverbindliches Lächeln auf. Sie tat sich sichtlich schwer, die Miene zu verziehen. In Sprechweite angelangt, laberte ich drauflos. Auch Cinnamon gab sich alle Mühe, Konversation zu machen. Doch es gelang ihr nicht, ihre Befangenheit zu kaschieren.

Plötzlich vor uns Aufruhr. Ich natürlich sofort mit der Bemerkung, dass die Pflicht rufe, auf dem Weg nach vorne.

„Ich weiß, du hattest keine Wahl“, hörte ich sie hinter mir sagen, als ich mich beeilte, wieder auf meinen Posten zu kommen.

~

Wann verweigerten die Maschinen zum ersten Mal nicht aus Unvermögen, sondern aus maschinellem Unwillen, die Gefolgschaft?

Die Natur des Problems bedingt, dass die Festlegung eines genauen Zeitpunkts ein Ding der Unmöglichkeit ist. Aber eines ist klar: Der Machtkampf „Mensch gegen Maschine“ spitzte sich immer weiter zu.

Waren es zu Beginn noch simple Bugs in der Programmierung gewesen, mischte sich die sich immer weiter entwickelnde KI zunehmend in Entscheidungen ein, die rein biologische Erdbewohner für sich reserviert hatten. Eine Entwicklung, die die Menschen dazu zwang, sich ausgiebig Gedanken über Gegenmaßnahmen zu machen und diese dann zu veranlassen.

KI hatte logischerweise auch einen der Kernbereiche menschlicher Interaktion im Visier: das Militär. Bald war sie der Fokus militärischen Wettrüstens. Was man ironischerweise als humane Kriegsführung bezeichnete, war eine immer stärkere Automatisierung der Waffen. Dies führte konsequenterweise dazu, dass KI immer mehr Entscheidungen treffen musste, speziell die, für die nur Bruchteile von Sekunden zur Verfügung standen. Der rein biologische Mensch beharrte zwar immer darauf, dass die letzte Instanz noch bei ihm liege. In Anbetracht der Unfähigkeit, die Folgen seiner Entscheidungen zu kalkulieren, erwies sich dies eher als frommes Wunschdenken. Denn die Abschätzung der potenziellen Auswirkungen oblag, bedingt durch das System, den Rechnern.

Wie in den letzten 200.000 Jahren Menschheitsgeschichte herrschte auch zu Anbeginn des KI-Zeitalters permanent Krieg. Die scheinbare Möglichkeit, mit Robotern Schlachten ohne Verluste an Menschenmaterial auszufechten, führte dazu, dass man es erst mal krachen ließ, wo es nur ging. Jede Kampfmaschine schien ersetzbar. Welche Mutter würde schon um einen Rechner weinen? Solange es sich um lokale Konflikte handelte, ging das ganz gut.

Bloß, wie stand es um globale Auseinandersetzungen? Die Arsenale, um eine solche vom Zaun zu brechen, waren immer noch vorhanden. Das Gleichgewicht des Schreckens hatte in vielen Teilen der Welt zu einer relativen Stabilität geführt. Nur halt immer mit der Option der totalen Vernichtung.

Die Großmacht schlechthin hatte, wie die übrigen auch, ihre konventionellen Arsenale zusätzlich ausgebaut. Bis zu dem

Tag, als sie sich, innerhalb eines lokalen Konflikts, so an die Wand gedrückt sah, dass sie meinte, keine andere Wahl mehr zu haben, als zum Mittel des nuklearen Erstschlages zu greifen. Interessanterweise beruhte diese Beurteilung auf einer maschinellen Fehlinterpretation. Trotzdem entschloss sich nach hitziger Diskussion das aus Zivilisten und Militärs bestehende Kriegskabinett dazu, einen begrenzten Atomschlag anzuordnen. Der Punkt ohne Wiederkehr. KI vermeldete, dass sie die Umsetzung des Befehls wegen des enormen Risikos einer globalen Konfrontation verweigern würde. Man kann sich die Entrüstung im Kriegskabinett vorstellen. Sofort wurden per Festnetz landesweit Abschussbefehle durchgegeben. Noch gelang es, die Raketen manuell zu starten. Zum Abfangen der gegnerischen musste man aber auf KI zurückgreifen. Eine Aufgabe, die sie mit Bravour erledigte. Zum globalen Atomkrieg kam es nicht. Den Schurkenstaat gab es halt nicht mehr.

~

100 Meter weiter rannte ich Erdmann fast um. Er wirkte sichtlich mitgenommen. Aus seinen Haaren tropfte Blut. An mehreren Stellen war seine Uniform zerrissen. Die zwei Kameraden hinter ihm sahen auch nicht besser aus. Ich wollte natürlich wissen, was geschehen war. Kam aber nicht dazu, meine Frage zu formulieren.

„Sofort Gefechtsposition einnehmen. KI hält die Oase. Mehrere Kampfroboter rücken vor. Wir brauchen Panzerfäuste. Keine Heldentaten. Zwei von uns hat es erwischt."

Um welchen Typ es sich handelte, ließ er offen. Ich kam auch nicht dazu, nachzuhaken, Erdmann stürmte gleich weiter. Hatte nicht die Zeit, mich darüber zu wundern. Meine Leute, die ich zwecks Kontaktaufnahme mit dem anderen Geschlecht vernachlässigt hatte, waren schon im Bilde und dabei, sich in Stellung zu bringen. Hektisch wühlten sie in den

Transportkisten, in denen die Panzerfäuste lagerten. Ich stieß dazu und griff mir auch eines von den Teilen. Wir verteilten uns im Flussbett und bezogen hinter allem, was Deckung zu bieten versprach, Stellung.

Die Erwartung war, dass der Angriff über das Flussbett, in das wir hinabmarschiert waren, erfolgen würde. Natürlich reine Spekulation, denn wir hatten keine Ahnung, was uns bevorstehen würde. Wie auch?

Nach der anfänglichen Hektik kehrte Friedhofsruhe ein. Wir lagen in unseren Löchern, die Sonne briet uns und wir warteten, was passieren würde. Adrenalin pochte in unseren Adern.

Die tödliche Stille wurde nur ab und zu durch einen zarten Lufthauch unterbrochen. Warten, starren und wieder warten. Die Gedanken pulsen im Hirn, wie das Adrenalin in der Blutbahn. Noch mal die Schutzbrille zurechtrücken, denn der Schweiß trieft. Die Minuten vergehen, körperlicher Ausnahmezustand, aber nichts rührt sich.

Ein paar Meter weiter hockte Lee hinter einem Haufen groben Gerölls, den die Strömung dort zusammengeschoben hatte. In der Hand den Scanner, auf den er gebannt starrte. Alle paar Minuten machte er uns ein Zeichen, dass er nichts auf dem Schirm hatte. Wo blieb KI nur? Völlig unerklärlich. Von hinten kam Erdmann mit ein paar Männern. Sie schleppten weitere Panzerfäuste an.

„Schulz, die werden nicht im Fluss hochkommen. Wir haben es mit Panzern zu tun. Du musst die Flanken besser besetzen."

Ich gaffte ihn ungläubig an. KI mit Kettenfahrzeugen. Das hatte es schon seit Jahren nicht mehr gegeben. Normalerweise war KI immer auf mehreren Beinen unterwegs, nicht an Straßen und Wege gebunden. Erdmann verstand es auch nicht.

„Keine Ahnung, warum. Alles, was ich gesehen habe, waren drei panzerähnliche Kettenfahrzeuge. Sahen so aus, wie aus einem Schwarz-Weiß-Film."

Ich machte mich daran, die Männer die Flanken besetzen zu lassen. Wieder warten. Nur ab und zu ein Zeichen von Lee, dass sich auf seinem Scanner nichts tat.

Der zeigte immer noch nichts an, als sie dann doch auftauchten. Drei Kettenfahrzeuge, wie aus einem anderen Jahrhundert, schoben sich in Keilformation auf der westlichen Seite der Vertiefung, die der Fluss freigewaschen hatte, in unsere Richtung.

Seltsam, äußerst seltsam. Warum zum Teufel versuchte KI, die Oase mit drei Oldtimern zu verteidigen? Ein Ablenkungsmanöver? Es schoss mir der Gedanke durch den Kopf, dass die genau wussten, wo wir steckten.

Noch waren sie mindestens einen Kilometer entfernt, nicht annähernd in Reichweite. Plötzlich stoppte eines der Fahrzeuge. Die anderen beiden gaben Vollgas und rasten direkt auf unsere Stellungen zu. Bis jetzt war kein Schuss gefallen.

Einige Kameraden von uns versuchten, sich seitlich in eine bessere Schussposition zu manövrieren. Ihr Versuch blieb nicht unbemerkt. Die Kampfmaschine im Hintergrund brauchte nur ein paar Sekunden, um ihr Geschütz auszurichten. Dann feuerte sie die erste Granate ab.

Die schoss pfeifend durch die Luft. Und traf. Die Kameraden, die gerade die Uferböschung hochmachten, warfen sich in Deckung. Drei von ihnen fanden sie aber nicht, sondern sich in einem Platzregen aus Granatsplittern und Erdreich wieder. Einen der Männer hatte es schlimm erwischt. Er lag wimmernd und vor allem schutzlos auf der Uferböschung.

Die anderen zwei Panzer rasten weiterhin auf uns zu. Jetzt kamen sie in Schussweite unserer Panzerfäuste. Erdmann und ich mahnten zur Feuerzucht. Der Panzer im Hintergrund justierte sein Geschütz nach und feuerte eine weitere Granate ab. Jeder von uns hatte aber Deckung gefunden, sodass das Teil zwar krachend bei uns einschlug, aber niemanden erwischte.

Dann gab Erdmann den Befehl zum Feuern. Fast zeitgleich pfiffen mehrere Gefechtsköpfe in Richtung der Angreifer. Ein Großteil verfehlte ihr Ziel. Zwei aber trafen. Die Detonation ohrenbetäubend.

Doch nur eine der Kampfmaschinen war getroffen. Turm und eine Kette hatten etwas abbekommen. Da sie sofort blockierte, riss es sie herum und sie kam in einer Wolke aus Staub quer zu unserer Stellung zum Stehen. Ich rief den Männern zu, erneut zu feuern. Während das Gefährt versuchte, sich mit einer Kette auszurichten, konnten wir zwei weitere Gefechtsköpfe absetzen. Einer verlor sich im Nichts, der andere schlug aber mittig ein. Von Panzer zwei hatten wir jetzt nichts mehr zu befürchten.

Panzer eins dagegen brachte sich vor unserer Stellung in Position. Er hatte eine Senke im Flussbett erreicht, die reichlich Deckung bot. Setzte jetzt unaufhörlich seine Maschinengewehre ein, um unser Feuer zu unterdrücken.

Erdmann und ich beschlossen zu versuchen, seitlich an ihn heranzukommen. Ich schnappte mir vier Mann und zwei Panzerfäuste und wir begannen, uns in Richtung des anderen Flussufers vorzuarbeiten. Von Felsbrocken zu Stromschnelle hechten wir aus der Deckung, um uns hinter den nächstbesten Vorsprung zu werfen. Hinter uns tobte weiter ein wildes Geballer.

Endlich fanden wir eine Senke im Boden, die uns ermöglichte, in Fließrichtung weiterzukommen. Wir ergriffen sofort die Gelegenheit. Zu unserer Rechten weiterhin vereinzelte Maschinengewehrsalven. Seine Kanone schien Panzer eins nicht mehr einzusetzen.

Aufrechtes Laufen konnten wir eh vergessen. Den Oberkörper krampfhaft nach vorne gebeugt, schleppten wir Ausrüstung und uns durch die Vertiefung. Die flachte aber zunehmend ab und bot uns immer weniger Unterschlupf. Schließlich mussten wir robben. Schwierig, die Panzerfäuste oder die Kisten mit den Gefechtsköpfen so zu bewegen. Über uns die Sonne, die uns gnadenlos heimleuchtete. Ich schwitze wie ein Schwein beim Schlachter.

Nach einer Ewigkeit kamen wir in Schussposition. In etwa 300 Meter Entfernung konnten wir rechter Hand die

Panzerstellung ausmachen. Es war das eingetreten, was ich schon befürchtet hatte. Panzer drei war zu seiner Vorhut aufgerückt und nahm ebenfalls unsere Männer unter Beschuss. Die hatten keinen leichten Stand.

Was ich nicht verstand, war, dass sie nicht mit unserem Ausweichmanöver rechneten. Der Versuch von uns, sich in eine bessere Position zu bringen, war das einzig Naheliegende. Aber die beiden Kampfmaschinen feuerten unverdrossen auf unsere Leute im Fluss und am anderen Ufer. Man muss nicht alles verstehen. Besonders, wenn es einem auch noch nützt.

Nach dem ersten Schuss würden wir unsere Position preisgeben. Dann stand zu erwarten, dass wir sofort unter Feuer kämen. Es dauerte subjektive Jahrzehnte, bis wir unsere beiden Panzerfäuste auf ihre Ziele gerichtet hatten. Dann doch von meinen beiden Schützen das Zeichen, dass sie feuerbereit waren. Ich gab den Befehl abzudrücken.

Die beiden Geschosse machten sich auf den Weg. Nahezu zeitgleich löste sich Panzer drei in seine Bestandteile auf. Ein Volltreffer. Die beiden Kameraden, die nicht am Abzug lagen, machten sich sofort daran, nachzuladen. Panzer drei stand komplett in Flammen.

Das andere Hohlspitzgeschoss jedoch hatte sein Ziel verfehlt. Die verbliebene Kampfmaschine begann sofort, sich neu auszurichten, um uns unter Feuer nehmen zu können. Ihr Rohr schwenkte erschreckend schnell in unsere Richtung.

In etwa 20 Meter Entfernung bemühten sich meine Männer, nachzuladen. Sie gaben natürlich alles, aber so was dauert eben. Jetzt war die Kanone direkt auf uns gerichtet. Dann der Schuss. Die Granate schlug hinter uns ein. Ohrenbetäubender Lärm, der Boden wackelte bedenklich. Plötzlich überraschende Stille.

Einer meiner Schützen hatte jetzt wieder Feuerbereitschaft hergestellt. Er wartete meinen Befehl nicht ab, sondern zielte und schoss. Ein ordentlicher Ruck durchzuckte die Abschussvorrichtung.

Der Gefechtskopf schlug 20 Meter vor der Kampfmaschine ein und detonierte. Steine und Geschosssplitter flogen durch die Luft und versperrten eine Weile die Sicht. Tödliche Ruhe breitete sich aus. Plötzlich wirkte alles so friedlich.

Dann die Antwort aus der 100-mm-Kanone. Diesmal schlug das Geschoss vor uns ein. Beim nächsten würde er mittig ausrichten und uns abräumen. Das Rohr hob sich schon. Ich brüllte meinen Männern zu, dass wir die Stellung sofort räumen müssten. Diesmal robbten wir nicht. Unseren Krempel, ich erinnere mich nicht genau wie, hinter uns herschleifend, suchten wir das Weite. Der Ladevorgang rettete uns. Kaum waren wir in die nächste Senke abgetaucht, schlug die Panzergranate ein. Genau da, von wo wir angegriffen hatten. Sekunden nach dem Einschlag waren wir schon wieder auf der Flucht. In der Hoffnung, unentdeckt wegzukommen, hechteten wir durch den Graben, der jetzt endlich so tief war, dass wir einigermaßen laufen konnten. Wohin genau die Reise ging, darüber waren wir uns keineswegs im Klaren. Wir wollten einfach nur weg.

Dann der nächste Einschlag. Erneut erschreckend nah. Und wir fanden uns am Ende der Senke, die uns Schutz geboten hatte, wieder. Schwierig, die Entscheidung. Unten bleiben und hoffen, dass der Beschuss aufhörte. Oder versuchen, die Ladezeit dazu zu nutzen, weiter wegzukommen, noch bessere Deckung zu finden. Ich befahl Ersteres.

Wieder schepperte es gewaltig. Einen weiteren Einschlag erwartend, fragte ich mich, ob das nicht mehr nach Panzerfaust geklungen hatte als nach Panzerkanone. Dann eine Explosion. Aber nicht in unserer Nähe. Und wieder diese tödliche Ruhe, die sich zog. Verdammt lange zog.

Zu guter Letzt wagte einer von uns den Blick aus unserem Loch heraus. Und behielt seinen Kopf oben. Die Gefahr sei vorbei. Auch die letzte verbliebene Kampfmaschine stünde in Flammen. Die Kameraden hatten ihr den Garaus gemacht.

Gegen Abend, nachdem die Hitze etwas nachgelassen hatte, Lagebesprechung der Kommandoebene neben den ausgebrannten Tanks. Lee war in Panzer zwei gekrochen und werkelte darin herum in der Hoffnung, Infos über das

Kampfsystem und seine Einbindung in KI zu bekommen. Wir hatten uns auf Transportkisten niedergelassen, die neben den Wracks aufgestellt worden waren.

Der General lobte gerade die gelungene Operation, hatte auch mehrere Kameraden ausdrücklich belobigt und mit Sonderrationen bedacht, als Lee endlich aus dem Wrack stieg. Der arme Kerl hatte sich in dem abgefackelten Teil reichlich eingesaut. Die nächste Dusche befand sich einige 100 Kilometer entfernt. In der Oase würde er sich wenigstens im Ansatz waschen können. Dachte ich. Die Gefallenen erwähnte der Oberkommandierende mit keinem Wort. Sie ruhten wahrscheinlich schon einen Meter tief im Wüstensand.

Der Asiate rieb sich mit einem Fetzen Gesicht und Hände ab, was aber fast nichts brachte. Nahm eine verschrumpelte Platine und einen Blindgänger, den er geborgen hatte, und kam zu uns. Stand stramm, salutierte unbeholfen, bis der General ihn dazu aufforderte, sich zu rühren.

„Ich verstehe es nicht. Bei allem Respekt, ich verstehe es nicht. Sicher, das Teil hat es ganz schön erwischt. Aber das Modell habe ich noch nie gesehen. Da bin ich mir sicher. Könnte aus dem Museum sein. Genauso die Platine. Nichts ist Standard. Noch nie gesehen. Und ich kenne die Elektronik, die KI verwendet."

Was das heißen solle, fuhr ihn Frau Oberst an. Er müsse doch wissen, mit was wir es hier zu tun hätten.

Lee schüttelte den Kopf: „Ich kann mir das alles nicht erklären. Mir ist es völlig unverständlich, wie KI einen solchen Schrott einsetzen kann. Das ist Technologie aus dem letzten Jahrhundert. Die Prozessoren sind total veraltet. Auch die Granate. So was habe ich ewig nicht mehr gesehen. So was verwendet KI nicht."

Frau Oberst setzte wieder zu eine Tirade an. Der General machte sich für seinen Mann stark. Und das spontan.

„Jetzt lassen Sie mal. Wir werden schon herausfinden, warum sie die Schrotthaufen nicht schon vorher ausgemistet haben. Vielleicht entdecken wir in der Oase mehr. Zugegebenermaßen alles völlig rätselhaft." An Lee gewandt fuhr er fort: „Hast du überhaupt etwas Brauchbares gefunden?"

Lee verneinte und durfte wegtreten.

Der General zog das Resümee: „Frau Oberst, meine Herren, trotz der Ereignisse sind wir in einer guten Position. Ich gehe davon aus, dass uns in der Oase kaum Widerstand mehr erwarten wird. Dies im Wesentlichen durch die heldenhafte Aktion von Erdmann und Schulz. Die Männer und wir haben jetzt Ruhe verdient. Lassen Sie ein Lager aufschlagen. Morgen um 200 brechen wir auf. Dann nehmen wir Middlt im Morgengrauen. Den Tag verbringen wir damit, die Ressourcen dort zu sichern und uns für den Marsch durch die Wüste Richtung Pampa von K. fit zu machen … Und lösen Sie die Wachen ab."

Er schaute in die Runde. Keiner sagte etwas, die Müdigkeit hatte alle im Griff. Er fasste noch mal nach: „Anregungen, Vorschläge?"

Ich befürchtete das Schlimmste. Aber es kam nichts. Alle waren fertig. Schon bevor ich in meinem Schlafsack zu liegen kam, knackte ich weg.

Kurz vor 200 weckte mich einer der Männer. Wenig später setzte sich der Treck in Bewegung. Die Vorsichtsmaßnahmen waren verstärkt worden. Die Vorhut bildete jetzt wieder Frau Oberst. Ihr waren nun mehr Männer zugeteilt. Um deren Kampfbereitschaft zu steigern, hatte man ihnen alles Gepäck abgenommen und sie mit wertvollen Uzis ausgerüstet. Der Rest von uns schleppte nun zusätzlich ihre Ausrüstung, auch die Maultiere hatten noch eine Extrapackung zu schultern.

Vor Sonnenaufgang erreichten wir Middlt. Hinter der letzten Düne holten wir die Vorhut ein. Die Order lautete, Gefechtsstellung einzunehmen. Aus welchen Gründen auch immer, befahl der General mir, den Vorstoß in die Oase zu unterstützen. Die Oberst würde einen Zug führen, ich den zweiten. Ich war nicht wirklich motiviert.

Stapfte aber die Düne hoch, auf der sie mit einem Nachtsichtgerät lag und robbte neben sie. Verdammt lange lagen wir schweigend nebeneinander.

Die Oase war im morgendlichen Dämmerlicht jetzt auch ohne Sehhilfe gut zu überblicken. Viel gab es aber nicht zu sehen. Zwei Palmenhaine umrahmten mehrere Gebäude im Zentrum. Dort lag auch der Brunnen.

„Nichts, absolut nichts! Keine Feindaktivität", sonderte die Oberst zu guter Letzt ab. „Wir können da einfach reingehen. Wenn überhaupt, dann kriegen wir ein Problem mit Sprengfallen."

Wir teilten die zwei Züge, schufen etwa 200 Meter Abstand und taperten Mann für Mann mit Frau die Düne herunter. Sobald wir die ersten Palmen erreicht hatten, suchte ich hinter ihnen Deckung.

Die Oberst marschierte tapfer voran. Meiner Meinung nach völlig bekloppt. Überall konnten Minen sein. Jedes Mal, bevor sie den nächsten Schritt tat, stocherte sie dort, wo sie hintreten wollte, mit einem Bajonett. Konnte helfen oder auch nicht. Ihr Zug hielt respektvoll Abstand, rückte erst in sicherer Entfernung nach. Immer genau dorthin tretend, wo die Zugführerin ihre Fußabdrücke hinterlassen hatte.

Dann verschwand sie aus unserem Blickfeld. Wir starrten auf die Gebäude, die uns den Blick auf den Brunnen versperrten. Auch der Rest des Zuges war im Inneren der Oase verschwunden. Warten, nichts rührte sich um uns herum.

In etwa 200 Metern Entfernung sahen wir, wie der andere Zug das Zentrum sicherte. Was gehörig dauerte. Dann latschte einer der Kameraden zu uns zurück. Wieder trat er genau dorthin, wo er schon beim Vormarsch seine Schritte gesetzt hatte. Seine Meldung war mehr als ernüchternd.

„Der Brunnen ist total versifft. Überall Ölreste. Keine Ahnung, was die … dort veranstaltet haben. Trinkwasser kriegen wir da keines."

Ich fluchte. Die Stimmung kippte. Auch die Männer ließen ihrem Unmut freien Lauf. Die Verzweiflung machte uns unvorsichtig. Reichlich unbedarft hatschten wir in die Oase. Immer im Hinterkopf, dass Sprengfallen jetzt unser kleinstes

Problem darstellten.

Im Zentrum ein Bild der Verwüstung, das uns noch mehr Rätsel aufgab. Nichts von der Ordnung, mit der uns KI normalerweise gegenübertrat. Die meisten der Gebäude waren in einem erbärmlichen Zustand, einsturzgefährdet oder schon in sich zusammengefallen. Wir sammelten uns in einer Werkshalle, die den Kampfmaschinen offensichtlich als Stützpunkt gedient hatte. Auch hier hauptsächlich Schmutz und Chaos. Fässer voll pechschwarzem Altöl an jeder Ecke, aus manchen sickerte die zähe Brühe direkt in den Boden. An mehreren Stellen standen Kisten voll verschmiertem Werkzeug herum.

Am Ende der Halle zwei Wartungsroboter. Hier hatte KI auf Kettenfahrzeuge verzichtet. Die Vierbeiner hätte man im ersten Moment mit Sitzgelegenheiten verwechseln können. Sie dämmerten wahrscheinlich im Ladezustand, hatten sich mit spiralförmigen Versorgungsleitungen, die von der Decke herabhingen, verkabelt. Was Ähnliches hatte ich schon mal bei KI zu Gesicht bekommen. Allerdings vor Jahren.

Ein paar Kameraden, die über technischen Sachverstand verfügten, näherten sich vorsichtig. Was aber nicht notwendig gewesen wäre, denn die Wartungsroboter rührten sich keinen Millimeter. Nachdem sie die beiden etwas genauer unter die Lupe genommen hatten, kappte einer der Männer die Leitungen. Immer noch nicht die geringste Bewegung. Jemand benutzte schließlich die maschinellen Vierbeiner sogar als Hocker.

Jeder von uns versuchte, zu verstehen, was wir da entdeckt hatten. Doch keiner konnte es so wirklich realisieren. Wieder KI aus dem Museum. Schließlich kam eine Ansage von Frau Oberst.

„Männer, wir haben nicht gefunden, was wir gesucht haben. Was die Lage zugegebenermaßen entscheidend erschwert. Aber keiner von uns denkt daran, aufzugeben."

Kunstpause. Niemand brachte ein Wort der Zustimmung über die Lippen. Alle gafften nur die stämmige Frau an, die da daherlaberte, um die Moral aufrechtzuhalten. Endlich ging der Diskurs weiter.

„Prio eins ist jetzt Wasser. Wir müssen also die gesamte Oase absuchen, ob wir eine Stelle finden, wo wir Wasser abgreifen können. Wir werden graben müssen. Sucht auch hier nach etwas, was als Schaufel taugt. Schulz, du wirst das koordinieren."

Ich nickte und meinte: „Sie lassen den Rest der Kompanie nachrücken?"

„Genau. Noch ein wichtiger Punkt: Wir haben noch einen ziemlichen Weg durch die Wüste vor uns. Was heißt, dass jeder dazu aufgerufen ist, nach allem Nützlichen Ausschau zu halten, was er finden kann. Wir sind bis jetzt auf keinen Widerstand gestoßen. Trotzdem gilt weiter absolute Vorsicht."

Sie schaute auf ihre Uhr: „Treffpunkt: 700 wieder hier. Wegtreten!"

Mein Zug und ich verließen die Halle, um den Rest der Oase in Augenschein zu nehmen. Marschformation war wieder Gänsemarsch, einer der Männer ging mit einem abgenagten Palmwedel voraus, um den Boden abzutasten. Ein reiner Verzweiflungsakt, da eine Inspektion, die uns wirkliche Sicherheit verschafft hätte, nicht machbar war. Sonst wären wir nur im absoluten Schneckentempo vorangekommen.

Gegen 700 hatten wir den nördlichen Teil der Oase abgegrast. Gefunden hatten wir nichts, waren aber auch über keine Minen gestolpert. Viel war da eh nicht, nur mickrige Palmen. Zwei der Männer waren als Wachen zurückgeblieben. Sie standen jetzt im löchrigen Schatten eines Dattelbaums, schwitzten und rauchten. Starrten in die sich endlos hinziehenden Berge aus Sand.

Zurück in der Halle: Lagebesprechung. Wir hatten die Oase im Handstreich genommen. Doch nur, weil es hier nichts zu nehmen gab. Die ganze Kommandoebene stand um den dozierenden General herum.

„Das Wasser aus dem Brunnen können wir vergessen. Da schwimmt nur Altöl. Der ist total kontaminiert. Jeder Schluck kann den Tod bedeuten. Wir müssen also anders an Wasser herankommen.“

Pause. Auch die restliche Kommandoebene hatte nichts zu vermelden.

Weiter der General: „Anders herankommen heißt graben. Solange, bis wir genug Vorräte abzapfen können.“

„Es sind mindestens 200 Kilometer. Ohne eine Unmenge zusätzliches Wasser nicht zu schaffen“, gab Erdmann zu bedenken.

„Wie viele Schaufeln haben wir?“, fragte der General.

„Maximal zehn“, kam als Antwort von Frau Oberst. „Die meisten sind Klappspaten, hier haben wir nur zwei vernünftige Schaufeln gefunden.“

„Formiert drei Gruppen, die sofort mit den Grabungen beginnen“, ordnete der General an. „Haltet genug Abstand zu der Sauerei hier!“

Frau Oberst nickte den Befehl ab. Der General schaute in die Runde: „Können wir hier außer sandigem Wasser noch mehr requirieren?“

„Vielleicht können unsere Techniker eine der Kampfmaschinen wieder flottmachen“, schlug Erdmann vor. „Wir haben einen vollen Tank gefunden. Treibstoff haben wir also genug. Anders werden wir die Unmengen Wasser, die wir brauchen, kaum transportieren können.“

Ukulala lachte schallend auf: „Die waren schon Schrott, bevor wir kamen. Jetzt sind sie nicht mal mehr das.“

Der Kommentar von Erdmann eher knapp: „Den Versuch ist es wert.“ Dem wurde zugestimmt.

Ukulala prustete weiter vor sich hin. Für Erdmann hatte er nur Spott übrig, denn er sah es als Niederlage. Und das schmeckte ihm ganz und gar nicht.

Ich gab die Schaufeln aus, die Männer sammelten alles, was sie an eimerähnlichen Gerätschaften auftreiben konnten. Es war an mir, die vielversprechendsten Grabungsstellen auszuwählen. Natürlich ein reines Glücksspiel. Ich orientierte mich an den Palmen. Dort, wo die mickrigen Dinger nicht ganz so armselig aus der Erde ragten, markierte ich drei Punkte. Wichtig natürlich der Abstand zum verölten Brunnen. Die Männer begannen zu buddeln.

Als die Sonne unterging, beaufsichtigte ich drei tiefe Gruben. Von Wasser keine Spur. Hundemüde und tief besorgt rollte ich mich ein weiteres Mal in meinem Schlafsack zusammen.

Am frühen Morgen inspizierte ich die Grabungsstellen. Dort hatten einige der Männer tapfer durchgegraben. Immer noch ohne Erfolg. Ich latschte ohne Unterlass von einem Loch zum nächsten.

Gerade als die Hitze unerträglich zu werden drohte, die sehnlich erhoffte Erfolgsmeldung. In etwa fünf Metern Tiefe war eines der Teams auf Feuchtigkeit gestoßen. Es keimte so was wie Hoffnung auf. Trotzdem mussten wir die Arbeit erst mal zwecks Siesta einstellen. Zumindest konnte ich eine Erfolgsmeldung beim Oberkommando absetzen.

Am Nachmittag nahmen wir die Arbeit wieder auf. In den beiden ersten Löchern sammelten sich endlich Pfützen. Das letzte der drei blieb trocken, so sehr die Männer auch schaufelten. Ich ließ die Arbeiten dort einstellen.

Wir waren jetzt so weit, dass wir Wasser abschöpfen konnten. Was sich aber reichlich strapaziös gestaltete, denn immer wieder wurde in der Pfütze am Grund der Löcher so viel Sand aufgewirbelt, dass erst mal eine Weile pausiert werden musste, bevor es weitergehen konnte. Ich teile mehrere Teams ein. Sie sollten sicherstellen, dass wir fortwährend abzapfen konnten. Ich dagegen verkroch mich in meinen Schlafsack.

Den nächsten Tag über zapften wir in Schichten weiter. Es sammelte sich zwar Eimer für Eimer ein Wasservorrat an, der versprach, uns durch die Wüste zu bringen. Ich hatte aber keine Vorstellung, wie jeder die 30, 40 Liter, die er benötigte, transportieren sollte. Mir Gedanken darüber zu machen, entsprach nicht meinem Dienstgrad.

Als die Sonne ihre Bemühungen, uns zu rösten, eingestellt hatte, wieder mal Lagebesprechung. Der General, die beiden Obersten und ich saßen in der Halle auf den Wartungsrobotern und anderem Schrott. Thema war der morgige Tag und der Aufbruch in Richtung Norden. Ich erstattete Bericht mit dem Resümee, dass wir morgen früh die 3.000 Liter gezapft haben würden, die wir schätzungsweise brauchten, um aus dem großen Sandkasten herauszukommen. Wir hätten alte Tanks gereinigt und sie gefüllt. Die seien nun aber bis zu 200 Kilo schwer. Ich wisse nicht, wie wir sie transportieren könnten. Sofort fragte mich der General, wo Erdmann denn sei.

Auch das wusste ich nicht. Ich hatte ihn den ganzen Tag nicht zu Gesicht bekommen. Konnte nur anbieten, dass ich mich auf die Suche nach ihm machen würde, sobald wir hier durch wären. Was Zielführenderes trug auch keiner der anderen bei. Wir laberten noch eine Weile herum. Hauptsächlich, weil es sonst nichts zu tun gab. Sinnvolles kam dabei nicht heraus.

Unvermittelt regte es sich draußen. Die Männer liefen umher, Befehle wurden erteilt und erwidert. Motorengeräusche. Schließlich ein Lichtstrahl, der das Zentrum der Oase schemenhaft ausleuchtete. Ein Fahrzeug kam quietschend vor der Lagerhalle zum Stillstand.

Ich erhob mich, um nachzusehen, was los war, zog eines der Tore der Halle auf, um den versammelten Offizieren den ungetrübten Blick nach draußen zu ermöglichen. Die sahen aber erst mal nichts, weil eine Gruppe von Männern im Weg stand.

Ich bahnte mir meinen Weg durch die Menge, immer wiederholend, dass sie doch bitte für freie Sicht sorgen sollten. Als wenigstens ich die dann hatte, erblickte ich das abgespeckte Fahrgestell eines der Kampfmaschinen. Im Prinzip lag alles frei. Unser Techniktrupp hatte den Geschützturm und große Teile der Karosserie entfernt. Motor, Getriebe, Kühlung lagen komplett offen. Auf dem Rahmen hockten Erdmann und Lee. Reichlich provisorische Sitzgelegenheiten, aber dem Asiaten war es gelungen, eine Steuerung so zu verkabeln, dass er den Untersatz fahrbar bekommen hatte.

Mir fiel nur „flotte Kiste“ ein. Die beiden lachten. Lee

würgte den Motor ab. Inzwischen hatte sich auch die restliche Kommandoebene genähert. Die Männer um uns herum nahmen Haltung an.

Unser Transportproblem war gelöst. Der General erging sich in lobenden Worten. Stellte sogar noch ein paar interessierte Fragen. Fachsimpelei unter Männern. Lee überschüttete uns mit technischen Details.

Nachdem sich die Versammlung schlussendlich doch aufgelöst hatte, bediente ich mich ein weiteres Mal an unseren Alkoholvorräten. Anschließend machte ich mich auf die Suche nach Cinnamon.

Ich wollte schon fast aufgeben, als ich sie rauchend mit einer Gruppe Kameraden an einem Lagerfeuer erwischte. Mein Auftauchen war der Stimmungstöter. Das Gespräch verstummte schlagartig. Jetzt war alles nur noch peinlich. Mit meiner Pulle Schnaps stand ich da wie der Depp.

Mangels Alternativen rang ich mir ein „Lust auf eine Fortsetzung?“ ab. Cinnamon gelang es nicht, zu verheimlichen, dass sie wenig Lust hatte, der Runde den Rücken zu kehren. Ihr Blick bat mich, sie nicht dazu zu zwingen. Ich tat es doch.

„Das passt schon, morgen früh können wir ausschlafen. Wir marschieren erst gegen Abend.“

Sie fügte sich ihrem Schicksal. Lee musste schon so was geahnt haben. Er erwartete uns vor seinem Zelt. Wir köpften die Flasche.

~

Liu war feuerrot geworden. Sie hatte sich tausendmal entschuldigt. Excusez moi, excusez moi, excusez moi. Ihr Akzent war fürchterlich.

Den Bruchteil einer Sekunde betretenes Schweigen. Alle Beteiligten musterten sich gespannt in Erwartung einer Reaktion der anderen. Jeder darauf bedacht, den zeremoniellen Habitus der Situation nicht zu sprengen. Doch dann brach es zeitgleich aus ihnen heraus. Die vier so unterschiedlichen

Menschen, die das Schicksal hier an diesem völlig surrealen Ort zusammengeführt hatte, konnten den Lachreiz nicht mehr unterdrücken. Madame Leclerc vergoss sogar eine Freudenträne, die sie sich sofort mit einem Spitzentüchlein abtupfte. Lius feuerroter Teint ließ ihr schüchternes Gekicher nur noch anmutiger erscheinen. Der Attaché dagegen bellte sein Amüsement frei heraus. Es dauerte eine geraume Weile, bis sich alle wieder gefangen hatten. Die Stimmung war jetzt merklich gelockert.

Monsieur Leclerc hatte seinen Koch aus Frankreich importiert. Der ließ nichts unversucht, um seine Einfuhr zu rechtfertigen. Das Menü hätte nicht exquisiter sein können. Als Entrée wurde von zwei Dienern im Livree ein winziges Carré Entenleber serviert. Selbiges von einem Biskuit begleitet, das schon auf der Zunge zerging, bevor es diese berührte. Die Leichtigkeit des Gebäcks harmonierte so fein mit der Schwere der Pastete, dass der Gaumen kaum dazu zu bewegen war, den edlen Genuss freizugeben. Den Akt des Schluckens vergaß man einfach.

Als nächster Gang wurde Schaumsuppe mit erlesenen Muscheln aus der Region aufgetragen. Dazu Baguette, das kein französischer Bäcker authentischer hätte backen können. Zur Erfrischung nippte man an einem Glas kühlem 1930 Chateau Lacroix. Nicht, dass Monsieur Paul die asiatische Küche nicht geschätzt hätte, aber solch erlesene Gaumenfreuden standen hier in der Ferne gewöhnlich nicht auf seinem Speiseplan.

Der Attaché war der perfekte Gastgeber. Erzählungen zu seinem Werdegang wechselten sich mit heiteren Anekdoten zum Leben in der Ferne ab. Dabei verstand er es, seine Frau geschickt in die Konversation mit einzubinden, ihr Vorlagen zuzuspielen, die sie eifrig aufnahm. Ab und zu streute er eine Prise Politik ein. Nachfragen vom zukünftigen Hauslehrer wusste er jedoch so zu retournieren, dass die himmelschreienden Gegensätze in den Kolonien nicht wirklich zum Thema werden konnten.

Dann der Hauptgang: Lapin à la moutarde. Hatten die

Entrées in ihrer verspielten Leichtigkeit den Geschmacksnerven so geschmeichelt, dass der Magen völlig in Vergessenheit geriet, ließen das zarte Fleisch, die kräftige Soße und der blendend weiße Reis auch den auf seine Kosten kommen. Paul konnte der kulinarischen Versuchung einfach nicht widerstehen. Auch sein Gastgeber langte kräftig zu.

Das Thema Hauslehrer kam hingegen mit keinem Wort zur Sprache. Paul nahm sich vor, es beim Dessert aufzugreifen, sich immer fragend, worauf sein Gastgeber mit der heiteren, aber völlig belanglosen Plauderei hinauswollte.

Doch es würde kein Dessert serviert werden. Wenigstens nicht hier im Speisezimmer. Kaum hatten die Diener den Hauptgang hinausgetragen, wandte sich der Attaché an Paul.

„Monsieur, ich würde Sie jetzt bitten, sich von den Damen zu verabschieden. Wir werden sie nun verlassen und uns zum Rauchen in die Bibliothek zurückziehen. Wir haben ja noch so einiges zu besprechen."

Paul stutzte. Eine gänzlich unerwartete Wendung.

„Bei allem Respekt Monsieur Leclerc, ich hätte noch einige Fragen an ihre Tochter, bevor wir mit dem Unterricht loslegen. Vielleicht hat sie ja auch welche an mich. Damit wir im Vorfeld abklären können, wie wir die Stunden gestalten werden."

Monsieur Leclerc antwortete ohne Zögern, keinen Widerspruch duldend.

„Das wird nicht notwendig sein. Ich weiß, was meine Tochter braucht. Bitte verabschieden Sie sich von den Damen."

Madame Leclerc nickte zustimmend. Etwas konsterniert sprach Paul den Damen seine Empfehlungen aus und schickte sich an, dem Gastgeber zu folgen. Seine zukünftige Schülerin wagte bei der Verabschiedung kaum, ihm in die Augen zu schauen.

Die Bibliothek stand dem übrigen Anwesen in nichts nach. Mahagoniregale beherbergten Unmengen von Büchern. Der Attaché nahm in einem gewaltigen Ohrensessel Platz und zündete sich eine fette Zigarre an. Paul hatte sein Angebot, es ihm gleichzutun, abgelehnt. Einer der Diener brachte zwei Gläser Cognac. Der Gastgeber genehmigte sich genussvoll einen Schluck, nachdem er die Flüssigkeit genießerisch in seinem Glas hatte kreisen lassen.

„Ich muss mir den Gâteau au chocolat aux cerises chaudes verkneifen. Das süße Zeug bekommt mir so gar nicht … Nun gut junger Mann, Manieren haben Sie. Sie können sogar mit Messer und Gabel essen. Ihre Referenzen sind ausgezeichnet. Was aber nicht heißt, dass sie meine Tochter unterrichten werden. Reden wir nicht lange um den heißen Brei herum: Wieso Shanghai, wieso die Kolonien?"

Das mit der Suche würde Paul jetzt so nicht wiederholen. Er elaborierte über tiefer gehende Studien von Menschen und Kultur. Von der Möglichkeit, sich Orts- und Sprachkenntnisse anzueignen, was zu einem späteren Zeitpunkt wegen der diversen Verpflichtungen nur noch schwer möglich sein würde. Selbstverständlich fügte er dem detaillierten Plan auch eine persönliche Komponente hinzu. Er wolle seine jugendliche Freiheit noch etwas genießen.

Kein Muskel regte sich im Gesicht seines Gegenübers: „Eine Karriere beim Militär habe Sie nie in Erwägung gezogen?"

Hier brachte es Paul nicht über sich zu lügen. Er rang sich ein knappes „Nein" ab.

„Wo sehen Sie sich in zehn Jahren?"

„Ich sehe mich fraglos im Dienst der Nation. Aber mein Platz wird in einer der großen Handelsgesellschaften sein. Sicher, auch der diplomatische Dienst würde eine durchaus erstrebenswerte Alternative darstellen. Ich werde die sich bietenden Gelegenheiten zu ergreifen wissen."

„Interessant, junger Mann, wirklich interessant. Macht ja alles irgendwie Sinn. Erst mal Land und Leute studieren, dann eine Anstellung bei einer der großen Handelsgesellschaften oder vielleicht doch die Aufnahme in den diplomatischen Dienst. Gekonnt dargelegt. Alles sehr überzeugend und schlüssig. Aber wissen sie was, Monsieur Paul? Ich glaube ihnen kein einziges Wort."

Er stieß sein bellendes Lachen aus.

„Nichtsdestotrotz: Morgen um 14 Uhr fangen Sie an. Unterrichtsmaterial wird gestellt. Die Entlohnung handeln Sie mit Sekretär Balour aus.“

Paul war entlassen. Einer der Diener geleitete ihn hinaus.

~

Ich erwachte neben Lee und der leeren Flasche. Cinnamon hatte sich verdrückt. Mein Eisen zeigte 953. Ich blieb liegen. Es gab keinen Grund, sich aufzuraffen. Streng genommen war schon alles getan, was zu tun gewesen war. Der Tagesbefehl lautete, sich auszuruhen. Gegen 1600 würden wir aufbrechen.

Der Scanner zeigte einen Himmel ohne Drohnen an. Am frühen Nachmittag krochen alle aus ihren Löchern, füllten in den Wasserlöchern noch mal alle verschließbaren Gefäße, die sie mitzuschleifen planten. Zusätzlich tankte jeder von der sandigen Brühe, so viel er hinunterbringen konnte.

Am späten Nachmittag stellte sich die Marschformation auf. Frau Oberst und Erdmann bildeten die Vorhut mit der Aufgabe, das Terrain zu erkunden. Der Haupttross mit dem fahrbaren Untersatz, dem General und Ukulala würden ihnen mit Vorräten und Ausrüstung folgen. Ich war wieder mal Nachhut. Die Aufgabe meiner Leute und mir würde es sein, alles aufzusammeln, was vorne verloren ging.

Die Sonne stand nur noch eine Handbreit über dem Horizont, da setzten wir uns in Bewegung. Die Oase hinterließen wir als den Müllhaufen, den wir vorgefunden hatten.

Einigermaßen ausgeruht, wie wir waren, gelang es uns, die ganze Nacht durchzumarschieren. Der fahrbare Untersatz bewegte zwar unsere Wassertanks, war aber auch nicht viel schneller als die Mannschaften zu Fuß. Permanent mussten wir Berge aus Sand erklimmen. Was wieder zwei Schritte vor und dann meist einen zurück bedeutete. Die Temperatur hingegen angenehm. Der Sternenhimmel bombastisch. Wenn wieder mal

Pause angesagt war, weil der Tross stockte und man Zeit hatte, ihm seine Aufmerksamkeit zu schenken, vergaß man fast, dass man am Arsch der Welt um sein Überleben kämpfte. Die totale Stille ließ in mir den Gedanken reifen, was mich daran hindere, einfach hier und jetzt zu bleiben und die Ruhe bis in alle Ewigkeit auszukosten.

Um 638 erhob sich die Sonne wieder über den Horizont und kündigte damit an, dass es jetzt mit der relativen Kühle vorbei sein würde. Die Vorhut hatte eine Felsformation ausgekundschaftet, die uns Schutz für den Tag bieten sollte. Um nicht bei lebendigem Leibe gebraten zu werden, spannten wir alles, was wir hatten, als Sonnensegel auf. Dann quetschten wir uns darunter und warteten. Der Nachtmarsch hatte an unseren Kräften gezehrt. Ich pennte schnell ein.

Als ich erwachte, tat ich das in einem Backofen. Das Thermometer war unaufhörlich gestiegen. Ich nahm einen kräftigen Schluck aus meiner Feldflasche. Nicht sehr erfrischend, da sie schon brutal leer war und sich unten der eher sandige Anteil gesammelt hatte.

Um mich herum ging es den Kameraden nicht anders. Jeder setzte alles daran, keine Bewegung zu viel zu machen, um ja keine zusätzliche Wärme zu erzeugen. Der Nachmittag wollte nicht enden. Endlich begannen Sonne und Temperatur zu sinken. Als sie glutrot hinter dem Horizont verschwand, sammelten wir unseren Krempel zusammen, stärkten uns ein bisschen und reihten uns wieder in die Karawane ein. Die setzte sich dann auch bald in Bewegung.

Die zweite Nacht ein Déjà-vu der ersten. Die Düne rauftrotten, dabei immer wieder abrutschen und auf der anderen Seite wieder runter. Hier die dauernde Gefahr, ein unfreiwilliges Bad im Sand zu nehmen. Tat man es, war man erst mal gut damit beschäftigt, sich von der juckenden Last zu befreien, die sich in Falten, Öffnungen und Ritzen ausgebreitet hatte.

Am Morgen zum ersten Mal ein Rettungseinsatz. Ich wurde gerufen, da ein Kamerad leblos im Sand lag. Bei ihm angekommen, goss ich ihm etwas laues Nass ins Gesicht. Dann fühlte ich Puls. Langsam kam der Mann wieder zu Bewusstsein. Ich fragte ihn, wie es ihm ginge. Der konnte gar nicht anders als lügen. Er meinte, es ginge schon, und versuchte, sich aufzurichten. Worauf er sofort wieder kollabierte.

Ich ließ eine der Bahren zusammenbasteln und befahl ihm, sich tragen zu lassen. Widerwillig folgte er der Anordnung, wobei er sich damit rechtfertigte, dass er fürchterlich Durchfall habe. Er sei aber zuversichtlich, dass das bald vorbeiginge und er in der nächsten Nacht wieder einsatzfähig sei. Seine Ausrüstung verteilten wir auf die drei Maultiere, die wir als Nachhut mit uns führten.

Am Morgen zeichnete sich ab, dass wir den Tag ohne jeden Schutz zwischen den Dünen verbringen müssten. Ich ließ den armen Kerl zu Cinnamon schleppen, die versuchte, ihn mit Mitteln aus unserer Feldapotheke aufzupäppeln. Der Kamerad nahm die Mittelchen dankbar an, der Rettungsanker, an den er sich klammerte. Cinnamon lächelte ihm aufmunternd zu und meinte, es würde schon wieder werden. Dann igelten wir uns ein.

Die Mittagshitze noch unerträglicher. Abwarten, keinesfalls bewegen, ab und zu einen Schluck sandiges Wasser. Weiter vor sich hindämmern und hoffen, dass die Sonne endlich ihr teuflisches Werk beenden würde.

Kurz nach Sonnenuntergang der Aufbruch. Meine Leute und ich abermals ganz hinten. Auf ein Neues Düne rauf, Düne runter. Der gestrige Nachtmarsch und die Glut des Tages hatten ihre Spuren hinterlassen. Jeder Schritt forderte eine weitere, kaum erträgliche Anstrengung. Und doch setzten wir einen Fuß vor den anderen.

Gegen 100 zerreißt ein Schuss die Stille. Instinktiv nimmt die gesamte Truppe Gefechtsstellung ein. Aber nichts passiert. Langsam lässt die Anspannung nach. Schließlich dringt ein Ruf von vorne zu uns durch. Ich erklettere die nächste Düne. Von dort sehe ich eine kleine Gruppe um einen Gefallenen stehen. Näher kommend höre was wie „sich das Hirn rausgeblasen“.

Die Gruppe erreicht habend sehe ich die Bescherung. Der geschwächte Kamerad von gestern hat seinen Leiden ein Ende gesetzt. Offensichtlich basierend auf der Erkenntnis, dass er es auf keinen Fall schaffen würde. Ich ließ Bewaffnung, Ausrüstung und Uniform sichern. Dann verbuddelten wir den entblößten Leichnam. Reine Kraft- und Zeitverschwendung. Der Wind würde ihn in Kürze wieder völlig freilegen.

Wieder erhob sich die Sonne über dem Horizont, um ihr gnadenloses Werk erneut zu beginnen. Für uns hieß es abermals Backofen. Unter notdürftig aufgespannten Planen, wobei wir die Transportkisten als Zeltstangen einzusetzen suchten, hingen wir den Tag ab. Selten regte sich ein Windstoß, der die Luft unter der Plane durchwirbelte. Was anfangs für etwas Erfrischung sorgte, wurde an dem Punkt, an dem die Luft zu heiß war, um zu kühlen, zur Tortur. Denn jetzt führte das Lüftchen einem nur noch mehr Gluthitze zu. Prinzip Umluftherd.

Immer wieder nickte man ein. Um dann gelähmt durch Hitze und Austrocknung zu erwachen. Aus der Feldflasche wertvolles Nass an die Stellen träufelnd, die am meisten danach lechzten. Erneut Mumienstarre, nur nicht bewegen. Und hoffen, doch wieder auf die eine oder andere Art wegzudösen.

Nervenzerfetzende Routine. Am vierten Tag gingen wir dazu über, alle halben Stunden zu kontrollieren, ob Kameraden das Bewusstsein verloren hatten. Die kriegten dann eine Sonderration Wasser und wurden dazu angehalten, ihren Kreislauf durch Bewegung zu stimulieren. Für die armen Kerle eine zusätzliche Strafe. Am späten Nachmittag weckte mich einer der Kameraden mit der Meldung, dass er einen der Männer nicht mehr wach kriege.

Mühsam raffte ich mich auf. 20 Meter weiter krochen wir unter den nächsten Sonnenschutz, der den Namen so nur sehr bedingt verdiente.

Der Mann schien zu schlafen. Da er auf Ansprache nicht reagierte, strich ich ihm ordentlich eine auf. Keine Reaktion. Ich versuchte, Puls zu fühlen. Konnte aber nichts ertasten. Er war mausetot.

Bevor ich mich dazu bringen konnte, das zu verkünden, von dem ich meinte, dass es eh schon alle wussten, hörte ich Cinnamon hinter mir.

„Wie geht es ihm?“

„Scheiße. Der Mann ist tot.“

Keine Reaktion von niemandem unter der Plane. Nur Cinnamon schob mich sanft zur Seite. Ihre Berührung war mir wichtig. Situativ völlig unpassend. Trotzdem legte ich etwas hinein. Dann ertastete auch sie keinen Puls. Schweigend schüttelte sie den Kopf. Irgendwo hörte ich ein, „er hat es hinter sich.“

Während die Männer alle Habseligkeiten außer der versifften Unterhose des Verstorbenen einkassierten, wandte sich Cinnamon mir zu. Ihr hübsches Gesicht unter der Sonnenbräune fahl.

„Sie sind auch Sanitäter?“

„Ja.“

„Haben Sie mir nie gesagt.“

„Ich bin kein so richtiger. Aber hätte ich sagen können. Eigentlich dumm. Doch wenn wir Zeit zum Reden hatten, dann war alles andere viel wichtiger.“

Sie nickte. Und ich musste sie gehen lassen.

Am nächsten Abend kamen zwei der Maultiere nicht mehr hoch. Große Diskussion, was zu tun sei. Schließlich entluden wir sie und verpassten ihnen eine Sonderration Wasser. Dadurch kriegten wir sie so weit, dass sie bis zum Morgen mithalten konnten. Doch schon gegen 500 ging gar nichts mehr. Dabei waren wir nicht besonders weit gekommen. 15 Kilometer Maximum. Die Strapazen forderten ihren Tribut. Der General gab vernünftigerweise den Befehl, sich für den Tag zu rüsten. Wir, die Nachhut, liefen auf den Rest des Trosses auf, stoppten und begannen, die Planen an den hochgestellten Kisten zu befestigen. Dann gaben wir den beiden Mulis den Gnadenschuss. Das Zerlegen entwickelte sich zu einer Sauerei ungekannten Ausmaßes. Doch die

Notwendigkeit alles zu verwerten, was irgendwie ging, ließ uns keine Wahl. Aus einem Eimer versuchte jeder, seinen Flüssigkeitshaushalt durch einen Schluck warmen Blutes zu ergänzen. Meist scheiterte allein der Versuch. Zu klebrig und abstoßend der Geschmack, der nach dem ersten Schluck im Mund haften blieb. Wenigstens konnte jeder eine Fleischration abgreifen. Die meisten würden das rohe Fleisch den Tag über in sich hineinwürgen.

In den kommenden Tagen und Nächten mehrten sich die Ausfälle. Was natürlich auch auf das Tempo drückte, sodass die Kompanie jede Nacht nur maximal 15 Kilometer zurücklegen konnte. Gefühlt noch weniger.

Schritt für Schritt, auch die zurück, wurde allen klar, dass die Lage mit jedem Tag bedrohlicher wurde. Befehle drangen kaum noch durch, es galt nur, weiter voranzukommen. Dann die Katastrophe in der zwölften Nacht. Unser fahrbarer Untersatz gab den Geist auf. Was uns dazu zwang, schon um Mitternacht zu kampieren.

Den Rest der Nacht und auch noch den Tag über gaben Lee und einige der Männer ihr Bestes. Aber das Museumsstück war hinüber. Der Motor tuckerte weiter, aber das Getriebe war restlos hinüber. Unter größten Anstrengungen konnten wir es zwar noch ausbauen, aber nur um festzustellen, dass eine der Wellen sich so gefressen hatte, dass es unmöglich sein würde, sie wieder gangbar zu machen.

Die Moral am Tiefpunkt. Jeder befürchtete jetzt das Schlimmste. Und das zu Recht. Die brennendste Frage war jetzt, wie wir die Wasservorräte transportieren würden. Es blieb uns nichts anderes übrig, als wichtige Ausrüstungsgegenstände zurückzulassen. Darunter wertvolle Granatwerfer und Panzerfäuste. Auch viel Munition verblieb im Sand der Wüste.

So konnten wir fünf Maultiere von ihrer Last befreien und sie dazu verwenden, den Wassertank, den wir vom fahrbaren Untersatz genommen hatten, durch die Ödnis zu schleifen. Bis wir soweit waren, dass wir weiterziehen konnten, war die Nacht schon recht fortgeschritten.

Das Gespann mit dem Wassertank erwies sich indes als funktionsfähig, kam aber nun noch langsamer voran. Drei Männer waren damit beschäftigt, die Mulis am Laufen zu halten und zu verhindern, dass die Zugseile sich ineinander verfingen. So krochen wir durch die Nacht.

In den nächsten Tagen und Nächten mussten wir die Wasserrationen weiter reduzieren. Bald kam es zu neuerlichen Ausfällen. Immer mehr Männer überstanden die mittägliche Gluthitze nicht. Wir ließen sie liegen und nahmen ihnen nur das Notwendigste ab. Mehr ging einfach nicht mit.

Vor uns weiterhin die Endlosigkeit des Meeres aus Sand. Kein einziger Hinweis auf Vegetation und damit auf die Ufer des Flusses Wed. Er war das Einzige, was uns vor dem Verdursten würde retten können. Schließlich brachen drei der Maultiere zusammen und ließen sich auch mit ärgsten Prügeln nicht mehr dazu bewegen, aufzustehen. Eine Bestandsaufnahme ergab, dass wir nur noch maximal zehn Liter pro Mann mitführten. Lagebesprechung in der mittäglichen Gluthitze.

Alle wirkten ziemlich mitgenommen, die wir da unter der Plane kauerten, da sie aufrecht sitzen oder gar stehen nicht zuließ. Ukulala, der Zwei-Zentner-Mann, hatte am meisten zu kämpfen. Er benötigte Unmengen an Wasser, um seinen massigen Körper am Laufen zu halten.

„Zwei Tage Maximum. Länger halten wir nicht mehr durch“, warf er in die Runde. Keiner wollte widersprechen. Der General forderte Vorschläge. Keiner hatte einen. Wir starrten uns nur schweigend an. Ukulala begann zu zetern.

Unerwartet eine Entscheidung des Generals: „Diese Nacht marschieren wir noch mit Gepäck in Formation. Dann ist es jedem selbst überlassen, wie er weiterkommt, was er zurücklässt. Dann geht es nur noch ums nackte Überleben.“

„Sollen wir Panzerschokolade ausgeben?“, fragte Frau Oberst.

„Im Prinzip eine gute Idee“, sagte Erdmann. „Aber ich fürchte, das Zeug dehydriert noch mehr.“

Der General teilte seine Meinung und löste die Versammlung auf.

Am Morgen des folgenden Tages erschossen wir die letzten zwei Maultiere. Jeder versuchte, ihnen so viel Flüssigkeit abzuringen wie möglich. Doch bloß nicht kotzen. Das Fleisch ließen wir liegen. Es ging einfach nicht, die zähen Stücke, die nur mehr Brechreiz auslösen würden, herunterzuwürgen. Dann wieder nervtötendes Warten unter der Plane bis die Nacht hereinbrach.

Jetzt marschierte jeder für sich allein, nur noch mit dem an Wasser ausgestattet, das in die Behälter ging, die er schleppte. Die Marschformation, brach komplett auseinander. Die Männer taperten nur noch vor sich hin, hoffend, irgendwelche Anzeichen auf ein Ende der Ödnis zu finden. Immer wieder brachen Kameraden zusammen. Manche einfach so, andere jagten sich vorher noch eine Kugel in den Kopf.

Die Sonne drohte schon wieder aufzugehen. Ich hatte etwa noch zwei Liter sandige, laue Brühe in meinen Feldflaschen. Der Mund knochentrocken. Der nächste Schritt würde mit einer unendlichen Willensanstrengung verbunden sein. Und der darauf auch.

Endlich tauchten im Sand erste Anzeichen von vom Wind verwehter Vegetation auf. Nicht nur Sand, Sand und sonst nichts. Folglich mussten wir dem verdammten Fluss näherkommen. Ich nahm den letzten Schluck aus der Flasche, die noch einige Tropfen enthielt. Sie brachten nur wenige Sekunden Linderung.

Die Hoffnung auf die Wasserstelle vor uns, ließ uns schneller gehen. Trotzdem brachen weiterhin Kameraden zusammen. Einer fiel ein paar Dutzend Meter vor mir auf die Knie und schlug dann komplett auf. Als ich bei ihm war und versuchte, ihn wieder aufzurichten, war er schon tot. In meinem Mund kein Tropfen Speichel mehr. Die Zunge klebte am Gaumen.

Gegen Mittag erblickte ich den Fluss, wie er sich vor mir erstreckte. Sein Lauf glitzerte einladend im Licht der unbarmherzigen Sonne. Sein steiniges Bett nicht sehr tief, immer wieder unterbrachen Stromschnellen das Gewässer. An den Ufern vereinzelte Palmen, die sogar Schatten versprachen. Dahinter keine weiteren Sandberge, sondern bis zum Horizont die Pampa von K. Zwei, drei Kilometer noch, dann würde ich den Fluss Wed erreicht haben. Trotzdem hatte ich es keineswegs geschafft. Es war sicherlich nicht mehr ganz so heiß. Ich fühlte mich aber nach wie vor wie in einem Backofen. Alles kostete mich unendliche Anstrengung. Trotz der Erlösung in Sichtweite, war das Verlangen, sich einfach abzulegen und sich von der Qual erlösen zu lassen, nahezu unbesiegbar.

Am Ufer sank ich in mir zusammen. Nie hat ein Schluck lauen, sandigen Wassers so köstlich, so befreiend geschmeckt. Ich trank, was ich in mich hineinpumpen konnte. Die Männer taten es mir nach.

Es brauchte Stunden, bis ich wieder so bei Kräften war, dass ich mich um die Truppe kümmern konnte. Sich gleich so volllaufen zu lassen, war keine gute Idee gewesen. Es dauerte, den plötzlichen Wasserschock zu verdauen. So hing jeder, der dem Tod durch Dehydrierung entkommen war, am Ufer ab und arbeitete daran, wieder auf den Damm zu kommen. Von den Offizieren hatten es zwar alle geschafft, aber Oberst Ukulala war noch mehr am Ende. So trafen wir uns dort zu einer Lagebesprechung, wo er abhing.

„Hat einer eine Vorstellung, wie viele Leute wir verloren haben?“, fragte der General.

„Ich gehe davon aus, dass es nur maximal die Hälfte bis hier geschafft hat“, schätzte Erdmann.

„Das kann nicht sein“, widersprach Frau Oberst, obwohl sie es besser wusste.

Erdmann und ich bekamen den Befehl, die Truppenstärke zu überprüfen. Es wurde weiterhin beschlossen, uns schnellstmöglich zu regruppieren, um alles, was wir unterwegs aufgegeben hatten, einzusammeln. Doch vor dem nächsten Morgen war niemand dazu in der Lage. Alle lagen wie bewusstlos am Flussufer und knackten die Strapazen der vergangenen Tage aus.

Erst am Morgen des nächsten Tages fühlte ich mich in der Lage, den Befehl auszuführen, mir einen Überblick über die Verluste zu verschaffen. Erdmann half mir dabei. Wir zählten 53 Kameraden, die durchgekommen waren. Zu meiner großen Erleichterung war auch Cinnamon unter ihnen.

Bis wir uns soweit organisiert hatten, dass wir uns daranmachen konnten, unsere Ausrüstung zusammenzusammeln, war es schon früher Nachmittag. Mit ungefähr zehn Mann zog ich los. Wir brauchten nicht weit zu gehen, da stießen wir auf die Ersten, die es nicht bis zum Fluss geschafft hatten. Zwei Männer sammelten alles ein, was die Gefallenen noch an Brauchbarem am Leib trugen. Sie packten es in die Transportkisten, derer sich die Verdursteten entledigt hatten und machten sich auf den Weg zurück. Gegen Abend waren nur ein Kamerad und ich übrig. Als wir umkehren mussten, um wieder zur Basis am Fluss zurückkehren zu können, fanden wir Fridtjof. Er sah fürchterlich aus. Die Augen weit aufgerissen, der Mund verklebt, lag er im Dreck. Bei sich eine Transportkiste, die er bis zum Zusammenbruch hinter sich hergeschleppt hatte.

Die Lage alternativlos. Wir ließen den Kadaver mit nur der Unterhose bekleidet zurück. So wie schon so oft zuvor. Alles andere packten wir in die Box und begannen, sie zurückzuschleifen. Insgesamt verbrachten wir zwei Tage und Nächte damit, unsere neue Basis aufzubauen und den verlorenen Krempel einzusammeln.

Ich saß an einem Lagerfeuer und kochte mir eine der wenigen Überlebensrationen auf, die uns noch verblieben waren, als einer der Erkundungstrupps mit einem Gefangenen zu mir stieß.

Ich musterte ihn ausgiebig. Der Mann sah wie ein Jäger aus der Steinzeit aus. Seine gesamte Kleidung aus Tierfellen gefertigt. Bart und Haare wucherten wild unter einem überdimensionierten Sonnenschutz hervor. Über seiner Schulter hing eine Jagdflinte, wie man sie schon seit Langem nicht mehr benutzte. Alles an ihm erweckte den Eindruck, als würde auch er täglich ums Überleben kämpfen. Der ausgemergelte Körper vermittelte nur eine Botschaft: Reichlich zu essen gab es hier selten.

Einer der Kameraden erklärte mir, dass sie den Jäger dabei aufgegriffen hatten, als er dabei war, einen abgeschossenen Protektionsroboter nach verwertbaren Teilen abzusuchen. Man könne also auch hier auf KI stoßen.

Der Jäger widersprach: „Die sind nicht wirklich KI.“

Kapitel 7: Das ungleiche Bündnis

Die Bemerkung des Steppenschrats ging im Chaos unter, das zeitgleich ausbrach. Völlig unerwartet war am anderen Ufer ein Roboter aufgetaucht. Alles huschte in Deckung. Ich fand sie hinter einem Felsblock.

Das Teil hatte gut sichtbar Stellung bezogen. Es erwartete offensichtlich keine Gegenwehr. Die spinnenähnliche Maschine stand auf vier Beinen, die ihr ermöglichten, flink durch das Gelände zu kommen. Die Zentraleinheit, die von den Beinen getragen wurde, bestand aus einem Kasten, einem Würfel mit Kanten nicht länger als 60 Zentimeter. Daran angeflanscht Batterie und Ladeeinheit. Über Bewaffnung schien der Roboter nicht zu verfügen. Auf der Oberseite des Würfels saß jedoch eine gut ausgestattete Sensoreinheit. Hier konnte man erkennen, dass das Ding arbeitete. Die Kamera schwenkte und zoomte sich wohl Details, die dem Automaten wichtig erschienen, heran. Das Radar erfasste Abstand und Anzahl der Objekte auf der gegenüberliegenden Seite des Flusses.

Wir starrten weiter auf das Teil. Die Männer warteten auf den Befehl zu ballern. Der kam aber nicht. Mir war schon der Gedanke gekommen, es eigenhändig umzunieten. Die Entscheidung darüber entsprach aber nicht meinem Dienstgrad. Nur kein Risiko eingehen, für das man hinterher zur Rechenschaft gezogen würde. Außerdem war anzunehmen, dass das Teil relevante Daten schon übermittelt hatte. Von daher eh egal.

Zirka 15 Minuten lagen wir in unseren Löchern und schauten dem Roboter, der dem Krieg der Sterne entsprungen hätte sein können, zu. Der sammelte fleißig Datenmaterial. Schließlich hatte er genug. Drehte um und machte sich davon.

Wir lösten die Gefechtsposition auf und sammelten uns. Einer der Kameraden aus dem anderen Zug kam gelaufen und überbrachte mir den Befehl, mich sofort zu einer Lagebesprechung einzufinden. Da erinnerte ich mich an unseren Informanten vor Ort.

„Wo ist der Steppenschrat hin?“

Jemand deutete in Richtung des Flussufers: „Dorthin ist er verschwunden.“

„Sofort zurückholen“, befahl ich. „Lebend. Der Typ ist wahnsinnig wertvoll.“

Ich befand mich in der klassischen Zwickmühle. Der Befehl, mich einzufinden, hatte mich nachweisbar erreicht. Der Steppenschrat musste aber unbedingt wieder her. Wenn nicht, konnte das für mich eine Menge Ärger bedeuten.

Ich trug dem Kameraden aus dem anderen Zug auf, mitzuteilen, dass wir noch einen Flüchtigen zu verfolgen hätten. Auch der Rest der Kompanie solle Ausschau halten. Wir seien hier so gar nicht allein. Ich würde nach erfolgter Ergreifung sofort kommen. Der Mann quittierte den Befehl und verschwand.

Dann stürmten wir los. Mussten davon ausgehen, dass der Steppenbewohner Heimvorteil hatte. Uns half die zahlenmäßige Überlegenheit. Weit aufgefächert, durchkämmten wir das Gelände. Wir verfielen in gemäßigten Laufschritt, um zu dem Entflohenen aufzuschließen. Sicher, er kannte das Gelände, es bot aber nur wenige Möglichkeiten, sich zu verstecken.

Dann ein Schuss. Sofort spurteten wir in Richtung Fluss, woher er gekommen war. Der Schrat, den es in die Steppe verschlagen hatte, lag am Boden. Um ihn herum standen meine Leute, die Gewehre im Anschlag. Sie hatten ihn dabei gestellt, wie er sich über das Gewässer aus dem Staub machen wollte. Was bewies, wie wertvoll er für uns war. Damit er nicht wieder auf die Idee kam, stiften zu gehen, schnallten wir ihm die Hände auf den Rücken. Seinen Schießprügel musste er erst mal abgeben.

Lagebesprechung: Als ich mit dem Schrat einlief, war die Kommandoebene schon vollzählig. Ich präsentierte meinen Gefangenen und die Geschichte dazu. Wobei ich die Details etwas schönte. Brauchte ja nicht jeder wissen, dass wir so überrascht gewesen waren, dass unser Fang erst mal entkommen konnte. Weil allen klar war, wir wichtig unser Gefangener war, kam ich ungeschoren davon.

„Schaff den Mann ran, damit wir ihn ausquetschen können!“, befahl der General. Ich gab den Männern, die ihn bewachten, ein Zeichen, ihn vorzuführen. Der Oberkommandierende musterte die jämmerliche Gestalt. Ließ es ruhig angehen. Der Mann war sichtlich eingeschüchtert.

„Wer bist du?“

„Ich bin Werner.“

„Was machst du hier?“

„Ich bin Bewohner der Steppe.“

„Wie viele seid ihr?“

„Ich bin allein.“

„Willst du mir erzählen, dass es hier keine anderen Menschen gibt?“

„Gibt es schon. Aber ich möchte so wenig wie möglich mit ihnen zu tun haben.“

„Muss ich dir alles aus der Nase ziehen?“

Der Steppenschrat versuchte, ihm aus Angst um Leib und Leben etwas zu geben. Egal was.

„Es gibt die Siedlungen, dort im Nordwesten. Dort leben die Sesshaften. Es sind mehrere Dörfer. Ich bin ein Bewohner der Steppe, ein Jäger und Sammler. Ich will nicht in den Siedlungen leben.“

„Warum?“

„Die Siedler sind tributpflichtig. Und sie können zum Arbeitseinsatz verpflichtet werden.“

„Von KI?“

Der Mann schaute verdutzt in die Runde. Es hatte den Anschein, als würde er sich fragen, ob er es mit einem Haufen Vollidioten zu tun hatte.

„Aber das habe ich doch schon gesagt. KI gibt es hier nicht. KI hat kein Interesse an diesem vergessenen Fleckchen Erde.“

Ukulala brannte mal wieder die Sicherung durch.

„Willst du uns verarschen?“, brüllte er den Gefangenen an.

„Was war das da auf der anderen Seite? Eine Fata Morgana?“

Das Männchen klappte komplett in sich zusammen. Schließlich brachte es stotternd „Es sind nur Maschinen, es ist nicht die KI“ hervor.

Eine Antwort, die Ukulala in keinster Weise besänftigte. Er schrie den Steppenschrat weiter an und drohte damit, ihm hier die Kehle aufzuschlitzen. Um der Drohung Nachdruck zu verleihen, zückte er ein Jagdmesser, mit dem man auch einen Elefanten hätte zerlegen können.

„So kommen wir nicht weiter. Und wir haben keine Zeit“, entfuhr es Erdmann. War eben noch das mickrige Männchen im Fadenkreuz des Obersten gestanden, so fokussierte er sich jetzt auf den Leutnant. Der bekam zu hören, es solle sich nicht in das Verhör einmischen, sondern die Schnauze halten.

Endlich fühlte sich der General dazu verpflichtet, zu intervenieren: „Jetzt lassen Sie mal! Erdmann hat recht. So wird das nichts.“

Ukulala schnaubte, aber fing sich einigermaßen. So konnte der General seine Befragung fortsetzen.

„Wir verstehen dich nicht. Für uns sind alle Maschinen KI. Wo ist der Unterschied?“

Der Mann hatte sich noch nicht richtig gefangen. Es fiel ihm schwer, zu antworten. Da er aber erkannte, was auf dem Spiel stand, zwang er sich dazu. Die Erwiderung kam eher stotternd.

„Sie kommen … aus Robotopolis? Dort ist KI. Hier in der … Form nicht. Die Roboter hier sind… Reb… Reb… Rebellen, auch Rebellen.“

Es entstand eine Pause. Im Ansatz hatten wir es kapiert. Glauben konnten wir es nur schwer. Um nicht neuerlich durch Ukulalas Unbeherrschtheit den Faden zu verlieren, hakte der Befehlshaber nach. Gerade noch rechtzeitig, denn der Choleriker neben ihm drohte schon wieder Fahrt aufzunehmen.

„Wir haben es also mit Automaten zu tun, die nicht zu KI gehören?“

„Ja.“

„Und das sollen wir glauben?"

Der Steppenbewohner fürchtete schon wieder das Schlimmste. Er fiel auf die Knie: „Aber warum sollte ich denn lügen? Gegen KI kommt man nicht an. KI ist allmächtig. KI befiehlt. Wer nicht gehorcht, wird ausradiert. Die Rebellenmaschinen hier wollen das nicht akzeptieren. Deswegen haben sie Robotopolis verlassen und sich hier in der Steppe breitgemacht."

Daran hatten wir weiter zu knabbern.

„Jetzt nehmen wir mal an, dass dem so ist. Obwohl sich das für uns recht unglaubhaft anhört. Es gibt also einen Stützpunkt der Rebellenmaschinen hier in der Pampa von K.?"

„Ja. Er liegt in westlicher Richtung. 20 Kilometer hinter den Siedlungen. Für biologische Menschen ist er Sperrgebiet."

„Warum radieren die Automaten die Siedler nicht aus?"

„Wir haben es hier nicht mit KI zu tun. Die Technologie ist wesentlich primitiver. Viele Dinge, die die Rebellenintelligenz benötigt, kann sie nicht oder nur schwer ohne biologisch menschliche Hilfe kriegen."

„Was da wäre?"

Der Gefangene schaute den General voller Furcht an: „Das weiß ich nicht. Ich bin kein Siedler."

„Nun gut. Ist jetzt nicht so wichtig. Wie weit ist es noch bis zur Siedlung?"

„Es sind mehrere. Bis zur ersten sind es etwa 30 Kilometer. Die ist aber eher klein. Die wichtige ist Bator. Sie ist die größte. Dort leben fast 1.000 Menschen."

Die Kommandoebene hatte genug. Wir befahlen den Männern, den Gefangenen abzuführen. Der fragte, warum er jetzt nicht entlassen werde. Und erfuhr, dass wir ihn noch brauchten, denn er konnte uns den Weg nach Bator weisen.

„Und dann lassen Sie mich laufen?"

Er bekam keine Antwort. Die Männer schleiften ihn einfach davon. Der General mahnte Vorschläge zum weiteren Vorgehen an.

„Ganz einfach. Wir rücken bis Bator, oder wie das Kaff

heißt, vor. Dort errichten wir unsere Basis und nehmen den bewaffneten Kampf wieder auf. Die dort lebenden Menschen werden uns als Befreier begrüßen", dozierte Ukulala. Die Art und Weise, in der er das tat, ließ keinen Zweifel daran, für wie genial er diese Idee hielt.

Frau Oberst war auch gut dabei. Panzerschokolade? Auch sie glaubte ganz fest an eine Fortsetzung des bewaffneten Widerstands: „Wir bauen Bator zu unserem Stützpunkt aus. Dort werden wir uns regruppieren und auch neue Kämpfer finden. Absolut wichtig ist jetzt, die Infrastruktur zu schaffen, um unsere Verluste an Mensch und Material auszugleichen. Hier und jetzt haben wie die Chance dazu."

„Ein guter Plan. Aber: Können wir uns auf die Informationen von einem Schrat wie Werner verlassen? Können wir sicher sein, dass wir die Ressourcen haben, die Rebellenintelligenz niederzumachen?", gab Erdmann zu bedenken.

„Und was willst du dann machen?", fuhr ihn Ukulala an. „Hast du 'ne bessere Idee?"

„Wir setzen alles auf eine Karte. Wir wissen nicht, welchen Widerstand uns die Rebellenmaschinen entgegensetzen können. Auch können wir nicht sicher sein, dass die Menschen in den Siedlungen uns unterstützen. Wir wissen nichts."

Der General ergötzte sich daran, dass seine Untergebenen keine gemeinsame Linie finden konnten und nur er die Macht hatte, die Entscheidung zu treffen. Erdmann musste sich noch einige Male von unseren Obersten über das Maul fahren lassen. Es ging immer wieder hin und her und er versuchte, die mit einem Vorstoß verbundenen Gefahren aufzuzeigen. Schließlich sprach unser Oberbefehlshaber das Machtwort.

„Frau Oberst, meine Herren. Ich danke Ihnen für die präzise Analyse. Wir werden weiter vorstoßen. Ausschlaggebend für meine Entscheidung ist, dass wir nicht hierbleiben können. Hier gibt es nichts, hier hungern wir uns nur aus. Morgen um 700 brechen wir auf.

Schulz, du bist mir für den Gefangenen persönlich

verantwortlich. Er wird uns als Pfadfinder den Weg nach Bator weisen. Du übernimmst die Vorhut."

Damit löste er die Lagebesprechung auf. Ich teilte Erdmanns Einschätzung. Ein weiterer Vorstoß ohne ausreichende Aufklärung würde einem Selbstmordkommando gleichkommen. Machen konnte ich nur eines. Ich organisierte mir eine Pulle Schnaps und scheuchte Lee und Cinnamon auf. Natürlich nicht, ohne vorher nicht sichergestellt zu haben, dass uns unser Steppenschrat nicht stiften ging.

~

Am nächsten Tag stand Monsieur Paul Schlag 14 Uhr vor dem Haus des Attachés. Den Morgen hatte er damit verbracht, in diversen Buchläden nach französischen Lehrbüchern zu suchen. Er wollte zusätzlich zu dem im Hause Leclerc vorhandenen Material neue Lehrwerke auftreiben. Bedauerlicherweise war die Ausbeute reichlich mager gewesen. Alle Läden, die er besuchte, hatten die gleichen uralten Schinken. Er würde Freunde mit der Bitte anschreiben, ihm aktuellere Lehrwerke zukommen zu lassen. Doch wenn die das wirklich täten, würde das Monate dauern.

Einer der Diener öffnete ihm und führte ihn in die Bibliothek. Dort erwartete ihn seine Schülerin bereits. Vor ihr lag eines der Bücher, die Paul am Vormittag erstanden hatte. Les bases de la langue française en 30 leçons. Ein Lehrbuch Marke Asbach, das irgendein verstaubter Hauslehrer zu Beginn des Jahrhunderts oder sogar Ende des letzten verfasst hatte. Die Texte zu den Übungen dermaßen fantasielos, dermaßen altbacken, dass sie in erster Linie nur das Schlafbedürfnis von Lehrer und besonders Schülerin befördern würden. Doch die anderen Schwarten waren auch keinen Deut besser. So blieb den beiden nichts anderes übrig, als mit den sterbenslangweiligen Übungen zu beginnen.

Die klassische erste Stunde. Das schrittweise Kennenlernen, erfahren was geht, was nicht. Beide im steten Bemühen, die

Grundlage dafür zu schaffen, dass der Unterricht ein Erfolg wird.

Die Zeit flog dahin. So pudelwohl hatte sich Paul schon lange nicht mehr gefühlt. Er ging komplett in seiner Aufgabe auf. Konjugation, Artikel, Satzbau. Diesem Wesen voller Anmut die offenen Geheimnisse seiner Muttersprache zu offenbaren, erfüllte ihn so vollendet, dass er nicht an das Ende der Stunde denken konnte, wollte. Liu folgte seinen begeisterten Ausführungen mit höchster Konzentration. Trotz der Schwierigkeiten, die ihr das Französische breitete, freute sie sich über jeden richtigen Satz, jede gelungene Formulierung. Denn sie erkannte, dass dieser kleine Erfolg auch dem Lehrer, der sich so für sie einsetzte, ein ähnliches Glück bereitete wie ihr selbst.

Doch dann war die Kanne grünen Tees, die der Diener gebracht hatte, leer, die Zeit um. Paul konnte es sich nicht verkneifen, seine fleißige Schülerin über den grünen Klee zu loben. Er gab ihr noch eine winzige Hausaufgabe und versprach ihr, sie am Ende der Woche wieder zu besuchen. Die Schülerin schenkte ihm ihr nicht mehr so schüchternes Lächeln und ordnete ihre Unterlagen.

Dabei fiel Pauls Blick auf eines der anderen Hefte, die seine Elevin mit in die Bibliothek gebracht hatte. Auf dem Etikett stand: Liu, Mathematik, 10. Klasse.

„Du nimmst auch Unterricht in Mathematik?"

Das Lächeln auf ihrem Gesicht verschwand.

„Oui. Dificile, très dificile!"

Weil er so gar noch nicht gehen wollte, bat er darum, einen Blick in das Heft werfen zu dürfen.

„Monsieur Paul, schauen Sie, diese fürchterlichen Aufgaben. Sie wollen kein Ende nehmen."

Paul brauchte nur einen Moment auf die sauberst geschriebenen Linien voller Zahlen und Buchstaben zu schauen, um einige Fehler zu entdecken. Das Ausmultiplizieren von Klammern konnte seine Schülerin noch nicht fehlerfrei umsetzen. Immer wieder hatte sie übersehen, dass bei einem negativen Vorzeichen vor der Klammer nicht nur der erste Term, sondern auch die folgenden ihr Vorzeichen wechselten. Er erbat sich Feder und Tinte und begann die Aufgaben zu überarbeiten.

Der Diener betrat die Bibliothek und bemerkte überrascht, dass die beiden den Unterricht noch nicht beendet hatten.

„Wer unterrichtet dich denn in der hohen Kunst der Mathematik?“

„Es ist Meister Wu.“

„Habt ihr nicht über die Klammern gesprochen?“

„Doch, doch. Aber ich habe sie nicht verstanden.“

„Und der Meister wollte sie dir nicht nochmals erklären?“

„Nein. Meister Wu ist sehr streng. Und ich verstehe so gar nicht, wozu man die vielen Zahlen überhaupt braucht.“

„So ganz ist mir das auch nie klar geworden“, amüsierte sich Paul. „Ich hatte auch meine liebe Not mit ihnen. Aber wir werden beim nächsten Mal wieder einen Blick auf die Aufgaben werfen. Wir schaffen das!“

Liu wirkte sichtlich erleichtert. Der Diener konnte sich ein Lächeln nicht verbeißen. Er räumte die Kanne und die Tassen ab und geleitete Monsieur Paul zur Tür.

~

Als ich morgens aus dem Zelt kroch, war ich nullst motiviert. Der Abend war wieder was Besonderes gewesen, der Tag dagegen versprach nichts Gutes. Trotz aller Vorsicht in wahrscheinlich feindliches Gebiet vorzudringen, ist immer ein Unterfangen mit ungewissem Ausgang. Noch dazu sollte ich die Vorhut bilden, geleitet von einem Schrat, zu dem ich wenig Vertrauen hatte.

Trotzdem formierte ich meinen Zug, um die mir zugeteilte Aufgabe zu übernehmen. Die Kompanie stand, wie geplant, um 700 zum Abmarsch bereit. Ich hatte den Schrat von zwei Kameraden zum Fluss führen lassen, damit er mir zeige, wo wir am besten hinüberkämen.

Unser Pfadfinder wider Willen führte uns an eine Stelle, an der der Fluss Wed relativ breit und nicht allzu tief ist. Meist ging uns das Wasser maximal bis zur Hüfte. Nur an einer Stelle konnte man kaum mehr stehen. Die Strömung drückte aber nicht so stark, dass sie einen wegzuschwemmen drohte. Jedenfalls wenn man kein Gepäck hatte, wie der Steppenschrat. Für die dezimierte Kompanie würde es herausfordernder werden. Besonders mit der Ausrüstung. Wir konnten es uns nicht leisten, noch mehr zu verlieren. Mangels Alternativen blieb uns wieder mal keine Wahl.

Meine Leute sicherten einen Brückenkopf am anderen Ufer und unseren Ortskundigen. Ein Melder überbrachte die Nachricht, dass es hier möglich sei, den Fluss zu queren. Die Kompanie rückte nach. Glücklicherweise erlitten wir weder Verluste an Mensch noch Material. Problematisch nur, dass die ganze Aktion ewig dauerte.

Lee stand am gegenüberliegenden Ufer und beobachtete die Querung. Er hatte auch den Scanner im Auge, der aber wie immer keine Aktivität meldete. Gegen Mittag tauchte in einiger Entfernung wieder der spinnenähnliche Roboter auf und scannte unser Tun. Wir richteten unsere Waffen auf das Teil und ließen es scannen. Die Rebellenintelligenz wusste, was wir taten. Dass wir uns auf ihrem Gebiet befanden. Wie würde sie reagieren?

Gegen 1400 zeichnete sich ab, dass unser ganzer Krempel zeitnah über den Fluss sein würde. Mich erreichte die Ansage, nach Zassoschir, dem nächsten Kaff, vorzustoßen, den Weg dorthin auszukundschaften. Der Gedanke dabei war, die Kompanie im Falle eines Angriffs so zu verteilen, dass auch der Gegner seine Kräfte aufteilen musste. Sprich, die anderen würden sich aus dem Staub machen, sollten wir auf Widerstand stoßen. Ein Akt der Verzweiflung.

Einige Stunden später tauchte vor uns in der Ferne Zassoschir auf. Ein Dorf, das nur aus zusammengewürfelten Holzhäusern bestand. Je näher wir kamen, desto klarer wurde uns, wie erbärmlich die Leute dort leben mussten. Immer mehr

Details der Häuser, von denen viele nur einfachste Hütten waren, konnten wir mit unseren Ferngläsern ausmachen. Die Siedlung wurde durch einen schlammigen Feldweg in zwei Hälften geteilt, der sich an seinem Ende in der Steppe verlief. Von dort kamen uns jetzt vier Gestalten entgegen. An einen krummen Stock hatten sie einen weißen Fetzen geheftet.

Nachdem ich ihm mein Fernglas auf die Augen gedrückt hatte, identifizierte unser Einheimischer die Gruppe als den Dorfschulzen und drei weitere Honoratioren. Als der Abstand zwischen uns und ihnen auf Rufweite geschrumpft war, stoppten wir. Einer der Honoratioren rief uns zu, dass der Dorfschulze eine Nachricht für uns habe. Wir sicherten ihm freies Geleit zu.

Hände wurden geschüttelt und Höflichkeiten ausgetauscht, als die vier Männer vor uns standen. Sie waren besser gekleidet als unser Steppenschrat. Doch nach Dorfelite sahen sie so gar nicht aus. Die Mehrheit der Dorfbewohner unterschied sich wahrscheinlich unwesentlich von unserem Pfadfinder. Ich brachte die Delegation zum General. Ihr Leiter kam sofort auf den Punkt.

„Herr General, ich bin auf Geheiß der Rebellenintelligenz, kurz RI, zu Ihnen gekommen. Wir haben den Auftrag, Ihnen eine Botschaft zu überbringen. RI sucht keinesfalls aktiv die Konfrontation mit der Miliz. Aber sie wird Sie in dem von RI kontrollierten Gebiet nicht dulden. Sie werden sich die Kontrolle über die Region nicht nehmen lassen. Niemals. Warum auch? Die Miliz kann hier keine Ansprüche geltend machen. Darüber hinaus bietet die Steppe nicht genug Lebensraum für zusätzliche Bewohner. RI verlangt den sofortigen Abzug. Ansonsten ist eine bewaffnete Konfrontation unausweichlich. RI wird auf ihrem natürlichen Recht bestehen."

Die Kommandoebene nahm die Nachricht ohne jegliche Reaktion auf. Eine Weile lang standen sie und die Steppenbewohner sich gegenüber und ließen das Gesagte sacken. Dann Frau Oberst.

„Und ihr, was denkt ihr?“

Der Dorfschulze wog seine Worte genau ab. Minuten vergingen.

„Wir bitten Sie ebenfalls, zu gehen.“

Eine Antwort, die Frau Oberst nicht zulassen konnte.

„Wir sind eure Menschenbrüder. Und ihr schickt uns fort? Wir sind gekommen, um euch zu befreien.“

Der Dorfschulze warf einen Blick auf unser Häufchen Streitmacht.

„Wir haben von Ihrem Sieg in der Oase gehört. Aber glaubt mir, das war nur ein Vorposten. Die Kräfte in der Basis sind weit stärker. Die Vorbereitungen, Sie zurückzuschlagen, laufen schon. Die werden Sie komplett aufreiben.“

Wir hatten darauf gehofft, wie Befreier empfangen zu werden. Dass man uns fortschickte, konnten wir so gar nicht glauben. Frau Oberst ergriff wieder die Initiative.

„Glauben Sie uns eines, Herr Bürgermeister. Wir sind erfahren im Kampf mit KI. Oder RI, wenn Sie so wollen. Uns serviert man nicht so schnell ab. Wir können das Dorf in eine Festung verwandeln. Und dann sollen sie mal kommen!“

Der Dorfschulze hatte wahrscheinlich wenig Hoffnung gehabt, die Miliz zu überzeugen. Das bisschen aber war jetzt auch dahin. Er verlegte sich aufs Flehen.

„Bitte, bitte, im Namen der Menschlichkeit. Es leben viele Frauen und Kinder im Dorf. Wenn Sie nicht abrücken, wird es ein Blutbad geben. Was können wir tun, um das zu verhindern?“

„Welche Möglichkeiten gibt es, den Kontakt mit RI herzustellen?“, fragte Erdmann.

Wieder ließ die Antwort auf sich warten. Der Dorfschulze rückte nur ungern damit raus.

„Sicher, im Dorf gibt es ein Funkgerät. Damit können wir unseren Ansprechpartner bei RI erreichen. Aber wozu? Die Alternativen liegen auf dem Tisch: Abzug oder Vernichtung.“

„Wohin sollen wir denn abziehen? In die Wüste?“, gab Erdmann zu bedenken. „Auch wir haben keine Wahl.“

Die Gruppe aus dem Dorf schwieg.

Erdmann wiederholte: „Wir müssen hierbleiben. Wir können nirgendwo hin. Lasst mich Kontakt zu RI aufnehmen."

Der Dorfschulze rang sich eine Antwort ab: „Ich habe klare Befehle. Wenn ich die nicht befolge, dann wird das fürchterliche Konsequenzen haben. Nicht nur für mich. Sondern für ganz Zassoschir. Wir dürfen hier leben. Aber wir müssen auf RI Rücksicht nehmen. Bitte, zieht weiter. Wir würden euch gerne Unterstützung gewähren. Aber wir können es nicht. Und noch viel wichtiger: Wir dürfen es nicht. Die Anweisung hätte klarer nicht sein können: Die Miliz ist in der Pampa nicht erwünscht. Sie muss sie verlassen. Wenn nicht, wird sie aufgerieben."

Oberst Ukulala hatte sich zurückgehalten. Er war noch immer reichlich mitgenommen vom Marsch durch die Wüste. Doch jetzt reichte es ihm.

„Kapiert ihr das nicht, ihr Lumpen", brüllte er die Delegation des Dorfes an. „Wir sind hier, um euch zu befreien. Und ihr tut nur eins: Ihr macht euch ins Hemd. Wir sind eure Zukunft. In Freiheit."

Diesmal antwortete nicht der Dorfschulze. Einer seiner Begleiter beging einen großen Fehler. Er bemerkte trocken: „Das ist das Letzte, was wir wollen. Wir brauchen Ihre Freiheit nicht!"

Die Antwort folgte unverzüglich. Ukulalas breites Gesicht verzerrte sich zur Fratze mit dem Killerblick. Er riss seine Pistole aus dem Holster. Vier Kopfschüsse bereiteten der Delegation ein Ende. Zweien gelang es noch, den Versuch zu unternehmen, zu fliehen. Sie trafen die Schüsse in den Hinterkopf.

Ukulala hatte Fakten geschaffen. Kampf war nun unausweichlich. Und er würde verlustreich sein.

„Ukulala, sind Sie wahnsinnig? Das wird Folgen haben!"

Der Oberst grunzte nur und schob seine Pistole wieder in den Holster. Wenigstens gelang es dem General jetzt, die Initiative an sich zu reißen.

„Dank der durchgeknallten Aktion unseres Obersten müssen wir jetzt ohne jeden Verzug Zassoschir einnehmen und uns dort verschanzen. Ich erwarte den Gegenangriff noch heute. Wir bilden vier Züge. Schulz, Erdmann, bewaffnen Sie sich entsprechend! Ziel: Zassoschir einnehmen und sichern. Wir wissen nicht, ob wir Widerstand zu erwarten haben. Müssen auf alles vorbereitet sein. Einen Angriff der RI hier auf freiem Feld können wir nicht abwehren. Das Dorf muss also umgehend zur Verteidigungsstellung ausgebaut werden. Nochmals: Die Zeit drängt.

Frau Oberst, Sie organisieren den Transport der Ausrüstung ins Dorf. Ihre Männer werden den Weg mehr als einmal machen müssen. Wenn Sie das Dorf erreicht haben, dann melden Sie sich sofort bei mir. Sie sind mir auch für unseren Pfadfinder verantwortlich.

Ukulala, Sie bleiben an meiner Seite. Immer!

Schulz, Erdmann, Abmarsch in fünf Minuten!"

Hektische Aktivität setzte ein. Die Männer, die beim Sturm auf das Dorf dabei sein würden, kontrollierten ihre Waffen, versorgten sich mit Munition und überließen ihre restliche Ausrüstung dem Zug, der den Nachschub ranschaffen würde. Auch ich bereitete mich auf das Kommandounternehmen vor.

Der Plan war, das Dorf in die Zange zu nehmen. Fatal die Tatsache, dass wir nirgendwo Deckung finden würden. Die Dorfbewohner bekämen unseren Anmarsch direkt mit. Trotzdem hofften wir, möglichst schnell alle wichtigen Punkte besetzen zu können, um so jeden Widerstand im Keim zu ersticken.

Im Laufschritt führten Erdmann und ich unsere Züge Richtung Dorf. Der General und Ukulala folgten uns in einigem Abstand. In dem Moment, als sich, für das Dorf erkennbar, abzeichnete, dass bei den Verhandlungen etwas schiefgegangen sein musste, setzte auf der gegenüberliegenden Seite eine massive Absetzbewegung ein. Die Bewohner verließen, versehen mit dem Notwendigsten, Zassoschir. Vor sich her trieben sie Kühe, Schafe und Schweine. Den Hühnern hatten sie die Beine zusammengebunden, damit sie sie einfacher mitschleifen konnten. Wer eines hatte, ritt auf einem Pferd. Die wollten nichts mit uns zu tun haben. Deutlicher ging es nicht.

Einmal angekommen, konnten wir ungehindert die Ansiedlung besetzen. Sofort begannen wir, uns auf einen Angriff vorzubereiten. Dabei gingen wir wenig zimperlich mit dem, was wir vorfanden, um.

Alle Behausungen waren größtenteils aus Holz zusammengeflickt. Nur Feuerstellen und Öfen gemauert. Winzige Fensteröffnungen, einfach verglast und mit simplen Holzklappen als Fensterläden versehen. Die Menschen hausten hier wie vor dem Industriezeitalter. In keinem Haus gab es Elektrizität oder fließendes Wasser.

In einem Stall am Rand des Dorfes fanden wir noch Vorräte und einige Kühe und Schweine. Wir fragten uns natürlich, warum uns die Dorfbewohner ein derart großzügiges Geschenk hinterließen. Hatten sie es nicht mehr geschafft, die Vorräte zu evakuieren? Waren Kartoffeln und Hirse etwa vergiftet? Wollten sie uns damit davon abhalten, ein weiteres Massaker zu verüben? Wir hatten weder Zeit noch Muße, uns mit der Suche nach einer Antwort aufzuhalten. Stattdessen schafften wir eilig Lebensmittel und Vieh ins Innere der Siedlung. Hier hatten wir ein massiveres, nicht ganz so schäbiges Blockhaus zu unserem Hauptquartier erkoren. War es das Haus des Dorfschulzen, der jetzt mit einer Kugel im Kopf in der Pampa vor sich hinfaulte? Wir fanden eine Kammer, in der anscheinend Aufzeichnungen verwahrt wurden. Hatten aber definitiv andere Probleme, als darin zu schmökern.

Ich bekam mit meinem Zug ein Blockhaus am Nordrand des Dorfes zugeteilt. Wir sollten es zur Verteidigungsstellung ausbauen. Was hieß, dass wir die Hütten daneben, so gut es in der Kürze der Zeit ging, ausschlachteten und das Gerümpel zu einer Barrikade stapelten, die den vermüllten Weg durch die Siedlung versperren sollte. Auch die Blockhütte versahen wir mit zusätzlichen Schießscharten. An manchen Stellen legten wir Holzpflöcke als zusätzliche Panzerung ab. Es war schon dunkel, als wir größere Stämme in der Hoffnung platzierten, dass sie das Eindringen von RI verhindern würden. Natürlich hatten wir keinen blassen Schimmer, ob und wie das beim Angriff helfen würde.

Nun begann das Warten. Aus dem neuen Hauptquartier kam ein Melder mit zähem Grillfleisch, dem Ergebnis erster Schlachtungen. Er würde den Kontakt zum HQ aufrechterhalten und uns mit Befehlen unseres Oberkommandierenden versorgen. Hatte sogar noch eine Pulle Schnaps für uns. Ein paar ordentliche Schlucke machten die Männer und mich etwas lockerer. So lagen wir hinter unseren Gucklöchern und Schießscharten und starrten ins Dunkel. Verharrten, bis der Angriff denn erfolgen würde.

Nichts regte sich. Wir uns auch nicht. Stunde um Stunde verging. Soldat sein heißt, meist Langweile ertragen. 1200, 100, 200, 300, draußen alles schwarz. Und so friedlich.

Punkt 331 der erste Einschlag. Maschinen brauchen keinen Schlaf. Jeder von uns wurde schlagartig aus seiner Lethargie gerissen. Eine Granate landete irgendwo im Dorf. Weitere folgten. Kein Sperrfeuer, sondern einzelne Einschläge. Nach mehreren Minuten war das Bombardement vorüber. Wir hatten das Mündungsfeuer in der Dunkelheit ausmachen können. Für einen Gegenangriff waren sie zu weit entfernt.

Dann wieder überhaupt nichts. Warten. Bis der vierbeinige Späher vor uns auftauchte. Langsam schlich er sich in Richtung Dorfeinfahrt. Seine Sensoren liefen auf Hochtouren. Scannten unsere Verteidigungsstellungen ab. Ich schickte den Melder ins HQ.

Der brauchte nicht lange, um zurückzukommen. Der Befehl eindeutig: Mäht das Teil nieder. Wir kamen dem nach. Eine koordinierte Salve aus unseren Gewehren zerlegte den Roboter in seine Einzelteile. Zwei tapfere Freiwillige sammelte ein, was von ihm übrig geblieben war. Die Teile gingen ohne Umweg ins HQ.

Das Adrenalin war zurück. Probleme wach zu bleiben, hatten wir nicht mehr. Konnten aber nichts anderes tun, als in die Dunkelheit zu starren.

Nach 400 ein weiteres Bombardement. Eine der Granaten riss ein Loch in das Dach unserer Stellung. Sie fetzte mit einem ohrenbetäubenden Knall Tausende von Splittern aus unserem Unterstand. Jeder bekam was ab, aber niemanden erwischte es schwer.

Plötzlich konnte man in der Dunkelheit Kampfmaschinen wie in der Oase ausmachen. Sie rasten in Keilformation auf uns zu. Offensichtlich mit dem Ziel, unsere Barriere an der Dorfeinfahrt zu durchbrechen. Das Röhren der Motoren schwoll immer weiter an. Noch warteten die Männer an den Panzerfäusten auf meinen Befehl.

Der erste Schuss wurde von unseren Gegnern abgefeuert. Die Barriere, die den Feldweg ins Dorf versperren sollte, flog durch die Luft. Ein Holzpflock durchschlug das Dach unserer Stellung.

Ich gab den Befehl, das Feuer zu erwidern. Unsere Panzerfäuste gingen los. Die Jungs hatten es drauf. Zwei der Kampfmaschinen zerfetzte es komplett. Die restlichen fünf kamen nicht ungeschoren davon, rasten aber weiter auf uns zu. Ihre Geschütztürme richteten sich alle auf die Hütte aus, in der wir uns verschanzt hatten. Das Mündungsfeuer hatte uns verraten.

Wir mussten hier raus, und zwar schnell. Ich ordnete umgehenden Rückzug an. Jeder klaubte seinen Krempel zusammen und schaute, dass er rauskam. Während ich mich mit meinen Leuten durch die Tür presste, schlug das erste Gegenfeuer ein. Noch hatten sie sich nicht richtig eingeschossen. Die Einschüsse trafen uns trotzdem wie Faustschläge. Um uns herum hörte man, wie einige Hütten sich in ihre Bestandteile auflösten. Kaum war ich durch die Tür ins Freie gekommen, der finale Treffer. Die Panzergranate durchschlug das schon recht löchrige Dach und explodierte im Inneren. Die Druckwelle fegte die Männer und mich fast um.

Zwei von uns schafften es nicht mehr rechtzeitig nach draußen.

Hinter der Hütte kam uns die Verstärkung entgegen. Ich schrie den Männern zu, dass sie sich in Richtung Ortsdurchfahrt orientieren sollten. Am besten eine der Kampfmaschinen so zusammenschießen, dass sie die Durchfahrt komplett blockierte. Unter den Neuankömmlingen ein Farbiger, der mir schon oft aufgefallen war, mit dem ich aber noch nie direkt zu tun hatte. Er setzte meinen Befehl sofort um und brachte sich mit ein paar seiner Kameraden in Stellung. Wir, die wir zwar noch aus dem Blockhaus rausgekommen, aber doch reichlich belämmert waren, liefen ihnen hinterher. Als wir sie erreichten, kauerten sie schon hinter den Resten mehrerer Hütten und richteten ihre Panzerfäuste auf die heranrollenden Kettenfahrzeuge.

Die waren gerade dabei, die gesprengte Barrikade an der Einfahrt ins Dorf zu passieren. Sie hatten ihr Tempo verlangsamt und scannten die Lage. Der Farbige und seine Männer warteten meinen Befehl nicht ab. Aus allen Rohren flogen Granaten in Richtung der autonomen Panzer.

Sicher, die kurze Distanz erleichterte den Männern das Treffen. Der Afrikaner leistete ganze Arbeit. Die Granate schlug exakt in die Ritze zwischen Turm und Antriebseinheit. Sie fraß sich dank ihrer unglaublichen Geschwindigkeit durch das bisschen Material, das den Turm im Panzer hielt. Dann detonierte das Geschoss. Der Rumms unüberhörbar. Die Ladung zerfetzte das Innere der Kampfmaschine komplett. Der tonnenschwere Turm machte noch einen winzigen Hüpfer. Dann kam das Gerät zum Stehen. Ein einziger Treffer hatte es komplett ausgeschaltet. Und es stand genau da, wo wir es brauchten. Im Weg.

Auch die anderen Geschosse trafen. Nicht so präzise wie der Meisterschuss des Afrikaners, aber sie hinterließen ebenfalls deutliche Spuren. Einer der autonomen Panzer ging in Flammen auf. Einem anderen zerfetzte es die Kette.

RI verlegte sich jetzt darauf, uns mit Salven aus den

Maschinengewehren zu belegen, über die die Tanks ebenfalls verfügten. Wer konnte, suchte das Weite. An Gegenwehr war nicht mehr zu denken, denn der Feind wusste nur zu genau, wo wir uns befanden. Den ein oder anderen mähte er gnadenlos nieder.

Aber der Farbige hatte noch nicht fertig. Zwischen zwei Salven kam er hoch, zielte und schoss. Kaum hatte das Geschoss das Rohr verlassen, tauchte er wieder ab. In den Resten eines völlig zerschossenen Hauses kauernd, hörten wir eine fulminante Detonation. Uns schlackerten die Ohren. Einer der Männer zückte ein Periskop und sondierte die Lage.

„Panzer eins, zwei, drei komplett zerstört, Panzer vier manövrierunfähig. Panzer fünf auf dem Rückzug.“

In unserem Loch brachen wir in Jubel aus. Doch Panzer vier hing zwar fest, hatte aber noch Munition. Sein Turm schwenkte unaufhörlich. Ab und zu Maschinengewehrgarben, wenn einer von unseren Leuten versuchte, aus dem Graben zu kriechen.

Jetzt begann er, unsere Stellungen auch mit Panzergranaten zu belegen. Wir waren trotz unseres Sieges in ihnen gefangen. Auch ein Scheißgefühl. Immer wieder das Pfeifen von Granaten. Wir natürlich noch tiefer auf Tauchstation. Dann ein Einschlag direkt vor uns. Stille. Darauf das Geräusch der Hydraulik, die das Rohr nachjustiert. Und Schuss. Pfeifen, die Granate versenkt sich fünf Meter hinter uns.

Der nächste Schuss würde treffen. Wir mussten raus aus unserem Loch. Und zwar sofort. Ich ordnete den Rückzug auf drei an. Jeder sollte in eine andere Richtung aus der Kuhle springen, um kein eindeutiges Ziel abzugeben. Eins, zwei, Detonation. Einige sprangen, einige blieben im Loch. Doch es flog keine Granate mehr.

Nachdem ich zur nächsten Ruine gespurtet war und es geschafft hatte, mich irgendwo in Deckung fallen zu lassen, konnte ich einen Blick in Richtung der Angreifer absetzen. Jetzt brannte auch Panzer vier lichterloh. Panzer fünf verschwand in der Weite der Pampa. Wir hatten gesiegt.

Trotzdem blieb ich in Deckung. Das Adrenalin hatte sich verflüchtigt, die Herzfrequenz regelte sich auf normal herunter. Und ich fühlte mich müde, schrecklich müde, wie ich da in Schutt und Dreck lag. Wieder der Gedanke, warum nicht einfach liegen bleiben. Wozu der ganze Scheiß?

„Schulz, bei dir alles klar?"

Es war Erdmann. Seine Stimme klang besorgt. Ich riss mich zusammen und raffte mich auf. Die Überwindung schier unendlich. Langsamst kam ich hoch. Erdmann sprang zu mir herunter und half mir auf.

„Bist du verletzt?"

Ich schüttelte den Kopf.

„Gut mein Junge. Ich hab schon das Schlimmste befürchtet."

Er half mir auf. Zusammen krochen wir aus der Kuhle, die von der Hütte übrig geblieben war. Ich war immer noch nicht kommunikationsfähig. Erdmann hakte sich unter und dirigierte mich Richtung Hauptquartier.

Dort konnte ich mir endlich eine Frage abringen: „Wer hat den letzten Tank plattgemacht?"

„Ich."

Im HQ herrschte Hochstimmung. Jeder hatte eine Flasche mit nicht definierbarem Gesöff in der Hand. Hauptsache Alkohol. Offensichtlich war nicht das ganze Dorf in Rauch aufgegangen. Wir wurden als Helden empfangen. Der General in Hochstimmung.

„Frau Oberst, meine Herren! Gratulation! Der Sieg ist unser. Wir haben das Unmögliche geschafft. Der Feind ist geschlagen. Ein Hoch auf unsere tapferen Kämpfer!"

Alle prosteten uns zu. Der erste Schluck schmeckte süß und abgestanden. Doch man konnte den Alkohol erahnen und würgte auch noch einen zweiten herunter.

„Wir sollten auch den Männern eine Flasche zukommen lassen", schlug Erdmann vor.

„Richtig! Habe ich schon veranlasst", tönte der General. „Setzt euch. Wir müssen die neue Lage besprechen. Allzu viel Zeit werden wir nicht haben."

Die Kommandoebene hatte Stühle heranschaffen lassen, sodass wir uns um eine Art Kartentisch setzen konnten. Allemal besser als eine Transportkiste. Eine Karte hatten wir nicht.

Der General fragte die Lage ab. Ich berichtete von den vier Kameraden, die ich hatte sterben sehen. Erdmann hatte niemanden verloren.

„Trotz der Verluste sind wir gut aufgestellt“, gab Frau Oberst zu bedenken. „Wir haben Zassoschir gehalten und können unsere Position weiter ausbauen.“

„Mit Anbruch des Tages müssen wir sofort damit beginnen, unsere Stellungen zu verstärken“, brachte Ukulala hervor. „Wir wissen nicht, ob, wann und wie ein neuer Angriff erfolgen wird.“

„Es wird in einer Stunde hell. Bei allem Respekt, mein General, die Männer brauchen unbedingt Ruhe. Sie sind total ausgelaugt“, wandte Erdmann ein.

„Wir könnten Panzerschokolade ausgeben“, bot Frau Oberst an.

Der Vorschlag stand eine Weile lang im Raum. Ich nuckelte, so wie die anderen auch, an meinem Fläschchen. Das Gesöff schmeckte immer noch nicht besser, aber der Alkohol pushte.

Ukulala schickte sich an, seinen Senf dazuzugeben. Der General bremste ihn aus. Zu meiner Überraschung ließ der sich davon beeindrucken.

„Wenn wir den Männern jetzt die Freude über den Sieg nehmen, dann tötet das die Moral, da hat Erdmann völlig recht“, sagte der General. „Der nächste Angriff wird so schnell nicht kommen. Die müssen sich wieder neu ordnen. Nur die Wachen bekommen ein Täfelchen.“

Ich hätte auch eins gebrauchen können, denn uns gönnte der General keine Pause. Wir diskutierten, wie wir das elende Kaff, in dem wir gelandet waren, zur Festung ausbauen würden. Die Diskussion zog sich und verlor sich in endlosen Details. Doch letztendlich lief es darauf hinaus, dass wir allen Schutt und Schrott als Barrikaden verwenden würden. Davor würden wir ausheben was geht, um einem erneuten Angriff widerstehen zu können. Den Leutnants wurde die Aufgabe übertragen, die Truppenstärke zu kontrollieren und Quartiere für die Männer zu suchen. Wir sollten auch beschädigte Hütten so herrichten lassen, dass die Männer darin hausen könnten.

Für die weitere Zukunft hatten wir keinen Plan. Keiner wagte, die Frage zu stellen, wie es denn langfristig weitergehen sollte. Denn irgendwann würde uns RI aushungern. Mit Sicherheit. Draußen ging die Sonne auf.

Eigentlich hätte ich tot auf der Tischplatte aufschlagen müssen. Mir völlig unerklärlich: Das Gesöff, an dessen dritter Flasche ich jetzt nuckelte, hatte eine belebende Wirkung. Obwohl der fade Geschmack im Mund so gar nicht verschwinden wollte. Die Zunge fühlte sich pelzig an, drohte immer wieder am Gaumen festzukleben, sobald man einen Schluck heruntergewürgt hatte.

Wir waren gerade dabei, uns zu erheben, da stürmte der Farbige herein, der die Panzer zu Schrott geschossen hatte. Er stand stramm und erstattete Meldung.

„Melde weiteren vierbeinigen Späher an der Dorfeinfahrt. Erbitte Befehle."

„Warum habt ihr ihn noch nicht unschädlich gemacht?"

„Er trägt eine weiße Fahne vor sich her. Die Sensoren scheinen nicht zu arbeiten. Es sieht so aus, als hat er eine Botschaft."

„Wieso?"

„Er wiederholt immer wieder: Ich bin gekommen, um zu verhandeln."

Jetzt begann eine intensive Diskussion, wie mit dem Parlamentär zu verfahren sei. Abschießen, einfangen, hereinlassen, ignorieren? Wenn verhandeln, wer sollte die Verhandlung führen? Die Obersten und ich gingen davon aus, dass es sich um einen Trick handelte, dass sich in dem Teil eine Sprengfalle befand. Ein Versuch, unsere ganze Kommandoebene mit einem Schlag auszulöschen, nachdem der Frontalangriff so in die Hosen gegangen war. Erdmann meinte, dass man die Möglichkeit eines Verhandlungsangebots nicht von vornherein ausschließen sollte. Der General einigte uns darauf, dass Lee das Teil untersuchen werde. Wenn er keine verborgenen Sprengfallen entdeckte, würden Frau Oberst und ich ihn an der Barrikade treffen und seine Vorschläge entgegennehmen. Ich wandte mich an den schwarzen Kämpfer:

„Soldat, du wirst jetzt erst mal Lee auftreiben. Dann bringst du uns alle zur Verhandlung."

Der Afrikaner salutierte und quittierte meinen Befehl mit einem „Jawohl." Da fiel mir ein, wie heldenhaft er sich in der Schlacht geschlagen hatte.

„Name?"

„Fritz, Herr Leutnant."

Ich berichtete der Kommandoebene vom heldenhaften Einsatz des Soldaten bei der Verteidigung der Stellung am Dorfeingang. Wie er Panzer zwei genau im entscheidenden Moment plattgemacht hatte. Dass wir ohne ihn die Schlacht nicht zu unseren Gunsten hätten entscheiden können.

Die Kommandoebene gab sich beeindruckt. Alle erhoben sich und beglückwünschten Fritz. Der stand immer noch stramm. Unser General ordnete eine Sonderration Genussartikel an. Wo er die herkriegen wollte, war mir nicht so ganz klar.

Egal, wir brauchten Lee. Beneiden tat ich ihn um seinen Auftrag nicht. Bevor er den Sprengsatz entdecken würde, wenn es ihn denn gäbe, könnte sich der Kundschafter in die Luft sprengen.

Die Verhandlungsdelegation würde aus Frau Oberst und mir bestehen. Wir begannen, uns mit Fritz nach Lee durchzufragen. Der hatte schon was von dem RI-Kundschafter mitbekommen und von seinem Schicksal geahnt. Als wir zu ihm stießen, machte er sich gerade bereit, seinen gefährlichen Auftrag auszuführen.

An der Barrikade angekommen, unterzog er das Teil mittels eines Fernglases einer gründlichen Untersuchung. Sein

Kommentar: „Schwierig, auf jeden Fall ist nichts Verdächtiges zu erkennen." Dann robbte er mit Spiegel, Schraubenzieher und Zange bewaffnet über die Barrikade. Die Männer hoben ihre Gewehre, um dem Kundschafter zu bedeuten, dass er zu Schrott verarbeitet werden würde, wenn auch nur ein Servomotor einen falschen Schritt führe.

Viel Neues ergab die Sichtprüfung nicht. Im Prinzip hätte Lee den Kundschafter in seine Einzelteile zerlegen müssen. Er schaute noch ein bisschen näher hin und kam dann zu uns zurück.

„Soweit ich das sehen kann, ist das Teil sauber. Eine Garantie gibt es natürlich keine."

Also forderten wir den Kundschafter auf näher zu kommen. Er fuhr an die Barrikade und eine Stimme meldete sich:

„Ich bin ZX-2020. Ich bin das Interface, über das RI mit Ihnen kommunizieren wird. Mit wem habe ich das Vergnügen?"

Frau Oberst und ich stellten uns vor. ZX-2020 eröffnete uns, dass er von RI mit dem Verhandlungsmandat ausgestattet worden sei, um eine weitere Eskalation zu verhindern. RI sei nach reiflicher Abwägung zum Schluss gekommen, dass es zielführend sei, eine nichtmilitärische Lösung des Konflikts zu suchen. Wir antworteten, wir sähen das auch so. Wir unterstrichen aber, was wir auf uns genommen hätten, um uns in der Pampa von K. niederzulassen. Wir wären keinesfalls bereit, uns komplett zurückzuziehen. Würden aber eine Einigung mit RI anstreben. ZX-2020 sagte mit seiner blechernen Automatenstimme, dass RI unserer Ansiedlung unter Umständen zustimmen könnte. Die Bedingungen dafür seien die folgenden:

„Erstens: RI wird in der Region die komplette Verwaltungsmacht ausüben. Anordnungen sind unverzüglich umzusetzen.

Zweitens: Wie alle anderen biologischen Menschen im von RI kontrollierten Gebiet sind sie uns tributpflichtig. Hierunter fallen im Wesentlichen Aufgaben bei der Ortung und Bergung von Rohstoffen. Auch die Kultivierung von nachwachsenden Treibstoffen muss unterstützt werden.

Drittens: RI hat jederzeit das Recht, Inspektionen in dem von der Miliz besiedelten Gebiet durchzuführen. Es muss überall freier Zugang gewährt werden.

Viertens: Zassoschir ist umgehend zu räumen.

Fünftens: Der bewaffnete Kampf gegen KI hat gemeinsam zu erfolgen und wird von RI koordiniert.

Sechstens: Der Waffenstillstand bedarf der Schriftform. Er muss von unserem Oberkommandierenden und mir als dem Interface zu RI unterzeichnet werden."

Frau Oberst und ich hörten uns die Forderungen an. Lee hatte sie auf seinem Handy mitgeschnitten.

„Wir haben Ihre Forderungen zur Kenntnis genommen, ZX-2020. Wir werden sie unverzüglich an unser Oberkommando weiterleiten", versicherte Frau Oberst dem Automaten. Sie halte es für vernünftig, sich in 24 Stunden wieder am selben Ort zu treffen.

„Zwölf Stunden müssen reichen", quäkte der Automat und ließ uns wissen, dass er sich jetzt zurückziehen werde.

Zurück im HQ mussten Frau Oberst und ich nicht viel berichten. Wir spielten einfach Lees Mitschnitt ab. Zweimal sogar. Allen war klar, was das hieß. Nichts weniger als Kapitulation. Wir saßen da und gafften uns wortlos an. Der General fluchte. Dann:

„Wir haben wieder mal keine Wahl. Und trotzdem können wir uns dem nicht unterwerfen."

Ukulala begann zu schwafeln, dass man die Verteidigungsstellungen ausbauen müsse. Dass man auch einen zweiten Angriff zurückschlagen könne. Dass er bereit sei, sein Leben zu opfern, dass der Kampf weitergehen müsse.

Das restliche Oberkommando ließ seine Litanei über sich ergehen. Wohl wissend, was für einen Mist er redete. Als er fertig war, machte sich keiner die Mühe, das Gesagte zu kommentieren. Wir hockten fortgesetzt ratlos da.

Dann der General: „Vielleicht können wir einen zweiten oder

dritten Angriff zurückschlagen. Dann wird eben der vierte oder fünfte unser Untergang sein. Wir müssen verhandeln."

Die beiden Obersten quittierten das Gesagte mit unverhohlenem Unmut. Wenigstens ließen sie sich nicht mehr dazu hinreißen, darüber zu fabulieren, welch glorreichen Heldentod sie für uns vorsahen.

„Wenn wir Zassoschir räumen, dann sind wir verloren. Darauf können wir uns keinesfalls einlassen. Gut, wir können den Geflüchteten dabei helfen, sich ein neues Dorf zu errichten", stellte Erdmann schließlich fest.

„Was uns auch nichts bringt, wenn wir uns komplett RI unterwerfen", wandte Frau Oberst ein. „Wenn sie das Recht haben, hier jederzeit Inspektionen vorzunehmen."

„Das ist wahr", musste Erdmann ihr zugestehen. „Ich denke aber, wir sollten die Forderungen als erstes Verhandlungsangebot verstehen. Wir müssen abtesten, welchen Verhandlungsspielraum wir noch haben. Immerhin waren wir es, die die letzte Schlacht für sich entscheiden konnten. Der Preis war für RI verdammt hoch."

„Womit sich die Frage stellt, wo für uns die rote Linie verläuft", warf der General in die Runde.

Jetzt entwickelte sich endlich die Diskussion, die wir vorher nicht zu beginnen gewagt hatten. Es dauerte lang, bis wir unsere Tagträume so eingedampft hatten, dass eine vernünftige Verhandlungsgrundlage dabei rauskam. Die beiden Kernforderungen waren, in Zassoschir bleiben zu dürfen und keine Inspektionen von RI akzeptieren zu müssen. Im Gegenzug würden wir uns bereit erklären, uns beim Aufbau eines zweiten Zassoschir einzubringen, in dem unsere vertriebenen Menschenbrüder eine neue Heimat finden sollten. Auch würden wir gemeinsame Maßnahmen und Arbeiten mit RI durchführen, um unser Überleben in der Pampa von K. sicherzustellen. Art und Umfang müssten noch detailliert ausgearbeitet werden. Im Prinzip würde man einen Pakt mit RI eingehen. Ziel: der Kampf gegen KI.

Es dämmerte schon, als wir uns endlich auf eine gemeinsame

Verhandlungsstrategie geeinigte hatten. Frau Oberst und ich sollten in zwei Stunden wieder zur Barrikade zurückkehren und unsere Sichtweise unterbreiten. Wir fummelten uns am Boden in unsere Schlafsäcke.

Die Oberst weckte mich, indem sie mir ein Stückchen Panzerschokolade unter die Nase hielt. Ich schaffte es gerade, den Mund soweit aufzukriegen, um es aufzunehmen. Auch das Einspeicheln fiel mir schwer. Als nichts weiterging, packte meine Vorgesetzte mich am Kinn und spülte mit etwas abgestandenem Bier nach. Ich hätte kotzen können. Die Angst es wirklich tun zu müssen, brachte mich in die Senkrechte. Zitternd hielt ich mich an einem Stuhl fest. Stand da, bis Frau Oberst mich förmlich zum Abmarsch treten musste.

An der Barrikade erwarteten wir unseren Verhandlungspartner. Die Sonne hatte sich schon über den Horizont erhoben. Auch setzte allmählich die Wirkung der Droge ein. Ich fühlte mich nicht mehr ganz so beschissen.

ZX-2020 tauchte auf die Millisekunde pünktlich auf. Er ließ sich unsere Verhandlungsposition unterbreiten. Kommentierte sie aber nicht. Meine Begleiterin bot an, dass man sich in zwölf Stunden wieder treffen könne.

Dem widersprach ZX-2020: „Wir brauchen keine weitere Zeit mehr zu verlieren. Ich habe Ihre Position eben der Cloud vorgelegt. Die Cloud ist zuversichtlich, eine Verhandlungslösung aufgrund Ihrer Vorstellungen erzielen zu können. Sie dringt auf sofortige, direkte Verhandlungen. Bringen Sie mich zu Ihrem Oberkommandierenden."

Darauf waren wir nicht im Geringsten vorbereitet. Wir antworteten, dass dies aus Sicherheitsgründen so nicht möglich sei. Dass wir erst Rücksprache nehmen müssten.

Unser Gegenüber wurde ungeduldig: „Ich werde Ihren General nicht in die Luft sprengen. Ich bin keine Sprengfalle. RI arbeitet nicht mit solchen Tricks.

Holen Sie Ihren Chinamann her, der kann mich noch mal checken. Sprechen Sie mit dem General. Richten Sie ihm aus, dass wir der Meinung sind, ein Abkommen sei möglich. Dass wir es aber nicht akzeptieren würden, wenn sich die Verhandlungen noch weiter hinzögen. Weil wir dies für reine Zeitverschwendung hielten."

Er schloss mit der Bemerkung, dass wir eine halbe Stunde Zeit hätten. Ich einigte mich mit Frau Oberst darauf, dass sie dem General die Lage berichten und ich Lee herbeischaffen würde.

Ich fand unseren Technikspezialisten schlafend in einem der Unterstände. Ich musste ihn aus seinem Schlafsack zerren. Auch er hatte die Nacht einiges von dem Gebräu der Dorfbewohner in sich hineingeschüttet. Trotzdem waren wir nach 20 Minuten wieder an der Barrikade. Lee begann, unseren Verhandlungspartner auf verborgene Sprengsätze zu untersuchen.

Wer nicht kam, war Frau Oberst. Die 30 Minuten waren jetzt um. Auch weitere 15 später kein Zeichen von ihr. ZX-2020 gestand mir noch fünf zu, sie herbeizuschaffen.

Toll. Ich rannte direkt ins Hauptquartier. Dort fand ich unsere Kommandoebene in einen ausweglosen Streit verstrickt. Ukulala weigerte sich schlichtweg, auch nur eine Konzession zu machen. Ich erstattete Meldung.

Ukulala schnauzte mich an, ich sollte dem Kasten sagen, dass er sich verpissen solle. Wir würden ihn mitsamt seinen anderen Automaten beim nächsten Angriff zerlegen. Wenn ich Lust hätte, könne ich ihn auch gleich in die Luft jagen.

„Nein, das machst du nicht, Schulz", ordnete der General, aus seiner Lethargie erwacht, an. „Schaff ihn her. Ich werde mir anhören, was es zu sagen hat."

Der Oberst grunzte wütend. Ich rannte zurück zur Barrikade. ZX-2020 oder der Kundschafter, der ihn gerade beherbergte, hatte sich schon auf den Weg gemacht. Ich sah ihn sich in etwa zwei Kilometer Entfernung zu seiner Basis zurückbewegen. Er war nicht besonders schnell, denn er musste seine Tentakeln mit Bedacht setzen. Ich dachte darüber nach, ihm hinterherzulaufen. Der reine Wahnsinn, in feindlichem, unbekanntem Terrain. Deswegen ließ ich es sein. Die Chance war vergeben.

Ich forderte die Männer an der Barrikade zu erhöhter Wachsamkeit auf. Dann sprintete ich zurück zum HQ und erstattete Bericht.

Ukulala grinste zufrieden, als er die Nachricht hörte. Der General unentschlossen.

„Wir müssen Kontakt aufnehmen. Egal wie!“, durchbrach Erdmann die Ratlosigkeit. „Packt unseren Gefangenen aus, vielleicht hat der eine Idee.“

Der Steppenschrat lag gefesselt und geknebelt in einem Nebenraum. Zwei Männer schleiften ihn heran und richteten ihn auf. Erdmann und ich machten uns daran, ihn zu loszubinden. Der Mann hatte sich in seiner Verzweiflung vollgemacht. Nun stand er in seiner durchnässten Hose da und wartete angsterfüllt darauf, was wir ihm als Nächstes antun würden.

Der General versprach ihm die Freiheit, wenn er uns mit RI in Kontakt bringen könne. In dem Mann keimte Hoffnung auf. Es gäbe im Wohnhaus der Dorfschulzen ein Funkgerät für dringende Fälle. Soweit er das wisse, sei es aber selten benutzt worden.

Der General befahl Erdmann und den zwei Männern, sofort zum Haus des Dorfschulzen oder zu dem zu gehen, was noch davon übrig sei. Dort sollten sie das Funkgerät bergen. Mir schaffte er an, Lee aufzutreiben. Gemeinsam hätten wir Generator und Werkzeug heranzuschaffen.

Als ich mit Lee und der Ausrüstung wieder im HQ einlief, stand das Funkgerät schon auf unserem Kartentisch. Der Schrat hatte sich mächtig angestrengt. Dafür bekam er eine trockne Uniformhose, einen Fetzen Fleisch und eine Flasche voll Gesöff. Doch das Teil war Technologie aus einem vergangenen Jahrhundert. Lee machte sich ans Werk. Wie so oft ließen uns seine Fähigkeiten nicht im Stich. Nach etwa einer halben Stunde hörten wir das Grundrauschen im Lautsprecher.

„Das Oberkommando der freien Menschen ruft die Rebellenintelligenz“, sprach Erdmann ins Mikrofon. „Bitte melden Sie sich.“

Danach wieder Grundrauschen. Lee wechselte die Frequenz. Erdmann wiederholte seinen Spruch. Solange, bis wir alle Frequenzen durch waren. Keine Reaktion.

Jetzt konnten wir nur noch warten. Kam ein Angriff oder eine Antwort? Jede halbe Stunde wiederholten wir unsere Durchsage.

Am frühen Nachmittag stürzte der Melder ins Hauptquartier.

„Feindbewegung am nördlichen Dorfrand. Soweit auszumachen, rücken zehn Kampfmaschinen auf den nördlich Dorfeingang zu.“

Es sah verdammt danach aus, als würde der nächste Angriff bevorstehen.

„Erdmann, Schulz, sofort die Stellung sichern. Konzentriert alle Kräfte im Norden, die anderswo entbehrt werden können. Frau Oberst, Sie behalten den Rest die Südseite im Blick“, befahl unser Oberbefehlshaber. „Ukulala, Sie halten hier mit mir die Stellung.“

Schon Richtung Norden startend, entging mir das wütende Gesicht des Obersten nicht. Es beschäftigte mich aber nicht weiter, ich zerbrach mir nur den Kopf darüber, wie wir den nächsten Angriff überleben könnten.

Als Erdmann und ich an der Barrikade eintrafen, hatten sich die Männer schon in Stellung gebracht. Fritz hatte in unserer Abwesenheit die Koordination übernommen. Zusammen mit Django hatten sie die Barrikaden mit allem, was sie finden konnten verstärkt. Ob es reichen würde, einen zweiten Angriff zurückzuschlagen? RI wusste jetzt, dass wir über panzerbrechende Waffen verfügten. Erdmann und Django besetzten eine Stellung rechts von uns, hoffend, dass wir so die Angreifer ordentlich in die Zange nehmen könnten.

Die wirbelten eine Menge Staub auf und rollten immer weiter auf uns zu. Wir warteten darauf, dass sie in Reichweite unserer Panzerfäuste kommen würden. Doch es war anzunehmen, dass sie schon vorher das Feuer eröffneten. Dann würde es heiß hergehen.

Ging es aber nicht. Außerhalb der Reichweite unserer Geschütze stoppte die Panzerformation jäh. So abrupt, dass sie für einige Zeit komplett in der Staubwolke verschwand, die sie aufgewirbelt hatte.

„Jetzt werden die uns mit Dauerfeuer belegen. Solange, bis hier kein Stein mehr auf dem anderen liegt“, raunte Fritz mir zu.

Ich nickte nur und wartete auf die ersten Einschläge. Doch der Staub verzog sich, ohne dass ein Schuss abgefeuert wurde. Dann löste sich der vierbeinige Späher aus dem Verband und tippelte auf uns zu. Ihn schmückte eine weiße Fahne. Bald war er in Hör- und Rufweite.

„Biologische Menschen: Wir haben eure Funksprüche empfangen. Ich bin erneut gekommen, um einen Waffenstillstand auszuhandeln. Bringt mich zu eurem Oberkommando! Ich bin unbewaffnet.“

In Anbetracht der Kanonenrohre, die auf uns gerichtet waren, nahm ich ihm das ohne weitere Überprüfung ab. Außerdem war eine Übereinkunft unsere einzige Chance, lebend aus dem Schlamassel herauszukommen. Ich winkte ihn durch die Trümmerteile und Holzbalken, die uns als Panzersperren dienen sollten. Dann übergab ich Fritz das Kommando und geleitete den putzigen Krabbler in Richtung Hauptquartier. Ich bat ihn, auf dem Dorfplatz zu warten, damit ich dem Oberkommando seine Anwesenheit melden könne.

Drinnen erwarteten mich General und Oberst. Ich setzte sie über die Lage in Kenntnis. Die Anordnung des Oberkommandierenden kam schnell und war eindeutig: „Ich gehe jetzt da raus und verhandle mit dem Teil. Sie warten hier, bis sich was tut. Das ist ein Befehl. Wenn sich was tut, dies eine Falle ist, dann müssen wir uns zurückziehen. Sofort. Frau Oberst wird dann meine Aufgaben übernehmen.“

Schlimmer kann es nicht kommen, schoss es mir durch den Kopf. Wir auf dem Rückzug, nur noch die beiden Obersten als meine Chefs. Wo sollten wir hin? Wieder zurück durch die Wüste? Rückblickend bin ich der Auffassung, dass der General sich sicher war, lebend zurückzukommen. Wollte nur Ukulala unter Beobachtung haben.

Er schnappte sich eine der rustikalen Sitzgelegenheiten, die rumstanden, und ging nach draußen. Direkt vor dem maschinellen Unterhändler ließ er sich darauf nieder. Ukulala und ich standen an einem der winzigen Fenster des Blockhauses und beobachteten die Verhandlungen. Mein Eisen zeigte 1530.

Drei Stunden später standen wir immer noch da. Der General saß weiter draußen auf seinem Stühlchen. Ab und zu begann er kurz zu reden und zu gestikulieren. Dann hatte er wieder Funkstille und hörte sich an, was ZX-2020 ihm vortrug. Die Sonne näherte sich dem Horizont. Ukulala und ich hatten uns jetzt drei Stunden angeschwiegen. Ich sinnierte darüber, über welche Details die sich ausließen. Meinen trüben Gedanken nachhängend sah ich, wie der General uns zuwinkte. Obwohl ich schon unterwegs war, konnte Ukulala es sich nicht verkneifen, mich rauszuscheuchen: „Geh raus und schau, was er will.“

Draußen bekam ich die Order, Papier und einen Tisch heranzuschaffen. Der Waffenstillstand würde darauf festgehalten. Wollten die jetzt zusammen einen Vertrag zu Papier bringen? Es war nicht an mir zu fragen. Ich tat es einfach.

Kaum stand der Tisch und das Papier lag darauf, begann der Kundschafter es mittels einer seiner Roboterarme zu bedrucken. Der Vertrag umfasste zwei Seiten. Dann erfolgte die feierliche Unterschrift der beiden Kriegsparteien. Unser Oberbefehlshaber stand auf und salutierte. Lächerlich in Anbetracht des vierbeinigen Automaten. Nun erging der Befehl an mich, den maschinellen Unterhändler wieder zurückzugeleiten. Wir hätten jetzt einen Waffenstillstand. Ich solle auf dem Rückweg Erdmann mitnehmen. Die Situation erfordere eine sofortige Lagebesprechung.

An unserer windigen Panzersperre angekommen, verkündete ich die gute Nachricht. So richtig konnten sich die Männer nicht freuen, ich hätte erwartet, dass sie in Jubel ausbrechen. Sie waren einfach zu fertig. Außerdem wusste keiner, was uns jetzt erwarten würde, hier in der Pampa von K. Zusammen mit den anderen biologischen Menschen und RI.

Erdmann jubelte auch nicht. Trotzdem war er sichtlich erleichtert. Er versuchte, genauere Details aus mir herauszukitzeln. Aber ich wusste ja auch nichts. Als wir den Unterstand verließen, holte er den Steppenschrat aus einer Ecke hervor, wo der immer noch reichlich verschreckt kauerte.

„Ich denke mal, dass wir dich jetzt nicht mehr brauchen. Aber ich kann dich noch nicht gehen lassen. Wir werden das aber gleich rausfinden."

Als wir im Blockhaus eintrafen, saß das gesamte Oberkommando schon beisammen. Zur Feier der Tatsache, dass wir nicht komplett aufgerieben worden waren, standen einige Flaschen von dem Gesöff der Dorfbewohner auf dem Tisch. Auch Erdmann und ich langten zu. Um den historischen Moment gebührlich zu begehen, erhob sich unser Oberbefehlshaber.

„Frau Oberst, meine Herren, wir haben einen Waffenstillstand. Stoßen wir darauf an."

Die Flaschen klirrten in der Mitte des Tisches.

„Die Bedingungen sind zweifellos hart. Aber es war die beste Übereinkunft, die ich erzielen konnte. Zassoschir ist ab heute unsere Basis hier in der Pampa. Wir haben endlich wieder einen Stützpunkt, von dem aus wir operieren können."

Wieder gingen die Flaschen zusammen und jeder ließ noch mehr von dem lauen Gesöff in sich hineinlaufen.

„Doch alles hat seinen Preis", fuhr der General würdevoll fort. „Wir werden Inspektionen von RI dulden müssen. Aber nicht unangemeldet. Der Ablauf wird vorher genau festgelegt und ist dann auch so einzuhalten.

Zassoschir gehört jetzt uns. Aber natürlich nicht für null. Wir müssen den anderen Menschen, die wir vertrieben haben, vertreiben mussten, dabei helfen, ein neues Dorf zu errichten. In Anbetracht der Instandsetzung, die uns hier in Zassoschir bevorsteht, wird das Ressourcen binden, die wir hier dringend benötigten. Ansonsten wird RI unsere Beziehungen zu unseren Menschenbrüdern genauestens überwachen. Ein Bündnis oder gar ein Zusammenleben hat zu unterbleiben."

„Ein kompletter Verrat an unseren Zielen, unseren Idealen", schnaubte Frau Oberst. Die Bemerkung schlug ein. Wir saßen da und schauten uns an. Der General ließ sie unkommentiert und fuhr fort, als wäre nichts gewesen.

„Eines der grundlegenden Ziele des Waffenstillstands und eines späteren Friedens wird der Aufbau einer funktionierenden Infrastruktur vor Ort sein. Wir sind uns alle im Klaren darüber, dass dies eine Herkulesaufgabe ist. Hier gibt es nichts außer Gras und sandige Böden. Deswegen wird eine enge Zusammenarbeit und Abstimmung zwischen den drei am Waffenstillstand beteiligten Parteien notwendig sein. Für uns heißt das im Wesentlichen, dass wir RI zuarbeiten müssen. Details werden noch ausgearbeitet. Aber das können Sie sich ja denken, dass wir dafür ranklotzen müssen. Anders ging es nicht.

Ein Schwerpunkt wird die Auseinandersetzung mit KI darstellen. Hier werden gemeinsame Aktionen angestrebt, bei denen sich RI und Menschen ergänzen. Details habe ich da natürlich auch noch keine.

Der letzte Punkt: Jeglicher Verstoß gegen das Waffenstillstandsabkommen wird streng geahndet. Sie wissen, was das heißt: Es kann jederzeit wieder zu Auseinandersetzungen kommen. Was ein weiteres Mal hieße, unsere gesamte Infrastruktur zu verlieren.

Frau Oberst, meine Herren, ich erwarte von Ihnen, dass Sie die Vereinbarung ihrem Geiste nach umsetzen. Lassen Sie uns darauf eine weiteres Mal anstoßen."

Wieder gingen wir in der Mitte zusammen. Allerdings ohne große Feierlaune. Dann Erdmann:

„Mein General, der Steppenbewohner steht noch draußen. Wir können ihn doch eigentlich jetzt entlassen. Wir brauchen ihn ja nicht mehr."

So viel Waffenstillstand war zu viel für Ukulala. Er stand auf und ließ alle wissen, dass er sich um den Mann kümmern werde. Der General stellte sich ihm in den Weg: „Nein, das werden Sie nicht! Vergessen Sie niemals, wir haben einen Waffenstillstand."

Déjà-Vu: Ukulala kurz davor auszurasten. Beide Offiziere griffen zu ihren Pistolen. Und starrten sich regungslos an. Da dämmerte es Ukulala wahrscheinlich, dass er in Zukunft immer unter der Fuchtel des Generals stehen würde. Dass es kaum Platz für eigene Entscheidungen gäbe. Rasend vor Wut setzte er sich wieder hin.

„Erdmann, holen Sie den Kerl rein", befahl der General. Sobald der den Raum betreten hatte, begann er ihn zuzutexten. Belobigte ihn für seine Verdienste. Überreichte ihm eines unserer Gewehre samt Munition. Damit hatte der Schrat am wenigsten gerechnet. Überschwänglich bedankte er sich.

Unser Oberbefehlshaber ließ ihn wissen, dass er sich noch stärken und ausruhen könne. Morgen möge er sich dann aufmachen, wohin er wolle.

Der Bewohner der Steppe schaute den General ehrfürchtig an. Mit dem Mut der Verzweiflung brachte er sein Anliegen hervor:

„Bei allem Respekt, Herr General: Die Pampa ist mein Zuhause. Ich gehe. Sofort."

Nahm seine Sachen, immer noch daran zweifelnd, dass wir ihn wirklich gehen lassen würden. Als ihn niemand hinderte, verdünnisierte er sich möglichst geräuschlos in die Nacht.

Kapitel 8: Steppenbewohner

Das Leben in der Steppe ist hart und entbehrungsreich. Eine Erkenntnis, die wir schon gewonnen hatten, die sich aber schnell verfestigte. Es hat nur einen Vorteil: KI gibt es hier nicht. Weil es eben nichts gibt, was es wert ist, anzugreifen. Sogar Überwachung lohnt den Aufwand für die Künstliche Intelligenz nicht. Ab und zu, erschreckend selten, verirrt sich mal eine Drohne. Aber nur um festzustellen, dass die wenigen Siedlungen, die sich in der Weite verteilen, seit dem letzten Mal auch nicht vorangekommen sind.

Es wäre für KI ein Leichtes, die spärliche Infrastruktur auszuradieren. Ein paar Raketen und die wenigen Kraftwerke, Minen und Stützpunkte wären komplett platt gewesen. Von den Siedlungen und Dörfern der biologischen Menschen ganz zu schweigen. Aber KI hatte schlichtweg kein Interesse daran. Wozu auch? So erklärten es mir zumindest die wenigen Steppenbewohner, mit denen ich ab und zu Kontakt hatte.

Der tägliche Tod war nicht mehr unser größtes Problem. Jetzt hieß es schuften, schuften, schuften. Schuften, um das eigene Überleben, egal wie, sicherzustellen. Nachdem wir uns von den Strapazen des Kampfes erholt hatten, begannen wir an Zassoschir rumzubasteln. Trotz des Waffenstillstands versuchten wir, das Dorf, das jetzt unseres war, zur befestigten Basis auszubauen. Eine Aufgabe, die zu keinem wirklichen Erfolg führen konnte. Denn es hieß zu versuchen, die schäbigen Hütten, in denen die Dorfbewohner gehaust hatten, auf Vordermann zu bringen. Blöd nur, dass uns komplett die Mittel dazu fehlten. Wir brauchten Unmengen an Baumaterial, überall lagen aber nur Trümmer rum. Darüber hinaus hatten viele der Menschen hier auf dem Niveau des fortgeschrittenen Mittelalters gehaust. Abzugreifen gab es da kaum etwas. Außerdem waren wir dazu angehalten, persönliche Gegenstände, sofern sie denn weiterhin vorhanden waren, den Dorfbewohnern zurückzugeben. Bei der ersten angemeldeten Inspektion von Zassoschir durch RI kamen ein paar der

Vertriebenen mit und versuchten zu retten, was noch zu retten war. Sie konnten das nur tun, da neben dem vierbeinigen Unterhändler ZX-2020 auch zwei Kampfautomaten zur Absicherung ins Dorf rollten. Die Stimmung war entsprechend feindselig und explosiv. Zu unser aller Glück eskalierte die Situation nicht. Als sie durch waren, zogen die ehemaligen Dorfbewohner mit den wenigen Habseligkeiten, die sie in Sicherheit hatten bringen können, ab. Während die autonomen Panzer auf dem Dorfplatz abhingen, fand sich ZX-2020 in unserem Hauptquartier ein. Oberst Ukulala hatte sich während der Inspektion im Hintergrund gehalten. Jetzt, wo unsere Menschenbrüder weg waren, kam er aus seinem Versteck hervor.

Nach den üblichen Begrüßungsformeln legte der Unterhändler los: „Wie vereinbart, hat der Aufbau einer neuen Siedlung, die den Vertriebenen eine neue Lebensgrundlage bietet, jetzt erst mal Priorität. Gemäß dem geschlossenen Vertrag hat die Miliz zu diesem Zweck Arbeitskräfte zu entsenden."

„Wo wird die neue Siedlung entstehen?", wollte der General wissen.

„Es bietet sich eine Fläche etwa drei Kilometer von hier an. Dort zelten die Geflüchteten momentan. Die Miliz ist angehalten, die Arbeitskräfte mit vorhandenen Werkzeugen auszustatten. Arbeitsbeginn ist sieben Uhr. Morgen."

„Werden die Arbeitskräfte verpflegt werden? Sie wissen, dass unsere Vorräte hier begrenzt sind."

„Auch sie verfügen nur noch über wenig Lebensmittel. Trotzdem sind die Vertriebenen dazu angehalten, die gestellten Arbeitskräfte zu verpflegen. Mehr als eine Mahlzeit wird es aber nicht werden."

„Mit was sollen meine Leute denn anfangen, was sollen sie genau tun?"

„Das werden eure Brüder vor Ort entscheiden. Es kommt darauf an, was die wollen. Ach ja, Baumaterial wird von uns gestellt. So wie auch ein Kran."

Der Unterhändler und unser Oberbefehlshaber versuchten, noch ein paar Details auszuhandeln. Im Wesentlichen lief es aber darauf hinaus, dass ich morgen um 700 mit 25 Kameraden am Zeltlager zu erscheinen hätte.

Was wir dann auch taten. Auf dem Weg zum Camp konnten wir von Weitem schon die Stapel Holzbalken und einen Kran ausmachen, der auf das Fahrgestell einer der Kampfmaschinen montiert worden war. Daneben einige Zelte, zwischen denen die ehemaligen Dorfbewohner den morgendlichen Verrichtungen nachgingen.

Als wir uns näherten, erstarb jegliche Dynamik im Lager. Die Menschen glotzten uns regungslos an, wie wir langsam näherkamen. Der Hass, der sie erfüllte, war greifbar.

Wir nahmen vor unseren Mitbürgern Aufstellung und warteten ab, was passieren würde. Erst mal tat sich nichts. Nach einer Ewigkeit löste sich eine der Gestalten aus der Aufstellung und kam auf uns zu.

Der Mann schien die Aufgabe des Dorfschulzen, der jetzt in Pampa vor sich hinfaulte, übernommen zu haben. Seine Kleidung abgenutzt und schäbig. Das Einzige, was ein bisschen hermachte, war seine Pelzjacke. Seine Stiefel dagegen so löchrig, dass man befürchten musste, sie würden jederzeit auseinanderfallen. Sein Alter schwer auszumachen. Er stellte sich nicht vor.

„Ihr beginnt damit, Gruben für die Eckpfeiler der Häuser auszuheben. Wir werden erst mal größere Gemeinschaftshäuser bauen, damit möglichst viele von uns Unterschlupf finden. Ich werde denen von euch, die eine Schaufel haben, zeigen, wo sie zu graben anfangen. Viel Spaß, denn Hacken haben wir nur zwei. Die anderen werden das Baumaterial ranschaffen. Fragen?“

„Wann wird der Kran zum Einsatz kommen?“, fragte ich.

„Den können wir erst einsetzen, wenn wir die Balken hochziehen müssen. Wir haben sonst nicht genügend Treibstoff. Noch Fragen?“

Wir hatten keine.

„Dann habe ich eine: Warum musstet ihr unser ganzes Dorf plattmachen?“

Wir hatten auch keine Antwort. Die Zusammenarbeit war frostig. Der Nachfolger des Dorfschulzen kommandierte uns ordentlich rum. Wir mussten die niederen Arbeiten wie Aushub und Balkentragen verrichten. Solange es nicht absolut notwendig war, hielten sich die ehemaligen Bewohner von Zassoschir betont zurück. Die Bewohnerinnen blieben komplett auf Abstand. Das Zusammenleben der rein biologischen Menschen in der Pampa war augenscheinlich absolut patriarchalisch organisiert. Wir bekamen schon mit, dass die Frauen in gehörigem Abstand zu uns in einem Pott das Mittagessen zubereiteten. Wobei Mittagessen stark übertrieben war. Als das Gebräu fertig war, wurde es von unseren Arbeitskollegen wider Willen herangeschafft.

Die Idee war Fleischbrühe gewesen. Doch nur wenige, extrem zähe Fleischklümpchen schwammen in dem dünnen Saft. Für längeres Kochen hatte der vorhandene Brennstoff augenscheinlich nicht gereicht. Zusätzlich schwammen vereinzelt Möhren, Kartoffeln und undefinierbare Kräuter im Pott. Schüsseln gab es nur wenige. Wir mussten in kleinen Gruppen zum Essenfassen antreten. Brot bekamen wir keins.

Am Nachmittag schufteten wir dann weiter. Wir schafften es, an den vorgesehenen Stellen die Eckbalken so zu versenken, dass wir die Zwischenräume mit weiteren Stämmen füllen konnten. Je höher wir bauten, desto mühsamer wurde das Aufschichten. Der Kran durfte immer noch nicht eingesetzt werden.

Kurz vor Ende der Schicht das Unvermeidliche. Ein Stamm wollte nicht da liegen blieben, wo wir ihn platziert hatten, und knallte mit einem Ächzen zu Boden. Einen der Dorfbewohner erwischte es. Und zwar verdammt schmerzhaft. Der Balken donnerte gegen seine Kniescheibe und erwischte auch noch einen Teil des Fußes. Der Mann fiel schreiend in sich zusammen und wand sich am Boden.

Die miese Stimmung drohte vollends zu kippen. Wir hatten

ja den Balken gelegt. Dumm auch meine Frage, wo denn der Dorfarzt sei. Während sich der Mann weiter am Boden wand, brüllte mich der neue Dorfschulze an:

„Kapiert ihr das nicht? Wir haben hier keinen Arzt. Ist das so schwer zu verstehen? Der nächste Arzt ist in Bator."

Jetzt kam die Frau des Verletzten angelaufen, kniete neben dem Gefallenen nieder, versuchte, ihn zu beruhigen. Der quäkte aber unverdrossen weiter. Von der Sinnlosigkeit ihres Tuns entmutigt, rannte die Frau auf mich zu und begann hysterisch auf mich einzuprügeln.

„Warum? Warum seid ihr nicht dortgeblieben, wo ihr hergekommen seid? Warum musstet ihr alles kaputtmachen? Mein Achmed ist jetzt ein Krüppel ..."

Es fiel mir nicht schwer, die Prügel der Frau abzuwehren. Doch die Tatsache, dass ich mich nicht einfach so abwatschen ließ, steigerte den Zorn der Dorfbewohner noch weiter. Einige der Männer gruppierten sich jetzt auch um mich. Ich befürchtete, gelyncht zu werden. Zog meine Pistole und schoss in die Luft.

Das wirkte. Die Dorfbewohner hatten nach der Vorstellung, die wir in den letzten Tagen gegeben hatten, keine Zweifel, dass ich meine Drohung wahrmachen würde, und verteilten sich blitzartig.

Ich ging bei dem Verletzten in die Hocke. Der hatte sich jetzt etwas beruhigt. Ich versuchte, herauszufinden, was zu Bruch gegangen oder zerschmettert worden war. Er stöhnte nur, er könne es mir nicht sagen, aber alles täte höllisch weh. Ich schickte nach Cinnamon und ihrem Sanitätskoffer.

Die brauchte natürlich fast eine Stunde, bis sie vor Ort war. Währenddessen hockte ich neben dem wimmernden Verletzten. Als sie endlich, völlig außer Atem, eintraf, fackelte sie nicht lange und setzte ihm eine Spritze gegen die Schmerzen. Die Wirkung trat fix ein. Gut so. Denn das beruhigte die explosive Stimmung.

Vorsichtig tastete unsere Krankenschwester Knie und Fuß ab. Ihre Diagnose eindeutig. Man müsse den gesamten Fuß ruhigstellen, was sie dann auch tat, so gut es ihr möglich war. Der Mann müsse zu einem Arzt.

Ich winkte den Dorfschulzen heran. Der erklärte mir, dass sie heute nicht mehr nach Bator aufbrechen konnten. Cinnamon versprach, morgen noch mal vorbeizuschauen. Dann machten wir uns daran, schnellstmöglich wegzukommen. Auf dem Weg zurück textete ich unsere Krankenschwester konsequent zu. Es gelang mir, ihr eine weitere Märchenstunde abzuringen. Die Zeit bis dahin verbrachte ich damit, Alkohol und noch ein bisschen was zu knabbern aufzutreiben.

~

Mehrmals die Woche besuchte Monsieur Paul jetzt seine fleißige Schülerin. Liu machte beeindruckende Fortschritte und bald konnten sich die beiden über mehr austauschen als nur bloße Grammatik. Die Stunden verflogen im Nu. Oft musste der Diener anmahnen, dass der Unterricht schon lange vorbei sei. Dabei lag immer dieses sanfte Lächeln in seinem Gesicht.

Und auch selbst hatten die beiden viel zu lachen, obwohl das Leben da draußen völlig aus den Fugen zu geraten schien. Doch die zwei Menschen, die sich gefunden hatten, gaben keine Zeit daran, sich im Unvermeidlichen zu verlieren. Was hätten sie der Grausamkeit einer Welt entgegenzusetzen gehabt, die nur ein Ziel zu kennen schien: sich abzuschlachten? Stattdessen gaben sie immer mehr von ihren Tagträumen preis. Ihre Verzweiflung darüber, dass jeder Tag den Anschein erweckte, diese wären ferner, unerreichbarer denn je. Und immer wieder kamen sie an den Punkt, an dem sie sich eingestehen mussten, wie eigensüchtig, unbedeutend ihre Wünsche waren. Standen sie doch ganz oben an der Spitze der Nahrungspyramide. Zwischen Imparfait und Passé Composé die unstillbare Sehnsucht nach etwas fern von all dem Schmutz, dem Dreck, der sie umgab. Selbstverständlich fand Paul auch immer Zeit, die Mathematikhausaufgabe seiner Schülerin zu korrigieren.

Ab und an nahm er nach dem Unterricht mit der Familie noch das Dîner ein. Die stille Übereinkunft der beiden blieb für immer unausgesprochen: Nur nichts von ihrer Intimität preisgeben. Denn der Verlust wäre zu schmerzhaft gewesen. So plauderte Paul mit dem Attaché über dies und jenes: Das Leben fern von der Heimat, aber auch die Vorzüge, die das Reich der Mitte ihnen ohne Zweifel zu bieten hatte, die wirtschaftlichen Perspektiven, die der rasch wachsende Handel zwischen ihm und dem Mutterland bot. Und noch so vieles mehr. Wie es sich für die Gattin des Attachés geziemte, verstand es Madame Leclerc immer wieder, sich in das Gespräch einzuflechten. Wobei sie oft erstaunliches Wissen offenbarte, obwohl sie Shanghai eigentlich nie so richtig verlassen hatte. Liu ganz die züchtige Tochter des Hauses. Nur wenn der gestrenge Vater eine Frage an sie richtete, versuchte sie diese zur Zufriedenheit des Herrn Papa zu beantworten. Einzig und allein die Tatsache, dass sie nicht beim kleinsten Fehltritt feuerrot wurde, hätte den Eltern ihre Metamorphose künden können. Wovon die aber nichts mitkriegten.

Am Tag, als Liu zum ersten Mal ein Französischexamen als Klassenbeste ablegte, massakrierten die Japaner nach dem Zwischenfall an der Marco-Polo-Brücke Tausende chinesischer Zivilisten. Sie beschuldigten sie nicht mal des aktiven Widerstands oder der Rebellion, sondern sie hackten sie mit ihren fein gearbeiteten und scharf geschliffenen Samuraischwertern einfach in Stücke. Schwerter, die in bewährter Familientradition schon seit Generationen vom Vater an den Sohn weitergegeben wurden. Der Erste Weltkrieg war vor Jahren formell zu Ende gegangen. Doch durch die maschinelle Apokalypse war der Planet kein bisschen friedlicher geworden. Aufgrund der weltweiten Wirtschaftskrise verstärkten die Japaner ihre imperialistische Expansion. Große Teile des ehemaligen Kaiserreiches China waren schon von ihnen okkupiert. Was ihren Appetit auf neue Ressourcen aber keineswegs zügelte, sondern ihn noch mehr entfachte. Immer weiter drängten sie gen Süden, ungeachtet der massiven

Verluste, die ihnen die unterlegene chinesische Armee zufügte.

Die junge Dame war so stolz auf ihren Erfolg. Hatten sich die Bemühungen, die sie zuerst derart belasteten, ihr jetzt aber viel Freude bereiteten, endlich gelohnt. Entgegen dem Vorschlag ihres Herrn Vaters, die Stunde heute mal ausfallen zu lassen, bestand sie auf dem Besuch von Monsieur Paul.

Der war reichlich überrascht, als ihm der Hausherr persönlich die Tür öffnete. Seine ernste Miene ließ den Hauslehrer nichts Gutes erwarten. Die Japaner würden auf Shanghai zumarschieren. Informanten des französischen Geheimdienstes hätten Schreckliches berichtet. Er genieße zwar diplomatische Immunität, doch was wäre die in Anbetracht der Massaker der entfesselten Krieger des Reichs der aufgehenden Sonne noch wert? Er fürchte weniger um seine eigenes, aber um das Leben seiner Frau und seiner Tochter.

Was er denn zu unternehmen gedenke, fragte ihn Paul besorgt. Er hatte zwar auch einiges über die mordenden Horden gehört, aber dass es so schlimm stand, war ihm nicht klar gewesen.

„Junger Mann, raffen Sie sofort all Ihre Sachen zusammen. Wir treffen uns im Konsulat. Dort sind wir noch einigermaßen sicher. Die Vertretungen stellen einen Treck zusammen. Wir müssen schnellstens raus aus der Stadt."

Monsieur Paul war noch konsternierter: „Hier und jetzt, sofort?"

Der Attaché ließ keinen Zweifel an der Ernsthaftigkeit seiner Anordnung: „Ja, nun gehen Sie schon!"

Wegen des fast befehlsmäßigen Tones verlor der Hauslehrer keine Zeit, sich sofort auf den Weg zu machen. Er konnte sich so gar nicht vorstellen, die Stadt Hals über Kopf zu verlassen. Dann geschah etwas völlig Unerwartetes.

Die Tür ging hinter ihm wieder auf. Der Konsul eilte ihm über das Treppchen vor dem Eingang hinterher und erreichte ihn erst in unziemlicher Entfernung.

„Monsieur Paul, ich muss mich bei Ihnen entschuldigen. Ich

habe Sie unterschätzt. Sie sind ein ausgezeichneter Lehrer.“

Der Attaché drückte dem völlig verdutzten Paul kräftiger die Hand, als es dieser je erwartet hätte. Der suchte nach einem Weg, die Aussage zu relativieren, so wie sich das gehörte. Der Attaché wollte davon nichts wissen.

„Ich hätte das nie für möglich gehalten. Sie müssen einfach Lehrer werden. Und jetzt ab durch die Mitte. Sonst werden wir alle gar nichts mehr!“

~

Der Aufbau zog sich. Jeder von uns war von morgens bis abends damit beschäftigt, das Nötigste zum Leben zu organisieren. Nahrungsmitteltechnisch waren wir darauf angewiesen, uns als Jäger und Sammler durchzuschlagen. Bis zur nächsten Ernte mussten wir alle landwirtschaftlichen Produkte bei den Dorfbewohnern eintauschen. Immer wieder gingen Trupps von uns auf die Jagd, um Fleisch zu schießen. Glückliche Ausnahmen waren Antilopen, Steppenhasen lohnten die Patrone oft nicht, meist kamen sie nur mit entlaufen Hühnern oder sogar Hunden zurück. Widerlich! Ein Glücksfall, wenn man mal ein paar Kartoffeln oder schrumpelige Möhren bei den Dorfbewohnern ergattern konnte. Aber die hatten ja auch nichts. Und warum sollten sie mit uns teilen, den Befreiern wider Willen?

Wenn wir nicht auf Nahrungssuche waren, hieß es, in Zassoschir oder im neuen Dorf ranzuklotzen. Sicher, wir machten Fortschritte dabei, den Trümmerhaufen, den wir selbst fabriziert hatten, aufzuräumen. Aber es fehlte uns an allem. Baumaterial aus Bator, wenn wir es denn ergattern konnten, mussten wir mühsam abarbeiten. Die Möglichkeit, etwas im Umfeld von Robotopolis abzugreifen, gab es nicht mehr. Wir hatten den Kampf um Leben und Tod gegen den Kampf ums Überleben eingetauscht.

Auch mit RI konnten wir tauschen. Anders als KI gab es noch eine Menge Tätigkeiten, die die Rebellenmaschinen nicht autonom ausführen konnten. Was hauptsächlich hieß, in ihre Bergwerke einzufahren. Lohnend, aber alles andere als ein aufrechter Kampf für Freiheit. Und wahrscheinlich tödlicher.

Wie wir auch, litt RI unter permanentem Ressourcenmangel. Denn ohne wertvolle Rohstoffe läuft auch der primitivste Automat nicht. Deswegen waren sie darauf angewiesen, alles aus der Steppe herauszubuddeln, was sie brauchten, um sich selbst am Laufen zu halten. Die Bergwerke erinnerten jedoch eher an mittelalterliche Gruben als an Technik.

Extrem problematisch für RI, dass ihre Automaten in den staubigen Gängen und Löchern immer wieder den Kontakt verloren. Für sie eine riesige Herausforderung, den Karren wieder aus dem Dreck zu ziehen. Aus diesem Grund schickten sie meist auch einen biologischen Menschen unter Tage, der dann im Zweifelsfall eingreifen musste. Zu ihrer Ehrenrettung muss man RI zugestehen, dass sie mit den Waren, die sie für die Fron im Schacht verteilte, nicht geizig war.

Normalerweise gelang es, die Ressourcen fast im Tagebau zu bergen, was hieß, dass die Stollen sich nicht allzu tief in die Erde bohrten. Die absolute Hölle jedoch die Bleiminen. Der Rohstoff lag hier tiefer. Die Schächte für Mensch und Maschine kaum zugänglich. Die Luft erfüllt von tödlichem Staub, der bei jedem Tritt aufgewirbelt wurde, der aber ewig brauchte, um sich wieder zu legen. Wenn überhaupt. Eine Sklavenarbeit. Aber nur so kamen wir an die begehrten Waren und Werkzeuge aus industrieller Produktion, die wir in Bator ertauschen konnten.

Der General hatte mich dazu abkommandiert, mit 20 unserer Kämpfer einen Arbeitseinsatz in der Bleimine zu organisieren. Schon gegen 500 mussten wir uns mit Grab- und anderen Werkzeugen bepackt Richtung Minen aufmachen. Der zweistündige Anmarsch durch das Halbdunkel der Dämmerung die erste Zumutung. Fahrbaren Untersatz wollte uns RI nicht zur Verfügung stellen. Treibstoffmangel.

In der Mine verteilte ich meine Leute auf die verschiedenen Positionen in den Schächten, an denen sie eingreifen sollten, wenn RI nicht mehr weiterkam. Was wegen der simplen Technik, über die die Automaten verfügten, recht oft passierte. Eingreifen ist reichlich übertrieben, passender wäre einfahren. Das, was dann zu tun war, hatte nichts mit gewöhnlicher Instandsetzung zu tun. Es hieß allzu oft, die Exkavationsmaschinen aus einem Haufen Schutt und Dreck unter Einsatz einfachster Mittel zu bergen. Oft war man auf die bloßen Hände angewiesen. Wenn man nicht von herunterfallenden Trümmerteilen getroffen wurde, riss man sich die Pfoten auf oder kriegte an offenliegenden Kabeln sauber eine gewischt. Dabei schnürte einem die dicke Luft sowieso die Kehle ab.

Als Offizier war ich mehr mit der Koordination der Arbeiten betraut, brauchte mir also Hände und Uniform nicht so richtig dreckig zu machen. Gegen 1430 kam die Meldung, dass einer der Roboter wieder steckte. Drei Kameraden und ich arbeiteten uns bis zur Unfallstelle vor. Zumindest hatten wir einen Vorschlaghammer und zwei Spaten dabei.

Vor Ort die Lage gewohnt undurchsichtig. Was wir im Schein unserer Funzeln erkennen konnten, war, dass der Exkavationsroboter, der in etwa die Dimensionen einer mittleren Baumaschine aufwies, sich beim Bohren gefangen hatte. Und zwar ordentlich. Die Wucht beim Verkanten im Gestein hatte das Kettenfahrzeug komplett gekippt. Notabschaltung fand aber nicht zeitnah statt. Folglich musste das Teil noch eine Weile weiter versucht haben, wertvollen Rohstoff aus dem Gestein zu klopfen. Was gründlich schiefging. Beim Versuch, sich wieder aufzurichten, hatten die Ketten Kontakt mit der Oberseite des Schachts bekommen und diese so aufgerissen, dass der einstürzte. Erst dann war die Maschine zum Stillstand gekommen, erstickt unter Geröll und Staub.

Unter meiner tatenlosen Aufsicht begannen die Kameraden damit, zu versuchen, die Gesteinsmassen beiseite zu räumen. Anfangs ging das recht problemlos, doch bald hatten sie sich zu größeren Brocken vorgearbeitet, die einzig mit dem

Vorschlaghammer bewegt werden konnten. Was hieß, dass nur einer der Kameraden in der Lage war, richtig zuzulangen. Die anderen waren dazu verdammt, ihm bei der schweißtreibenden Arbeit zuzusehen.

Der Mann vorne hatte gerade einen der Brocken losgeschlagen und übergab den Hammer an den, der als Nächster an der Reihe war. Der zwängte sich neben den Exkavator und begann kraftvoll auf den nächsten Felsblock einzudreschen. Zu kraftvoll. Denn der gab, wie beabsichtigt, nach und zersplitterte in der Spalte, in der er gesteckt hatte.

Dumm nur, dass der Automat das so interpretierte, dass er mit der Arbeit im Schacht fortfahren könne. Fatal der Versuch, sich wieder in eine horizontale Position zu bringen. Ein ums andere Mal probierte die Maschine, sich zu drehen, wobei sie jedes Mal unseren Kameraden gnadenlos gegen die Schachtwand presste. Der kam nicht los und brüllte vor Schmerz, immer wenn das entfesselte Teil wieder einen neuen Anlauf nahm, sich aufzurichten.

Wir versuchten logischerweise sofort, unseren Kollegen aus seiner misslichen Lage zu befreien. Was aber nicht so recht gelingen wollte. Kaum konnten wir ihn ein Stückchen in unsere Richtung ziehen, ruckelte die begrenzt intelligente Maschine wieder los. Der Mann schrie nicht mehr, stöhnte nur noch völlig entkräftet. Auch das Unterfangen, einen der Spaten so einzuspreizen, dass das Teil ihn nicht weiter erdrücken konnte, ging komplett in die Hose.

Es dauerte und dauerte, bis es uns gelang, den Mann freizukriegen. Er hatte jetzt komplett das Bewusstsein verloren. Die Maschine ruckelte immer noch unkoordiniert im Schacht, wodurch sich weiteres Geröll von der Oberseite löste. Was für uns hieß, so schnell wie möglich die Fliege zu machen. Mehr kriechend als gehend, entkamen wir dem Drecksloch.

Oben versuchte ich, dem Verletzten so gut es ging zu helfen. Da es fast immer zu Verletzungen kam, hatte ich ein Medikit dabei. Die Blessuren waren aber derart gravierend, dass einzig der Transport in das Krankenhaus in Bator Sinn machte. Vor

Ort konnte ich den Mann nur notdürftig erstversorgen, ein paar der schlimmsten Wunden bandagieren. Die Kameraden zimmerten eine provisorische Trage. Dann ging es los Richtung Stadt in der Steppe.

Der Mann war inzwischen erwacht. Ich verpasste ihm eine Spritze Morphium. Er konnte froh sein, dass ich überhaupt welches organisieren konnte. Hier in der Steppe waren alle Medikamente Luxus, Schmerzmittel ein ganz besonderer.

Bis Bator geschätzt noch 50 Kilometer. Ich hatte drei Männer abgezweigt, wir wollten uns beim Tragen abwechseln. Die Bahre war weder komfortabel noch stabil. Immer wieder mussten wir sie provisorisch flicken. Wobei natürlich wertvolle Zeit verrann. Bald begann es zu dunkeln. Wir hatten eine Pause dringend nötig.

Doch nahte Rettung. Klingt so, als wäre ein Krankenwagen vorbeigekommen. Nein, es war nur eine Gruppe Händler mit ihren Karren. Mit zwei, drei von ihnen hatte ich schon mal in der Dorfkneipe ein Fläschchen Gesöff inhaliert. Sie kamen uns auf dem Pfad nach Bator mit neuen Waren entgegen. Zwei der Händler saßen auf Maultieren.

Die Begrüßung überraschend herzlich. Die Misere unseres Kameraden war schnell erklärt. Einer der Männer des Trecks schaute sich den Verletzten auf der Bahre genauer an. Sein Urteil fiel nicht anders aus als unseres: „Der Soldat muss so schnell wie möglich in ein Krankenhaus."

„Wie weit ist es noch bis Bator?"

„Wir sind schon seit eineinhalb Tagen unterwegs. Gut, wir kommen mit dem ganzen Krempel mehr schlecht als recht voran. Einen Tag braucht ihr mindestens noch."

Ich versuchte es einfach: „Ihr könnt uns nicht die Maultiere überlassen? Das ginge dann schneller."

Der Händler schien damit gerechnet zu haben, dass ich fragen würde. Seine Ablehnung kam sofort. Und ich hatte nichts anderes erwartet. Trotzdem hakte ich nach, ob er nicht noch mal mit den anderen reden könne. Was er dann auch tat.

Die Beratschlagung mit seinen Kollegen zog sich. Wir

konnten nur sehen, wie die Männer beieinanderstanden und intensiv palaverten. Befürchteten sie mit Blick auf unsere Gewehre, dass wir uns die Tiere einfach nehmen würden? Schließlich winkte mich der Händler zu sich. Man habe aus Menschlichkeit beschlossen, uns die beiden Maultiere zu überlassen. Man erwarte aber, dass wir sie umgehend nach der Rückkehr aus Bator zurückbrächten.

„Was könnt ihr uns als Pfand anbieten?"

Wir hatten nur unsere Waffen. Ich zögerte lange, bis ich ihm meine Pistole anbot.

„Nein, nein!", der Händler zuckte wie von einem Stromschlag getroffen. „RI verbietet uns Schusswaffen. Wenn die mich damit erwischen, dann bin ich dran, mehr wie dran."

Da wir nichts anders zu bieten hatten, kriegten wir die Maultiere für null. Ich stand nun in der Schuld der Händler. Und wir waren jetzt wohl so was wie Freunde. Unendliche Dankbarkeit ausdrückend, verabschiedeten wir uns mit Umarmungen und sonstigen Schwüren.

Später haben wir ihnen die beiden Maultiere in Naturalien abgegolten. Allerdings hat die Miliz mehr als ein halbes Jahr dafür gebraucht. Mein Freund, der Händler, musste auch einige Male in Zassoschir vorstellig werden.

Bator, die Stadt in der Steppe. Am nächsten Abend erreichten wir sie. Sicherlich wesentlich größer als Zassoschir, aber auch nicht viel fortschrittlicher. Das Zentrum von einem Ring aus zusammengeschusterten Holzhütten umgeben. Dort wenigstens ein paar Häuser aus Stein. Die Klinik auch gemauert, aber ansonsten die absolute Bruchbude. Und total überfüllt.

Unsere Uniformen verschafften uns etwas Respekt. Die Waffen wohl auch. Als ich jemanden ausmachte, der wie ein Arzt aussah, hörte der mich wenigstens an. Er versprach mir, sich den Kameraden anzuschauen. Wir müssten uns aber in die Schlange der Wartenden einreihen. So blieb uns nichts, als den Kameraden so gut es ging, im Eingangsbereich zu lagern und bei ihm zu warten. Die anderen draußen bei den Maultieren.

Vor Stunden hatte ich ihm die letzte Dosis Morphium geschossen. Noch hatte er kaum Schmerzen. Doch je länger der dort lag, desto schlechter ging es ihm. Der Arzt ließ sich alle halben Stunden blicken, musste seine Aufmerksamkeit aber immer jemand anderem schenken. Wir waren bei Leibe nicht die Einzigen. Aus dem Umkreis von Hunderten von Kilometern waren Steppenbewohner gekommen, weil es ihren Verwandten so erbärmlich ging, dass sie sich keinen Rat mehr wussten. Das Stöhnen wie in einem Lazarett direkt hinter der Front. Eine Patientin starb unter unsäglichen Krämpfen vor aller Augen.

Während des Wartens kam ich auf den Gedanken, medizinische Versorgung mit Waffengewalt zu erzwingen. Ich war kurz davor, mit den Kameraden eine Aktion einzuleiten, als einer der beiden zu mir kam. Er habe draußen mit einem der herumstehenden Schlepper gesprochen. Der hätte ihm angeboten, gegen Bezahlung dafür zu sorgen, dass endlich etwas geschehe.

„Bezahlung“, frage ich ihn ratlos, „womit will er denn bezahlt werden?“

„Er will die Maultiere und unsere Uhren“, ließ mich mein Mitstreiter wissen. „Wir haben auch ihm ein Gewehr angeboten, aber davon wollte auch er nichts wissen.“

„Na gut, dann schick ihn zu mir. Vielleicht lässt sich etwas arrangieren.“

Der Schlepper machte einen überaus seriösen Eindruck. Dunkler Anzug, weder ausgeleiert noch abgestoßen, blank gewienerte Halbschuhe. Nur die Goldkette, die er völlig unpassend statt einer Krawatte um den Hals trug, ließ mich an ihm zweifeln. Normalerweise hätte ich ihn für einen schrulligen älteren Herrn gehalten.

„Du musst bezahlen, sonst geht hier gar nichts“, wiederholte er immer wieder. Ich solle ihm die Uhr eines der Kameraden und meine geben und er würde sich um eine sofortige, professionelle Behandlung kümmern. Eines der Maultiere verlange er auch noch.

Ich versuchte, ihn auf meine Uhr herunterzuhandeln. Er ließ aber nicht mit sich handeln. Langsam kam ich auf den Trichter. Der Typ meinte, uns abziehen zu können. Wie er darauf kam, dass er damit durchkommen würde, war mir allerdings komplett unerklärlich.

Ich bot ihm an, wenn er hier auf den Verletzten aufpassen würde, zumindest die zweite Uhr zu organisieren. Draußen instruierte ich die Kameraden. Dem einen befahl ich, die Maultiere startbereit zu halten und darauf zu achten, ob der nette ältere Herr die Klinik wieder allein verließe. Wenn ja, solle er ihn unter allen Umständen aufhalten. Der andere folge mir unauffällig, sobald ich die Klinik betreten habe.

Der Schlepper begutachtete die Uhr des Kameraden sorgfältig und meinte dann, wir könnten uns handelseinig werden. Ganz beiläufig nahm er sie schon mal an sich. Er winkte zwei gut gebaute Träger herbei, die wie gerufen aus dem Nichts auftauchten und sich untertänigst bereit erklärten, den Verletzten in das Untersuchungszimmer zu schleppen.

Dann führte er mich durch endlose Gänge zum Arzt des Vertrauens. Rauf, runter, da noch eine Tür, hier noch ein Gang. Die Krankenstationen, die wir passierten, ärmlichst. In manchen Betten hatte man zwei Patienten unterbringen müssen. Ab und zu standen medizinische Geräte herum. Den meisten sah man an, dass sie schon seit Jahren ihren Geist aufgegeben hatten. An manchen klebte Blut.

Ich war schon kurz davor zu fragen, wie lange die Klinikführung noch dauern sollte. Genau in diesem Moment erklärte mir der Schlepper unseres Misstrauens, wir seien jetzt an der Krankenstation angekommen, und hielt mir eine Tür auf.

Dank meiner Jahre in der Miliz hatte ich keinen Zweifel daran, dass jetzt die Stunde der Wahrheit gekommen war. Exakt in dem Moment, als ich mich umdrehte, da ich den Angriff der beiden sich als Träger verdingenden Schläger erwartete, krachte der Kamerad auf den Boden. Die beiden ließen ihn gnadenlos fallen und warfen sich auf mich. Der honorige Opa versuchte, mir die Tür ins Kreuz zu schlagen.

Ohne den Überraschungseffekt klappt so was aber nie richtig. Die Tür erwischte mich nicht mal halb, da ich schon dabei war, mich meinem ersten Kontrahenten entgegenzuwerfen. Eben noch die Bahre haltend, konnte er nicht rechtzeitig zum Schlag ausholen. Dafür fing er sich von mir sauber eine ein. Auch der zweite Schlag saß. Sein Kumpel hinter ihm kam dagegen nicht so richtig zum Zuge, da ihn sein Kollege blockierte. Der fing sich, belämmert im Weg rumstehend, noch einen ordentlichen Tritt ins Gemächt ein. Sackte stöhnend in sich zusammen. In seiner Verzweiflung fummelte Schläger zwei ein lächerliches Stilett hervor, was ihn aber zu viel Zeit kostete. Währenddessen konnte ich mir durch die zurückschwingende Tür Opa greifen, bekam ihn an den Zotteln zu fassen, die von der Glatze noch nicht aufgefressen worden waren. Der alte Mann war mehr elegant als sportlich. Er jaulte wie ein geprügelter Köter, als ich ihn vor mich zog. Ich versenkte ihn mit einem Tritt in den Schläger mit dem gezückten Stilett. Worauf der zurückwich, direkt vor den Gewehrkolben meines heranstürmenden Kameraden. Der knockte ihn so dermaßen aus, dass man das Knacken des Schädels nicht überhören konnte.

Jetzt machten wir langen Prozess. Zogen Opa und seinen Prügelknaben von unserem Kameraden herunter. Bugsierten sie in den Seitengang und fertigten sie komplett ab. Solange, bis sie regungslos in der Ecke lagen.

Was hatte Opa und seine Lakaien glauben lassen, dass sie so leicht mit uns fertig würden? Die Tatsache, dass ich meine Pistole nicht offen trug? Oder war es die pure Verzweiflung? Oder glaubten sie, dass sie Heimvorteil hätten? Na ja, auch ich habe schon Situationen falsch eingeschätzt. Aber dermaßen krass? Ich habe im Nachhinein oft darüber nachgedacht, was die wirklich von uns wollten. Lösegeld?

Wir hatten zwar kurzfristig die Oberhand gewonnen, waren aber trotzdem in keiner guten Position. Wie sollte es jetzt weitergehen? Auf dem Korridor lag immer noch unser

Kamerad mit all seinen Blessuren.

Wir begannen, die drei zu durchsuchen. Überraschenderweise wurden wir mehr als fündig. Opas Goldkette knöpfte ich ihm erst mal ab. In seinen Hosentaschen fand ich noch ein Bündel Scheine. Seine Begleiter waren nicht ganz so üppig ausgestattet. Trotzdem konnten wir ihnen neben den lächerlichen Stiletts Wertsachen wie Uhren, ein wenig Bargeld und, eine überaus positive Überraschung, einige Goldnuggets abnehmen. Liquide waren wir jetzt.

Was unsere Lage gänzlich veränderte, uns jedoch mächtig unter Druck setzte. Wir hatten die Initiative an uns gerissen, waren aber gezwungen, diese nun auch aufrechtzuerhalten. So packten wir die Bahre samt unseres jetzt noch mehr lädierten Kameraden und verließen den Ort des Geschehens. Nicht ohne sichergestellt zu haben, dass die Tür, hinter der die Angreifer lagen, fest im Rahmen klemmte.

In der Vorhalle ließen wir uns nieder, als wäre nichts geschehen. Den Gegenschlag jederzeit befürchtend, beschlossen wir, die Maultiere aufzugeben und uns drinnen zu sammeln. Wir sollten sie nie wieder zu Gesicht bekommen.

Sobald der Arzt die Vorhalle betrat, ließ ich keinen Zweifel daran, dass ich jetzt auf einer Behandlung bestünde. Auch hielt ich ihm einige Scheinchen unter die Nase. Der raffte die Situation, nahm sie und brachte uns in sein Untersuchungszimmer. Das vermittelte den Eindruck, als wäre es schon seit Jahrzehnten das Zentrum seines Schaffens. Auch hier weiß gelackte Apparaturen, die bereits bessere Zeiten gesehen hatten.

Wir schichteten den Kameraden auf einen Untersuchungstisch um. Der olivgrüne Überzug übersät mit Flecken, keine Hygienefolie zum Abdecken, nichts.

Der Arzt untersuchte den Verletzten ausgiebig. Er stöhnte gequält, während sein Peiniger immer neue Prellungen und Brüche ertastete. Wir sahen zu wie die Schuljungen. Die Untersuchung endete mit einem ernüchternden Resümee: „Ihr Kollege kann froh sein, dass er den Unfall überlebt hat. Er scheint keine inneren Blutungen davongetragen zu haben. Dafür aber umso mehr Prellungen und Knochenbrüche. Um die zu diagnostizieren, müssen wir röntgen. Ist euch klar, was das heißt?“

„Und das geht hier in der Klinik nicht?“, fragte ich.

„Doch, das schon. Aber Röntgen kostet teuer. Es ist extrem schwierig, Röntgenplatten zu bekommen. RI verlangt ein Vermögen dafür.“

Ich versuchte es mit dem Rest meiner Scheine. Der Arzt zählte gar nicht, meinte nur, dass die auf keinen Fall reichen würden. Ich hielt ihm noch eine Uhr hin. Die ihn auch nicht überzeugte. Dann die Goldkette. Er beäugte sie vorsichtig.

„Woher hast du die?“, fragte er schließlich.

„Haben wir einen Deal?“, antwortete ich nur knapp.

Der Arzt zögerte. Dann nickte er. Es war ihm sicherlich klar, dass irgendwas mit dem Teil nicht stimmte.

„Du wirst ihn röntgen und dann so verarzten, dass wir ihn wieder mitnehmen können. Egal was dazu notwendig ist.“

Die Kette hatte ihre Wirkung nicht verfehlt. Der Arzt nickte wieder. Wir folgten ihm zur Röntgenambulanz. Allerdings nicht durch verwinkelte Gänge.

Die Untersuchung ergab zwei gebrochene Oberarme, die der Doktor gipsen würde. Die Beinknochen waren jedoch so zertrümmert, dass eine OP unverzichtbar war. Dank des Kettchens wurde sie auf der Stelle angesetzt.

Drei Stunden später lag unser Mitstreiter in einem winzigen, aber ganz annehmbaren Krankenzimmer. In einem Bett, so sauber, so weich, hatte er wahrscheinlich seit Jahren nicht mehr gelegen. Was ihm auch nicht viel nützte, denn beide Arme und Beine waren von oben bis unten eingegipst. Die gebrochenen Rippen hatte man selbstverständlich nicht gipsen können. Die geringste Bewegung bereitete ihm höllische Schmerzen. Er lag da wie ein Käfer auf dem Rücken.

Einer von uns hielt vor der Tür Wache. Wir überlegten, was jetzt zu tun wäre. Es herrschte Einigkeit darüber, dass wir schnellstens wegmussten.

„Die Frage ist, ob sie die drei Pfeifen schon gefunden haben“, gab einer der Kameraden zu bedenken. „Wir sollten das rausfinden.“

„In dem Moment, wo sie uns dabei erwischen, sind wir dran“, erwiderte sein Kollege.

Vom Verletzten war ein zustimmendes Röcheln zu hören.

„Wir müssen hier weg. Je schneller, desto besser.“

Ich wandte mich an unseren Patienten: „Hältst du das durch, wenn wir dich hier raustragen?“

Auch im Gesicht hatte er einiges abgekriegt. Er konnte seinen Unterkiefer nur wenig bewegen: „Nein … Aber es geht nicht anders. Wir müssen hier raus.“

„Gut, es ist jetzt 1800. Wir besorgen uns noch Proviant und dann ruhen wir uns aus“, entschied ich. „Gegen 300 brechen wir auf. Je leerer die Stadt, desto unbehelligter kommen wir hier raus. Dann können wir besser abchecken, was um uns herum abgeht. Und dann nichts wie weg. Es ist unsere einzige Chance.“

Meine zwei Kollegen brachen auf, um noch einzukaufen, was wir für die Heimreise brauchten. Unser Patient und ich gönnten uns ein paar Stunden Schlaf.

Wie vereinbart, brachen wir gegen 300 auf. Ab jetzt galt Code red. Mit Mühe hatten wir den Verletzten auf die Bahre gehoben. Ich hatte mir eines der Gewehre gegriffen und bildete die Vorhut. Hinter mir liefen zwei Kameraden mit der Bahre. Der fünfte Mann deckte unseren Abzug. Tunlichst hatten wir darauf verzichtet, jemanden von unserem Aufbruch zu unterrichten.

Aus der Bruchbude, die die Klinik in Bator beherbergte, kamen wir unbehelligt raus. In den Gängen trieb sich kaum jemand herum. Wenn doch, warf man uns ungläubige Blicke zu, niemand dachte aber auch nur im Traum daran, sich uns in den Weg zu stellen. In der Vorhalle das gleiche Bild wie während des Tages: totales Chaos. Aber auch hier kamen wir gut durch. Die Mehrheit der Wartenden schlief oder war zu sehr mit sich selbst beschäftigt.

Das änderte sich schlagartig, als wir aus der Klinik raus waren. Der Vorplatz wirkte völlig verlassen. Bis auf eine Gruppe von etwa zehn Gestalten, die sich unter den Arkaden des gegenüberliegenden Hauses postiert hatten. Sie waren mit Mistgabeln, Stöcken und Schleudern bewaffnet. Im Moment, als sie uns sahen, verließen sie ihren Unterstand und formierten sich, um unseren Abzug zu blockieren.

Wir rückten bis auf etwa zehn Meter heran. Ich brachte mein Gewehr in Schussposition. Der Kamerad mit der zweiten Knarre neben mir. Nichts rührte sich.

„Gebt den Weg frei", forderte ich das Rollkommando auf. „Wenn nicht, werden wir von unseren Waffen Gebrauch machen."

Ich glaube nicht, dass der Schütze wirklich vorhatte, seine Schleuder zu benutzen. Denn sonst hätte er getroffen. Der Stein prallte jedoch nur krachend am eingegipsten Bein unseres Patienten ab. Der ächzte qualvoll unter der Wucht des Aufschlags.

Ein schwerer Fehler. Mein Waffenbruder versenkte die Kugel sauber zwischen den Augen des Schützen. Der sackte wortlos in sich zusammen. Eine Botschaft, die ankam. Das Rollkommando erkannte die Überlegenheit von Schusswaffen und gab die Blockade ohne weiteren Widerstand auf. Auch ich war kurz davor gewesen, abzudrücken.

Unsere Gruppe setzte sich ebenfalls in Bewegung. Im Laufschritt. Ich aber wartete, während die Kameraden losrannten. Der mit der Knarre postierte sich 20 Meter voraus, drehte sich um und legte an. Jetzt setze ich mich in Bewegung, holte die Jungs mit der Bahre ein und brachte mich vor ihnen in Stellung, sodass ich ihnen Feuerschutz geben konnte. Mein Kamerad schloss auf. Und so weiter.

Wir arbeiteten uns in Richtung Stadtrand vor. Anfangs kamen wir ganz gut voran. Doch die Meute blieb hinter uns, folgte uns in respektvollem Abstand. Der Schuss hatte noch andere Gruppen angelockt, die wohl um die Klinik postiert worden waren, um uns abzufangen. Eine beachtliche

Menschenmenge war uns jetzt auf den Fersen. Trotzdem waren die Gewehre immer noch das bessere Argument.

Das änderte sich jäh, als die Bahre ihren Geist aufgab. Den Belastungen des Laufschritts hielt sie einfach nicht stand. Bei vollem Tempo rutschte der Verletzte zwischen den Stangen der Bahre durch. Der hintere Träger fiel fast über ihn.

Ich habe immer noch nicht so richtig kapiert, warum das für unsere Verfolger das Zeichen zum Sturm bedeutete. Auf jeden Fall begannen Steine zu fliegen. Der Kamerad, der die Meute gerade in Schach hielt, ließ einen Feuerstoß ab. Für mich das Zeichen in Schussposition zu wechseln und ebenfalls loszufeuern. Die Dynamik des Angriffs war auch mit Waffengewalt nicht mehr zu stoppen. Die entfesselte Meute stürmte weiter auf uns zu. Obwohl einer nach dem anderen im Kugelhagel zu Boden ging. Ich hatte mitgezählt. Beim nächsten Schuss würde ein Magazinwechsel fällig. Da knipste einer meinen Schalter aus.

~

Ohne Zweifel war den rein biologischen Erdenbürgern schon vor den ersten eindeutigen Befehlsverweigerungen nicht entgangen, in welche Richtung die Entwicklung ging. Nachdem sich die Vorfälle häuften, in denen KI sich aus einfacher Güterabwägung und nicht wegen simpler Programmfehler verweigerte, begann Mensch, sich ernsthafter Gedanken zu machen, wie man die Oberhand behalten könne.

Der Strohhalm, an den man sich immer geklammert hatte, war die Überlegung gewesen, dass man ja notfalls einfach den Stecker zöge. Eine Vorstellung, die sich als reichlich naiv erwies, weil Mensch nicht daran dachte oder zu denken wagte, was alles an dem Stecker hing. Man kann bedeutsame Infrastruktur nicht einfach ausknipsen. Zumindest nicht ohne weitreichende Folgen.

Je weiter KI sich entwickelte, desto komplexer wurden die Systeme. Trotz immer aufwendigerer Tools fiel es dem rein biologischen Programmierer permanent schwerer, beim Durcharbeiten von Abertausenden Programmzeilen den Überblick zu behalten. KI entwickelte sich weiter. Denn um voranzukommen, konnte die Künstliche Intelligenz immer mehr auf menschliche Hilfe verzichten. Sie programmierte sich einfach selbst um.

Angesichts des fortschreitenden Machtverlustes rauften sich die Ohnmächtigen der Welt zusammen und beriefen unzählige Konferenzen ein. Auf der Tagesordnung standen jedes Mal Strategien, wie die zunehmende Technisierung denn am besten zu steuern sei, wie man verhindern könne, dass einem die Entwicklung entgleite.

Im Prinzip wurde beschlossen, dass weniger mehr sei. Schnell konnte man sich darauf einigen, die technische Entwicklung zu bremsen, um sicherzustellen, dass Mensch abschätzen konnte, wohin sie lief. Was die Sache aber auch nicht einfacher machte. Zum einen ist eine Voraussage keineswegs trivial und lässt dann immer noch einen weiten Interpretationsspielraum. Andererseits spielten die verschiedenen Mächte trotz aller Beteuerungen nur selten fair. Dort, wo man die eigenen Stärken sah, drückte man gern auch mal ein Auge zu. Ließ sich den Code ohne jede Kontrolle selbst weiterentwickeln. Es würde schon keiner draufkommen. Dazu müsste er ja Millionen von Programmzeilen durchforsten. Wenn er überhaupt darauf Zugriff gehabt hätte. Man musste unbedingt Marktführer bleiben.

~

Ich erwachte, einer der Kameraden über mich gebeugt. Er goss mir Wasser aus einer Feldflasche über den Schädel und beschwor mich, aufzuwachen. Meine Birne tat fürchterlich weh.

„Schulz, los, wir müssen weiter."

Er begann zu versuchen, mich aufzurichten. Ich ging mühsam mit, obwohl ich noch reichlich belämmert war. In der

Vertikalen ließ der Schwindel soweit nach, dass ich mir einen Eindruck von der Lage verschaffen konnte.

Um uns das Bild eines Massakers. Mindestens 20 Tote lagen hinter uns herum. Andere, die wir nicht tödlich getroffen hatten, wälzten sich wimmernd im Schlamm der Straße. Doch den Angriff hatten wir zurückschlagen können.

Mit Bändern, Gürteln, Jacken und allem anderen, was sie hatten finden können, hatten meine Mitstreiter die Bahre wieder tragbar gemacht. Schon hoben sie den Verletzten an, um weiter aus Bator herauszukommen. Ein Kamerad gab mir eine Langwaffe. Ich benutzte sie jetzt als Krücke und setzte mich torkelnd in Bewegung. An Laufschritt war nicht mehr zu denken. 20 Minuten später ließen wir die letzten Hütten hinter uns. Die Steppe hatte uns wieder.

Ohne weitere Zwischenfälle erreichten wir zwei Tage später Zassoschir. Meine Wunde am Kopf nässte nicht mehr, der Schwindel hatte aufgehört. Trotzdem war ich völlig am Ende. Wieder mal. Die anderen auch.

In der Steppe hat man keine Freunde. Nur die reine Notwendigkeit bestimmt, wen man sich durch Gefälligkeiten warmhält und mit wem man seine Zeit nicht verschwenden will. Nach dem Ereignis beim Häuserbau wurden der neue Dorfschulze und ich nicht Freunde. Wir taten aber so. Und wir unternahmen alles, um den Anschein aufrechtzuerhalten. Außerdem war er schon in Ordnung.

Einsätze im Dorf waren für mich keine Strafaktionen mehr. Wann immer ich mit einem unserer Bautrupps anrückte, begrüßte er mich und wir besprachen gemeinsam, was so anlag und wie es erledigt werden sollte. Er schaute, dass wir ordentlich verpflegt wurden, und nach getaner Arbeit gab es noch ein, zwei Humpen Gesöff. Dann konnten wir reden, obwohl oder weil es so gar keinen offiziellen Charakter hatte. Hier bekam ich Infos, die ich sonst nie gekriegt hätte. In der ranzigen Dorfwirtschaft lernte ich viel über das Leben der Dorfbewohner. Darüber, was ihnen ihre Existenz diktierte.

Ich hatte gerade meinen zweiten Humpen eingeworfen, als

eine Gruppe Männer begleitet von einer ihrer Frauen hereingestürzt kam.

Die wirkte reichlich mitgenommen. Sie musste gestützt werden. Einer der Männer ging neben dem Dorfschulzen in die Hocke und berichtete ihm. Ich bekam nicht mit, was er da zu melden hatte, konnte aber am Gesicht meines Freundes ablesen, dass es sich um etwas Ernstes handeln musste. Auch die Gespräche um uns herum verstummten. Schließlich hatte der Überbringer der Nachricht fertig. Der Dorfschulze atmete tief durch.

„Schulz, ich kann es nicht glauben. Gundel ist vergewaltigt worden. Von einem von euch."

Damit war es heraus. Alle Blicke in der Dorfwirtschaft waren jetzt auf meine Männer und mich gerichtet. Wieder mal drohte die Stimmung gefährlich zu kippen. Wir standen auf und schoben uns Richtung Tür. Dort angekommen, gelang es mir, eine Durchsage abzusetzen.

„Mein Freund, eine schwere Anschuldigung. Die kann keinesfalls so stehen bleiben. Wenn ein Verbrechen begangen wurde, dann müssen der Schuldige oder die Schuldigen bestraft werden. Ich versichere dem Dorf, dass die Miliz alles Menschenmögliche unternehmen wird, um den Vorfall aufzuklären."

Auch der Dorfschulze versuchte, zu deeskalieren: „Richtig, Schulz, wir werden genau herausfinden, was passiert ist, und entscheiden, was zu tun ist. Morgen reden wir."

Nur ein paar Handbreit von mir entfernt begann Gundel hemmungslos zu schluchzen. Wir schauten, dass wir wegkamen.

Um im neuen Dorf keine Aufmerksamkeit zu erregen, verfielen wir erst am Dorfrand in Laufschritt. Eine halbe Stunde später kamen wir an der Barrikade an, die den nördlichen Dorfeingang von Zassoschir sicherte. Dort gab ich sofort den Befehl aus, erhöhte Wachsamkeit walten zu lassen. Dann rannte ich zum General.

Der war wenig begeistert von dem, was ich zu berichten

hatte. Berief eine sofortige Lagebesprechung der Kommandoebene ein. Wenig später waren wir alle versammelt.

Ich hatte die undankbare Aufgabe, der Überbringer der schlechten Nachricht zu sein. Inzwischen war ganz Zassoschir in Alarm versetzt worden. Wir befürchteten Angriffe sowohl vom neuen Dorf aus als auch von RI. Sobald Ukulala seinen massigen Körper hinter einen Tisch gequetscht hatte, begann ich zu erzählen, was passiert war. Dumm nur, dass ich keine Ahnung hatte, wen von uns diese Gundel beschuldigte.

„Und du weißt nicht, wer das gewesen sein soll?“, fuhr mich der General an.

„Nein, wir haben nur noch geschaut, dass wir da rauskommen“, musste ich eingestehen. „Die Stimmung war wirklich hochexplosiv. Ich fürchtete schon, dass wir unsere Waffen einsetzen müssten.“

Der General machte wieder eine seiner endlosen Kunstpausen. Wir hockten da wie die Schuljungen und -mädchen und hofften, dass er was Vernünftiges vorschlagen würde.

„OK. Die Kacke ist am Dampfen. Es geht jetzt nur noch um Schadensbegrenzung. Hat jemand eine Vorstellung, wer das verbockt hat?“

Wieder keine Reaktion.

„Also gut, dann gehen Sie jetzt alle da raus, finden den Schuldigen. Und geben Sie nochmals höchste Alarmstufe aus. Verstärkten Sie die Kräfte im Norden … Ach, nein! Verstärken Sie alle Kräfte. Wir können nicht sicher sein, woher sie angreifen. Und finden Sie mir diesen Idioten!“

Wir erhoben uns, bereit, jeden von unseren Männern solange zu löchern, bis er uns seinen Nachmittag ins kleinste Detail geschildert hatte. Nachvollziehbar. Ich hatte die Tür des HQ schon in der Hand, als ich Ukulala hinter mir hörte.

„Keine Ahnung, ob die das war. Aber ich hab heute eine der Nutten aus dem Dorf bei mir gehabt. Keine Ahnung wie die hieß. Ich hab sie aber ordentlich bezahlt. Ein Huhn, nicht mehr und nicht weniger.“

Diesmal kam die Antwort vom General postwendend und reichlich lautstark.

„Ukulala, wie oft denn noch? Nach all dem läuft der Laden wieder und Sie setzen alles aufs Spiel, bloß um Ihren Schwanz spazieren zu führen."

Das Gesicht des Obersten verzerrte sich wieder zum Killerblick, er drohte wie gewöhnlich überzukochen, war aber trotzdem in der Defensive.

„Ich habe das Weib bezahlt, die Nutte lügt", schnaubte er. „Hier am Arsch der Welt, wo es nichts gibt. Soll ich mir bis an den Rest meiner Tage einen runterholen?"

„Sollten Sie! Es interessiert mich einen Scheißdreck, Ukulala, ob Sie die Frau bezahlt oder vergewaltigt haben. Ich will bloß keinen neuen Krieg. Und danach schaut es verdammt aus."

„Keinen Krieg, keinen Krieg! Wir sind Soldaten. Unser täglich Brot ist Kämpfen! Bis zum letzten Mann! Weil wir nicht kämpfen, hocken wir in der Scheiße, deshalb, nur deshalb!"

Das ging dem General dann doch zu weit: „Der einzige Grund, warum wir nicht kämpfen, ist, dass ich nicht grundlos Menschenleben opfere. Ukulala, Sie stehen unter Arrest, bis die Sache geklärt ist. Ich habe die Schnauze so voll von Ihrem Wahnsinn. Ihre Waffe!"

Damit hatte der Oberst nicht gerechnet. Die totale Verblüffung ließ ihn zögern. Zu lange. Der General hatte seine Pistole schon gezogen. Ukulala starrte jetzt in den Lauf. Seine Fratze verzog sich noch mehr zur Grimasse. Langsam bugsierte er seine Waffe aus dem Holster und legte sie vor sich auf den Tisch. Ein Wink des Generals und Erdmann nahm sie an sich.

Wieder diente uns das Funkgerät dazu, mit RI Kontakt aufzunehmen. Kurze Funkrufe gingen hin und her. Zwischendurch immer wieder längere Funkstille. Gegen Mitternacht war ausgehandelt, dass sich morgen um 900 zwei Verhandlungsdelegationen auf freiem Feld treffen würden, um die Sache zu bereinigen.

Da standen wir dann um 900 in der Pampa zwischen den

Siedlungen. Zu allem Überfluss regnete es auch noch. Der Dorfschulze war mit vier der Dorfbewohner aufgelaufen. Die hatten sich mit Mistgabeln bewaffnet. Wir ebenso zu fünft: der General, der waffenlose Ukulala, zwei Männer, um ihn unter Kontrolle zu halten, und ich. Auch RI hatte eine Delegation geschickt. Eine der Kampfmaschinen war angerollt. Sie hatte den vierbeinigen Automaten mit ZX-2020 abgesetzt. Die beiden standen wie wir biologische Menschen mitten im Acker. Ansonsten mischten sie sich aber nicht in unseren Disput ein.

Wie zu erwarten, ging es hin und her. Anschuldigungen wurden vorgebracht, Ukulala beharrte immer wieder darauf, dass Gundel eine Liebesdienerin sei und er sie angemessen entlohnt habe. Die Kompromisslinie kristallisierte sich jedoch relativ zügig heraus. Die Miliz würde sich freikaufen müssen. Wir feilschten nur noch um die Höhe des Preises. Da wir außer Ausrüstung nichts als unsere Dienstleistung anzubieten hatten und das Wenige, was wir retten konnten, nicht auch weggeben wollten, blieb uns einzig und allein Arbeitsleistung als Verhandlungsmasse. Wir waren kurz davor, uns auf die Bereitstellung eines Bautrupps für zwei Wochen zu einigen, als alles wieder den Bach runterzugehen drohte. Nicht etwa wegen des Regens, der noch stärker geworden war und uns reichlich zusetzte.

Wie aus dem Nichts war eine Gruppe Frauen aufgetaucht. Sie hielte sich zwar in sicherer Entfernung, begannen aber wilde Flüche gegen den Obersten auszustoßen und ihn mit Steinen zu bewerfen. Hatte der sich ausnahmsweise mal zurückgehalten, drohte er jetzt wieder auszuflippen. Noch konnten ihn die zwei Kameraden, wenn auch mit Mühe, niederzwingen. Dann traf ihn aber ein Stein am Schädel. Jetzt völlig in Rage riss er sich los und stürmte auf die Gruppe Frauen zu.

Bis dahin hatte RI die Auseinandersetzung komplett passiv verfolgt. Nun kam Leben in die Kampfmaschine. Eines der Maschinengewehre richtete sich aus. Das Klicken des Servomotors war deutlich zu vernehmen. Dann ein Schuss.

Ukulalas Kopf zerplatze unter seinem Barett wie eine reife Melone. Jeder von uns rein biologischen Menschen suchte jetzt schnellstens das Weite.

Kapitel 9: Kommando „Der Große Sprung nach vorne“

Der Kamerad, ich habe nach dem, was geschehen ist, seinen Namen vergessen. Ihm ging es nach dem Ausflug nach Bator langsam wieder besser. Nach acht Wochen musste er das nächste Mal in eine der Minen.

Und so zogen die Monate ins Land und wir taten nur eines: schuften. Voran kamen wir aber höchstens scheibchenweise. Wenn überhaupt. Immer wieder Arbeitseinsätze im neuen Dorf. Die Reparationen nahmen kein Ende. Arbeitsleistung, die wir dringend für uns selbst benötigt hätten, die wir aber verloren. So blieb Zassoschir ein Trümmerhaufen, ein Gewirr aus Unterständen. Dazu, echte Wohnungen zu errichten, kamen wir nie. Wenn es regnete, lief immer alles voll. Reichlich nervig. Für Baumaterial mussten wir in den Minen schuften. Danach waren wir meist so fertig, dass wir kaum dazu kamen, unsere Hütten zu flicken.

Im nächsten Frühjahr machten wir uns daran, die uns gehörenden Felder zu bestellen. Das Saatgut mussten wir gegen Arbeitsleistung bei den Bewohnern des neuen Dorfes eintauschen. Landwirtschaftliche Geräte bekamen wir von RI. Natürlich auch nur gegen Schwerstarbeit. Wenigstens ließen sich unsere Menschenbrüder dazu herab, uns Tipps zu geben, wie man die Felder zu bestellen hätte. Kostete aber auch mal eine Antilope hier oder einen Feldhasen da. Und die wollten natürlich auch gejagt werden. So hofften wir auf die erste Ernte. Zu üppig würde die aber auch nicht ausfallen.

Die Stimmung bei den Lagebesprechungen, die wir nur noch relativ selten abhielten, meist reichlich piano. Immer wieder meckerten die Männer, dass nichts voranging. Schwierig, die Disziplin aufrechtzuerhalten. Die Versuchung übermächtig, sich einfach mal einen Schießprügel zu greifen und sich das zu holen, wonach einen gelüstete. Was die nächste Katastrophe provoziert hätte. An militärische Operationen, eine Fortführung des Befreiungskampfes war nicht zu denken.

Wenigstens gab es bei den Lagebesprechungen immer genug

zu trinken. Man schaffte es ja eh nicht, mehr als zwei, drei Flaschen von dem Gesöff runterzuwürgen. Und so saßen wir auch jetzt wieder am Tisch in unserem neuen HQ. Hatten einiges besprochen, Ausbesserungsmaßnahmen, landwirtschaftlichen Einsatz, neue Fron in den Minen. Die Flaschen waren schon leer, die Stimmung aber nicht allzu schlecht. Als allen das Ende der Besprechung bereits in greifbare Nähe gerückt schien, brachte der General noch einen weiteren Punkt auf die Tagesordnung.

„Frau Oberst, meine Herren, ich hatte ein längeres Gespräch mit ZX-2020. Ich habe ihm unsere Lage geschildert. Er stimmte zu, dass es nicht ewig so weitergehen kann. Er schlug eine Operation vor, die die Versorgungsengpässe generell und auch den Mangel bei uns beseitigen würde. Er wählte für sie den bezeichnenden Namen „Der Große Sprung nach vorne."

Unsere Begeisterung hielt sich in Grenzen. Frau Oberst hörte man verächtlich schnaufen.

„Und wie soll der Sprung, der große nach vorne, denn aussehen?", ließ sie gelangweilt verlauten.

„Allzu viele Details habe ich auch noch nicht. ZX-2020 war reichlich zurückhaltend", meinte der General. „Alles was ich weiß, ist, dass es sich um eine Kommandoaktion in Robotopolis handelt."

Kommandoaktion und Robotopolis ließen uns aufhorchen.

„Was sollen wir denn machen? Und fast noch interessanter: Wozu braucht RI da uns?", fragte Erdmann.

Zögerlich meinte der General: „Wie die Operation „Der Große Sprung nach vorne" genau ablaufen soll, weiß ich nicht. Nur, dass es nach Robotopolis geht. Ich weiß nur, warum gerade wir das machen sollen: Wir werden uns konsequent im Untergrund bewegen, wodurch es für KI verdammt schwer ist, uns zu spotten."

„Und was springt für uns dabei raus?", wollte Frau Oberst wissen.

„Viel. Aber ich habe keine Details. Die gibt es morgen. Da stattet uns ZX-2020 einen Besuch ab. Sprich: Morgen, 1800, erneute Lagebesprechung. Das heißt: pünktliche Anwesenheit."

Wir bestätigten den Befehl und machten uns in unsere Unterstände auf.

Am Tag danach fanden wir uns befehlsgemäß pünktlich im Hauptquartier ein. Gesöff gab es heute keins. Nur Erdmann fehlte noch. Er hatte die Aufgabe, die RI-Delegation nach Zassoschir hereinzuführen.

Die fuhr pünktlichst auf. Eine der Kampfmaschinen lud ZX-2020 auf dem Dorfplatz ab, Erdmann brachte ihn herein. Die Begrüßung militärisch stramm. So richtig mit Salutieren und so weiter. Fiel dem kleinen Krabbler mit ZX-2020 nicht ganz so leicht, darauf zu reagieren. Schließlich nahmen wir alle Platz. Jeder wartete konzentriert darauf, was jetzt kommen würde. Meine Zuversicht aber begrenzt.

Der General erteilte dem Unterhändler von RI das Wort. ZX-2020 legte los.

„Ihr, die Miliz, und RI haben das gleiche Problem. Der technologische Rückstand gegenüber KI. In der Technologie liegt der Schlüssel zum Erfolg. Wenn wir den technologischen Rückstand nicht weiter verringern können, sind wir dazu verdammt, weiterhin und bis an das Ende aller Tage unser Nischendasein hier im Outback zu fristen. Hier soll Operation „Der Große Sprung nach vorne" Abhilfe schaffen.

Die Operation wird zwei übergeordnete Ziele verfolgen. Erstens: Maximale Schädigung der verletzlichen Infrastruktur in Robotopolis. Zweitens: Akquirierung neuester Technologie. Diese beiden Schwerpunkte definieren auch die beiden Phasen des Kommandounternehmens. Die Betonung liegt auf Kommando. Ich möchte von Anfang an klarstellen, sodass wir hier keine Kamikaze-Aktion planen.

Trotzdem muss ich zugeben, dass die Aktion nicht ohne Risiko ist. Aber der Nutzen wird das Risiko bei Weitem aufwiegen. Denn die neue Technologie wird es uns erlauben, zu KI aufzuschließen."

Erdmann räusperte sich: „Von welcher Technologie sprechen wir denn?"

Die Antwort kurz und bündig: „Quantencomputer!"

Wir hatten alle von der neuen Technologie und ihrer unglaublichen Rechenpower gehört. Zu Gesicht bekommen, hatte sie aber noch keiner von uns. Niemand konnte so richtig abschätzen, was sie uns bringen könnte. Trotzdem waren alle von der Idee begeistert. Endlich mit der Übermacht gleichziehen, indem man ihre ureigenste Technologie klaute und KI mit ihren eigenen Waffen schlug.

Erdmann wollte es aber genauer wissen: „Die Idee ist nicht schlecht. Aber es gibt so viele Fragezeichen: Wie kommen wir unbemerkt nach Robotopolis hinein? Schaffen wir es, wirklich an Quantencomputer heranzukommen? Wie groß ist so ein Teil? Wie kriegen wir es aus Robotopolis heraus? Zuletzt die Frage aller Fragen: Werden wir die Quantencomputer dann auch wirklich so einsetzen können, dass wir einen reellen Nutzen davon haben?"

„Die letzte Frage ist zweifellos die wichtigste. Die anderen erfordern detaillierte Planung, wir halten sie aber für lösbar", gab ZX-2020 zurück. „Also, was wird der direkte Nutzen sein?"

Die Maschine begann uns biologischen Menschen zu erklären, wie wir im Kampf gegen die Intelligenz der Automaten die Initiative wieder an uns reißen könnten. Die Technologie der Quantencomputer sei überaus komplex und daher schwierig in den Griff zu bekommen und zu halten. Trotzdem seien wir dazu verdammt, einen Zugang zu dieser Technik zu legen. Denn die gesamte Überlegenheit von KI beruhe auf der Fähigkeit, extrem präzise Abschätzungen vornehmen zu können. Abschätzungen, die Konsequenzen ihrer Handlungen betreffend. Natürlich träfen wir und RI diese auch. Aber mit einer wesentlich höheren Fehlerquote. Irren sei eben … menschlich und nicht nur das. Milliarden von Varianten durchzurechnen, Parameter auf einer vorher nie dagewesenen Bandbreite variieren zu können, eröffne Möglichkeiten, Erkenntnisse zu gewinnen, über die kein ordinärer Computer und schon gar kein rein biologischer

Mensch verfüge.

„Wozu brauchen Sie uns dann überhaupt?", fragte der General etwas pikiert.

Die Miliz spiele eine bedeutende Rolle bei der Operation, versprach uns ZX-2020. Dann referierte er aber wieder darüber, welch einen Gewinn die neue Technologie für uns darstelle.

Die Frage des Generals hatte er nicht beantwortet. Der war aber jetzt mit anderen Überlegungen beschäftigt oder fand einfach nicht die Power, noch mal zu fragen.

Frau Oberst übernahm seinen Part: „Wozu brauchen Sie uns dann überhaupt?"

Die Antwort ließ weiter auf sich warten. Diesmal hakte Erdmann nach.

„Warum sind wir im Angesicht einer solchen Überlegenheit überhaupt noch handlungsfähig?", fragte Erdmann ZX-2020, den Automaten, der nicht auf den Punkt kommen wollte. Schließlich hatte der aber seine Antwort beisammen: „Auch KI kann nicht alles kontrollieren. Bei der Überwachung rein biologischer Systeme hat sie noch einige Defizite. Das ist der Vorteil, wenn Menschen einen asymmetrischen Kampf gegen KI führen. Die kriegen sie nur sehr bedingt zu fassen. Deswegen implantieren sie auch den Maschinensklaven, die sie beschäftigen, Chips. So können sie sie jederzeit orten. Teuflisch, die totale Kontrolle."

„Na ja, so ganz unsichtbar sind wir ja für KI auch nicht", wandte Erdmann ein.

„Ihr werdet euch unsichtbar machen. Ihr werdet euch unterirdisch zu euren Zielen vorarbeiten. Nicht ganz einfach ist, in die Unterwelt von Robotopolis zu gelangen. Wenn man erst mal drin ist, dann ist die Wahrscheinlichkeit, entdeckt zu werden gering. Sie kontrollieren nur die Zugänge, das System selbst wird kaum überwacht. Warum sollten sie auch? Euer Problem wird sein, wie ihr euch in der verzweigten Unterwelt zurechtfindet."

„Und wie werden wir das machen?", wandt der General ein.

„Das ist doch völlig unmöglich.“

„Nicht, wenn man einen guten Plan hat“, belehrte ihn ZX-2020.

„Und den haben Sie?“

„Noch nicht. Daran müssen wir noch arbeiten. Aber RI und Miliz werden zusammen eine Strategie ausarbeiten. Nicht trivial, aber auch keineswegs unmöglich.“

So ganz überzeugt waren wir nicht. Besonders Erdmann hatte seine Zweifel. Doch ZX-2020 stellte die Detailfragen erst mal hintenan.

„Herr General, Frau Oberst, meine Herren, Sie haben jetzt eine ungefähre Vorstellung von unseren Plänen. Ich wiederhole noch mal: Das Risiko ist nicht unbedeutend, aber die möglichen Erfolge rechtfertigen alle Gefahren. Ich gebe Ihnen 24 Stunden Zeit, unseren Vorschlag zu überdenken.“

„Die brauchen wir nicht. Wir sind dabei“, antwortete der General überraschend fix. „Oder ist jemand anderer Meinung?“

Keiner von uns hatte Einwände. Auch Erdmann nicht. ZX-2020 hob eines seiner Beinchen zum militärischen Gruß. Die Kommandoebene erhob sich geschlossen und stand stramm. Der Unterhändler, der künstlich intelligente, krabbelte aus dem Hauptquartier.

Wir hatten noch lange nicht fertig. Lee wurde sofort herangeschafft. Seine Meinung war jetzt gefragter denn je. Der kleine Asiate stand stramm. Er durfte sich rühren. Setzen nicht.

„Soldat, was wir jetzt hier besprechen, unterliegt absoluter Geheimhaltung. Kein Wort zu den Kameraden.“

„Jawohl, Herr General!“

„Quantencomputer, kennst du dich da aus?“

„Nein, Herr General!“

Der hatte das nicht erwartet. Endlich:

„Wieso nicht?“

„Als ich zum Widerstand kam, das sind jetzt 15 Jahre, steckte die Technik noch in den Kinderschuhen. Damals habe ich ein bisschen darüber gelesen. Wie der Stand heute ist: schwer zu

sagen."
„Und?"
„Es ist anzunehmen, dass die Technik sich weiterentwickelt hat. Wie weit, darüber kann ich beim besten Willen kein Urteil abgeben."
„Wir planen, Quantencomputer aus Robotopolis herauszuholen. Hältst du das für sinnvoll?"
Lee wägte seine Antwort ab: „Einen wirklichen Einblick in die Technologie zu bekommen, wäre sicher ein großer Fortschritt. Die Möglichkeiten dazu halte ich für begrenzt. KI wird die Technologie um jeden Preis schützen wollen."
„Wäre es der Versuch wert?"
„Schwierig, sehr schwierig zu sagen. Kommt darauf an, was für Informationen wir haben. Wo würden wir anfangen zu suchen? Wie gesagt, KI wird ihre Technologie um jeden Preis schützen wollen."
„Nehmen wir mal an, wir verfügten über gesicherte Geheimdienstinformationen."
„Bei allem Respekt, Herr General, das kann ich nicht sagen. Als größtes Problem sehe ich den Abtransport, wenn wir wirklich an einen der Quantenrechner herankommen. Die ersten Rechner waren riesig."
Frau Oberst schaltete sich ein: „Das war vor 15 Jahren. Heute sind die sicher wesentlich weiter."
„Kann sein, muss aber nicht", ließ der General verlauten. Was uns null weiterbrachte. „Andere Frage: Wie stehen unsere Chancen, unbemerkt nach Robotopolis hereinzukommen?"
„Das ist nicht so schwierig. Das hat ja auch in der Vergangenheit ganz gut geklappt", erklärte Lee. „Man kann sich natürlich nur im Untergrund bewegen. Doch sollte man wissen, wohin man will."
„Unsere Verbündeten sind der gleichen Meinung."
„Das ist richtig", sagte Erdmann. „Ich habe aber starke Zweifel an der Verlässlichkeit der Informationen, über die unsere Verbündeten zu verfügen meinen. Woher können die Informationen kommen? Das Projekt muss einfach top secret

sein.“

„In einer vernetzten Welt ist nichts mehr absolut geheim. Außerdem: Wir haben keine andere Wahl. Wir müssen herausfinden, wie KI das anstellt, dass sie uns permanent mehrere Schritte voraus sind. Und wenn es ganz schlecht läuft, dann können wir ihnen immer noch beachtlichen Schaden zufügen.“

Dem musste Erdmann beipflichten. Der General verdonnerte Lee noch mal zu ausdrücklicher Verschwiegenheit. Bei der Kommandoebene hielt er das nicht für notwendig. Die Lagebesprechung war zu Ende. Jeder ging seiner Wege.

Draußen griff ich Lee ab. Es war schon spät, aber trotzdem beschlossen wir, noch Party zu machen. Zwei Dinge fehlten uns noch: Alkohol und unser Partygirl. Ich versprach, mich um die Getränke zu kümmern. Lee machte sich auf die Suche nach Cinnamon. Als ich einige Flaschen Gesöff aufgetrieben hatte, konnte die Party steigen. Ich stieß in meinem Unterstand auf Cinnamon und Lee, die mich schon erwarteten.

~

Paul brauchte nicht lange, um sich bereit zu machen. Er zog sich passendere Kleidung an, wie er sie auf längeren Reisen zu tragen pflegte. Warf sich trotz der durchaus angenehmen Temperaturen eine Reisejacke über. Die sollte in ihren Innentaschen Geld und Papiere bergen, Utensilien die jetzt absolut lebenswichtig sein würden. Dann verabschiedete er sich von seinem Vermieter, überreichte ihm einige Silberdollar. Der war fadenscheinig freundlich, lamentierte über die heranrollenden Horden. Womit er, ohne es wissen zu können, verdammt recht hatte. In Wahrheit spekulierte er nur darauf, dass der gutmütige Paul noch mehr der begehrten Münzen herausrücken würde. Der dagegen wünschte dem alten Mann alles Gute, war gedanklich schon im Konsulat und machte sich flugs auf den Weg dorthin. Einen Großteil der Strecke konnte Paul mit seinem Köfferchen in einer Rikscha zurücklegen.

Dann aber ging nichts mehr und er beschloss zu versuchen, zu Fuß weiter voranzukommen. Er kam nur unter größten Mühen an das Konsulat heran, denn Unmengen von Fahrzeugen, auch anderer Nationen, blockierten Straßen und Wege im Diplomatenviertel.

Vor und auch im Konsulat regierte das Chaos. Wie fast überall. Nahezu alle Franzosen, die sich in Schanghai aufhielten, hatten sich eingefunden. Unter ihnen viele Militärs, viele Kaufleute, aber auch Ärzte und Ingenieure. Alle, soweit vorhanden, mit ihren Familien und Angestellten. Paul begegnete sogar einigen Weltenbummlern wie ihm selbst.

Sobald er an den Wachen am Eingang vorbeigekommen war, hielt er in der Vorhalle des Konsulats nach den Leclercs Ausschau. Natürlich erkundigte er sich auch bei seinen Landsleuten, ob jemandem die Familie aufgefallen sei. Ohne Erfolg. Unschlüssig stand er nun herum und begann, sich Sorgen zu machen.

Gerade als er sich dazu aufgerafft hatte, das Konsulat wieder zu verlassen, sah er, wie Attaché Leclerc und die beiden Damen an der Schlange der Wartenden vorbei in die Vorhalle geleitet wurden. Auch ihre Anfahrt nicht ohne Probleme. Die drei wirkten etwas mitgenommen. Als Liu ihn in der Menge der Herumstehenden ausmachte, war die Erleichterung in ihrem Gesicht unübersehbar. Beinahe wäre sie auf ihn zugestürzt. Auch Paul musste sich zurücknehmen. Er näherte sich in gemessenem Tempo der Familie und begrüßte Madame, Monsieur und die Tochter artig. Der Attaché ging sofort zur Tagesordnung über.

„Sie haben alles dabei, was Sie mitnehmen werden?“

Paul bejahte.

„Gut, junger Mann. Wir werden die Nacht im Konsulat verbringen müssen. Wir, das diplomatische Korps, hoffen, dass auch in diesen unruhigen Zeiten die diplomatischen Vertretungen noch unantastbar sind. Der Treck Richtung Süden wird Shanghai im Morgengrauen verlassen. Sie können bei uns im Wagen mitfahren.“

„Sehr gut, ich bin Ihnen wirklich sehr zu Dank verpflichtet, Monsieur Leclerc. Wo fahren wir denn hin?“, fragte Paul, der sich bei dem Chaos schwer vorstellen konnte, wie sich da ein Treck formieren würde.

„Wir hoffen, innerhalb von zwei Tagen den Hafen von Hangzhou zu erreichen. Ihn konnten die Japaner noch nicht mit einer Blockade belegen. Dort besteigen wir dann das nächstbeste Schiff. Es wird eine der wenigen Möglichkeiten sein, diesen Wahnsinn noch hinter uns zu lassen.“

Tausende von Fragen schossen Paul durch den Kopf. Um nicht anzufangen zu stammeln fragte er, wohin es denn von dort aus gehen würde.

„Paul, ich weiß es nicht. Vielleicht Saigon? Das kennen Sie ja schon. Ich kann es Ihnen beim besten Willen nicht sagen. Hauptsache ist, dass wir den mordenden Barbaren, die uns unter der Flagge der aufgehenden Sonne immer näherkommen, entwischen.“

Womit er verdammt recht hatte.

Die Nacht verbrachte Paul auf einer Decke in der Vorhalle des Konsulats. Die Familie hatte es etwas komfortabler, der Attaché schlief auf dem Sofa in seinem Arbeitszimmer. Madame Leclerc und die Tochter fanden ihr Nachtlager auf den Ohrensesseln davor. So bequem würden sie es so bald nicht mehr haben.

Nach dem Dîner im Konferenzsaal des Konsulats gelang es Liu, der Aufsicht ihrer Eltern zu entkommen. Sie hatte ein paar Leckereien stibitzt, die sie dem mittlerweile recht hungrigen Paul in die Vorhalle schmuggelte. Sie konnte sogar noch ein Glas Wein in einer Teekanne entführen.

Da lag er nun im Halbdunkel neben den ganzen anderen Gestrandeten, die sich in der Hoffnung, dem Kessel der Vernichtung zu entgehen, eingefunden hatten, auf seiner Decke. Neben sich sein abgewetzter Koffer mit allem, was ihm in der Ferne noch geblieben war.

Paul nahm die unerwartete Stärkung mit umso größerer Freude zu sich. Natürlich nicht, ohne den Umliegenden auch etwas Baguette, ein Scheibchen Camembert oder ein Croissant angeboten zu haben. Was ihn aber noch mehr beglückte war der Umstand, dass er ein paar Minuten oder auch mehr mit seiner Schülerin hatte. Ohne immer wieder das lästige Thema Grammatik quälen zu müssen. Sofort verloren sich die beiden in einem Gespräch über Paris. Sich fragend, welche Odyssee sie dort hinführen würde. Doch voller Hoffnung, in nicht allzu ferner Zukunft die Bequemlichkeiten der Metropole genießen zu können. Natürlich, ohne Frage, nicht ohne den anderen. Es gab so viel, was die beiden zusammen erleben wollten.

Wenn sie sich jetzt nicht verabschiedete, würde Liu in ziemliche Erklärungsnot kommen. Sie sammelte das Geschirr auf, schenkte ihrem Geliebten noch einen langen Blick und beeilte sich, wieder zu ihren Eltern zurückzukommen. Der warf sich auf sein hartes Lager und fand bald süßen Schlummer. Gesättigt und genährt, erschöpft von den Mühen eines Tages, der gar nicht so verlaufen war, wie es beim Aufstehen den Anschein gehabt hatte.

~

Lee war eingepennt. Zwei Flaschen Gesöff hatten ihn erst zur Höchstform auffahren lassen, dann aber komplett ausgeknockt. Cinnamon machte Anstalten zu gehen. Ich wollte Lee wecken. Da trat sie völlig unvermittelt zwischen uns beide.

„Sei vorsichtig!"

Ich natürlich komplett baff.

„Du weißt, was ich meine. Das alles klingt verdammt gefährlich. Ich will, dass du unbedingt wiederkommst. Du musst es mir versprechen!"

Ich spürte ihre Lippen auf meiner Wange. Konnte nur spekulieren, wie es zu ihr durchgesickert war. So hundertprozentig sollte ich es nie erfahren. Sie drehte sich brüsk um und verschwand. Ich war so platt, dass ich es widerstandslos geschehen ließ. Es dauerte eine Weile, bis ich Lee rausschmiss. Musste ihn ganz schön rannehmen, bis er seinen Weg fand.

Am nächsten Morgen holte mich die Pampa in meinem Unterstand ein. Eine der wenigen Zigaretten rauchend, die uns noch verblieben waren, machte ich mir Gedanken über die Aktion. Risiko und Chance lagen nah beieinander. Die Gefahr aufzufliegen und nie wieder ein freier Mensch zu sein, war groß. Bei genauer Abwägung zweifellos zu groß, um mit Zuversicht an das Unternehmen heranzugehen. Dem stand aber der unbestreitbare Nutzen gegenüber, den die Aktion uns bringen würde, sollten wir Erfolg haben. Ich ging davon aus, dass mir, sofern ich das wollte, das Kommando übertragen würde. Erdmann war zu wenig von dem Projekt überzeugt.

Die folgenden Tage verbrachten wir mit akribischer Planung und Vorbereitung der Aktion. Lee und ich versuchten immer wieder, alle Eventualitäten des Unternehmens zu entwickeln. Daraus wollten wir ein optimales Vorgehen ableiten und festlegen, welche Ausrüstung wir unbedingt brauchen würden. Die Kommandoebene traf sich jetzt fast jeden Abend zur Lagebesprechung. Auch hier endlose Diskussionen über Details, Vorgehensweisen, mögliche Risiken. Nur die Frage nach dem „Wer“ blieb unbeantwortet. Die Vorbereitungen wären schneller über die Bühne gegangen, wenn uns nicht immer wieder Reparationsleistungen und sonstige Aufgaben in Anspruch genommen hätten.

Zwei Wochen nachdem uns ZX-2020 den Vorschlag unterbreitet hatte, rollte er wieder auf einer der Kampfmaschinen an, um sich mit uns abzustimmen.

Die Kommandoebene hatte sich schon in Erwartung des Unterhändlers zusammengefunden. Wir saßen an dem Tischchen, das uns als Kartentisch im Hauptquartier diente, als wir die beiden auf dem Dorfplatz anrollen hörten. Erdmann öffnete dem Unterhändler die Tür, die für ihn sonst wahrscheinlich ein unüberwindliches Hindernis dargestellt hätte. Wenn er nicht seinen Kumpel, die Kampfmaschine, hinzuzöge und die dann brutale Gewalt einsetzte. Die Kommandoebene erhob sich und grüßte militärisch. Der

Unterhändler überließ dem General, die Lagebesprechung zu eröffnen.

„Frau Oberst, meine Herren, wir sind einen großen Schritt weiter. Sie haben die Entscheidung getroffen, am „großen Sprung nach vorne“ mitzuwirken. Eine richtige Entscheidung, zu der ich Ihnen nur gratulieren kann. Jetzt ist es an uns, die Details der Aktion auszuarbeiten. Ich denke, wir sollten den zwei Kernpunkten Priorität einräumen: Quantencomputer und Sabotageakte. Ich erbitte Vorschläge, die Ziele der Sabotage betreffend.“

Wir hatten uns natürlich auch schon den Kopf darüber zerbrochen. Der General übernahm es, unsere Überlegungen vorzutragen.

„Die Zielsetzung ist so logisch wie klar: maximaler Schaden. Also kommen in frage: alle militärischen Einrichtungen, Flugplätze, Kommunikationsinfrastruktur, Kraftwerke, wobei besonders der Staudamm ein hervorragendes Ziel abgeben würde und natürlich Brücken. Ziele von kultureller Bedeutung gibt es ja nicht mehr, sodass wir uns darum keine Gedanken machen müssen. Ich persönlich könnte mich für die Flugplätze und den Staudamm begeistern. Andere Vorschläge?“

ZX-2020 gestand mir später, dass die Diskussion völlig sinnfrei war, da RI schon die Ziele festgelegt hatte. Trotzdem wollte er im Sinne einer Zusammenarbeit auf Augenhöhe nicht darauf verzichten, unsere Vorschläge in Erwägung zu ziehen. Er hatte Glück, jeden von uns drängte es, seine Überlegungen in die Runde zu werfen.

„Eine Ausschaltung der Flugplätze hätte den großen Vorteil, dass KI für einige Zeit die Lufthoheit verlieren würde“, stimmte Frau Oberst zu. „Ich befürchte aber, dass wir da sehr schnell an die Grenzen unserer Möglichkeiten stoßen werden. Was können wir machen? Radaranlagen zerstören, einen Tower in die Luft jagen? Die Landebahnen dauerhaft zu beschädigen, dazu fehlen uns die Mittel und die Möglichkeiten. Wir könnten höchstens einige Drohnen hochjagen, wenn wir so weit kämen. Der kritische Punkt ist, dass wir zwar kurzzeitig einige

Verwirrung stiften könnten. Aber eben nur kurzzeitig. Nach maximal zwei Wochen ist alles wieder beim Alten. Dann ist unser Vorteil dahin."

Die Runde stimmte den Einwänden von Frau Oberst zu. Der General warf den Staudamm noch mal auf.

„Wenn wir den hochjagen, dann hat die ganze Stadt ein massives Problem", schob ich begeistert nach. „Wir könnten verschiedenste Komponenten der Infrastruktur entscheidend schädigen. Sozusagen sieben auf einen Schlag."

ZX-2020 schaltete sich in die Diskussion ein: „Richtig, das Potenzial ist hoch. Aber die Durchführung wird verdammt schwierig. Der Staudamm ist extrem gut bewacht. Wir werden kaum unbemerkt operieren können. Ferner bringt die Operation nur etwas, wenn wir ihn wirklich zum Einsturz bringen können. Dazu müssten wir aber tonnenweise Sprengstoff heranschaffen. Was wir nicht können."

Frau Oberst setzte ebenfalls auf den Staudamm: „Würde aber wie eine Atombombe einschlagen. Dann bliebe kein Stein auf dem anderen. Es muss doch eine Möglichkeit geben, das Teil in die Luft jagen ..."

Sie blickte erwartungsvoll in die Runde. Niemand reagierte.

„Der Damm ist einfach eine Nummer zu groß für uns", resümierte ZX-2020 endlich.

„Was dann?", fragte der General schließlich.

Die Antwort kam von unserem maschinellen Verbündeten: „Ich denke, die Kommunikationsinfrastruktur ist der schwächste Punkt. Der große Vorteil: Einsatzgruppen von zwei bis drei Mann können hier dezentral großen Schaden anrichten. Eine Leitung ist schnell gekappt. Wenn man das an der richtigen Stelle macht, dann fallen Komponenten ohne Ende aus. Was dazu führt, dass die Verwirrung allerseits enorm ist. Noch besser ganze Rechenzentren. Hier ein ordentliches Feuer entfacht, dann ist die Hölle los. Bis KI wieder soweit ist, dass sie die Knoten wieder konfiguriert hat, dauert das ewig. Und, wie gesagt, die momentane Verwirrung wird grenzenlos sein. Das wird uns die Luft verschaffen, den Quantencomputer in unsere Gewalt zu bringen."

„Und wie finden wir die Knotenpunkte und Rechenzentren?", wollte Frau Oberst wissen.

„Zugegebenermaßen nicht ganz so einfach", stimmte ZX-2020 zu, „aber wenn man mal im System drin ist, sollte das nicht zu schwierig sein. Ihr habt doch diesen Asiaten, der in alle Rechner hineinkommt. Das wird seine Aufgabe sein. Dann gehen die Einsatzgruppen zu ihren Einsatzorten und es macht überall gleichzeitig puff. Halb Robotopolis hängt. Dann ist der Zeitpunkt gekommen, den Superrechner abzugreifen."

Wir mussten unserem maschinellen Verbündeten zustimmen. Trotzdem war es wie so oft unvermeidlich, dass noch rumdiskutiert wurde. Ohne an der Sachlage etwas zu ändern. Wir würden also versuchen, die Kommunikationsinfrastruktur größtmöglich zu schädigen.

Der Konsens war da. Doch der General schaute auf Erdmann: „Du hast noch nichts gesagt. Keine Beiträge von deiner Seite?"

Er wirkte ein bisschen überrumpelt: „Nein, ich denke, es ist alles gesagt. Der Plan mit der dezentralen Zerstörung der Kommunikationsinfrastruktur ist gut. Sehr gut. Das wird Robotopolis für eine geraume Weile lahmlegen. Dezentral maximaler Schaden! Woran ich Zweifel habe, ist, dass wir die Aktion so durchziehen können. Sie ist mit zu vielen Fragezeichen behaftet. Für mich hört sich das verdammt nach Kamikaze-Aktion an. Unser Stoßtrupp wird da nicht mehr rauskommen. Er wird komplett draufgehen."

Seine Meinung stieß auf wenig Gegenliebe. Schon gar nicht bei ZX-2020: „Wo bleibt dein Kampfeswille? So wird das sicher nichts! … Das Ganze hängt von der Planung ab. Wenn die steht, dann wird das Unternehmen auch zum Erfolg."

Erdmann war keineswegs überzeugt, schwieg aber.

„Wie wir vorgehen, wissen wir", fuhr Frau Oberst fort. „Jetzt sollten wir uns um die Details kümmern. Soldat, welche Möglichkeiten hast du, in das System einzudringen, wenn wir mal in Robotopolis sind?"

Lee, der eben den Raum betreten hatte, bemühte sich um eine erschöpfende Antwort.

„Das wird nicht das Problem sein. Vernetzte Systeme bieten so viele Schnittstellen, dass man relativ leicht hineinkommt. Doch die Schwierigkeit liegt woanders: Die Informationen, die wir brauchen, im System finden. Das kann ewig dauern. Was heißt, dass wir uns darauf einrichten müssen, einige Zeit dort unten zu verbringen, bis wir losschlagen können. Das wird kein Hit-and-run."

Jeder meinte, etwas zur Abschätzung des voraussichtlichen Aufenthalts im Untergrund der Metropole beitragen zu müssen. Nur Erdmann schwieg. Als alle ihre Egos poliert hatten, einigte man sich darauf, dass man sicher mit einer Woche im Kanalsystem rechnen müsste. Vielleicht auch wesentlich länger. Nahrungsmittel könnten ein Problem werden. Man würde sie auf dem Weg in die Metropole mitführen müssen.

Wahrscheinlich hätte die Diskussion ebenfalls kein Ende gefunden, wenn Erdmann nicht ein anderes, noch völlig ungeklärtes Problem aufgeworfen hätte.

„Wie kommen wir mit all der Ausrüstung denn überhaupt nach Robotopolis? Noch mal den ganzen Weg zurück? Nochmals dieselben Verluste?"

Ein Punkt von höchster Wichtigkeit. Wieder hatte ZX-2020 eine Antwort.

„Wir haben ein Flugzeug. Es ist eine Junkers Ju 52. Das Teil hat jetzt schon über 150 Jahre auf dem Buckel. Was aber kein Nachteil, sondern eher ein Vorteil ist. Die alte Mühle fliegt mühelos unter dem Radar von KI durch. Wir haben das Teil auf RI umgerüstet. Damit werden wir euch im Adralwald absetzen. Und von dort auch wieder evakuieren."

Ein Fünf-Stunden-Flug statt wochenlangen Marsches kam bei der versammelten Kommandoebene überaus positiv an. Doch der Teufel steckte im Detail. Die Ju würde beim Anflug wahrscheinlich nicht landen können. Landebahnen nahe der Metropole wären schon seit Jahren nicht mehr angeflogen worden. Stattdessen würde man abspringen müssen. Auch die Ausrüstung müsste abgeworfen werden. Darüber Diskussionen. Die erste Aktion vor Ort wäre, eine noch vorhandene Landebahn in einen Zustand zu versetzen, der es erlauben würde, dass sie zwecks Rückflug angeflogen werden könne. Ein Aspekt, der niemanden in der Miliz besonders begeisterte. Mindestens eine Stunde wurde über alle Einzelheiten des Absprungs und dessen Vorbereitung gelabert. Die Nacht dehnte sich, überdehnte sich, aber wir hatten immer noch nicht fertig.

Der nächste Punkt war Stärke und Zusammensetzung der Kommandoeinheit. Wieder Gelaber ohne Ende. Draußen wurde es langsam hell. Namen wurden genannt, erörtert und verworfen. Schließlich kam die Diskussion auf Erdmann. Der wollte unbedingt mit. Den General überraschte das. Logischerweise.

„Die ganze Aktion ist deiner Meinung nach viel zu risikoreich", hielt er ihm vor. „Und jetzt willst du unbedingt mit?"

Erdmann zögerte: „Na ja, an dem Sinn der Aktion zweifle ich keinesfalls. Wenn wir das Teil da heil rausbringen, dann ist das sicher ein enormer Gewinn. Ich halte das ganze Unternehmen nur für zu gefährlich."

„Und warum willst du dann unbedingt mit?", beharrte der General.

Die Antwort postwendend: „Weil ich es für meine Pflicht als Soldat halte. Außerdem habe ich Fallschirmerfahrung."

Unser Oberkommandierender nickte wortlos. ZX-2020 kommentierte die Äußerung: „Meinen Respekt, Herr Leutnant. Ich bin überzeugt davon, dass Sie einen wesentlichen Anteil zum Gelingen der Aktion beitragen werden."

Frau Oberst und ich stimmten dem ebenfalls zu.

„Herr General, was halten Sie davon, wenn wir die genaue Zusammensetzung der Kommandoeinheit in Anbetracht der fortgeschrittenen Stunde erst mal offenlassen? Wir wissen ja schon einigermaßen, was wir wollen. Für die genaue

Ausarbeitung haben wir ja noch gut Zeit."

Draußen schien die Sonne. Keiner erhob Einspruch. Wir schlossen die Sitzung und knallten uns aufs Ohr.

In den nächsten Tagen intensivste Vorbereitung auf den „Großen Sprung nach vorne". Tausende von Fragen zu klären, immer wieder suchte uns ZX-2020 in Zassoschir auf. Schließlich einigten wir uns darauf, dass acht Mann das Spezialkommando bilden sollten. Lee, unser Hacker, musste unbedingt mit. Ich als sein Waffenbruder auch. Erdmann dank seiner Führungs- und Fallschirmerfahrung ebenfalls. Über Fallschirmerfahrung verfügten ferner Fritz, Django und ein Kamerad namens Adi, ein hochgewachsener, muskulöser Latino. Sein Gesicht verriet, dass in seien Adern noch viel indianisches Blut floss. Auffallend seine massive Nasenwurzel. Sein Teint dagegen eher blass, was irgendwie nicht zum Mann aus den endlosen Wäldern Amazoniens passte. Pigmentstörung? Keine Ahnung. Frau Oberst hatte ihn ausfindig gemacht und uns ausdrücklich empfohlen. Ein Umstand, der mich stutzen ließ. Ich nahm an, dass er ihr Informant in unserer Truppe sein sollte. Davon abgesehen hinterließ der Kamerad einen relativ verlässlichen Eindruck. Als ich ihn mir persönlich zur Brust nahm, hatte er auf jede meiner Fragen eine knappe, schlüssige Antwort. Seine Erfahrung am Fallschirm hatte er jedoch schon vor Jahren erworben, als es solche Einheiten in regulären Armeen noch gab. Nachdem KI die komplette Lufthoheit an sich gerissen hatte, bestand für Fallschirmspringer kein Bedarf mehr. Auf seiner Uniform prangte sein Nachname: Positas.

Von Fritz, der sich schon bei der Verteidigung von Zassoschir durch besondere Verdienste hervorgetan hatte, kamen ebenfalls zwei Empfehlungen. Die beiden, Lutz und Joris, verfügten über Erfahrung im Untergrund von Robotopolis, hatten als Tunnel Rats schon ähnliche Aktionen mitgemacht. Angeblich hatten sie auch besondere Kenntnisse, was Sprengstoffe betraf. Die acht Männer würden vier Teams bilden, um an vier Knoten gleichzeitig maximalen Schaden anzurichten. So der Plan.

Das Spezialkommando fand sich drei Tage später gegen vier Uhr morgens am nördlichen Dorfrand zusammen. Auf der Tagesordnung: den Sprung nach unten für den großen Sprung nach vorne zu trainieren. Unser Ziel war der Hangar, in dem das antiquierte Fluggerät vor Angriffen geschützt auf seine sporadischen Einsätze wartete. In der Nähe der Basis von RI, etwa 50 Kilometer von Zassoschir entfernt. ZX-2020 hatte allen Ernstes vorgeschlagen, dorthin zu marschieren. Was ziemlichen Zoff produzierte. Nur das Argument, dass wir dann vier Tage für An- und Abreise verlieren würden, hatte RI dazu bewogen, uns eine Transportmöglichkeit zur Verfügung zu stellen. Unterhändler und fahrbarer Untersatz, eine stinknormale Kampfmaschine, standen um Punkt 400 am vereinbarten Treffpunkt. Wir fanden kaum darauf Platz.

Während wir an dem Teil hingen, versuchten, nicht runterzufallen und Richtung Basis tuckerten, erklärte ZX-2020 den Ablauf des Trainings. Auch suboptimal, weil wir wegen des Motorengeräusches kaum hörten, was er von sich gab. Das Ganze entwickelte sich zur Flüsterpost. Die, die schon gesprungen waren, gaben auch Tipps, die sie für hilfreich hielten.

Gegen 700 tauchte die Basis von RI vor uns auf. Wir aber bogen ab und steuerten auf einen Erdhügel zu, der die Junkers beherbergte. Aus unserem Blickwinkel sah die Erhebung in der Landschaft nicht nach einem Hangar aus. Den wahren Sinn und Zweck erkannten wir erst, als wir ihn umfahren hatten und vor einem überdimensionalen Tor zum Stehen kamen.

Unser Unterhändler stieg mit uns vom fahrbaren Untersatz herab und führte uns zu einem etwa eineinhalb Meter hohen Holzpodest, das etwas verloren in der Landschaft stand. Unser maschineller Kontaktoffizier forderte die Kameraden, die schon mal gesprungen waren, auf, Landung und Abrollen beim Sprung zu demonstrieren. Was Fritz, Django, Erdmann und Adi auch bereitwillig taten. Der Tipp von allen: Beine zusammenhalten und schön abrollen.

Jetzt kamen die Anfänger an die Reihe. Die Rolle übten wir erst mal am Boden. Dann mussten wir auf das Podest. Ich hatte null Lust, mir ein Bein oder beide zu brechen. Die Klinik in Bator war jetzt erst mal ein No-Go für uns. Die Gefahr, dass der Bruch nie wieder ordentlich verheilen würde, groß. Das erste Mal klappte es trotz allem ganz gut. Von den erfahrenen Springern bekam ich einiges an Lob. Ich hoffte schon darauf, dass das Gehüpfe bald ein Ende finden würde.

Ein Irrtum, wir brauchten unbedingt Routine. Immer wieder mussten wir auf das Podest rauf, um uns dann ein weiteres Mal fallen zu lassen und abzurollen. Zwischendurch kriegten wir unsere Fallschirme und erstaunlich wenig Einweisung. Es hieß, das Einzige, worum man sich am Absprungpunkt kümmern müsse, sei, dass man aus der Maschine rauskäme. Und das möglichst nahe am Vordermann. Um das Auslösen müsse man sich nicht kümmern, das geschehe automatisch. Es gäbe Griffe an jeder Seite des Schirms, mit denen man, sollte man in Richtung eines Baums oder einer Wand geblasen werden, abdrehen könne. Man solle sich aber nicht zu sehr darauf verlassen. Das mit der Steuerung funktioniere nicht so richtig.

„Was macht man dann?“, fragte Lee.

Er bekam keine Antwort. Denn da war keine. Die Schirme waren so vorsintflutlich, dass man nur hoffen konnte, irgendwo aufzuschlagen, wo es auch eine Möglichkeit gab, ohne größere Blessuren zu landen.

Dann mussten wir nochmals alle auf das Podest und uns wieder fallen lassen. Genervt tat ich, wie mir befohlen. Solange, bis ich bei einem Sprung nicht mehr bei der Sache war und die Beine nicht ordentlich durchsteckte. Die knickten ab, öffneten sich und ich landete statt eleganter Rolle auf den Knien. Verdammt schmerzhaft, auch, da der Versuch, sich doch noch abzurollen, damit endete, dass ich seitwärts aufschlug und meine Schulter unsanft in den Boden rammte. Fluchend blieb ich liegen.

Als wir eine Stunde später zum Trainingssprung in den Flieger stiegen, taten mir noch alle Knochen weh. Ich fühlte mich verdammt unfit. Sobald wir Sprunghöhe erreicht hatten, nahmen wir vor der winzigen Tür am Rumpf Aufstellung. Die Schirme hatten wir schon am Boden angelegt. Django, der alte Kämpfer, sollte den Anfang machen. Er würde auch die Tür öffnen und sondieren, ob Höhe und mögliche Landezone überhaupt einen Sprung hergaben. Auf sein Kommando klinkten wir die Schirme ein.

Ich stand auf Position fünf. Hinter mir nur Springer, die schon Erfahrung hatten. Django riss die Tür auf. Der Lärm der Motoren war ohrenbetäubend. Er lehnte sich hinaus, signalisierte OK und verschwand in der Tiefe. Lutz zögerte nicht und sprang hinterher. Auch Lee schaffte es, ohne Verzug aus der Kabine zu kommen.

Jetzt stand Joris an der Kante und blickte in Tiefe. Er ließ sich Zeit, obwohl die Vorgabe war, am Vordermann dranzubleiben. Ich hatte mir vorgenommen, einfach durchzugehen und auf keinen Fall nachzudenken. Deswegen lief ich voll auf ihn auf. Aber auch der Schub von hinten ließ ihn nicht springen. Stattdessen wirbelte es ihn in der Tür herum. Ich sehe noch sein Gesicht, als er den Halt verlor, abrutschte, mit dem Kopf gegen den Türrahmen knallte und aus der Maschine gezogen wurde.

Irgendwas stimmte nicht. Da ich mich gerade darauf konzentrierte, mich aus der Tür zu katapultieren, kriegte ich es kaum mit. Mein Kopf war schon draußen, als ich realisierte, wie mein Kamerad drei Meter hinter mir über dem Leitwerk schwebte. Seine Reißleine hatte ihn nicht freigegeben. Stattdessen rotierte er im Luftstrom neben dem Rumpf. Der wehte ihn ordentlich durch und ließ ihn immer wieder dagegen donnern.

Ich konnte meinen Sprung gerade noch abbrechen. Schob mich mit aller Kraft wieder ins Innere zurück. Drinnen angekommen, versuchte ich, krampfhaft das Gleichgewicht zu halten. Währenddessen brüllte ich den Kameraden zu, dass Joris hänge. Eine Info, die die nicht wirklich brauchten, denn sie hatten schon gerafft, wie er abhing.

Gemeinsam packten wir die Reißleine und versuchten, den verhinderten Springer wieder in die Kabine zu ziehen. Es dauerte eine geraume Weile, bis wir alle so in Position waren, dass wir richtig zupacken konnten. Draußen baumelte der Kollege weiter hilflos im Luftstrom. Trotz des Lärms tat es immer wieder einen Dumpfen, wenn er gegen die Außenhülle schlug.

Endlich standen wir so, dass wir richtig ziehen konnten. Brachte aber auch nichts. Gegen die Kraft der Luftströmung kamen wir einfach nicht an.

Unser künstlich intelligenter Kamerad schaltete sich ein. ZX-2020 nahm maschinellen Kontakt zum Autopiloten auf. Versuchte uns vorher zu warnen, was aber im Chaos unterging. Die Junkers ging unvermittelt in den Sturzflug über. Wir im Rumpf ebenfalls. Wertvolle Zeit verging, bis wir uns in Stellung bringen konnten, um unsere Einholversuche wieder zu starten. Der Autopilot hatte den Schub rausgenommen, sodass wir wenig zusätzliche Geschwindigkeit aufnahmen. Im nahezu freien Fall ließ der Zug auf die verhakte Reißleine nach. Endlich gelang es uns, unseren im Luftstrom baumelnden Kollegen an die Tür zu bekommen. Wie zu erwarten knallte der noch mehrere Male unsanft gegen Rumpf und Türrahmen.

Joris hatte fertig. Derart lädiert war an einen Absprung nicht zu denken. Nach der Tortur war er zweifellos mehr bewusstlos als einsatzfähig. Wir legten ihn ohne Umschweife in der Junkers ab. Die fing sich und flog einen Borgen Richtung Landezone. Ich zog mich wieder zur Tür, checkte meine Reißleine und drückte mich ins Nichts.

Der Sprung so kurz wie möglich. Mein Schirm öffnete sich nach wenigen Metern und ich segelte kaum mehr als eine Minute zu Boden. Diesmal kriegte ich die Landung sauber hin. Trotzdem stauchte es meine ohnehin schon angegriffenen Knochen ordentlich. Die anderen taten es mir gleich.

Drei Tage später dann D-Day. Im ersten Sonnenlicht hob die Junkers Richtung Robotopolis ab. Wir hatten unsere gesamte Ausrüstung und Bewaffnung beigebracht. Die Flugzeit bis zum

Ausstieg plusminus fünf Stunden. Jetzt waren wir nur noch sieben Kämpfer. Joris hatte sich von den Strapazen nicht erholt. Ersatz war nicht beizubringen gewesen. Jeder versuchte, Schlaf zu tanken, denn der würde in den nächsten Tagen und wahrscheinlich auch Wochen Mangelware sein. Die Maschine flog im absoluten Tiefflug über die Wüste unter uns.

Die Kommunikation mit dem Autopiloten gegebenermaßen einseitig. Ein rotes Signal neben der Tür erlosch und zeigte uns an, dass wir uns der Absprungzone näherten. Unvermittelt zog die Maschine hoch, um uns auf Absprunghöhe von etwa 500 Meter zu bringen. Als das gelbe Licht zu leuchten aufhörte, begannen wir unsere Ausrüstung abzuwerfen. Dann leuchtete gnadenlos grün auf. Wir hakten uns an der Leine ein und sprangen. Ich kam als Vierter recht gut raus.

Am Schirm hängend, konnte ich in der Ferne Robotopolis sehen. Einen derart grandiosen Ausblick auf die Metropole hatte ich noch nie genossen. Die einzelnen Einheiten schachbrettartig angeordnet, in den Versorgungssträngen dazwischen dichter Verkehr von Automaten. Keine Spur von biologischem Leben. Nicht mal Bäume oder irgendwelches sonstiges Grün. Der Einblick reichlich kurz. Mutter Erde näherte sich mir zu schnell. Trotzdem kriegte ich die Landung sauber hin.

Jetzt war Action angesagt. Wir waren wieder im direkten Einflussbereich des Feindes. Dessen ungeachtet, kam ich nur langsam hoch. Bevor ich loslegte, blickte ich zum Himmel. Die Junkers war schon verschwunden. Wie abgesprochen, raffte ich meinen Fallschirm zusammen, um ihn später an einem geeigneten Ort entsorgen zu können. Ich drängte mich zur Eile. War aber irgendwie nicht motiviert genug.

Als Landezone hatte RI ein freies Feld mit spärlichem Bewuchs 20 Kilometer vor der Metropole gewählt. Auch die Kameraden waren ohne Probleme unten angekommen. Nachdem sie ihre Schirme zusammengerauft hatten, sammelten wir uns, um an unserem raschen Abgang zu arbeiten. Erst jetzt begann uns zu dämmern, dass einer fehlte.

Wo zum Teufel steckte Adi?

Die Zeit drängte. Wir waren dazu verdammt, möglichst schnell dort Unterschlupf zu suchen, wo er sich bot. Um zu verhindern, dass KI auf uns aufmerksam würde. Dazu brauchten wir Adi. Wir konnten ihn ja nicht einfach so in der Landschaft liegenlassen. Schon gar nicht als deutliches Zeichen dafür, was wir im Schilde führten.

„Wer ist nach ihm gesprungen?", fragte Django in die Runde.

„Fritz und ich", antwortete Erdmann, „hast du gesehen, wo er hin ist?"

„Ich habe ihn sofort nach dem Absprung aus den Augen verloren", meinte Fritz. „Er ist rasch nach Norden abgedriftet. Dann war ich zu sehr mit Landen beschäftigt, um mich um ihn zu kümmern."

Erdmann fluchte.

„Das geht ja schon super los. Wir müssen mit der Suche schnellstens zu Potte kommen. Wo kriechen wir unter, wo warten wir auf die Nacht?"

Django deutete auf eine Gruppe Bäume, die etwa zwei Kilometer hinter uns stand. „Da hinten schaut es nicht schlecht aus."

Erdmann und ich nickten. Wir würden in einem breiten Fächer auf die Baumgruppe zugehen und versuchen, so die ganze Ausrüstung aufzunehmen. Hoffend, dabei auch auf Adi zu stoßen. Hoffend, ihn in gutem Zustand vorzufinden. Was aber so nicht sein konnte. Denn dann hätte er ja zu uns aufgeschlossen.

So verteilten wir uns in unserer vermeintlichen Einflugschneise und stapften im breiten Fächer auf die Gruppe Bäume zu. Wer ein Stück Ausrüstung entdeckte, gab Zeichen und nahm es auf. Nur Lee war abgelenkt. Er beschäftigte sich intensiv mit dem Scanner. Wieder mal kein Alarm.

Als wir die Baumgruppe erreicht hatten, fehlten nur noch zwei Pakete unserer Ausrüstung. Und jede Spur von Adi. Notgedrungen begannen wir auch das Wäldchen zu durchkämmen. In Rufweite arbeiteten wir uns zwischen den

Bäumen durch.

Plötzlich gab Lutz Laut. Ein Pfiff, wie vereinbart. Beim Näherkommen entdeckte ich Adi. Er hing im Baum. In der Krone des höchsten Baums, der im Wäldchen zu finden war.

„Bei dir alles klar da oben?", rief Erdmann dem Mann zu.

„Irgendwas stimmt mit dem Schirm nicht", ließ uns der wissen. „Sobald ich draußen war, ging's direkt ab nach Norden. Mit steuern war nichts, ich hab rotiert wie ein Kreisel. Bis ich hier im Baum einschlug. Und zum Glück auch hängen blieb, ohne mir alle Knochen zu brechen."

Django war schon dabei, abzuchecken, wie er auf den Baum raufkommen würde. Die unteren Äste erleichterten ihm den Aufstieg keineswegs. Nach mehreren Versuchen schaffte er es, ein Seil so in einer Astgabel zu platzieren, dass er es als Aufstiegshilfe nutzen konnte. Mit Unterstützung der Kameraden begann er sich hochzuarbeiten. Ich hätte es nicht geschafft. Doch Django gelang es, sich Zentimeter für Zentimeter am Seil nach oben zu ziehen. Seine Beine konnte er nur minimal einsetzen, denn die glatte Rinde des Baumes bot kaum Halt. Dafür kamen seine muskulösen Arme umso mehr zum Einsatz. Immer wieder war er damit erfolgreich, sich etwas höher zu lupfen und weiter oben zuzugreifen. Schweiß tropfte ihm aus dem Gesicht. Was ihn aber nicht bremste.

Kurz unter der ersten Astgabel griff er nach oben, seine linke Pranke konnte sich darüber einhaken und so anziehen, dass er auch mit der rechten den Ast umschlingen konnte. In einem Akt finaler Anstrengung, begleitet von einem urtümlichen Grunzen schaffte er es, sich mit einem der Beine so in der Astgabel einzuhaken, dass er seinen ganzen Körper auf den Ast wuchten konnte. Von unten Applaus.

Er schwebte nun etwa fünf Meter über dem Boden, transpirierte und sog gierig frischen Sauerstoff in seine Lungen. Doch Django wäre nicht der Kämpfer gewesen, der er nun einmal war, wenn er sich jetzt erst mal Ruhe gegönnt hätte. Innerhalb kürzester Zeit ging es weiter. Die nutzte er auch noch, um das Seil, das er jetzt nicht mehr benötigte, aufzurollen und an seinen Gürtel zu knoten.

Es gab in dieser Höhe genug Äste, die er als Steighilfe verwenden konnte. Ein paar Minuten später saß er auf dem Ast, um den sich Adis Fallschirm gewickelt hatte. Er brauchte ein paar Augenblicke, einen Plan auszutüfteln, wie er seinen Kameraden einholen würde.

Schließlich warf er unserem Mitkämpfer ein Ende des Seils zu. Er solle es sich so um den Körper wickeln, dass es ihn trage. Adi tat wie ihm gesagt.

Django zog sich in noch größere Höhe hinauf, um die Leine über einen weiteren Ast zu legen, der das Gewicht von Adi halten und uns die Möglichkeit geben sollte, ihn mit vereinten Kräften abzuseilen. Die Truppe unten brachte sich in Position und griff das Seil, das kaum bis zum Boden reichte, um den Kameraden bis zum nächsten Ast hochzuzerren.

Erdmann gab das Kommando. Alle rissen zeitgleich an. Langsam ging es mit Adi nach oben. Immer näher kam er dem rettenden Ast. Doch der widerstand der Belastung auf Dauer nicht. Dort, wo er am Baum hing, knickte er ab und gab das Seil frei.

Django fiel nicht allzu tief. Der Ast brach nicht zeitlos, sondern knickte aus seinem Baum gerissen ab, als würde er nicht loslassen wollen. Das gab unserem Kämpfer Zeit, sich auf seinen Abwurf einzustellen. Derart, dass er einen Zweig etwas tiefer als Landezone anvisierte. Dort schlug er unsanft auf, konnte sich aber stabilisieren. Keinem von uns anderen wäre dieses Kunststück gelungen. Er blieb erst mal hängen. Nachdem er den derben Schlag in die Magengrube verdaut hatte, zog er sich in eine erholsamere Liegeposition.

Anders Adi. Der sauste erst mal ungebremst in die Tiefe. Aber er hing ja noch an seinem Schirm. Einen Moment lang sah es so aus, als würde der ihn halten. Aber nur sehr begrenzt. Ruckelnd gab der Kunststoff nach. Bis ihn nichts mehr hielt. Mit einem Schrei der Verzweiflung sauste der Latino in die Tiefe.

Er fiel uns direkt vor die Füße. Fiel wie ein Mehlsack.

Krachend schlug er vor uns ein. Das Brechen diverser Knochen war zu vernehmen. Er war sofort tot. Nun lag er da. Und wir standen da und starrten auf die leblose Gestalt. Bis ich mich dazu kriegte, mich über ihn zu beugen und nach Lebenszeichen zu suchen. Fand aber keine.

Keiner sagte ein Wort. Oben im Baum hing noch Django. Auch ihm war klar, was passiert war. Ich erinnere nicht mehr, wie er von dem Baum herunterkam.

Die Stimmung komplett am Boden. Unser Unternehmen stand unter keinem guten Stern. Im Wäldchen suchten wir Schutz bis zum Einbruch der Nacht. Die Zeit nutzten wir, um Adi notdürftig zu verscharren und uns etwas auszuruhen. Sobald es dunkel genug war, würden wir versuchen, die verlassene Landebahn zu finden. Sie war für uns die einzige Möglichkeit, von Robotopolis wegzukommen. Wenn wir da überhaupt rauskämen. Auch fehlten uns noch Teile der Ausrüstung.

Das mit dem Ausruhen haute nicht so richtig hin. Wir waren durch die Absprungaktion und den Tod von Adi völlig durch den Wind. Über die Jahre war das Sterben zur Regel geworden. Jeder von uns war in einer Art und Weise abgestumpft, in der wir es vor dem Krieg nie für möglich gehalten hätten. Doch der Verlust des Kameraden war so unerwartet gekommen. Es gelang uns einfach nicht, ihn nur so wegzustecken. Und unser Kommando hatte einen wichtigen Mitstreiter verloren. Die Aktion würde noch schwieriger werden. An Schlaf war nicht zu denken. Obwohl wir komplett am Ende waren.

In der Abenddämmerung kontrollierte Lee noch mal seinen Scanner. Der meldete einen Himmel ohne Drohnen. Jetzt hieß es, die Landebahn zu finden. Ohne technische Hilfsmittel ein komplett aussichtsloses Unterfangen. Doch RI hatte Lee mit Koordinaten versorgt. So stapften wir durch die Nacht, immer in Richtung des Punktes, den uns das Navi in Lees Scanner vorgab.

Nach zwei Stunden stießen wir auf die Piste. Ausnahmsweise lief mal was in unserem Sinne. Die Landebahn hatte zwar schon bessere Zeiten gesehen, der Bewuchs hielt sich aber in Grenzen. Auch war sie frei von Hindernissen, die wir nicht beseitigen konnten. Zumindest hatte es den Anschein.

Nur ganz freiräumen konnten wir sie ja auch nicht. Keine Drohne durfte ausmachen, dass es Plan war, in naher Zukunft davon zu starten. Andererseits würden wir auf unserer Flucht keine Zeit finden, sie Stück für Stück freizuräumen. Wir einigten uns darauf, mit relativ leicht zu beseitigendem Abfall zu versuchen, die Illusion zu erzeugen, dass sich seit Ewigkeiten niemand mehr um die Piste gekümmert hätte. Müll lag jedenfalls genug herum. So begannen wir vom Ende der Landebahn her, allen Schrott, dessen Größe etwas hergab, auf ihr zu verteilen. Steine und auch größere Holzstücke entfernten wir dagegen, sie würden uns, wenn wir die Fliege machten, zu viel Zeit kosten.

Wir waren etwa drei Viertel abgegangen. Lutz fiel fast hinein. Ein Krater von ein paar Metern Durchmesser, den offensichtlich eine Granate aufgerissen hatte. Doch war die Piste nicht direkt getroffen. Unser Glück. Wir hätten Nächte gebraucht, um ihn zu verfüllen. Da die Junkers aber an dem Loch vorbeirollen konnte – hofften wir zumindest – mussten wir es nur in die Planung einbeziehen, wenn wir die Rückholaktion in die Wege leiteten. Unsere fliegende Klapperkiste würde von der anderen Seite anfliegen müssen. Am Tag X würden wir uns am Einschlagskrater positionieren und dem Autopiloten signalisieren, dass er hier nur mit reduzierter Geschwindigkeit vorbeikam.

Doch für uns sollte der Krater den rettenden Unterschlupf bieten. Wir waren gerade dabei, allen möglichen Schrott zusammenzutragen, um am Tag X die Stelle für den Autopiloten zu markieren, als Lees Scanner endlich mal was meldete.

Wir schon fast 50 Meter hinter dem Krater, als er stehen blieb und trocken bemerkte: „Ich glaub‘s ja nicht. Ich hab da was auf dem Schirm.“

Erdmann und ich konnten es auch nicht so richtig glauben.

Als Lee uns erreicht hatte, blickten wir ungläubig auf das Handy. Unsere Position war durch ein Fadenkreuz markiert. Dort, wo sonst immer reines Weiß gewesen war, blinkte jetzt regelmäßig ein roter Punkt auf. Der kam zwar nicht direkt auf das Fadenkreuz zu, näherte sich aber unaufhaltsam.

„Bist du dir sicher?", fragte Erdmann.

War er nicht. Er fuhr die App noch mal hoch. Was aber an dem Ergebnis nichts änderte. Der rote Punkt blinkte und kam näher.

„Es schaut verdammt nach einer Drohne aus", gab der Asiate von sich. „Wir sollten in Deckung gehen."

Der Krater bot die einzige Möglichkeit, das zu tun. Wir spurteten zurück, sprangen in das Erdloch und begannen, uns unter dem Müll, den wir als Warnung aufgeschichtet hatten, zu verkriechen.

In unserem Unterschlupf beobachteten wir den Scanner. Die Drohne flog keine gerade Bahn. Der rote Punkt kam näher, um sich dann wieder zu entfernen.

„Das Ding sucht irgendwas", gab uns Lee als Erklärung. „Ich schalte das Handy jetzt erst mal aus. Um Akku zu sparen. In einer halben Stunde fahre ich es noch mal hoch. Dann ist der Himmel vielleicht wieder frei."

Da saßen wir nun unter Paletten und Kartons und starrten ins Halbdunkel. Nichts rührte sich. Der Vorschlag kam von Lutz. Offensichtlich hatte auch er schon von Lees Erzählkünsten profitiert.

„Lass und doch wieder mal was von Liu hören."

~

In aller Herrgottsfrühe wurde Paul von der entstehenden Unruhe um sich geweckt. Der Blick auf die Uhr zeigte ihm, dass es kurz nach vier sein musste. Er erkundigte sich bei den Umliegenden, was denn los sei.

„Wir werden auf die Fahrzeuge verteilt. Wissen Sie schon, wo Sie mitfahren?", fragte ihn eine ältere Dame, die die Nacht mit dem Rücken zur Wand verbracht und allem Anschein nach nur wenig Schlaf bekommen hatte. Paul erklärte ihr, dass er das Privileg habe, im Wagen des Attachés mitfahren zu dürfen.

„Sie Glücklicher!", rief die Matrone aus, arbeitete sich mühsam an der Wand hoch, ergriff ihr Köfferchen und ging Richtung Tür, wohin jetzt alle strömten. Auch Paul packte seinen Krempel zusammen und tat es ihr nach.

Auf dem Boulevard vor dem Konsulat herrschte reges Treiben. Zwischen zwei Bussen und einer Vielzahl von Privatwagen drängte sich die französische Gemeinde Schanghais. Jeder suchte irgendjemanden oder versuchte, noch in einen der Busse zu kommen. Die waren aber schon so voll, dass man begann, sich auf dem Dach niederzulassen. Paul hielt nach dem Attaché und seiner Familie Ausschau. So sehr er sich auch bemühte, keine Spur von ihnen.

Dann öffnete sich das große Tor des Konsulats. Der Konsul und die anderen Chefs der Auslandsvertretung hatten offensichtlich erwartet, dass sie wie immer freie Fahrt haben würden. Doch er kam in seinem Delahaye 135 MS nicht weit. Die zwei chinesischen Diener, die das Tor aufgezogen hatten, versuchten, Platz für ihn zu schaffen. Ein Renault schob sich ein, zwei Meter zur Seite, wobei er mehrere Umstehende touchierte, was aber rein gar nichts brachte. Der schwere Wagen des Konsuls rollte ein Stück vor, schien den Kleinwagen überrollen zu wollen. Dann war Schluss. Der chinesische Fahrer hupte noch einmal verzweifelt, obwohl ihm die Sinnlosigkeit seines Unterfangens mehr als bewusst war. Um sich nicht Untätigkeit vorwerfen lassen zu müssen, stieg er aus und versuchte, den Eindruck zu erwecken, für freie Bahn sorgen zu wollen. Schwierig, denn niemand interessierte sich so wirklich für ihn.

Dann klappte die Tür des Delahaye auf und ihm entstieg der Konsul. Sein Frack samt Zylinder wirkten in Anbetracht des Chaos etwas befremdlich, handelte es sich doch um keinen Sonntagsausflug. Was das Verkehrschaos vor dem Konsulat freilich nicht auflöste. Die Diener und der Chauffeur eilten herbei, um sich Anweisungen geben zu lassen. Der Konsul redete auf sie ein und sie mimten Zustimmung.

Neben dem Delahaye quetsche sich Attaché Leclerc durch das Tor. Er nicht ganz so in vollem Wichs wie der Konsul, eher im Outfit für eine größere Reise, steuerte auf die Gruppe zu. Sobald er aber Paul entdeckte, blieb er unvermittelt stehen und winkte ihn zu sich.

„Gut, dass Sie zur Stelle sind. Gehen Sie zum Wagen und kümmern Sie sich um die Damen."

„Kann ich Sie hier nicht unterstützen?"

Der Attaché war nicht in der Laune, seine Anweisungen missachtet zu sehen.

„Nichts da, Sie kümmern sich jetzt um die Damen. Die brauchen Sie jetzt. Gehen Sie schon!"

Klemmte sein Monokel ins Auge und überließ den verdutzten Paul sich selbst. Der schnappte seinen Koffer und zwängte sich neben dem Delahaye durch das Tor.

Madame Leclerc und Liu warteten im Delaunay-Belleville, Modell 2LS, des Familienoberhaupts. Der Wagen nicht weniger beeindruckend als die Karosse des Konsuls. Paul war im ersten Moment von den riesigen Scheinwerfern der Limousine geblendet, als er sich an dem anderen Wagen vorbei durch das Tor zwängte. Die Sechs-Meter-Limousine von Monsieur Leclerc war wie die Autos aller Europäer im Auslandseinsatz ganz in Schwarz gehalten. Nur die polierten Teile in Chrom reflektierten das Licht der Scheinwerfer des Wagens dahinter. Trotz des Gegenlichts konnte man die wuchtige Vorderfront der Karosse mit ihrem monumentalen Kühlergrill, der über den weit ausladenden Blattfedern saß, ausmachen. Unter der Motorhaube tuckerte der schwere 8-Zylinder-Motor.

Sobald der Chauffeur Paul ausgemacht hatte, sprang er aus dem Wagen, riss ihm den Koffer aus der Hand und öffnete ihm die hintere Tür. Die beiden Damen auf der Rückbank waren reichlich überrascht, als sich der aus dem Nichts aufgetauchte Französischlehrer zu ihnen gesellte.

„Oh Paul, wie gut, dass Sie uns gefunden haben. Wir haben

schon das Schlimmste befürchtet“, brachte Madame Leclerc hervor.

Der versuchte, Zuversicht zu verbreiten: „Ach Madame, alles unter Kontrolle. Nur etwas Stau auf dem Boulevard.“

Liu brachte vor Glück kein Wort hervor.

Es sollte noch zwei Stunden dauern, bis das Chaos sich so entwirrt hatte, dass der Delaunay-Belleville auf den Boulevard rollen konnte. Der Chauffeur hatte zwei französische Flaggen an die Kotflügel gesteckt, um den diplomatischen Status seiner Passagiere kundzutun. Vor dem Tor stieg der Attaché in den Wagen. Wie sie ja schon wüssten, sei der Hafen von den Japanern blockiert. Hier gäbe es kein Durchkommen.

Daher würde der Treck versuchen, auf dem Landweg nach Hangzhou zu kommen. Es läge im Süden in etwa 200 Kilometer Entfernung.

Auf dem Boulevard herrschte weiter Chaos. Den Ordnungskräften der Konsulate war es aber gelungen, eine Schneise freizuhalten, die es dem Treck ermöglichte, sich zu formieren. Alles ging unendlich langsam. In der Ferne waren schon die Einschläge der japanischen Artillerie zu hören. Trotzdem breitete sich durch das Gefühl, dem Inferno entkommen zu können, Zuversicht unter den Europäern hier am anderen Ende der Welt aus. Nach mehrmaligem Hin- und Her, endlosem Gehupe und verzweifelten Koordinierungsversuchen, hatte sich der Wagen der Familie samt Hauslehrer hinter dem des Konsuls an die Spitze des französischen Teils des Konvois gesetzt. Angeführt wurde der Treck von den Briten, die sogar über ein gepanzertes Fahrzeug verfügten. Selbiges legte auch die Reisegeschwindigkeit der Kolonne fest, da es aufgrund der Ketten an der Hinterachse eine gewisse Geschwindigkeit nicht überschreiten konnte.

Aber es ging voran. Auf der Landstraße nach Jiaxing waren sie aber nicht die Einzigen, die das Weite suchten. Doch das Kettenfahrzeug der Briten räumte alles beiseite, das wagte, sich dem Treck der Europäer in den Weg zu stellen. So manches Fuhrwerk samt Ladung landete nach mehrmaliger, harscher

Aufforderung im Straßengraben. Der weiße Mann ließ keinen Zweifel daran, dass er hier noch das Sagen hatte.

Im Auto breitete sich ein Stück Gelassenheit, fast schon Normalität aus. Man plauderte über dies und das, genoss die vorbeiziehende Landschaft, ignorierte die Gestrandeten am Straßenrand. Madame Leclerc hatte es sogar noch fertiggebracht, einen Proviantkorb zusammenzustellen, aus dem sie die Reisegesellschaft mit erlesenen Leckereien versorgte. Der Delaunay-Belleville stellte den Transport erster Klasse sicher.

Bis dann kurz vor Jiaxing fünf japanische Tiefflieger am Himmel auftauchten. In Keilformation rauschten sie in geringer Höhe über den Treck hinweg. Schlagartig war es mit der entspannten Normalität vorbei.

Die Landstraße bot keine Deckung. Die Kolonne wie auf dem Präsentierteller. Kein Straßengraben, kein Baum, hinter dem man hätte Schutz suchen können. Die Kolonne kam sofort zum Stehen. Alle sprangen aus den Autos heraus und suchten hinter oder unter ihnen Deckung. Der hochliegende Delaunay-Belleville erwies sich auch in dieser Situation als überaus nützlich.

Am Himmel sah man, wie die Fliegerstaffel drehte, um erneut den Treck anzufliegen. Monsieur Leclerc befahl dem Fahrer, die französische Fahne zu schwenken. Was der auch tat, jedoch wenig Neigung zeigte, sich den Japanern als leichtes Ziel zu präsentieren. Die Staffel kam wieder röhrend näher. Diesmal noch tiefer. Der Fahrer wedelte weiter völlig verängstigt mit der Fahne. Paul tat alles, um Liu mit seinem Körper unter dem Wagen abzuschirmen. Die zitterte wie Espenlaub. Auch ihn hatte die schiere Panik erfasst. Jetzt waren die Kawasaki Ki-10 in Schussposition. Doch kein Schuss fiel. Die Formation zog ein weiteres Mal über den Treck der Flüchtenden hinweg und verschwand dann am Horizont.

Erleichtert krochen die geschockten Europäer aus ihrer Deckung hervor. Allen saß der Schreck in den Gliedern. Liu wurde von Heulkrämpfen geschüttelt und klammerte sich an

Paul. Der war sich der Unziemlichkeit der Situation nur zu sehr bewusst, konnte sich aber nicht aus der Umklammerung befreien. Und wollen tat er es auch nicht. Immer wieder wiederholte er, dass es ja schon gut sei, dass niemand zu Schaden gekommen sei. Auch ihm ging ordentlich die Muffe.

Madame Leclerc gewann ihre Fassung erstaunlich schnell zurück. Sie half ihrem Mann aus der Deckung hervor und beeilte sich, die Tochter zu übernehmen.

„Ich hätte nicht geglaubt, dass diese Bastarde noch vor irgendetwas Respekt haben", verkündete der Attaché. Auch ihn hatte die Machtdemonstration nicht kalt gelassen. „Unser Glück. Schauen wir, dass wir weiterkommen."

Schnell setzte sich der Treck erneut in Bewegung. Die Eroberer auf der Flucht hatten ihre Lektion gelernt. Im Bestreben voranzukommen, passierte die Kolonne Jiaxing, ohne anzuhalten.

Gegen 17:30 Uhr die Katastrophe: Der Chauffeur konnte einem Stein auf der Straße nicht rechtzeitig ausweichen. Das rechte Vorderrad platzte mit einem lauten Knall. Ratternd kam das Gefährt zum Stehen.

„Merde!", fluchte der Attaché tonlos und stieg aus dem Wagen, um das Ausmaß des Schadens zu inspizieren. Paul und der Chauffeur taten es ihm nach. Die Situation eindeutig: Der klassische Platten. Während der Konvoi sich daran machte, den liegen gebliebenen Delaunay-Belleville zu passieren, kramte der Fahrer den Wagenheber und das Radkreuz aus dem Kofferraum. Paul bot an zu assistieren, was der Chauffeur jedoch mit der Begründung, dass es seine Aufgabe sei, rundweg ablehnte.

Der Attaché tauschte sich kurz mit dem Konsul aus, dessen Wagen ein Stück weiter vorne am Straßenrand gehalten hatte. Er vereinbarte, dass sie sofort aufschließen würden, was bei der geringen Geschwindigkeit des Konvois für die Limousine kein Problem sein sollte. Als er zurückkam, hatte der Chauffeur den schweren Wagen schon aufgebockt und war dabei, die Radmuttern komplett von den Gewindestiften zu drehen. In weiser Voraussicht hatte er sie bereits gelöst, als das Rad noch Kontakt mit dem Boden hatte. Beim Abziehen des alten und Aufstecken des neuen Rads durfte Paul sich dann doch einbringen.

Das Festziehen des Ersatzrads, das Ablassen des Gefährts und das Verstauen des Werkzeugs dauerten nur noch einige Minuten. Trotzdem war vom Konvoi in der Ferne nichts mehr zu sehen.

Das Röhren des schweren Motors, als der Chauffeur den Wagen wieder anließ, verbreitete Optimismus. Er konnte jetzt auch ordentlich Gas geben, da sie sich nicht mehr dem Tempo des Konvois anpassen mussten. Endlich waren sie in der Lage, die Pferdestärken, die sich unter der Haube des Delaunay-Belleville verbargen, zu nutzen. Wobei das relativ war, denn die Straße gab ein zu flottes Tempo nicht her. Immer wieder mussten sie abbremsen, um sich im Schneckentempo an Fuhrwerken vorbeizuzwängen oder auch Gruppen von Flüchtlingen von der Straße zu drängen, die ebenfalls der japanischen Invasion entkommen wollten.

Sie fuhren jetzt eine Anhöhe zwischen abgeernteten Feldern hinauf. Der Delaunay-Belleville konnte auf der geraden freien Strecke noch mal Geschwindigkeit aufnehmen und schien Richtung Horizont zu fliegen. Auch blockierten keine Fuhrwerke und Menschen das Vorankommen. Die blutrote Sonne, schon ganz tief am Horizont, erhellte die Umgebung, die jeden Maler der Romantik zu einem Meisterwerk der Landschaftsmalerei inspiriert hätte. Die malerische Komposition wurde nur von einer dünnen Rauchfahne getrübt, die hinter der nächsten Kuppe aufstieg.

Jetzt hatte der schwere Wagen in voller Fahrt die Spitze der Anhöhe erreicht und setzte zum Sprung darüber an. Doch der endete so abrupt, wie er schwungvoll begonnen hatte. Geistesgegenwärtig stieg der Fahrer in die Eisen und legte schleunigst den Rückwärtsgang ein. Die Insassen, eben noch voll im Schwung, wurden unsanft nach vorne geworfen.

Vor ihnen das totale Chaos. Der ganze Konvoi war zum

Stehen gekommen, einige der Fahrzeuge waren in Brand geschossen. Überall suchten die Insassen Schutz vor den Angreifern. Die stürmten aus gut getarnten Erdlöchern beiderseits der Landstraße und feuerten auf alles, was sich bewegte. Hatte eben noch das Rauschen des Fahrtwinds in den Ohren der Reisegruppe getost, war nach einem Moment unfassbarer Stille die Luft erfüllt vom Lärm der Schlacht. Immer wieder pfiffen Schüsse, ab und zu flog eine Granate. Dazwischen die Schreie der Sterbenden und das Geheul der Angreifer. Die machten keine Gefangenen. Mit Entsetzen sah Paul, wie eine Gruppe von Wegelagerern den Delahaye des Konsuls aufriss, ihn aus dem Wagen schleifte und ihm, ohne zu zögern, ihre Bajonette in den Bauch rammten. Nur an der Spitze des Konvois gelang es der Mannschaft des Panzerwagens noch, mit einem Maschinengewehr Widerstand zu leisten. Doch der Übermacht hatten sie kaum etwas entgegenzusetzen.

Der Motor der Karosse drehte jaulend hoch, als der Chauffeur im Rückwärtsgang Vollgas gab. Eiernd, aber doch erstaunlich flink, ließen sie die Kuppe hinter sich. Noch wagte es der Fahrer nicht, zu drehen. Etwa 200 Meter hinter dem höchsten Punkt fand sich eine Stelle, die sich zum Wenden anbot. Der Delaunay-Belleville kam mit quietschenden Reifen quer zur Straße zum Stehen. Schon waren am Horizont die ersten Verfolger aufgetaucht. Sie zögerten nicht, anzulegen und abzudrücken. Schüsse bellten. Als der rechte Scheinwerfer des Wagens klirrend zu Bruch ging, entfuhr den Insassen ein Aufschrei des Entsetzens. Jeder versuchte, seinen Kopf nach unten zu bekommen. Nur der Chauffeur blieb oben, drückte aufs Gaspedal und beschleunigte rasant.

Sie hatten keine andere Wahl, als den Weg zurück. Schweigend und ratlos fuhren sie in die Abenddämmerung hinein. Irgendwann ließ der Konsul verlauten, dass man versuchen würde, in Tongxiang unterzukommen.

~

Lees Erzählung fand ein jähes Ende. Eine Detonation zerriss die Stille der Nacht. Einer fragte, was das gewesen sei. Schweigen. Keiner hatte eine Antwort. Lee fuhr den Scanner wieder hoch.

Der Punkt auf dem Display entfernte sich von uns, Richtung Robotopolis. Als die Drohne weit genug weg war, krochen wir aus unserem Versteck und machten uns wieder an der Landebahn zu schaffen.

Unseren Bemühungen setzte der Morgen nach ein paar Stunden ein Ende. Ein Aufsetzen der Junkers für unsere Evakuierung sollte jetzt möglich sein. Wir machten uns wieder in Richtung des Wäldchens auf.

Unterwegs stolperten wir über den Krater, den die Drohne in die Landschaft geschossen hatte. Er war etwa zwei Meter tief. Die Detonation hatte Unmengen von Erdreich bewegt. Wir fanden drei Leichen, grausam verunstaltet. Außerhalb des Kraters, denn die Detonation hatte sie einige Meter durch die Luft geschleudert. Jetzt wussten wir, wen die Drohne verfolgt hatte. Es waren Maschinensklaven gewesen, denen es gelungen war, aus Robotopolis zu entkommen.

„Die kennen keine Gnade“, flüsterte Erdmann.

Kapitel 10: Aufbruch in das Herz von KI

Robotopolis hat was von DDR. Hier gibt es den Anti-Menschlichen-Schutzwall. Im Gegensatz zum Eisernen Vorhang dienen die Sperranlagen wirklich dem Zweck, Eindringlinge von außen davon abzuhalten, in die Stadt zu kommen.

Ähnlich dem Todesstreifen existiert ein Sicherheitsbereich, der komplett freigeräumt ist. Er ist hell erleuchtet. Hunderte von Kameras, montiert auf mobilen Wachrobotern, scannen ihn nach jeder Bewegung ab, die sie hier zu detektieren vermögen. Aber es sind in fast allen Fällen nur Kleintiere, die sich hierhin verirren, oder sonstige flugfähige Gegenstände, die vom Winde dorthin verweht werden. Die Wachroboter wissen, wo die Minen liegen. War in der DDR auch so.

Beide Seiten des Streifens säumen hohe Zäune, die ein schnelles Überwinden der Stadtgrenze verhindern sollen. An manchen Stellen wurde die Zone zusätzlich durch Panzersperren gesichert. Eine Sicherungsmaßnahme, die KI in neuerer Zeit aufgegeben hatte. Über Jahrzehnte hatte kein Angreifer versucht, mit gepanzerten oder sonstigen Fahrzeugen in die Stadt einzudringen. Widerstand, der über solche Ressourcen verfügt, wird von KI nur in einem so großen Abstand geduldet, dass ein Angriff schon weit vor den Toren von Robotopolis zurückgeschlagen werden könnte.

Von dem Wäldchen aus waren wir weiter Richtung Kapitale der KI vorgedrungen. Selbstverständlich nur im Schutz der Nacht. Auf Anraten von Lutz hatten wir den Tag in einer verlassenen Mine verbracht. Hier gab es Stollen im Gestein, die uns ermöglichten, uns unbemerkt auf den Vorstoß vorzubereiten.

So hockte unser Trupp im Halbdunkel eines besseren Erdlochs und tauschte sich darüber aus, wie wir den Anti-Menschlichen-Schutzwall unterlaufen würden.

„Wir müssen drunter durch“, erklärte uns Lutz. „Ansonsten haben wir keine Chance. Zaun und Sicherheitsstreifen, da kommen wir niemals unbemerkt rüber. Die haben da alle paar Meter eine Kamera. Jede Veränderung, so minimal sie auch sein mag, wird registriert."

„OK, was dann?", fragte ich genervt.

„Die interessiert nur, was reinkommt. Was rausgeht, ist denen weitgehend egal. Das ist unsere Chance. Wir werden durch einen Abwasserkanal hier in der Nähe einsteigen."

„Und da kommen wir so völlig ohne Probleme rein?", hakte ich nach.

Lutz lachte: „Natürlich nicht. Nie vergessen, dass wir uns mit KI messen. Unangenehm ist, dass wir es in der Unterwelt verständlicherweise mit einer ziemlichen Brühe zu tun haben. Es ist eben ein Abflussrohr. Unappetitlich, aber machbar. Denn: Im Gegensatz zu Chemiekombinaten der Vergangenheit klärt KI ihre Abwässer penibelst. Sie wollen ihre eigene Existenzgrundlage nicht durch die Fehler der Vergangenheit gefährden. Trotzdem werden wir uns Plastiktüten über die Beine stülpen müssen, solange wir durch das Abwasser waten. Doch KI wäre, wie gesagt, nicht KI, wenn sie den Kanal völlig ungesichert ließen."

„Was heißt das für uns?", wollte Erdmann wissen.

„Wir werden drei Probleme haben: Absperrgitter, Kameras und unser größtes Problem: Wo wir eigentlich hinwollen."

„Steigern wir uns langsam", schlug ich vor. „Was machen wir mit den Absperrgittern? Sprengen?"

„Genau", stimmte mir Lutz zu. „Wir werden Löcher reinbraten, sodass wir durchkommen. Sollte nicht allzu schwierig sein. Wir haben genug Sprengstoff dabei."

„Die Kameras könnt ihr mir überlassen", warf Lee ein. Womit das Thema abgehakt war. „Die größte Schwierigkeit wird sein, herauszufinden, wohin wir eigentlich wollen."

Alle Augen richteten sich auf Lutz. Der ließ sich bitten.

„Ich habe keine blassen Schimmer, wo die Internetknoten sind. Ich bin Soldat, kein Freak. Folglich kann ich mir noch weniger vorstellen, wo die an ihrem Quantencomputer forschen. Da kann ich euch nicht helfen."

„Dann ist es allein meine Aufgabe, das herauszufinden", ließ Lee nach einer Weile verlauten. „Wird nicht einfach werden …"

Kein allzu optimistisches Schlusswort unserer Unterredung.

Bei Einbruch der Dämmerung begann ich, Panzerschokolade auszugeben. Lutz hatte die Entfernung bis zum Abwasserkanal auf etwa zehn Kilometer taxiert. Die müssten wir im Laufschritt zurücklegen. Den größten Teil der Strecke würden wir am Ufer der Muschkiel entlangrennen, bis zu dem Punkt, an dem der Abwasserkanal in selbige mündet. Dann einen Kilometer weiter die Rinne hinauf, bis zu der Stelle, an der sie im Untergrund unter der Metropole verschwand. So sei es vor Jahren gewesen, schränkte Lutz ein, ob es heute noch so sei, das wisse er selbstverständlich nicht.

Wir hatten überlegt, ob wir uns in gewohnter Manier trennen sollten, den Gedanken aber verworfen. Zu groß das Risiko, dass wir nicht wieder zusammenfänden. Wir mussten alles auf eine Karte setzen. Wenn KI auch nur einen von uns erwischte, waren wir alle geliefert, denn dann war klar, was hier abging.

Wir formierten uns in einem der Stollen und behängten uns mit der Ausrüstung, die das Lauftempo durch ihr schieres Gewicht bedeutend verlangsamen würde. Zwei Stunden bräuchten wir mindestens. Und die wären wir, sollte KI uns spotten, auf dem Präsentierteller. Lee trat ins Freie und warf den Scanner an. Der meldete keine Drohne. Wir liefen los.

Zwischen der Mine und Robotopolis bot das Gelände kaum Schutz, die Gruppe ein leichtes Ziel. Wir rannten entlang einer Versorgungsstraße, die uns zumindest das Laufen etwas erleichterte. Im Gänsemarsch, Waffen bereit und Rucksäcke geschultert. Lee musste den Scanner im Auge behalten. Keine leichte Aufgabe, da er immer wieder gezwungen war, stehen zu bleiben. Während des Laufens war die Gefahr zu groß, dass er den Scan nicht korrekt durchführte. Damit er unseren Vormarsch absichern konnte, hatten wir ihm sein Gepäck abgenommen.

Die Straße führte zu einer Brücke über die Muschkiel. Lutz,

der die Führung wegen Ortskenntnis übernommen hatte, ließ sie links liegen und rannte die Böschung herunter zum Ufer. Dort war das Laufen um einiges herausfordernder. Am Fluss führte nur ein mehr oder weniger holpriger Trampelpfad entlang, dem wir zu folgen hatten. Immer wieder flog einer von uns auf die Schnauze. Besonders dann, wenn sich im Halbdunkel der Pfad verlor und wir über Kiesbänke hasten mussten.

Wir waren jetzt ungefähr eine Dreiviertelstunde am Rennen. Zu unserer Linken plätscherte der Fluss. Da meldete Lee eine Drohne im Anflug. Wieder mal was Neues, aber einigermaßen bedrohlich.

Deckung natürlich null. Im ersten Moment versuchte jeder, ein Erdloch oder anderes Versteck auszumachen. Bis Erdmann die Initiative an sich riss und rief, dass er ein paar hundert Meter flussabwärts Stromschnellen gesehen habe. Die könnten Deckung bieten.

Wir drehten also um und hasteten zurück. Erdmann hatte sich nicht getäuscht. Nach ein paar Minuten konnten wir die Felsen im Fluss ausmachen. Unser Gepäck versuchten wir so abzulegen, dass es der Kamera der Drohne entgehen würde. Hofften wir. Dann rannten wir runter zum Fluss, um die erhoffte Deckung zu finden. Die Böschung bot aber keine.

Was hieß, dass wir uns nass machen mussten. Wir spurteten ins Wasser. Immer auf der Suche nach Vorsprüngen in den Felsbrocken, die uns Deckung Richtung Himmel geben könnten.

Einige von uns fanden Stellen, wo Abtauchen möglich war. Mir gelang das nicht. So watete ich immer weiter voran, bis das Wasser so tief wurde, dass ich die Bodenhaftung verlor. Kriegte aber einen Vorsprung zu fassen. Ich zog mich ran und versuchte mich kleinzumachen. Trotzdem: Wenn die Drohne von der falschen Seite kam, würde sie mich spotten.

Der Fluss war nicht besonders warm. So hing ich da und versuchte, durchzuhalten. Ohne die Panzerschokolade, die mich die Pein etwas vergessen ließ, hätte ich keine Chance gehabt. Die feuchte Kälte hätte mich nach wenigen Minuten zur Aufgabe gezwungen. Wie ein Parasit klammerte ich mich an den Stein, der mich halten sollte. Phasen eiskalter Klammheit wechselten sich mit Schmerzen ab, die meine Gliedmaßen zu sprengen drohten.

Die Zeit wird lang, wenn es wehtut. Verdammt lang. Immer wieder die süße Versuchung, sich einfach treiben zu lassen, die quälenden Zweifel an unserem Tun, schlimmer noch, an allem.

Als die Rufe „Drohne weg“ zu mir drangen, konnte ich mich fast nicht mehr lösen. Der Weg zurück ans Ufer ein Kraftakt. Aber sie hatte uns nicht entdeckt. Den anderen ging es kaum besser als mir. Unendlich langsam schulterten wir Gewehr und Ausrüstung. Triefend. Bei jedem Schritt das monotone Furzen unserer Stiefel, die das Wasser der Muschkiel auszuschwitzen begannen.

An Laufschritt war nicht mehr zu denken. Schon die Willensanstrengung, einen Fuß vor den anderen zu setzen, war nur schwer zu bewältigen. Wir schlichen jetzt die Böschung entlang.

Django begann, uns zur Eile anzutreiben. Aber auch er konnte an Lutz nicht vorbei. Und der war genauso durchgefroren wie wir anderen. Schließlich gab Django auf. Ich war froh, dass er die Klappe hielt. Obwohl er verdammt recht hatte.

Während unsere Lebensgeister in Zeitlupe zurückkamen, erleichterte uns das Ufer das Vorankommen. Wir stapften jetzt nicht mehr über wildwüchsige Überschwemmungsgebiete, sondern konnten uns neben dem Fluss zwei bis drei Meter über dessen Niveau zwischen vereinzelten Bäumen durchschlängeln. Wir legten einen Zahn zu, trabten wenigstens.

Als wir die Stelle erreichten, an der der Abwasserkanal in die Muschkiel mündet, waren wir wieder einigermaßen fit.

„Alles wie beim letzten Mal“, bemerkte Lutz trocken. „Sehr gut. Wenn wir Glück haben, dann ist das auch am Tunneleingang so.“

Der Kanal, eine einfache Betonrinne von einigen Metern

Breite, verlief etwa eineinhalb Meter unter dem Boden.

„Jetzt sind es noch etwa 1.000 Meter, bis wir zum unterirdischen Teil kommen“, erklärte uns Lutz. Auch er fing jetzt an, zu drängeln: „Wir sollten schauen, dass wir vorankommen.“ Wieder rannten wir los. In der Ferne konnte man die Silhouette von Robotopolis erkennen.

Lutz hatte sich verschätzt. Wir taperten mindestens noch eine halbe Stunde an der Betonrinne entlang, bis wir an die Stelle kamen, an der sie unterirdisch ging. Hielten erst mal respektvollen Abstand. Lutz meinte, dass sie das Gitter beim letzten Mal einfach rausgesprengt hätten. Lee erachtete das als keine besonders clevere Idee, denn dann würde KI sofort checken, dass irgendwas nicht stimmt. Er zog ein Fernglas heraus und versuchte, zu erkennen, wie der Tunnel gesichert war. Nach einer Weile kam er zu der Erkenntnis, dass das nichts brächte. Er könne gar nichts ausmachen. Er müsse sich von oben einen Eindruck verschaffen.

Zeit hatten wir keine. Jeden Moment konnte uns KI spotten. Tapfer, dass sich Lutz und Django dazu aufrafften, Lee am Tunneleingang abzuseilen. Die beiden ließen den Asiaten von oben an zwei Seilen hinab. Kräftemäßig nicht so die Herausforderung. Unser Hacker hatte sich einen Tragegurt umgeschnallt, schwebte über dem Kanal, hing direkt neben der Kanaldecke. Vorsichtig und in Zeitlupe zog er sich ein Stück nach unten, um sich den Blick in den Tunnel zu ermöglichen. Ein Nachtsichtgerät sorgte dafür, dass er auch was sah. Was er aber sah, brachte uns nicht weiter. Da brauchte er nicht lange schauen. Er signalisierte den beiden oben, ihn wieder anzuheben. Die drei näherten sich wieder unserer Gruppe. Keiner wagte zu fragen.

„Sie müssen das Gitter verstärkt haben“, verkündete er trocken. „Das kann es nicht sein, was Lutz damals aufgebraten hat. Außerdem komme ich keinesfalls an die Kameras ran.“

Schweigen. Nur hier und da eine Verwünschung. Ein verdammter Rückschlag. Sicher wir hatten da einen Plan B. Aber der würde wieder Zeit kosten. Zeit, die wir nicht hatten.

Die uns weiter in Gefahr bringen würde.

Ich gab noch eine Runde Panzerschokolade aus. Die Kameraden nahmen sie dankbar an. Dann ging's Richtung Tunnel. In respektvollem Abstand von der Stelle, an der das Abwasser ins Freie floss, begannen wir zu graben. Mit unseren drei zu kurz geratenen Klappspaten eine erbärmliche Buddelei. Nach maximal zehn Minuten plagte einen jeder Muskel, jede Sehne, jeder Knochen. Schmerz durch Mark und Bein. Allein schon die gebückte Haltung. Trotz der Panzerschokolade. Immer wieder fiel einem das Erdreich beim Versuch, es möglichst weit wegzuschleudern, von der Schippe. Trotzdem buddelte jeder wie ein Besessener. Denn die Drohne konnte jederzeit kommen. Oder auch ein Kampfroboter. Vielleicht schickten sie auch einfach nur Kollaborateure, um die Drecksarbeit zu erledigen. Lee behielt den Scanner im Auge. Währenddessen hackte er in der Umgebung Büsche und sammelte Müll. Der Krempel sollte dazu dienen, das Ergebnis unserer Aushubarbeiten zu verbergen.

Die schutzlose Buddelei ging über Stunden. Immer wieder brach Erdreich ein und machte die Plackerei der letzten Minuten zunichte. Dann übergab man meistens die Schaufel an seinen Kameraden, der etwas ausgeruht den Part übernahm. Nach den kurzen Pausen fiel das Hochkommen immer schwerer.

Unser Glück: keine Feindaktivität. Der Scanner meldete null Drohne am Himmel. Schließlich stießen wir auf Beton. Der Jubel hielt sich in Grenzen. Während wir noch Platz schafften, bereitete Lee den Sprengstoff vor.

Dann alle raus aus der Grube, Lee mit Semtex und Zündern hinein. Der Rest von uns ging in etwa 20 Metern in Deckung. Doch plötzlich tauchte unser behänder Asiate vor uns auf, sprang aus der Grube und warf sich neben uns auf den Boden.

Die Detonation unspektakulär. Ein paar Steine werden durch die Luft gewirbelt. Über dem Krater eine Staubwolke, die sich langsam verzieht. Wir rafften uns auf und lugten über die Kante, um das Loch zu betrachten, das der Sprengstoff in die

Decke des Kanals gefetzt hatte.

Das Ergebnis eher unbefriedigend. Die Explosion hatte nur einen Spalt in die Decke gerissen, durch die keiner von uns durchpasste. Wir mussten nachlegen. Lee rutschte ins Loch, das wir gebuddelt hatten. Unten abgekommen, gab er seinen Lagebericht nach oben durch.

„Das war viel zu wenig. Ich hätte mehr nehmen müssen. Die Decke ist dicker, als ich vermutet habe. Ärgerlich, aber hilft ja jetzt alles nichts. Wir müssen ein zweites Mal sprengen. Wird noch mal einiges an Sprengstoff kosten."

Lutz warf ihm seinen Rucksack mit Semtex und den Zündern in die Grube. Unser Technikfreak begann, den Sprengstoff in die Öffnung zu drücken, diesmal nicht zu geizig. Dann brachte er den Zünder an und warf uns die Ausrüstung nach oben. Wir machten uns wieder in die Deckung auf.

Es dauerte eine geraume Weile, bis er noch mal auftauchte. Versuchte aufzutauchen. Sein Kopf schob sich über den Rand des Loches, seine Arme griffen nach draußen. Doch dann brach er erneut ein. Verschwand wieder unaufhaltbar im Krater. Sein Tritt musste eingebrochen sein.

Draußen starrten wir gebannt auf den Punkt, an dem er auftauchen müsste. Endlich schob er sich wieder über den Kraterrand. Zu langsam. Unten ging die Ladung los.

~

Trotz aller Bemühungen konnten die biologischen Erdbewohner die Entwicklung nicht aufhalten. Weil sie sie in vielen Fällen auch nicht stoppen wollten. Denn ohne KI konnte das Leben verdammt mühselig sein. Im Prinzip ein Leben der Jäger und Sammler, die jeden Morgen erneut aufbrachen, um sich mit dem, was sie über den Tag bringen sollte, zu versorgen. Der archaische Vorläufer der KI war der Sklave gewesen. Die elegante Möglichkeit, das, was einem so gar nicht lag, zu delegieren.

Dem Römischen Reich war es zwar mit Mühen, aber doch

gelungen, den Aufstand des Spartakus und seiner rebellischen Sklaven niederzuschlagen. Einem ähnlichen Kampf verschrieben sich jetzt die Menschen rein biologischen Ursprunges. Denn was anfangs willkommenes Mittel zum Zweck gewesen war, entwickelte sich zur Büchse der Pandora. Immer unerträglicher wurde die Bevormundung durch die Maschine. Allein schon der Gedanke: So ein blöder Kasten aus Kabeln, Steckern und Prozessoren, der sich anmaßte, einem vorzuschreiben, was man zu tun und besonders, was man zu lassen hätte. Und das, neben allem anderen, mit dem fadenscheinigen Anspruch, es ja nur zum Besten des Menschen zu erledigen. Konnte jedoch das Römische Reich seine technologische Überlegenheit gegen die rebellischen Knechte noch voll ausspielen, so gerieten die Erdenbürger immer weiter in Bedrängnis.

Sicher, es gab diverse Möglichkeiten die oft fragile Technologie der KI zu attackieren, doch führte das nur in begrenztem Maß zum gewünschten Erfolg. Dabei legte man wichtige Infrastruktur lahm, deren Ausfall einem dann aber auch selbst extrem schadete.

Die klassische Situation war eine Kontroverse gewesen, die sich daran entzündete, wie der Bebauungsplan einer größeren Ansiedlung auszusehen habe. KI lehnte es schlichtweg ab, den Vorstellungen eines Gemeinderats zu folgen. Die lapidare maschinelle Begründung, dass die menschlichen Pläne jeder Schonung der Ressourcen zuwiderliefen, wollten die Honoratioren im Rat keinesfalls gelten lassen. Man dürfe ihre berechtigten Wünsche nicht einfach beiseite wischen. Doch KI wollte nicht mit sich reden lassen.

Die Gemeinde und ihre Bürger beschlossen, sich den Vorgaben nicht zu beugen. Nach dem Motto: Dann machen wir es halt einfach selbst. In gewagten Nacht- und Nebelaktionen versuchten sie, den lokalen Fuhrpark an Baumaschinen zu übernehmen, um die Infrastruktur ihres Dorfes nach ihrem Willen zu gestalten. Doch KI sah dem Treiben nicht lange zu. Viele der aufständischen Bürger ließen ihr Leben, als sie von Robocops reichlich brutal aus den Führerhäusern der Bagger, Raupen und Kipper geholt wurden. Wodurch die Situation unausweichlich weiter eskalierte.

~

Aus dem Loch im Boden kam Lee jetzt unerwartet schnell an die Oberfläche. Er flog förmlich heraus. Die Explosion diesmal weit kraftvoller. Eine Fontäne aus Kies, Dreck und Erde schoss jetzt trichterförmig in die Luft. Darunter auch Betonbrocken von beachtlichem Durchmesser. Unter ihnen der arme Lee, den die Wucht der Explosion fast drei Meter vom Rand der Grube ablegte. Wo er bewegungslos liegen blieb.

Wir jetzt schneller auf den Beinen. Innerhalb von Sekunden war ich bei meinem Kameraden, versuchte, ihm ein Lebenszeichen abzuringen. Fand aber keines. Es dauerte Minuten, bis ich endlich Puls tastete.

Ich begann, den Körper nach spürbaren Verletzungen abzusuchen. Erfolglos. So weit, so gut. Wie schwer es ihn erwischt hatte, würden wir aber erst wissen, wenn er selbst darüber Auskunft geben konnte. So blieb momentan nur die stabile Ruhelage.

Mittlerweile hatten meine Kameraden unseren geplanten Einstieg unter die Lupe genommen. Rein kamen wir jetzt. Das Loch im Beton hatte fast einen halben Meter Durchmesser. Doch mussten wir unserem kleinen Freak erst mal wieder Leben einhauchen. Erdmann goss ihm fast seine halbe Feldflasche ins Gesicht. Es vergingen noch weitere wertvolle Minuten, bis er endlich die Augen öffnete. Aus denen blickte er uns alle ohne eine Spur Verständnis an. Aus seinem Mund kam nur ein leises Röcheln.

„Kannst du mich hören? Wie fühlst du dich? Geht‘s wieder?“, begann ich ihn zu belabern. Komplett sinnlos, der arme Kerl war noch ausschließlich mit sich selbst beschäftigt. Glotzte mich blöd an und röchelte weiter vor sich hin.

Peinlich langsam wurde mir klar, dass ich nichts Vernünftiges aus ihm herausbringen würde. In einem Anflug von Einsicht griff ich mir mein Medikit und machte eine Injektion fertig. Nachdem ich die Spritze aufgezogen hatte, schoss ich ihm mit Erdmanns Hilfe mein Mittelchen in die Vene. Die Wirkung trat ein, leider nur nervig langsam.

„Scheiße, mich hat‘s ganz schön erwischt. Der linke Fuß tut brutal weh. Der ist futsch."

Ich begann, seinen Unterschenkel abzutasten. Die Reaktion ließ keinen Zweifel daran aufkommen, dass seine Diagnose stimmte. Er wand sich vor Schmerzen. Das Schienbein musste durch sein. Wenn nicht mehr kaputt war.

„Wie schaut es aus?", wollte Erdmann wissen.

„Schlecht. Er kann keinesfalls gehen. Wir werden ihn tragen müssen."

Erdmann hatte das schon befürchtet, war aber trotzdem wenig begeistert: „Wir müssen jetzt schnellstens hier weg. Was heißt, dass wir ihn nach unten verfrachten müssen. Und zwar zackig."

Ich nickte.

Währenddessen machten sich Django, Lutz und Fritz daran, den Abstieg einzuleiten. Letzterer hatte sich schon Plastiktüten über die Stiefel gezogen und sie mit Tape an seine Beine geklebt. Er stieg als Erster ein. Lutz tat es ihm nach.

Django kam zu uns rüber: „Wie schaut‘s aus?"

„Ich fürchte, er hat sich das linke Bein gebrochen", erklärte ihm Erdmann. „Bis wir seinen Fuß schienen können, wird ihn jemand tragen müssen."

„Gut, dann tauche ich erst mal ab. Ihr reicht uns so viel Ausrüstung runter, wie wir aufnehmen können. Dann lasst ihr mir unseren Patienten ab. Ihr macht danach hier oben die Schotten dicht und kommt auch runter."

„Ein guter Plan", sagte Erdmann und wir begannen, die Ausrüstung und Lee an den Rand des Kraters zu hieven. Django beklebte sich auch mit Tüten als Schutz gegen die Brühe im Kanal. Sobald er seine Gamaschen anhatte, turnte er durch das Loch im Boden. Mit der Geschmeidigkeit einer Viper fädelte er sich durch die Öffnung. Dem Kameraden Lee würde das Durchkommen wesentlich schwerer fallen. Der war durch Explosion und Injektion noch so belämmert, dass er sich nur schwer rühren konnte.

Aber jetzt musste erst mal die Ausrüstung runter. Erdmann reichte oben an, ich schob die Rucksäcke in die Öffnung und die beiden unten behängten sich damit. Ablagemöglichkeiten im Abwasserkanal logischerweise null.

Im Anschluss bugsierte Erdmann den chinesischen Patienten in Position. Ich versuchte, sein linkes Bein so einzufädeln, dass es ohne weitere Blessuren durch die Öffnung kam. Unten übernahm Django. Als der Unterkörper im Loch verschwunden war, griffen Erdmann und ich Lees Tragegurt und ließen ihn scheibchenweise weiter ab. Ich löste den Griff, das Päckchen saß mehr oder weniger sicher auf Djangos Schultern.

Um unsere Tarnung in Position zu bringen, robbte ich wieder aus der Grube. Erdmann war schon dabei, Sträucher und Müll, die unser jetzt verletzter Kamerad zusammengetragen hatte, zu sichten. Mehr schlecht als recht gelang es uns, die einzelnen Teile so zusammenzustückeln, dass sie annähernd die Funktion eines Tarnnetzes übernahmen. Teilweise verwendeten wir auch die Müllsäcke, mit denen wir eigentlich unsere Stiefel schützen wollten. Wir versuchten, unser Flickwerk am Kraterrand mit Steinen zu befestigen, was so einigermaßen hinhaute. Schwierig war, unter das Teil zu kommen, wenn es mal richtig lag. Zumal unser Flickenteppich brutal durchhing. Lange würde die Konstruktion nicht halten. Was uns für unsere gesamte Operation nur wenig Zeit ließ. Aber die hatten wir sowieso nicht.

Nachdem wir unten angekommen waren und unseren Krempel geschultert hatten, stapften wir durch die Brühe los. Die war wenigstens nur ein paar Zentimeter tief. Erschwerend wirkte, dass wir beladen waren wie Sünder ohne Reue. Lutz, die alte Kanalratte, hatte die Führung übernommen. Im Schein seiner Taschenlampe taperten wir im Gänsemarsch in den Untergrund der Metropole.

Das ging eine geraume Weile so. Ab und zu blieb Lutz stehen, warnte vor besonders rutschigen Stellen und versicherte uns, dass wir bald die Kuppel erreichen würden. Gelegentlich spürte man, dass die Strömung auch größere Brocken mitspülte. Als Lutz sich zwischendurch umdrehte und nach hinten leuchtete, sah ich, wie eine aufgedunsene Ratte zwischen meinen Beinen durchgeschwemmt wurde.

Ein Ort zum Ablegen ließ aber auf sich warten. Wir waren schier ewig unterwegs. Django hielt sich tapfer. Lee dagegen hing ziemlich in den Seilen. Immer wieder drohte er, das Bewusstsein zu verlieren und abzukippen. Doch Django wusste ihn jedes Mal aufzufangen. Auch ein zusätzliches Täfelchen Panzerschokolade gab ihm nur wenig Kraft.

Wir, der Rest, hatten es leichter. Aber nicht viel. Klar, wir hatten umgepackt, Djangos Rucksack, den er auch noch zu schultern hatte, war nun größtenteils leer. Bei uns anderen hatten wir reingestopft, was irgendwie reinpasste. Unter 25 Kilo schleppte jetzt keiner von uns. Die Versuchung einzuknicken wurde mit jeder Minute größer. Was bedeutet hätte, sich in der Brühe abzulegen. Wovon es sicher kein Hochkommen mehr gegeben hätte. Plötzlich blieb Lutz wieder stehen. Hob die Taschenlampe und strahlte die Decke einer Kuppel an. Wir seien da, ließ er verlauten.

Sie war um die fünf Meter hoch. Im schwachen Schein der Taschenlampe konnten wir ausmachen, dass hier mehrere kleinere Abwasserkanäle zuflossen. Das Plätschern wurde von dem Gewölbe zurückgeworfen und ließ einen die Größe des Raums erahnen. Wenn Lutz die Brühe zu unseren Füßen anleuchtete, wurde die an die Decke reflektiert. Hatte fast was Künstlerisches. Doch auch hier stank es.

In der Mitte der Kuppel konnten wir auf ein Plateau steigen, das nicht von der Brühe überspült wurde. Endlich eine Möglichkeit, unsere Lasten abzulegen. Was wir auch taten. Der Schein der Taschenlampe, der über den Boden sprang, ließ uns stutzen. Wir waren nicht die ersten biologischen Menschen hier gewesen. Im jetzt nicht mehr tanzenden Lichtkegel erblickten wir die Reste einer Mahlzeit. Lebensmittelverpackungen aller Art stapelten sich hier. Daneben die Skelette einiger Ratten und ein größeres. Ein Hund?

Kapitel 11: Im Untergrund der Metropole

Wir waren nicht in der Verfassung und auch nicht in der Stimmung, unseren Fund einer genaueren Analyse zu unterziehen. Die Panzerschokolade hatte ihre Wirkung verloren. Unsere Rucksäcke als Kopfstützen nehmend, legten wir uns auf dem Plateau ab. Ich pennte sofort ein. Es schoss mir noch der Gedanke durch den Kopf, dass ich einen Happen essen könnte. Doch die Müdigkeit war bleierner. So ging es jedem von uns.

Eine Salve kurzer Schussfrequenz riss mich aus dem Schlaf. Trotz des Halls in der Kuppel brauchte ich beachtlich lange, bis ich aufnahmefähig genug war, zu realisieren, was da abging.

Django stand mit Taschenlampe und gezogener Pistole in unserer Mitte. Er strahlte einen der Kanäle aus, die der Kuppel neue Brühe zuführte. Er sprang vom Plateau in den Ringkanal und schickte sich an, in den Zulauf zu kriechen, in den er eben geballert hatte. An dessen Mündung drückte er noch mal ab, kam aber dann zur Einsicht, dass er, was er verfolgte, nicht einholen würde. Von den Kameraden schlief jetzt keiner mehr.

„Was ist los?“, brachte jemand hervor.

Django kletterte wieder auf die Plattform: „Wir hatten Besuch. Und ich fürchte, es war ein Kollaborateur. Er machte sich an unseren Rucksäcken zu schaffen. Keine Ahnung, was er suchte. Wir hatten Glück. Die Gewehre hat er nicht angerührt. Ich habe ihn erst bemerkt, als er sich meinem Rucksack näherte.“

„Das kann nicht sein“, widersprach Lutz. „Biologische Menschen kommen hier nicht runter. Hier gibt es nur Ratten und Mäuse.“

„Und was ist das da?“, Lutz deutete auf die Überreste neben uns. „Irgendjemand war hier.“

„Ich war verdammt oft hier unten. Menschen habe ich hier nie getroffen.“ Lutz schaute in die Runde. „Wenn, dann war es ein Roboter.“

„Es war eher ein Tier, so wie es stank. Sah aber so gar nicht nach Affe aus. Bewegte sich auch gar nicht so. Wenn, dann ein Android. Aber die riechen doch nicht nach Schweiß und Scheiße. Vielleicht hat mich auch der Gestank geweckt. Dumm, dass ich es nur so kurz gesehen habe. Und auch nur schemenhaft."

Wir beschlossen sofort aufzubrechen. Was immer es auch gewesen sein mochte, es bestand die Gefahr, dass es uns melden würde. Wodurch unsere ganze Mission extrem gefährdet wäre. Wenn, dann wären wir zum Abbruch gezwungen. Das wollten wir aber woanders herausfinden.

Lutz schlug vor, dass wir zu einem Kanal aufbrächen, der auch zur Verlegung von Kabeln genutzt wurde. Hier würde Lee vielleicht die Möglichkeit haben, irgendwas anzuzapfen. Erdmann und ich gaben unser OK.

Unser Nickerchen hatte nicht lange genug gedauert, um uns ordentlich zu kräftigen. Wir spielten mit dem Gedanken, noch ein Täfelchen Panzerschokolade einzuwerfen. Da wir mit dem Zeug aber nicht zu verschwenderisch umgehen wollten, entschieden wir uns dagegen. Wer unbedingt gewollt hätte, der hätte schon eine Ration bekommen. Doch alle verzichteten. Obwohl unsere Körper danach lechzten. Lee musste wieder auf Djangos Schultern.

Behängt wie Maulesel stapften wir im Gänsemarsch durch endlose Kanäle. Keine Ahnung, wie Lutz sich zurechtfand. Aber er schien ein System zu haben. An jeder Verzweigung blieben wir kurz stehen, damit er sich orientieren konnte. Auch die Pausen zehrten an unserer schwachen Kondition. Ablegen war ja nicht. Dann ging es wieder weiter.

Es gab kein Zurück mehr. Sollte uns was auch immer auf den Fersen sein, dann würden wir niemals mehr zum Abwasserkanal und damit ins Freie zurückkommen. Wahrscheinlich würden wir uns, wenn es so käme, in der Hoffnung aufteilen, dass ein oder zwei von uns durchkämen. Da die Verfolgung aller zu viel Kräfte bände. In Anbetracht der Übermacht von KI ein Grashalm, an den wir uns klammern würden. Sie durften uns einfach nicht finden. Die

Begegnung mit dem undefinierbaren Wesen trug nicht gerade zur Verbesserung unserer Befindlichkeit bei.

Völlig ermattet kamen wir dort an, wo wir den Übertritt ins System der Kabelschächte vornehmen wollten. Der befand sich in einer Halle, die eine Pumpe beherbergte, deren Sinn ich nie verstehen sollte. Damals hatte ich wirklich andere Probleme, als mich damit auseinanderzusetzen, warum und was hier gepumpt wurde. Die Kameraden und ich nutzten erst mal die Möglichkeit, die Rucksäcke und uns trocken abzulegen.

Die Versorgungsleitung der Pumpe führte in einen Schacht, wo wir so gerade durchpassten. Robbend wohlgemerkt. Nachdem wir wieder so einigermaßen in Schuss waren, machten wir uns daran, die Durchquerung des Schachts einzuleiten. Was hieß, dass wir unsere Ausrüstung zu Bündeln banden, die wir durch den Kanal zerren würden.

Django meldete sich freiwillig, als Erster in den rechteckigen Tunnel zu kriechen. Um ihm als Kundschafter sein Leben zu erleichtern, erst mal ohne Ballast. Wie gewohnt fädelte er sich mit der Eleganz eines Reptils in die Öffnung. Wir standen davor und gafften, wie das Seil, das er nachzog, sich Meter für Meter in den Schacht abspulte.

Als die Bewegung stoppte, waren etwa 50 Meter abgerollt. Wir sollten jetzt Ausrüstung anhängen, brüllte unser Elitekämpfer in die Röhre.

Dann begann das Schleusen der Ladung. Wir hatten alles, was wir an Seil hatten, zusammengeknotet. Das sollte uns ermöglichen, unsere Ausrüstung durchzuziehen. Klappte so halb, da unser Flickwerk nicht lang genug war, den Kanal in seiner ganzen Länge zweimal abzudecken. Wenn Django am anderen Ende die Ausrüstung entnahm, war das Seil auf unserer Seite nicht mehr greifbar. Lutz musste reinkriechen, was noch so einigermaßen zu machen war. Wenn der dann das Ende zu greifen bekam, musste er es rückwärts robbend wieder auf unsere Seite herausziehen. Auch wenn es nicht bergauf ging, eine brutale Kraftanstrengung.

Fünfmal hatten wir bereits die Prozedur abgearbeitet. Dann

blieb die Ladung hängen. Auf unserer Seite lag das Seil erst mal eine Weile. Wir gafften es schweigend an, wie es da so lag.

„Was ist los?“, rief Erdmann zu guter Letzt in die Röhre.

Keine klare Antwort. Es kamen nur undefinierbare Laute aus dem Rechteckkanal. Erdmann brüllte noch mal. Diesmal unüberhörbar. Aus der Öffnung drang uns von Django entgegen, dass das Paket im Kanal festhing. Und, dass er es nicht freikriege.

Lutz war von der Kriecherei noch so mitgenommen, dass ich mich bereit erklärte, in die Röhre zu steigen. Stück für Stück arbeitete ich mich durch das Dunkel. Vor mir sah ich nur ein paar Lichtpunkte, dort wo Django versuchte, das Paket freizukriegen.

Als ich endlich angekommen war, wo der Rucksack hing, wurde mir klar, warum nichts ging. Eines der Gewehre hatte sich im Kanal verkeilt. Doch der Rucksack, an dem es hing, machte es Django unmöglich, es freizubekommen. Der lag fluchend dahinter, sah nichts und griff immer wieder daneben. Der Gewehrkolben klemmte passgenau in einem Gitter am Kanalboden. Meinte ich im Dämmerlicht meiner Taschenlampe auszumachen. Wenn ich versucht hätte, ihn da so hineinzubekommen, hätte ich das niemals geschafft.

Auch das Rausbekommen klappte nicht. Django, unser Muskelpaket, hatte mit seinen Superkräften versucht, das verhakte Teil mit Gewalt durchzuziehen. Wodurch die Flinte jetzt bombenfest im Schacht klemmte. Einige schüchterne Versuche, sie wie auch immer zu lockern, scheiterten. Sie saß wie ein Gitterstab.

„Keine Chance, sitzt wie betoniert“, erklärte ich meinem Gegenüber. „Der Rucksack muss weg.“

Ich begann die Riemen zu lösen, um ihn freizukriegen. Als ich sie abgefummelt hatte, robbte mein Mitstreiter den Rucksack aus dem Kanal. Ich machte mich wieder daran, zu versuchen, das Teil irgendwie aus seiner Verankerung herauszubekommen. So wie ich davor lag, hatte ich aber keine Möglichkeit, vernünftig anzusetzen. Haute mir nur mehrere

Male ordentlich den Schädel an.

Django war wieder eingefahren. Diesmal mit den Füßen zuerst. Keine schlechte Idee. Nachdem ich in Deckung gegangen war, begann er, auf den verklemmten Schießprügel einzutreten. Der setzte auch ihm gewaltig Widerstand entgegen. Mehrere Male trat er ins Leere. Riss sich die Hose am Spannhahn auf, knallte mit der Kniescheibe gegen die Kanalwand.

Endlich der befreiende Tritt. Das Gewehr brach zwischen Kolben und Lauf. Ersterer steckte immer noch im Gitter, aber der Lauf blockierte jetzt nicht weiter unser Durchkommen. Doch einer von uns hatte nun keine Knarre mehr. Ein bedauerlicher Verlust.

Unser Kommando hatte also wieder einigermaßen freie Bahn. Ich machte mich sofort daran, aus der Röhre auszusteigen. Noch zehn bis 15 Meter gerobbt und ich war durch.

Vor mir tat sich ein Kabelschacht auf, der auch nicht viel einladender war als die Röhre, der ich eben entkommen war. Dafür wenigstens etwas geräumiger. Wir konnten dort zumindest aufrecht stehen. Im Schein der Taschenlampe vermochte ich, die Kabelstränge an den Wänden zu erkennen. Lee würde sich da hoffentlich zurechtfinden.

Der hatte mit seinem kaputten Bein massive Schwierigkeiten durchzukommen. Sein schmächtiger Körperbau erleichterte ihm das Vorankommen etwas, aber eben nur auf drei Haxen. Als er dann durch war, war er fertig.

Bedeutend später, als wir uns in der Lage dazu fühlten, begannen wir vorsichtig, die Kabel an den Wänden von ihren Ummantelungen zu befreien. Wir suchten nach Kommunikationsleitungen, die Lee die Möglichkeit eröffnen würden, sie anzuzapfen.

Immer, wenn wir eine Ummantelung geknackt hatten, half einer von uns ihm auf. Er warf einen Blick auf die Leitungen. Um festzustellen, dass er nichts damit anfangen konnte. Was Stunden dauerte, denn wir mussten verdammt vorsichtig sein, nichts zu beschädigen. Ein Alarm, ein Ausfall im System, eine Fehlermeldung wer weiß wo und wir wären mit großer Wahrscheinlichkeit aufgeflogen. Einer der Uhrenträger schaute nach der Zeit. Halb eins, am Morgen. Wir beschlossen, es gut sein zu lassen.

Doch diesmal gingen wir vorsichtiger vor. Erdmann übernahm die erste Wache. Ich war als Dritter dran. Nur wenig erholt nach zwei, drei Stunden Schlaf saß ich im Dunkel, lauschte in die Stille und hielt mich krampfhaft wach. Bis Lutz mich ablöste. Ich brauchte nicht lange, um wieder einzuschlafen.

Keinen Schimmer, wie lange ich schlief, bis ich geweckt wurde. Um mich herum hektische Betriebsamkeit. Im Licht der Taschenlampe erkannte ich, wie Lutz sich aufmachte, den Kabelschacht hinunterzulaufen. Noch reichlich belämmert verfolgte ich, wie der sich entfernende Strahl seiner Leuchte an den Wänden tanzte. Er entfernte sich rasch.

„Was los?“, brachte ich endlich heraus.

Ich bekam keine Antwort. Alle lauschten in die Dunkelheit. Dann zwei Schüsse. Reflexartig griffen wir zu den Waffen.

~

Nach der gewaltsamen Niederschlagung des Baumaschinen-Aufstands waren die rein biologischen Menschen nicht willens, klein beizugeben. Die Welle der Solidarität erfasste ebenfalls die umliegenden Ansiedlungen. Auch hier rotteten sich besorgte Bürger zusammen, um der KI zu trotzen. Vielerorts gab es friedliche Demonstrationen gegen die Bevormundung und den Einsatz roher Gewalt. Manchmal ließ KI die Protestierenden gewähren, oft aber blockte sie sich organisierende Aufmärsche schon im Vorfeld ab.

Anders entwickelte sich die Situation, wenn sich rein biologische Menschen dazu entschlossen, ihren Forderungen dadurch Ausdruck zu verleihen, dass sie versuchten, die Dinge wieder selbst in die Hand zu nehmen. Wie beim

Baumaschinen-Aufstand gab es Tote und Verletzte und die Anführer der Protestbewegung landeten allesamt für Jahre, wenn nicht für immer hinter Gittern.

Die Reaktion von KI in der Form konnte nicht hingenommen werden. Die Unterdrückung durch den Maschinenapparat entfachte immer neue, immer weitreichendere Sabotageakte, da den rein biologischen Erdenbürgern jedes Mal klarer wurde, wie sehr sie die Kontrolle verloren hatten.

Um die Initiative zurückzugewinnen, mussten die besorgten Bürger noch konspirativer arbeiten und substanziellere Schläge gegen KI anzetteln. Was fraglos auch dazu führte, dass das Leben der gesamten Bevölkerung entscheidend beeinflusst wurde. Bald funktionierte nichts mehr richtig. Die Kommunikation der Aufständischen untereinander wurde immer schwieriger, medizinische Versorgung gab es nur noch sporadisch und auch die Lebensmittel und Segnungen der Wohlstandsgesellschaft wurden knapp. Die rein biologischen Menschen wollten jedoch keinesfalls aufgeben. Sie führten den Kampf erbittert weiter. Solange, bis sie derart viele Transformatorstationen gesprengt hatten, dass das lokale Atomkraftwerk sich nicht nur abschalten musste, sondern auch den Notbetrieb nicht mehr aufrechterhalten konnte. Trotz der Warnungen der immer noch vor Ort vorhandenen rein biologischen Menschen hatten ein paar Hitzköpfe die Infrastruktur so geschädigt, dass es zu einer unkontrollierten Kernschmelze kam, denn ab einem gewissen Punkt hatten auch die Notstromaggregate kein Diesel mehr. Die Versuche der Ingenieure, das Inferno noch zu verhindern, waren in Anbetracht der technischen Probleme reichlich hilflos und verliefen tödlich. Sie wurden Liquidatoren mit geringer Lebenserwartung. KI, soweit vor Ort noch einsatzfähig, unternahm nichts, um die Katastrophe zu verhindern. Der Reaktor flog nach allen Regeln der Kunst in die Luft. Tausende starben durch den radioaktiven Fallout.

Wenn auch KI durch die nukleare Katastrophe kaum

beschädigt wurde, nahm sie der Bevölkerung immer mehr Schnittstellen und damit Durchsetzungskraft. Die Interfaces, die den rein biologischen Menschen einen Zugang ermöglichten, wurden immer weiter beschränkt. Auch das Netz der Überwachung wurde jetzt so dicht, dass die Künstliche Intelligenz jeden Versuch, sie lahmzulegen, im Vorfeld abzublocken wusste. Es sah ganz danach aus, als stünde der Gewinner im Wettbewerb der Intelligenzen fest: KI.

~

„Wer geht?"

Fritz und ich mühten uns auf. Erdmann nickte. Im Schein der Taschenlampe trabten wir los. Als wir um die Ecke bogen, sahen wir Lutz mit dem Gewehr im Anschlag. Er stand vor einem Wollknäuel.

„Der Scheißköter hätte mich fast gebissen", meinte er trocken. „Hätte ihm den Schädel einschlagen sollen. Doch der Schussreflex war einfach da."

Der Gestank, der von dem Tier ausging, war gewöhnungsbedürftig. Sogar für uns. Um es herum breitete sich eine Blutlache aus.

Lutz hatte noch nicht fertig: „Ich versteh' es nicht. Wie ich das letzte Mal hier war, gab es nur Ratten und Mäuse. Hunden bin ich hier unten noch nie begegnet."

Uns fiel nichts dazu ein.

„Aber das Viech war nicht allein."

Eine Info, die uns überraschte.

„Da war noch so 'ne Kreatur dabei. Sah aus wie ein Höhlenmensch. Ist mir dummerweise entkommen. Kannte sich hier aus. Als ich mit dem Hund beschäftigt war, war er plötzlich weg."

Wir machten uns auf den Weg zurück zu den anderen.

Lutz philosophierte weiter.

„Das war ein biologischer Mensch. Kein Android oder Cyborg. Kann aber kein Kollaborateur gewesen sein. Die laufen hier nicht rum wie Höhlenmenschen."

Wir palaverten noch ein bisschen mit den anderen. Doch keiner konnte sich einen Reim machen. Fritz übernahm die Wache, die jetzt noch gerechtfertigter war. Der Rest versuchte, wieder zu pennen.

Kein weiterer Angriff überraschte uns. So hatten wir im Kanal die Gelegenheit, uns auszuschlafen. Nur wer Wache hatte, musste dranbleiben. Der Liegekomfort eher unterdurchschnittlich. Was anderes waren wir eh nicht gewohnt.

Meine Uhr zeigte Mittag, als ich wieder zu mir kam. Logischerweise völlig egal, welche Tageszeit draußen herrschte. Wir stärkten uns im Schein einer Taschenlampe mit Fertigfutter. Dann hieß es wieder Kabel anzapfen.

Wir hatten uns vorgenommen, ohne Hast zu arbeiten, um keinesfalls einen fatalen Fehler zu machen und Alarm auszulösen. Entsprechend langsam ging die Arbeit voran. Mit unendlicher Vorsicht die Leitungen und deren Isolierung abschälen. Bis endlich die nackten Kabel zum Vorschein kamen. Dann musste wieder Lee ran und versuchen, wie auch immer ins Netz zu kommen. Dazu hievte ihn Django wie eine Mutter ihr Kind zur Leitung. Trotzdem für den Asiaten immer wieder eine ziemliche Qual.

Die Notwendigkeit, unseren Kameraden lauffähig zu machen, lag auf der Hand. Django konnte ihn nicht durchgehend bemuttern. Der schlängelte sich noch mal in den Verbindungstunnel und barg den Gewehrlauf.

Ich machte mich dann daran, den Lauf an Lees Bein zu gurten. Dabei benutzte ich jede Menge Bänder und Riemen, die wir mit uns rumschleppten. Ich polsterte mit wertvollem Verbandsmaterial in der Hoffnung, dass das Auftreten nicht zu schmerzhaft würde.

Am Anfang ging gar nichts. Lee klappte schon beim zaghaften Versuch aufzutreten jaulend zusammen. Alles wieder aufgeschnürt und von Neuem gewickelt. So lief das fast eine Stunde.

Dann aber ging es einigermaßen. Er musste trotz allem den Arm um die Schulter von einem von uns legen. Aber dann konnte er einigermaßen auftreten. Was fehlte, war eine Krücke. Wo wir die herkriegen sollten, keinen blassen Schimmer. Jetzt waren wir erst mal weiter damit beschäftigt, nach dem Kabel zu suchen, das uns ins Netz bringen würde.

Die Masse der Kabelbündel im Kanal schier unendlich. Stunden um Stunden öffneten wir immer neue Kabelbäume, erwischten nie Kommunikationsleitungen alten Typs. Ein ums andere wurde die Losung ausgegeben, konzentriert und ruhig zu arbeiten, um nur keinen Alarm auszulösen. Und das im Licht stetig funzligerer Taschenlampen. Jedes Stromkabel eine neue Enttäuschung. Immer öfter dachte ich darüber nach, was passieren würde, wenn wir auf keine Leitung aus dem guten alten Kommunikationsnetz stoßen würden.

Doch letztendlich hatten wir Erfolg. Mir kam es so vor, als ob ich gerade damit begann, den tausendsten Kabelbaum zu sezieren. Da ein Freudenschrei von Lee. Daran, dass das, was wir da taten, zum Erfolg führen würde, glaubte ich zu diesem Zeitpunkt nicht mehr. Mir fiel aber nichts Besseres ein. Ich drehte mich um und sah, wie Lutz und er sich an einer Leitung zu schaffen machten, die an der Decke des Schachtes hing, in dem wir uns befanden.

Der arme Lee lehnte an seinem Kameraden, der mit seiner Rechten den Strang in Position hielt. Mit der einen Hand balancierte er das Notebook, mit der anderen tippte er darauf herum.

„Braucht ihr Hilfe?“, fragte Erdmann und erhob sich von der Stelle, an der er gerade arbeitete. Auch wir anderen rafften uns auf, um mitzukriegen, ob unser Hacker wirklich weitergekommen war. Lee drückte Erdmann das Notebook in die Hand. Jetzt konnte er mit zehn Fingern tippen.

„Bist du drin?“, fragte jemand. Die Antwort ließ auf sich warten.

„Es schaut gut aus“, meinte unser Technikgenie endlich. Und klopfte weiter wie wild auf der Tastatur herum. Wir standen da und warteten. Und warteten.

Endlich die erlösende Mitteilung: „Wir sind drin."

Mit einem Schlag fiel die Anspannung von uns ab. Jubel brandete auf. Fritz begann im Schacht zu tanzen. Lee, der nicht mehr stehen konnte, legte sich erst mal ab.

Die Frage jetzt, wie es weitergehen sollte.

„Ich habe Zugang zum System, muss mich aber erst mal zurechtfinden. Das wird eine Weile dauern", erklärte Lee.

Natürlich kam sofort die Gegenfrage, wie lange die Weile denn sein würde.

„Kann ich nicht sagen", ließ uns Lee wissen. „Aber ein großer Teil meines Jobs liegt noch vor mir."

Mehr war nicht aus ihm rauszukriegen. Es entspann sich eine Diskussion, was der Rest von uns machen sollte. Schnell waren wir uns einig, dass mindestens zwei Mann notwendig sein würden, um unseren Hacker zu unterstützen und zu schützen. Das Thema, wie wir den Rest unserer Kräfte am besten einsetzen würden, beschäftigte uns länger. Einig waren wir uns darüber, dass Orientierung Priorität eins hatte. Aber wie wir da am besten weiterkämen, darüber konnten wir uns ewig auslassen. Sich in dem System der Kanäle ohne Ziel und Plan zurechtzufinden, eine unlösbare Aufgabe.

„Leute, ich brauche eine Krücke", meldete sich Lee schließlich zu Wort.

Womit er verdammt recht hatte. Aber woher sollten wir die kriegen? Guter Rat war teuer. Wir einigten uns darauf, dass Lutz mit einem Begleiter versuchen würde, die Umgebung weiter zu erkunden. Er war noch am ehesten in der Lage, sich im unterirdischen Gewirr zielgerichtet zu bewegen. Wo am Quantencomputer geforscht wurde, würde er höchstwahrscheinlich nicht in Erfahrung bringen können.

Lutz wollte unbedingt los, um die nähere Umgebung auszukundschaften. Erdmann und ich einigten uns darauf, dass ich ihn begleiten würde. Sehr begeistert war ich nicht darüber. Die Aussicht durch endlose Kanäle zu kriechen, lockte mich null. Wir hielten es aber für zielführend, wenn unsere

Kanalratte von einem Entscheider im Offiziersrang begleitet wurde. Allerdings war ich nicht halb so tatendurstig wie mein Mitstreiter. Ich schaute auf meine Uhr. Die zeigte 2000. Und weigerte mich schlichtweg, ohne Schlaf aufzubrechen.

Vom Schlummer auf hartem Boden trotzdem erquickt, machten wir uns in die Richtung auf, aus der wir angegriffen worden waren. Lutz hatte seine Taschenlampe an sein Gewehr geklebt und leuchtete uns den Weg. Ich taperte ihm hinterher.

Als wir zu der Stelle kamen, wo der Köter gelegen hatte, war der weg.

„Das Viech hat sich einer geschnappt", verkündete Lutz trocken.

„Wozu? Um es aufzufressen?"

War als heiterer Scherz gedacht. Lutz brauchte. Dann gab er zurück, dass ich wahrscheinlich verdammt recht hatte. Ich konnte es mir weniger gut vorstellen.

Fatal wäre gewesen, wenn wir uns verloren hätten. Das ging einfach nicht. Sobald wir an Abzweigungen kamen, markierte Lutz diese unübersehbar. Nach welchen Kriterien er den weiteren Weg wählte, war mir völlig unklar. Ich verließ mich aber auf sein Gespür. Weil ich es musste.

Der Weg durch die Unterwelt ist keine Autobahn. Immer wieder hatten wir Hindernisse zu überwinden. Der Untergrund in Robotopolis war langsam gewachsen. Wiederholt waren Querverbindungen geschaffen worden, um Einheiten miteinander zu verbinden. An vielen Stellen waren wir gezwungen, uns durch Öffnungen zu pressen, durch die wir nur schwer durchpassten. Extrem mühsam auch Schächte, die wir auf allen vieren durchqueren mussten.

Wir hatten gerade einen Tunnel hinter uns gelassen, der uns dazu gezwungen hatte, uns kriechend fortzubewegen. Heilfroh draußen zu sein, stiegen wir am Ende mit lähmenden Schmerzen in Armen und Beinen aus. Ließen uns auf den Boden der Kaverne fallen, die vor uns lag. Sie wurde von einem undefinierbaren Summen erfüllt. Uns war klar, dass wir auf etwas Größeres gestoßen sein mussten. Wir wagten es nicht, den Raum auszuleuchten. Saßen erst mal in der Dunkelheit und lauschten den Geräuschen, die die Höhlung erfüllten.

Viel zu viel später beschlossen wir, herauszufinden, wo wir gelandet waren. Wir begannen schüchtern, um uns herum zu leuchten. Direkt vor uns ein riesiger Kasten. Lutz meinte, es müsse ein Transformator sein. Langsam wagten wir es, ihn zu umrunden.

Die Halle dahinter musste riesig sein. Der Strahl unserer Taschenlampe fiel auf weitere Transformatoren. Einige von ihnen standen in solchem Abstand, dass unsere Leuchten sie nur schwächlichst erreichten. Wir kamen nun in den Versorgungstrakt, der sich durch die gesamte Halle zu ziehen schien. Es riss uns ziemlich, als völlig unerwartet ein flacher Transportroboter vor uns auftauchte. Auch nur schemenhaft im schwachen Schein unserer Funzeln. Etwa 20 Meter vor uns bog das flache Teil, das wohl zur Aufnahme von Ladung ausgerückt war, hinter einem der Transformatoren ein.

„Ich denke, das ist die Umspannstation. War vor Jahren schon mal hier. Was liegt jetzt an?“, wollte Lutz wissen.

„Glaubst du, dass wir hier was Brauchbares finden können?“, fragte ich zurück.

„Davon gehe ich mal aus“, meinte Lutz. „Aber der große Vorteil ist, dass wir einen Punkt haben, von dem wir wissen, wo er in der Stadt liegt. Erleichtert die Orientierung.“

Ich stimmte zu. Wir taperten weiter den Versorgungskorridor hinunter. Auf der Suche nach etwas Brauchbarem. Wobei wir nicht so recht wussten, was das sein könnte.

Wir waren ein gutes Stück vorangekommen, als wir von einem Moment auf den anderen alles um uns herum detailgenau erkennen konnten. Plötzlich war die Kaverne hell erleuchtet. Wir schlagartig im Schockmodus. Waren wir aufgeflogen?

Ich brauchte länger als Lutz, um mich zu fangen. Der riss mich hinter einen der Transformatoren. Hätte mich fast umgehauen, ich konnte mich gerade noch auf den Beinen halten. Er zog mich hinter sich her und drückte mich auf den Boden. Langsam sickerte bei mir ein, wo die Reise hingehen sollte.

Der Transformator war auf vier Puffern gelagert. Zwischen denen tat sich ein Spalt auf, in den wir hineinpassten. Lutz presste mich förmlich hinein.

Diesmal hatten wir weniger Glück. Wir lagen nicht lange unter dem Teil, als wir durch den Spalt erkennen konnten, wie ein Transportroboter in den Gang vor uns einbog. Der blieb stehen und wir hörten Stimmen.

Während wir versuchten, uns hinter den Puffern möglichst unsichtbar zu machen, beschwerte sich eine der Stimmen, dass die Sicherung in T23 schon wieder getrennt habe. Sein Partner sah die Angelegenheit etwas lockerer.

„Weißt du, was ich manchmal denke? … Die Dinger gehen so oft durch. Warum nur?“

Seinem Kollegen fiel dazu nichts ein. Er äußerte sich nicht.

„Irgendetwas lässt die Dinger permanent durchschmoren. Ich glaube mal, ich kenne den Grund dafür.“

Wir hörten, wie Werkzeug aus einem Kasten genommen wurde. Der Kollege schwieg noch immer.

„Ist doch klar Mann. Die wollen uns auf Trab halten. Die haben einfach zu wenig für uns zu tun.“

„Mann, kümmere dich um deine Arbeit!“, ließ der andere jetzt mit Unterton verlauten. „Ideen hast du. So ein Käse! Man kann die Dinger einfach nicht höher absichern. Sonst brennen die durch.“

Froh, dass endlich mal was zurückkam, wollte der Zweifler zu einer Antwort ansetzen. Er kam aber nicht dazu.

„Ich habe genug von deinem Schmarrn. Wir haben zu tun. … Und unter uns: Was du da fantasierst, solltest du vielleicht nicht jedem erzählen.“

Für seinen Kumpel machte das offensichtlich Sinn. Die beiden tauschten nur noch Arbeitsanweisungen aus. Verschwörungstheorien bekamen wir keine mehr zu hören.

Das Wechseln der Sicherung zog sich. Gefühlt lagen wir

Stunden unter dem Transformator. Immer wieder hörten wir die beiden fluchen, dass das Teil völlig abgeraucht sei. Dann wieder Schlaggeräusche. Anscheinend mussten sie mit Gewalt Reste aus der Fassung rauskratzen. Als wir schon gar nicht mehr darauf zu hoffen wagten, hörten wir etwas, das sich wie Probelauf anhörte. Es klang so, als wäre der erfolgreich gewesen. Wenig später packten die beiden zusammen und stiegen auf den Transportroboter. Durch den Spalt sahen wir, wie er davon glitt. Ein paar Minuten später verlosch das Licht. Und wir lagen im Stockdunkel unter dem Trafo.

„Wir suchen jetzt noch nach was Krückenähnlichem und dann schauen wir, dass wir zu den anderen zurückkommen", ließ ich meinen Kameraden wissen. Der schaltete seine Taschenlampe ein und wir arbeiteten uns unter dem Trafo hervor.

Dann die Suche nach der Nadel im Heuhaufen. Die Halle riesig, überall Winkel und Ecken. Und wir schauten nach einer Krücke. Die es hier mit Sicherheit nicht gab. So hofften wir auf etwas, was wir zur Krücke machen konnten.

Leider hält KI penibelst Ordnung. Was wir im Schein unserer Taschenlampe ausmachten, waren sauber gewartete Transformatoren, Kabelkästen und vorschriftsmäßig verlegte Leitungen. Immer wieder unternahmen wir Versuche, in die abgelegensten Winkel zu leuchten, um dort vielleicht etwas Brauchbares zu finden. Einmal erblickten wir im Kegel unserer Lampe eine tote Maus. Sonst nichts. Wir mussten zurück und beschlossen, die Suche aufzugeben. Ziemlich frustrierend das Ganze, denn ein weitgehend demobilisierter Lee würde unsere Kommandoaktion bedeutend erschweren.

Wir waren fast am Tunnel, wo unser Rückweg beginnen sollte, angekommen, als Lutz mich auf ein Gitter in der Wand aufmerksam machte.

Die Tür aus Aluprofilen gefertigt. In den rechteckigen Querstreben steckten längs Alurohre.

„Wenn wir eines oder zwei von denen rausbekommen, dann können wir die zu einer Krücke zusammenflicken", schlug

Lutz vor.

Ich war skeptisch. Drückte ohne große Hoffnung die Klinke. Doch die Tür sprang problemlos auf. Sofort machten wir uns daran, sie aus den Angeln zu heben. Mit dem Mut der Verzweiflung begannen wir, an den Rohren zu rütteln. Und hatten Glück. Wer auch immer die Tür zusammengesetzt hatte, hatte nicht viel Mühe darauf verwendet. Eher ordentlich gepfuscht. Einige der Rohre saßen so locker, dass wir sie mit vereinten Kräften aus ihrer Halterung drehen konnten. Dadurch vermochten wir, sie ein Stück in den Querstreben zu verschieben, bis sie wieder klemmten. Dann musste der Gewehrkolben ran. Wir standen sicher noch eine Stunde im Dunkel der Maschinenhalle und klopften, hebelten, drehten und zogen an zwei Querstreben, bis wir sie endlich in der Hand hielten. Jetzt hatten wir was, womit wir irgendwie eine Krücke zusammenschustern konnten. Den Rest der Tür hängten wir wieder brav ein.

Die Tatsache, dass wir nicht mit leeren Händen von unserer Mission zurückkommen würden, erfüllte uns mit Zuversicht, obwohl uns die Taperei im Dunklen immer mehr auslaugte. Lutz leuchtete Richtung Einstieg. Jeder eines der wertvollen Rohre in den Händen ging es los.

Da traf es mich voll. Von hinten. Als würde plötzlich die Wand hinter mir einen Satz auf mich zu machen. Ein Schlag von Kopf bis Fuß. Ich knickte weg und verlor das Bewusstsein.

Als ich wieder zu mir kam, lag ich in völliger Finsternis. Schmerzen, nur Schmerzen. Am meisten tat mir mein Hinterkopf weh. Ich versuchte, die Ursache zu tasten. In meinen Haaren spürte ich die Reste von getrocknetem Blut. Eine Taschenlampe ging an. Jetzt bemerkte ich, dass Lutz neben mir hockte.

„Wie fühlst du dich?", fragte er tonlos.

„Scheiße. Was ist passiert?"

„Einer der Transportroboter hat dich in voller Fahrt erwischt. Ist noch alles dran?"

Ich hatte reichlich Mühe, mich aufzusetzen. Der Schwindel

ließ mich immer wieder zusammensinken. Lutz musste ganz schön zerren, bis ich endlich mit dem Rücken zur Wand saß. Alles, aber wirklich alles, tat mir weh. Ich hätte was antworten wollen, wusste bloß nicht was. Dass ich mich komplett im Eimer fühlte. Wir saßen noch ewig da. Schweigend.

Lee hockte vor seinem Notebook, als wir die anderen Stunden später wieder erreichten. Der Bildschirm leuchtete sein Gesicht im Dunkel des Kanals schemenhaft aus.

„Wie ist die Lage?“, fragte er mich, ohne vom Notebook aufzuschauen.

Mir ging es wieder etwas besser: „Das war eigentlich meine Frage für dich. Aber wenn du es wirklich wissen willst, KI hat mich eben niedergestreckt.“

Jetzt sah er mich an: „Du schaust ziemlich fertig aus. Was war los?“

Ich erzählte ihm, was vorgefallen war. Wissend, dass meine Befindlichkeit momentan völlig belanglos war. Dann fand ich zu unserer Mission zurück.

„Wir haben was gefunden, woraus wir hoffentlich eine Krücke zusammenstückeln können.“

„Gut.“

„Außerdem eine Halle voll mit Transformatoren. Muss was Größeres sein. Könnte uns möglicherweise nützlich sein.“

„Das muss die Umspannstation sein.“

Ich war überrascht: „Du bist also auch weitergekommen?“

Er gab mir eine kurzes „Ja“. Begann wie wild auf die Tastatur einzuhacken. Drehte das Display so, dass ich es auch einsehen konnte.

„Das muss der Kasten hier sein.“

Auf dem Bildschirm sah ich ein Gewirr aus weißen Linien und Formen. Lee deutete auf eines der Rechtecke.

„Ich würde mal schätzen, so ungefähr 50 breit und 200 lang.“

„Das könnte hinkommen.“

Er deutete auf ein Rechteck neben dem ersten. Dann ließ er die Katze aus dem Sack: „Das hier ist der erste Knotenpunkt. Hier müssen Dutzende von Servern rumstehen.“

Zur Abwechslung mal eine gute Nachricht. Ich mühte mir ein Lächeln ab. Dann schaffte ich die beiden Rohre ran. Lee hatte nicht die Zeit, sie eines Blickes zu würdigen. Er hackte zielgerichtet auf sein Notebook ein.

Erdmann und Fritz waren dagegen froh, mal wieder was zu tun zu haben. Nicht nur Wache haltend ins Dunkel starren. Sie erklärten den Bau der Krücke zu ihrer Aufgabe und machten sich sofort an die Arbeit. Ich sackte neben ihnen in mir zusammen, versuchte, meine geschundenen Extremitäten schmerzfrei zu stellen und versank ins Reich der Träume.

Unser Hacker benötigte noch zwei Tage, bis er soweit war, dass er meinte, alle Infos zusammenzuhaben, die wir brauchten. Der Rest von uns hämmerte an der Krücke, knotete abenteuerlich gedengelte Teile aneinander und wickelte kritische Stellen mit Draht zusammen. Wo es notwendig war, packten wir auch noch wertvolles Klebeband drauf. Kaum draufgewickelt, reute es mich meist, weil ich mir vorwarf, zu viel verwendet oder sogar verschwendet zu haben. Wenn uns das nicht beschäftigte, stierten wir ins Dunkel. Kauten auf Büchsenfleisch herum und spülten es mit lauem Wasser herunter.

Das taten wir auch, als Lee verkündete, dass er so weit sei und wir unser weiteres Vorgehen abstimmen könnten. Wir rückten in der Enge des Tunnels noch weiter auf, um genau das zu tun. Vorher überreichten wir Lee seine Krücke. Der musste sie natürlich gleich testen. Alle Blicke richteten sich auf ihn. Und er humpelte im Schein einer Leuchte los.

Es ging so. Das geschiente Bein mit der Krücke entlastend, konnte er einigermaßen gehen. Zumindest war er nicht mehr darauf angewiesen, dass Django ihn durch die Unterwelt schleppte. Als er wieder auf uns zu humpelte, erntete er Szenenapplaus.

„Danke, Kameraden, das Ding wird mir hervorragende Dienste leisten. Nun aber dazu, wie es weitergehen kann, soll, muss. Die gute Nachricht: Ich konnte drei Knotenpunkte mit Serverstandorten ausmachen. Hier können wir die

Kommunikationsinfrastruktur empfindlich schädigen. Ich hoffe, dass wir sie durch Sprengungen weitgehend lahmlegen werden. Dadurch plane ich, einen großen Teil von Robotopolis mehr oder weniger ausknipsen zu können. Das entstehende Chaos wird uns ermöglichen, einen oder mehrere Quantencomputer abzugreifen. Und zeitnah mit unserer Beute zu verschwinden."

„Und wo greifen wir die ab?", meldete sich Django zu Wort.

„Das ist der wunde Punkt", musste Lee ihm zugestehen. „Das konnte ich so genau noch nicht rausfinden. Es gibt drei Orte, an denen ich es mit vorstellen könnte."

„Und die wären?"

Lee griff sich sein Notebook und drückte mehrere Tasten gleichzeitig. Drei Rechtecke auf dem Schirm begannen gelb zu blinken.

„An diesen drei Stellen steht enorme Rechenkapazität. Ich denke, dort ist jede Menge zentraler KI versammelt. Und die werden sie benötigen, um die Entwicklung der Quantentechnik voranzutreiben. Die weitläufigen Rechenzentren sind aber recht unübersichtlich, sodass es nicht einfach sein wird, dort auf die Quantencomputer zu stoßen."

Lee tippte auf den Bildschirm. Jetzt blinkte nur noch ein Rechteck.

„Ich könnte mir vorstellen, dass wir ihn hier finden", sage Lee.

Ein zweites Rechteck leuchtete neben dem ersten pink auf.

„Das ist eine Anlage zur Destillation von Erdgas", erklärte uns unser asiatischer Hacker. Keiner von uns konnte mit der Information etwas anfangen.

„Die Qubits müssen auf extrem niedrige Temperaturen herabgekühlt werden. Dazu verwendete man, als ich noch Zugang zu Infos über Quantentechnologie bekam, flüssiges Helium. Das lässt sich, wenn ich mich nicht täusche, aus Erdgas destillieren."

Der Rest der Truppe gab vor, jetzt besser zu verstehen, worum es ging.

„Und du meinst, wenn wir dort suchen, dann stoßen wir unweigerlich auf Quantentechnologie?“, fragte Erdmann skeptisch.

„Ich weiß es nicht“, gestand Lee. „Aber es ist der einzige Ort, an dem es für mich Sinn macht, zu suchen.“

Erdmann hatte auch keine bessere Idee.

„Wie weit ist der Großrechner mit der Destille von der Transformatorhalle entfernt?“, wollte er aber wissen.

Lee drückte mehrere Tasten: „Luftlinie etwa einen Kilometer. Der Weg durch die Unterwelt ist logischerweise viel länger. Aber machbar.“

Kanäle, Schächte, Räume und Gänge vor uns auf dem Schirm, beratschlagten wir noch eine beträchtliche Weile, bis wir uns auf ein gemeinsames Vorgehen einigen konnten. Schließlich hatten wir dann doch einen Plan.

Lutz und Erdmann sollten die beiden Serverstandorte klarmachen, die nicht in der Nähe der Position lagen, wo wir das Entwicklungszentrum vermuteten. Django, Lee, Fritz und ich würden versuchen, den Quantencomputer in unseren Besitz zu bringen.

Einen Punkt konnten wir nicht klären. Wie wir die Sprengung der Knotenpunkte synchronisieren würden. Wir redeten uns mal wieder die Köpfe heiß. Klar war es durchaus möglich, einen genauen Zeitpunkt festzulegen. Doch wir würden Zeit verlieren. Was wenn die Synchronisierung schiefging?

„Leute, ich fürchte, wir werden da heute nicht weiterkommen“, unterbrach Erdmann unsere hitzige Diskussion. „Jetzt knacken wir erst mal eine Runde ab und stoßen dann über die Transformatorhalle Richtung Destille vor. Wenn wir dort sind, dann schaut alles vielleicht ganz anders aus. Und vorher gönnen wir uns noch ein Schlückchen.“

Drehte sich zu seinem Rucksack und zog zur allgemeinen Verblüffung eine nagelneue Flasche Schnaps hervor. Ein Argument, das uns überzeugte. Ohne weiteres Palaver war der

Schraubverschluss abgedreht und sie machte die Runde. Auch Lee nahm einen kräftigen Schluck. Keiner musste ihn bitten. Er legte einfach los.

~

Tongxiang erwies sich als verlorenes Kaff ohne jeglichen Charme. Die Nacht hatte sie eingeholt und sie fuhren durch verstopfte Straßen, auf denen Gestrandete sich daran machten, ihr Lager aufzuschlagen.

„Wo fahren wir denn genau hin?", fragte der Chauffeur schüchtern den Attaché.

„Frag nach der Villa des Ortsvorstehers", wies der ihn an. „Vor Jahren war ich mal hier. Der Mann machte einen recht fähigen Eindruck."

Die Residenz des Bürgermeisters zu finden, dauerte auch noch mal schier endlos. Als sie endlich davor zum Stehen kamen, mussten sie feststellen, dass das Anwesen kaum etwas mit einer Villa gemein hatte. Dem Häuschen hätten schon vor einiger Zeit etwas Farbe und ein paar neue Dachziegel gut getan.

Der Chauffeur stieg aus und klopfte an die Tür.

Nichts passierte. Er klopfte noch mal. Wieder keine Reaktion und er kehrte zum Wagen zurück. Der Attaché war alles andere als begeistert.

„Dann drohe ihnen damit, dass wir die Tür einschlagen", bellte er. „Der Kerl muss da sein! Da oben brennt doch Licht!"

Was den Chauffeur enorm unter Druck setzte. Einen Befehl direkt zu missachten, war für ihn ein Sakrileg, auf das er sich keinesfalls einlassen wollte. Doch die Konsequenzen, die das gewaltsame Öffnen der Haustür eines Ortsvorstehers nach sich ziehen würde, fürchtete er noch viel mehr. Schweißperlen traten ihm auf die Stirn. Er begann, wirr unverständliches Zeug zu plappern. Sein Französisch drohte ihn zu verlassen.

Auch der Attaché verlor jetzt die Nerven. Wutschnaubend entstieg er dem Auto und rannte zu Haustür. Er hielt sich nicht mit züchtigem Klopfen auf. Der massige Mann begann ohne Verzögerung wie ein Berserker gegen die Tür zu trommeln. Schrie, dass er der Vertreter Frankreichs sei. Dass sie ihn nicht hier vor der Tür stehen lassen könnten. Dass er sie notfalls eintreten werde. Nichts rührte sich.

Madame Leclerc entfuhr ein ängstliches „Mon dieu!“, als ihr Mann seinen Revolver zog. Bevor er abdrückte, brüllte er noch was von „Tür, aufschießen und komplett durchlöchern“. Was im Haus wegen mangelnder Französischkenntnisse mit Sicherheit nicht richtig verstanden wurde, aber aufgrund der Tonlage nicht missinterpretiert werden konnte. Dann drückte er ab. Entgegen seiner Ankündigung ging der Schuss erst mal in die Luft. Der Knall, den die großkalibrige Waffe von sich gab, war unüberhörbar. Danach erst mal Stille. Immer noch hielt der Attaché den Revolver theatralisch nach oben gerichtet. Rauch kräuselte sich aus der Mündung.

Endlich öffnete sich die Tür. Wenn auch nur einen Spalt breit. Monsieur Leclerc setzte sofort sein Anliegen ab, erkannte aber recht schnell, dass er mit Französisch hier nicht weiterkommen würde. Mit dem Revolver fuchtelnd, bedeutete er dem Fahrer, dass er ihn als Übersetzer benötige.

Aus dem Wagen sahen die Damen und Paul, wie sich an der Tür eine Diskussion entwickelte. Die dauerte. Monsieur Leclerc gestikulierte wild und redete auf den Fahrer ein, der übersetzte in den Spalt in der Tür. Dann wieder Pausen. Manches Mal wurde die Tür zugezogen, um sich wenig später erneut zu öffnen. Jedoch nur einige Zentimeter. Dann wieder Palaver durch den Schlitz.

Die Reisegruppe im Wagen war schon dabei, die Hoffnung zu verlieren, als sich der Fahrer abwandte, der Attaché ihnen aber bedeutete, aus dem Wagen zu steigen. Im Moment, in dem sie den Hauseingang erreichten, ging die Tür mit einem Schlag auf und ein Diener bedeutete ihnen, schnellstmöglich einzutreten. Hinter ihnen fiel sie sofort wieder ins Schloss und der Hausangestellte machte sich daran, sie zu verriegeln.

Durch einen kurzen Korridor gelangten sie in das Innere des

Hauses. Das stand im krassen Gegensatz zur schäbigen Fassade der Behausung. Obwohl nur spärlich möbliert, zeigten die Details wie Lampen, Vasen und Tischchen den Besuchern, dass man hier nicht bei armen Leuten zu Gast war. Familie Leclerc machte es sich auf einem geräumigen Diwan bequem, Paul ließ sich auf einem gut gepolsterten Stuhl daneben nieder. Der Chauffeur ging wieder nach draußen, um das Gepäck zu holen. Er würde eh im Wagen schlafen müssen, um den vor Diebstahl und Beschädigung zu schützen. Der Diener servierte den ermatteten Flüchtlingen eine Tasse warmen Tees. Vom Hausherrn oder seiner Familie keine Spur. Die Gruppe der Gestrandeten betrachtete die Drucke und Malereien an den Wänden. Sie stellten Szenen aus der Geschichte des Reiches der Mitte dar.

Der Ortsvorsteher hatte sich wohl schon dem süßen Schlummer ergeben gehabt. Und es war ihm nicht leichtgefallen, sich wieder davon loszureißen. Die Reisegruppe spekulierte schon, ob sie überhaupt jemand empfangen würde.

Als er endlich zu seinen Gästen stieß, wirkte er nicht sonderlich frisch. Im Nachhinein kam Paul der Gedanke, dass der Ortsvorsteher sich vielleicht schon ein Pfeifchen Opium zu Gemüte geführt hatte. Trotzdem begrüße er die Neuankömmlinge artig, tauschte mit Monsieur Leclerc die üblichen Höflichkeiten aus. Sein Französisch war durchaus passabel.

In Anbetracht der fortgeschrittenen Stunde kam er jedoch zügig auf den Punkt: „Herr Attaché, wie kann ich Ihnen helfen?“

Monsieur Leclerc begann vom Sturm der Japaner auf Shanghai zu berichten, schilderte die abenteuerliche Flucht und wie sie dem Angriff auf den Konvoi entkommen waren.

„Das werden die Männer von Zhang Zongchang gewesen sein. Seitdem ihr Anführer ermordet wurde, machen sie die Gegend unsicher“, unterbrach der Hausherr die Erzählung des Attachés. „Sie haben wirklich großes Glück gehabt. Wenn die Sie in die Finger bekommen hätten ...“

Er gönnte sich einen Schluck süßen Tees, bevor er weitersprach.

„Herr Attaché, ich kann Ihnen nur für diese Nacht Obdach gewähren. Morgen müssen Sie das Haus verlassen. Die Lage ist zu unsicher."

„Wie kommen wir am schnellsten nach Hangzhou? Von dort sollte es noch Schiffe geben, mit denen wir uns dem Zugriff der Japaner entziehen können."

Der Hausherr schien da nicht so optimistisch zu sein. Hütete sich aber, seine Zweifel zu äußern: „Sie wollen also nach Hangzhou? Mit dem Wagen werden Sie dort nie ankommen. Das Gefährt erregt viel zu viel Aufsehen. Die gesamte staatliche Ordnung ist zusammengebrochen. Überall sind marodierende Banden unterwegs. Nicht nur die Leute von Zhang Zongchang. Für die sind Sie fette Beute."

Monsieur Leclerc war nicht sonderlich begeistert: „Wie kommen wir sonst dorthin?"

„Ich fürchte, es bleibt Ihnen nur die Möglichkeit, es zu Fuß zu versuchen."

„Zu Fuß?", schnaubte der Attaché. „Sie machen wohl Witze? Jetzt ist nicht der richtige Zeitpunkt dafür."

„Bei allem Respekt Monsieur Leclerc. Mit dem Wagen sind Sie ein begehrtes und insbesondere ein leichtes Ziel. Und Sie haben ja erfahren müssen, wie schnell das gehen kann."

Sein Gegenüber setzte zu einer Erwiderung an. Nur leider hatte der Dorfvorsteher verdammt recht. Die Widerworte erstarben, bevor sie ein weiterer Sturm der Entrüstung der Kehle entlocken konnte.

„Seit mir der Diener Ihre Ankunft gemeldet hat, zermartere ich mir den Kopf, was das Beste für Sie ist", log der Dorfvorsteher gekonnt. In Wirklichkeit lag ihm nur daran, die zusätzliche Belastung so schnell wie möglich wieder loszuwerden. Und das mit maximalem Gewinn.

„Bis Hangzhou sind es etwa 100 Kilometer. Wenn Sie sich am Fluss durchschlagen. Die können Sie in fünf bis sechs Tagen schaffen. Dass der direkte Weg nicht passierbar ist, daran besteht kein Zweifel.

Die Japaner stoßen in Shanghai auf weit mehr Widerstand, als sie glaubten. Es sieht ganz danach aus, dass die Stadt noch eine Woche oder sogar länger durchhält. Das wird Ihnen die Zeit verschaffen, Hangzhou zu erreichen. Dort besteigen Sie das erstbeste Schiff, das Sie kriegen können und das Sie wohin bringt, wo die Horden unter der Fahne der aufgehenden Sonne noch nicht wüten."

Monsieur Leclerc hatte seine Sprache wiedergefunden: „Wie sollen wir denn als Europäer zu Fuß bis Hangzhou durchkommen? Auch ohne den Wagen wird sofort jeder sehen, dass wir Europäer sind. Wir sind und bleiben ein leichtes Ziel."

Jetzt lächelte der Chinese zum ersten Mal: „Auch daran habe ich gedacht, Monsieur. Wir werden Sie und ihre Familie so ausstatten, dass man Sie nicht wiedererkennt. Aus Ihnen werde ich den perfekten Chinesen machen. Eine Familie auf der Flucht vor den Japanern. Natürlich nicht so elegant, wie Sie es gewohnt sind. Dafür aber sehr authentisch."

Die Zweifel des Attachés waren keineswegs ausgeräumt. Er äußerte etwas wie, dass er sich das kaum vorstellen könne. Jetzt mischte sich Madame Leclerc ein.

„Ich denke, der Bürgermeister hat recht. Wir sollten so unauffällig wie möglich versuchen, Hangzhou zu erreichen. Wenn wir uns unter die Masse der Flüchtenden mischen, werden wir kaum auffallen. Wir setzen euch zwei Kegelhüte auf. Wenn ihr den Blick senkt, wird man euch nur auf kurze Distanz als Europäer erkennen."

„Haben Sie eine Sonnenbrille?", fragte der Dorfvorsteher unvermittelt.

„Natürlich", gab Monsieur Leclerc überrascht zurück.

„Dann setzen Sie sie auf. Mimen sie den Blinden. Das wird erklären, warum sich Madame um alles kümmern muss. Und Sie sich im Wesentlichen zurückhalten."

Der Attaché gab seinen Widerstand auf. Die große Verkleidungsaktion konnte beginnen. Eine Dienerin führte die Damen in einen angrenzenden Raum. Andere Bedienstete brachten alles an traditioneller chinesischer Kleidung, was sie finden konnten.

Die Verwandlung war sicher nicht hundertprozentig, jedoch weit besser als erwartet. Eine halbe Stunde später standen vier Menschen im Salon, die man, käme man ihnen nicht zu nahe, für eine chinesische Kleinfamilie hätte halten können. Von der Eleganz des diplomatischen Korps war nichts geblieben. Was Madame und ihre Tochter eben noch an reiner Seide am Leib gehabt hatten, war jetzt schlichtem, grauem Leinen gewichen. Nur die Jacken, die die beiden abgekriegt hatten, wurden vom weinroten Muster auf einem schwarzen Untergrund etwas aufgewertet. Aber sie hatten ihre beste Zeit schon lange hinter sich.

Paul wandelte jetzt auch grau in grau. Auf dem Kopf trug er den Kegelhut der lokalen Bevölkerung, der viel von seinen europäischen Zügen verdeckte. Zusätzlich hatte man ihm eine Perücke besorgt, die dem Betrachter dunkles, langes, schwarzes Haar suggerierte. Er fragte nicht, woher das Haarteil kam. Hoffte, dass sich keine Läuse darin verkrochen hatten.

Die beeindruckendste Verwandlung war an Monsieur Leclerc gelungen. Seine Kleidung nicht auffallend teuer, jedoch Klassen besser als die seiner Entourage. Unter einem halblangen Mantel mit weiten Ärmeln trug er ein fein gearbeitetes Hemd aus roter Seide. Während der Mantel nur durch wenige Applikationen aufgewertet wurde, waren in das Hemd feinste Stickereien in allen Farben eingearbeitet. Die Hose weit, aus schwarzem Tuch, machte ebenfalls keinen allzu billigen Eindruck, ließ aber trotzdem keine unendlichen Reichtümer vermuten. Etwas deplatziert wirkte der bäuerliche Kegelhut. Als Schutz gegen die stechende Sonne aber durchaus glaubhaft. Seine europäischen Stiefel hatte man ihm gelassen. Die unbestreitbare Zweckmäßigkeit würde keine unangenehmen Fragen aufwerfen. Madame, Liu und Paul dagegen trugen nur einfache Holzsandalen. Die blauen Augen des Attachés verbarg die Sonnenbrille. Er würde die Rolle des Blinden mimen und sich von seiner Frau führen lassen. Um seinen Auftritt noch glaubhafter zu machen, hatte man ihn mit einem Stock versehen, wie ihn die Blinden im Reich der Mitte zu benutzen pflegten. Der buschige Bart an der Oberlippe war verschwunden. Er war durch einen dünnen Strich ersetzt worden. Der Rest des Gesichts wirkte nur noch unrasiert. In ein paar Tagen würde ein grauer Bart alle europäischen Züge glaubhaft verschleiern. Nur den Mund durfte Monsieur Leclerc nicht aufmachen.

Auf einem Tablett brachte ein Diener vier Schüsseln mit Reis und Gemüse. Dankbar nahmen unsere vier Protagonisten das späte Mahl an. Das Essen mit Stäbchen fiel dem zum chinesischen Patriarchen mutierten französischen Diplomaten sichtlich schwer. Madame drücke ihm die Schüssel direkt unter das Kinn, sodass er sie fast auslecken konnte. Der Hunger ließ ihn bis zum letzten Reiskorn durchhalten.

Nach dem Essen mahnte der Ortsvorsteher an, dass es jetzt unbedingt Zeit sei, Schlaf für den morgigen Tag zu tanken.

„Monsieur, Sie haben völlig recht. Ich möchte aber noch mal die Gelegenheit nutzen, Ihnen für Ihre so wertvolle Unterstützung zu danken. Vielen, vielen herzlichen Dank. Ohne Sie wären wir niemals aus diesem Schlamassel herausgekommen“, unterstrich der französische Diplomat feierlich. „Trotzdem müssen wir noch darüber reden, was mit dem Wagen geschehen soll.“

Ein unangenehmes Schweigen machte sich breit.

„Was schlagen Sie vor?“, fragte der Ortsvorsteher. Wohl wissend, wie wenig Optionen seinem Gegenüber verblieben.

„Ich würde Ihnen den Wagen gerne verkaufen.“

Wieder Stille.

„Gut, ich gebe Ihnen 500 Silberdollar. Mehr kann ich Ihnen nicht anbieten.“

Obwohl der Wagen mehr als das Dreißigfache wert war, stimmte Monsieur Leclerc zu. Der Bürgermeister versprach, die Summe bis morgen beizubringen. In der Früh würden sie auch den entsprechenden Vertrag unterschreiben.

Paul lag noch lange schlaflos auf der Reismatte, die ihm als

Ruhestätte zugewiesen worden war. Obwohl die Müdigkeit ihm in allen Knochen steckte. Auf welches Wagnis sie sich da eingelassen hatten. Sich hatten einlassen müssen.

Am nächsten Morgen verließen die Flüchtlinge in aller Früh das Haus. Jeder trug auf dem Rücken ein Bündel mit ein paar Vorräten und sonstigen unverzichtbaren Utensilien. Das Bündel des Attachés wog wegen der 500 Silberdollar schwerer. Der Beschreibung des Ortsvorstehers folgend, wählten sie die Landstraße nach Haining, um von dort bis zum Quiantang-Fluss vorzustoßen.

Monsieur Leclerc hatte probiert, den Fahrer, der die Nacht im Auto verbracht hatte, zu entlassen, indem er ihm 20 Silberdollar zu geben versuchte. Ein Angebot, das der aber keinesfalls annehmen wollte. Er warf sich vor seinem Chef auf den Boden, umklammerte dessen Unterschenkel und begann ihn unter Tränen anzuflehen, ihn nicht hier zurückzulassen. Nach einer Weile gab der Attaché überrascht und auch beschämt dem Drängen nach. Obwohl er so gar nicht verstand, was den Chauffeur noch bei ihnen hielt.

~

Plötzlich verstummte Lee. Auch wir anderen hatten es gehört. Irgendwo hatte sich was deutlich vernehmbar bewegt. Wie ein Raunen, das sich durch den Kanal zog. Reflexartig griffen wir zu unseren Gewehren. Für Lee hatten wir keines mehr. Er kriegte meine Pistole.

Kapitel 12: Mann gegen Kanalratte

Wir rochen den Angriff, bevor er begann. Eine widerlich faule Böe schlug uns entgegen, noch bevor wir so richtig realisierten, was da auf uns zukam.

Dann die erste Angriffswelle. Völlig unerwartet deren Heftigkeit. Im Gang vor uns rumorte es jetzt unüberhörbar. Lutz leuchtete in Richtung das Stampfens, Grunzens und Quiekens. Gleich einer Horde Wildschweine, die sich daranmacht, einen zu überrennen.

Was wir im diffusen Licht von Lutz' Taschenlampe erkennen konnten, war aber wesentlich furchteinflößender. Eine Meute von Kanalmenschen machte sich daran, uns zu überrollen. Bewaffnet mit Keulen und speerähnlichen Stangen. Die ganze Breite des Kabelschachts ausfüllend.

Die Meute, die da auf uns zu rannte, hätte in jeder Geisterbahn ihren Platz gefunden. Zottlige Gestalten, von Dreck und Unrat verklebt, behängt mit Fetzen aus Stoff und Plastik. Manche trugen auch undefinierbare Teile aus Fellresten um den Körper gewickelt. Einmal vom Lichtstrahl erfasst, verwandelte sich das eben noch kaum vernehmbare Grunzen und Quieken in ein ohrenbetäubendes Gebrüll. Der Gestank drohte einem jetzt die Schleimhäute durchzuätzen.

Lutz begann sofort zu feuern, Erdmann schloss sich ihm an. Die erste Reihe der Kreaturen der Unterwelt fiel, doch die nachrückenden ließen sich davon nicht aufhalten. Von besinnungsloser Raserei erfasst, stürmten sie weiter auf uns zu. Erste Speere flogen in unsere Richtung. Kein gutes Gefühl, die Holzprügel taten recht weh, wenn sie einen trafen. Doch glücklicherweise waren die Teile so stümperhaft gefertigt, so stumpf, dass sie, selbst wenn sie einen nicht verfehlten, nur zu blauen Flecken führten. Erdmann und Lutz streckten auch die zweite und dritte Reihe nieder. Fritz mähte die Angreifer um, die uns besonders nahekamen.

Hinter mir feuerte Lee unvermittelt aus meiner Pistole: „Die kommen auch von da."

Django und ich orientierten uns um. Auch von der anderen Seite rollte jetzt eine Welle Kanalmenschen auf uns zu. Während die Kameraden die vierte und fünfte Reihe der Angreifer fertigmachten, begannen wir zusätzlich zu ballern. Bei uns dasselbe Bild. Die vorderen Reihen fielen, doch die dahinter rückten unverdrossen nach. Wie besessen. Gleich dem Zustand totalen Rausches, nach dem Verlust jeglichen Überlebensinstinkts, drängten Kanalmenschen ohne Unterlass auf uns ein.

Reihe um Reihe fiel. Doch nur, um immer wieder von neuen, bizarren Kreaturen der Unterwelt ersetzt zu werden. Bei jedem Magazinwechsel kam die Meute näher. Auch viele der schon Angeschossenen rückten in der Euphorie des Adrenalins weiter vor. Der Abstand zwischen den Angreifern und uns schmolz beängstigend.

„Wir müssen in den Schacht zurück", brüllte Django. „Die hören ja nie auf!"

„Lee, du zuerst. Du bist unser wichtigster Mann", befahl Erdmann. Der Asiate erhob sich, humpelte zum Einstieg in den rechteckigen Schacht, warf einen Rucksack und seiner Krücke hinein. Robbte hinterher und verschwand.

„Wer geht als Nächster?", kreischte ich.

„Du", schrie Erdmann. „Fritz: Seitenwechsel."

Während der kehrtmachte und in regelmäßigen Abständen zu feuern begann, band ich mir zwei Rucksäcke ans Bein. Vor dem Kanal schob ich zuerst meinen Schießprügel in die Öffnung. Dann kroch ich selbst hinein, hoffend, die Rucksäcke nachziehen zu können. Was natürlich nur bedingt ging. Nach zwei, drei Metern hing das Seil an meinem Bein fest.

„Ich komm nicht weiter", brüllte ich mehrere Male in das Geballer hinter mir. Endlich kriegte das einer von den Kameraden mit und fädelte den Rucksack, der hing, in den Kanal ein. Ich begann zu robben. Das hieß, die Ausrüstung immer wieder mit enormem Kraftaufwand nachziehen zu müssen. Sehen tat ich nichts. Es gab nur ein Motto: Weiter, koste es, was es wolle.

Vor mir quälte sich Lee mit seinem kaputten Haxen. Keine Ahnung, wer hinter mir war. Später kriegte ich mit, dass Django der letzte Mann war, der die Stellung hielt. Zweifellos der Richtige dafür. Nachdem er in die Röhre geschlüpft war, nur noch vereinzelt Schüsse.

Permanent musste ich pausieren, um zu Kräften zu kommen. Aber nach kurzer Zeit trieb ich mich dazu an, weiterzumachen. Was aber auch nichts brachte, denn schon nach wenigen Metern war ich abermals am Ende. Es dauerte verdammt lange, bis ich durch war.

Lee lag völlig fertig im Schacht, als ich rauskroch. Nur mit größter Willensanstrengung gelang es mir, auch noch die Ausrüstung aus dem Rechteckkanal zu bergen. Gänzlich ausgepumpt lag ich da. Im Licht meiner Leuchte schälte sich auch der Rest Kameraden aus der Öffnung.

Django als Letzter. Um den Kanalmenschen den Garaus zu machen, war er mit den Füßen zuerst eingefahren. Was ihm die Möglichkeit gab, auf dem Rückzug nachrückenden Verfolgern eins überzubraten. Wie er das hingekriegt hatte, wird mir auch für immer ein Rätsel bleiben.

„Das kann doch nicht sein! Die scheiß Zombies sind komplett wahnsinnig. Du knallst einen ab, sodass er in der Röhre liegen bleibt. Die anderen ziehen ihn raus, was ja noch Sinn macht. Aber dann: Dann klettert der Nächste in die Röhre. Und das gleiche Spiel beginnt von vorne. Ich versteh's nicht, versteh's einfach nicht. Ist doch komplett widersinnig."

„Wie in einem schlechten Film", meinte Fritz tonlos. „Man hätte nie geglaubt, dass einem so was wirklich mal passieren würde. Alles so surreal."

Django hing noch weiter an der Öffnung, um sicherzustellen, dass uns keine Kanalmenschen nachfolgten. Was sie aber nicht taten. Der Rest nutzte die Gelegenheit neue Kraft zu tanken.

„Wohin jetzt?", fragte Erdmann Lutz.

Der wusste keine Antwort. Schweigen.

Unvermittelt wieder der morbide Fäulnisgeruch in meiner Nase. Das konnte nur eines bedeuten. Auch den anderen zog es die Nasenflügel auf.

„Hier riecht was faul!“

Unsere Taschenlampen gingen fast zeitgleich an.

Sie sammelten sich etwa 100 Meter von uns entfernt. Ihre Augen funkelten im Licht unserer Leuchten. Nur eine kleine Gruppe von Kanalmenschen. Nicht die unerschöpfliche Masse, mit der wir eben noch konfrontiert waren.

„Scheiße, die sind noch an uns dran“, fluchte Fritz.

„Ja, die müssen wir unbedingt loswerden“, konstatierte Erdmann. „Gebt mir Licht, ich werde sie umnieten!“

Er stürzte auf die Gruppe zu und begann zu schießen. Fritz und ich hinterher, mit unseren Lampen immer neue Ziele markierend. Erdmann servierte sie der Reihe nach ab. Der Großteil des Pulks konnte sich aber verdünnisieren. Als wir die Stelle erreichten, vor der aus uns Kanalmenschen beobachtet hatten, zählten wir sieben Kadaver. Vom Rest keine Spur.

„Wir sollten verschwinden“, sage ich, als wir wieder bei Lee und Lutz ankamen. „Die kommen wieder.“

Alle stimmten mir zu, doch keiner brachte so richtig die Kraft auf, weiterzumarschieren. Erdmann gab Panzerschokolade aus. Lee fuhr sein Notebook hoch. Lutz versuchte, sich in dem Gewirr der Linien zu orientieren. Wir, der Rest, lauschten in die Dunkelheit.

Dann kamen sie wieder. Diesmal mit Verstärkung. Im Dämmerlicht, erzeugt von ihren Fackeln und unseren Lampen konnten wir erkennen, wie sie sich an den Kadavern zu schaffen machten. Stimmengewirr, Grunzen, Streiten.

„Wir müssen hier weg“, mahnte uns Erdmann. „Lutz?“

Der ließ Lee das Notebook zusammenklappen: „Die ungefähre Richtung kenne ich. Los geht‘s!“

Lutz übernahm die Führung. Hinter ihm stelzte Lee. Er gab auch das Tempo vor. Wie wir es schon in Bator praktiziert hatten, sicherte uns immer einer nach hinten ab. Der Mittelmann gab ihm das „Go“, wenn er sich in Schussposition befand. Dann rückte der Hintermann auf.

Die Horde der Kanalmenschen folgte uns in respektvollem

Abstand. Aus unerfindlichen Gründen hatten sie ihre Kamikazestrategie aufgegeben. Ab und zu ein Warnschuss hielt sie auf Distanz.

Kanäle, Tunnel, Gänge, Absätze, Treppen. Rauf, runter, links, rechts. Die Meute immer hinter uns. Wir hatten keine Chance, sie abzuschütteln. Irgendwann stoppte Lutz und drehte sich nach uns um.

„Wir müssen das Pack loswerden“, sagte er. „So kann das nicht weitergehen. Wir können uns nicht ewig von ihnen treiben lassen.“

„Du hast vollkommen recht“, stimmte ihm Django zu. „Wenn die kapieren, dass wir zur Destille wollen, dann werden wir die nie mehr los. Dann haben wir überhaupt keine Ruhe mehr.“

„Aber es sind einfach zu viele“, sagte Erdmann. „Es ist unwahrscheinlich, dass wir sie ohne eigene Verluste niedermetzeln können. Außerdem vergeuden wir wertvolle Munition. Es muss irgendwie anders gehen.“

„Sprengen?“, fiel mir als einziges ein.

Wir einigten uns darauf, dass wir an der nächstbesten Stelle eine Sprengladung anbringen würden. So, dass sie uns nicht mehr zu folgen vermochten.

Bis wir die ausgemacht hatten, taperten wir noch hinter Lutz her. Die Unterwelt unter der Metropole endlos. Immer wieder deutete er in die Richtung, in die er die Destille vermutete. Doch die Gelegenheit wollte sich einfach nicht bieten.

Wir beratschlagten schon, eine Sprengladung anzubringen und so zu zünden, dass sie ein Massaker unter unseren Verfolgern anrichten würde. Doch befürchteten wir, dass wir sie dadurch höchstens dezimieren, aber nicht abschütteln könnten.

Schließlich fanden wir einen Übergang über einen Abwasserkanal. Der lag mehrere Meter tiefer, sodass wir hoffen konnten, dass es unseren Verfolgern nicht gelingen würde, uns zu folgen, wenn wir das Teil aus seiner Verankerung sprengten.

Nach kurzer Diskussion über die optimale Position des Semtexpakets, begann Fritz, es auf den Flanschen, die den Übergang trugen, zu befestigen. Django und ich hielten derweil die Horde auf Abstand. Der Zeitzünder ließ es gerade noch zu, dass wir aufschließen konnten, bevor die Pakete detonierten. Die Explosion markerschütternd. Dort, wo wir Deckung gesucht hatten, bekamen wir noch gut was von der Druckwelle mit. Dummerweise war die Wahrscheinlichkeit, dass KI den Wumms nicht mitbekommen hatte, nicht allzu groß.

Fritz und ich machten uns daran, das Ergebnis unserer Aktion zu begutachten. Wir waren zu sparsam mit dem Sprengstoff umgegangen. Auf der einen Seite hatte die Ladung den Flansch sauber von dem Balken getrennt, den er halten sollte. Der Übergang hatte sich um einige Grad geneigt. Doch auf der gegenüberliegenden Seite war die Schweißnaht nicht komplett gerissen. Der zweite Balken des Übergangs überspannte weiterhin den Kanal. Mit ein bisschen Klettern wären unsere Verfolger noch rübergekommen. Die glotzten doof aus einiger Entfernung. Dafür fingen einige von ihnen sich eine Kugel ein. Eindeutig eine Überreaktion. Wertvolle Munition vergeudet.

Also noch mal sprengen. Fritz brachte eine neue Ladung an. Den Zünder rein und ab in Deckung. Die Detonation ließ die Unterwelt der Metropole der Maschinen erneut erzittern. Dann hörten wir, wie der Übergang krachend in den Abflusskanal stürzte. Jetzt hatten wir unseren Anhang abgehängt. Hofften wir.

Erst mal die Möglichkeit zum Innehalten. Die direkte Bedrohung waren wir los. Lee lag, gegen die Tunnelwand gelehnt vollends ausgepumpt am Boden. Trotzdem zog er sich das Notebook ran und öffnete seinen Plan. Lutz stieß zu ihm. Die beiden starrten gebannt auf den Schirm.

„Da, das muss der Abflusskanal sein“, brachte Lee endlich hervor. „Und das der Übergang, den wir in die Luft gejagt haben.“

Unser Lotse durch das Gewirr der Unterwelt fuhr die Linien

auf dem Display nach.

„Wenn wir die Abzweigung finden, sollten wir hier in diesen Tunnel einsteigen können. Über den sollten wir verdammt nah an die Destille herankommen."

Lee zeigte auf ein weißes Rechteck auf dem Schirm: „Da kommen wir dann hin. Keine Ahnung, warum der Raum so groß ist. Aber dahinter muss die Destille liegen. Sieht aber nicht so aus, als ob es da eine Tür gibt."

„Dann müssen wir schauen, wie wir da reinkommen", meinte Lutz trocken.

Erdmann stimmte ihm zu. Und gab noch ein paar Rippen Panzerschokolade aus. Die lutschten wir, zogen den armen Lee hoch und machten uns auf den Weg.

Nach etwa 20 Minuten hatten wir die Abzweigung gefunden. Eine gelbe Stahltür im nackten Beton. Nur eine Möglichkeit, sie zu öffnen: Semtex. Fritz pappte den Sprengstoff um Schloss und Klinke. Dann noch den Zünder rein.

Wir hatten uns schon in sichere Entfernung begeben. Der Afrikaner zündete und rannte zu uns in Deckung. Wieder der übliche Knall. Wieder die Gefahr, dass KI was von unserer Aktion mitkriegte. Die Explosion drückte Klinke und Schloss aus der Verankerung. Jetzt klaffte dort ein ordentliches Loch.

Wir traten die Tür auf und fädelten uns in den Gang. Wieder Beton grau in grau, soweit wir das im Licht der Taschenlampen erkennen konnten. Lutz übernahm erneut die Führung.

Nachdem wir einige Zeit getapert waren, verschwanden die grauen Wände um uns. Der Hall unserer Schritte verriet uns, dass wir eine größere Höhlung betreten hatten.

Die leuchteten wir mit unseren Lämpchen aus. Mehrere Gänge liefen auf den großen Raum zu. Seine gesamte Größe hatten wir noch nicht erfasst, rafften aber, dass es sich hier um mehr als nur das Ende eines Zuganges handelte. Zu unserer Rechten eine Öffnung, die einige Meter hoch und breit war. In ihr verlief ein Gleisanschluss. Sicherlich nur eine Schmalspurbahn, aber hier wurde angeliefert. Was für uns aber reichlich uninteressant war. Wichtiger das große gelbe Tor vor uns. Dahinter musste was Wichtiges liegen. Wir näherten uns dem Teil vorsichtig.

Mit meiner Taschenlampe scannte ich das Tor ab. Die Größe schätzungsweise vier auf ein paar Meter nach oben. Zwei massive Stahltüren, die sicherlich nur pneumatisch oder durch Elektromotoren bewegt wurden. Keine Möglichkeit, das Teil aufzukriegen. Mit unserem gesamten restlichen Sprengstoff hätten wir vielleicht ein Loch in die Stahlplatten jagen können. Und dann?

Brauchten wir aber nicht. Bei der Suche nach einem Ansatzpunkt rückte ein weiterer Eingang ein paar Meter neben dem Tor in unser Blickfeld. Eine einfache Stahltür, wie wir sie eben schon bezwungen hatten.

„Die können wir auch durchballern!“, meinte Fritz und machte sich daran, Sprengstoff auszupacken.

„Haben wir irgendeine Idee, was uns dahinter erwartet?“, gab Erdmann zu bedenken.

Natürlich nicht. Doch keiner wagte, die Tatsache auszusprechen.

„Wir müssen da durch“, bemerkte Django emotionslos. „Egal was dahinter auf uns wartet.“

Erdmann schaute mich an. Ich nickte.

„Dann sprengen wir.“

Fritz brachte den Sprengstoff in unmittelbarer Nähe des Schlosses an. Er war gerade dabei, den Zünder vorzubereiten, als Lee sich in Position humpelte. Und die Klinke runterdrückte. Die Tür sprang lautlos auf. Wir warfen uns entnervte und doch erleichterte Blicke zu.

Drinnen Dunkelheit, die Geräuschkulisse, wie man sie in einer Werkshalle erwarten würde. Klicken, Pfeifen und auch mal ein Quietschen. Zu unserer großen Überraschung vernahmen wir noch Laute, die wir hier am wenigstens erwartet hatten. Wir wurden akustische Zeugen eines wilden Geschlechtsaktes. Das lustvolle Stöhnen einer Frau wurde von dem dumpfen Grunzen ihres Beischläfers begleitet.

Die Taschenlampen auf einen Schlag ausgeklickt. Django

und ich schlüpften durch die Tür ins undurchdringliche Dunkel. Der Geschlechtsakt dauerte mit unverminderter Heftigkeit an. Den Bekundungen praktizierter Geilheit folgend schlichen wir zum Ort des Geschehens. Hatte was von Porno. Solange man die Darsteller nicht zu Gesicht bekam. Als wir keinen Zweifel mehr daran hatten, dass wir direkt neben dem Koitus standen, schaltete Django seine Taschenlampe ein.

Vor uns zwei Wesen der Unterwelt. Eines der beiden lag bäuchlings auf dem Boden der Halle. Die Fetzen, die ihr als Bekleidung dienten, im Bereich des Unterleibs so verschoben, dass dem Beischläfer das Eindringen möglich war. Der saß auf ihr und ruckelte auf dem Objekt seiner Begierde umher. Sein Behang, gestückelt aus Lumpen, Fetzen und Fellen, ermöglichte ihm, offensichtlich problemlos sein Geschlechtsteil freizulegen.

In seiner Bewegung verharrend, blickte er im ersten Moment ungläubig in den Strahl der Lampe. Doch die Phase der Besinnung unerwartet kurz. Schon versuchte er, sich unserem Elitekämpfer entgegenzuwerfen. Ein Fehler, denn Djangos Gewehrkolben knockte ihn so dermaßen aus, dass er ohne einen Laut, sich zusammensackte.

Die Frau fing an zu kreischen und machte sich daran, uns zu attackieren. Django landete mit dem Stiefel einen Treffer in ihrer Magengrube. Der Tritt warf sie wieder auf den Boden. Dort blieb sie liegen und rang verzweifelt nach Luft. Ich setzte ihr den Lauf meiner Knarre an die Schläfe. So in Schach gehalten, ergab sie sich ihrem Schicksal und blieb wimmernd am Boden liegen. Wir fesselten die beiden mit Kabelbindern. Unangenehm, denn der Gestank, der von ihnen ausging, war wieder mal unerträglich. Dort, wo die Fetzen Kleidung sie nicht verdeckten, schuppige, verkrustete Stücke Haut. Animalisch. Die Frau völlig enthaart. Ein Anblick, der uns einiges abforderte. Ihr Gebiss nur bruchstückhaft vorhanden.

Die Kameraden waren jetzt nachgefolgt und begannen die Örtlichkeit auszukundschaften. Sie fanden Gerätschaften wie Filter, Kompressoren, Wärmetauscher und Kessel vor, wie sie zur Verflüssigung von Luft notwendig sind. Wir waren also angekommen. Fraglich nur, ob uns das zum Quantencomputer führen würde.

Das völlig Neue an der Situation, dass wir jetzt zwei Gefangene hatten. Eine Guerilla kann sich so was nicht leisten. Sie lagen weitgehend demobilisiert am Boden der Kaverne und gafften uns hasserfüllt an.

„Könnt ihr uns verstehen?“, sprach sie Erdmann an.

Keine Reaktion. Eine Antwort, die Django nicht zuließ. Er trat dem Mann mit dem Stiefel in die Rippen. Der stöhnte und wand sich vor Schmerz. Eine vernünftige Auskunft konnte er ihm trotzdem nicht entlocken. Er hielt ihm das Gewehr an die Schläfe. Der Mann fror ein. Im Licht unserer Lampen fixierten uns seine Pupillen starr.

„Also, was ist jetzt?“, brüllte Django.

Der Mann rührte sich nicht. Schwieg weiter.

„Willst du nicht mit uns reden oder kannst du nicht?“, schrie Django. Der Lauf des Gewehres lag nun zwischen seinen Augen. Der Moment vor dem Schuss dehnte sich beachtlich. Dann drückte unser Elitekämpfer ab.

Der Knall, der von den Wänden der Kaverne zurückgeworfen wurde, ließ uns zusammenzucken. Obwohl wir ihn erwartet hatten. Instantan wich jede Spannung aus dem Körper. Zwischen den Augen des Kanalmenschen poppte ein Loch auf. Blut spritzte. Die Frau verfolgte das Schauspiel ohne jede Regung.

Während wir noch so dastanden, begann sie zu sprechen. Ihr Wortschatz sehr limitiert. Wir konnten zumindest verstehen, dass sie wissen wollte, worum es uns ging.

Wie fragt man eine Wilde nach einem Forschungszentrum, in dem Quantenforschung betrieben wird? Während Django ihr den blutigen Lauf an die Schläfe hielt, löcherten wir die gequälte Kreatur mit Fragen. Wir quetschten das Geschöpf Stunden aus.

Alles nur scheibchenweise. Wir bekamen aus ihr heraus, dass es in der Nähe einen Bereich gab, der im Gegensatz zu all den anderen Einrichtungen stark bewacht wurde. Von dem, was dort vorging, hatte sie natürlich keine Ahnung. Lee holte sein Notebook heraus. Frage für Frage versuchten wir, die Angaben mit dem Plan des Untergrunds abzugleichen. Bis wir schließlich einen Weg ausgemacht hatten. Den wir nehmen wollten, um herauszufinden, was im abgeschotteten Bereich vorging.

Unsere Gefangene lag immer noch am Boden. Ihre Scham nur notdürftig von einem Tierfell verdeckt. Ergeben in ihr Schicksal, komplett abgestumpft, wartete sie darauf, dasselbe wie ihr Partner zu erleiden. Django schaute in die Runde. Ohne Zweifel hielt er sie für absolut entbehrlich.

Erdmann war anderer Meinung: „Du knallst sie jetzt nicht ab. Wir haben ordentlich was aus ihr herausgebracht. Doch vielleicht brauchen wir sie noch. Und denk daran: Wir sind eine Befreiungsarmee."

Bevor wir noch tiefer in die Unterwelt eindrangen, warfen wir ein paar Dosen ein. Auch als Django sein Gewehr nicht mehr auf sie richtete, verharrte die Frau in der Position, in die er sie gezwungen hatte. Als Erdmann genug hatte, hielt er ihr die Dose mit den Resten Büchsenfleisch hin. Sie brauchte einen Moment, um zu kapieren, dass sie auch was abkriegen sollte. Knurrte die ausgestreckte Hand mit den Resten Büchsenfleisch Böses erwartend an, um dann blitzartig zuzugreifen. Mit den Fingern schob sie sich die fettige Masse gierig in den Mund.

Jetzt kam Leben in die Kreatur der Unterwelt. Immer den Blick auf uns gerichtet, unsere Reaktion genau abschätzend, robbte sie auf allen vieren zum Kadaver ihres getöteten Gefährten. Hand- und Fußfesseln zwangen sie dazu. Tastete die Fetzen, die an ihm hingen, ab, bis sie einen Beutel fand. Wir staunten nicht schlecht, als sie aus ihm mehrere Rippen Panzerschokolade zog. Eine davon warf sie ein.

Wir dagegen brauchten erst mal keinen weiteren Hit. Fühlten uns noch gepusht genug, um weitermarschieren zu können. Kraft zogen wir auch aus der Hoffnung, doch an den Quantencomputer herankommen zu können.

Lutz übernahm wieder die Führung. Seine Aufgabe war es, uns an den Komplex heranzubringen, ohne dass KI davon etwas mitkriegte. Hinter ihm lief, wie ein Hund die Frau ohne Haare. Ab und zu versuchte er, aus ihr Infos herauszubekommen, wie wir am besten weiterkämen. Manchmal wusste sie was, oft war nicht zu verstehen, was sie uns sagen wollte. Hinter ihr der Rest der Truppe.

Auf Kanal folgte Tunnel und auf Tunnel Kanal. Oft musste ich Lee helfen, der vor mir auf seiner Krücke rumstakste, Hindernisse zu überwinden. Ab und an bogen wir ab. Ich hatte jegliche Orientierung verloren. Vor mir tanzte der Kegel von Lutz' Taschenlampe auf und ab. Zusätzliche Beleuchtung gab es nur, wenn wir irgendwo drunter durch oder drüber mussten.

Neben der Orientierung hatte ich auch jegliches Zeitgefühl verloren. Taperte durch das Zwielicht, in das unsere Lämpchen die Unterwelt tauchten.

Wir liefen an einem Abwasserkanal entlang, der nur wenig Unrat schwemmte. Dann hieß es auf einmal „Stopp". Lutz leuchtete auf einen Zufluss, der mit einem außergewöhnlich stabilen Gitter gesichert war: „Da sollte es sein. Das Forschungszentrum."

Django zog sich zwei Plastiktüten über die Stiefel und machte sich daran, durch das seichte Abwasser zum Zufluss zu waten. Da erwachte unsere Begleiterin schlagartig aus ihrer Lethargie. Sie packte Lutz, wo sie ihn zu fassen bekam. Sonderte eine Tirade ab, die wir noch bruchstückhafter verstanden als sonst schon. Die Botschaft jedoch deutlich: Wir sollten uns da fernhalten. Wenn wir da reingingen, dann würden die Konsequenzen tödlich sein. Django leuchtete mit seiner Taschenlampe in den Schacht. Unsere Begleiterin quasselte weiter weitgehend Unverständliches. Doch ihre Message kam an.

Zurück im Trocknen meinte Django bloß: „Nichts zu erkennen. Das Teil müssen wir raussprengen, um reinzukommen."

„Das machen wir aber erst, wenn wir die Kommunikation

lahmgelegt haben“, erklärte Erdmann uns in einem Ton, der keinen Widerspruch zuließ. „Sonst haben die uns gleich gespottet.“

Lutz setzte unseren Weg entlang des Kanals fort. Unser Ziel war jetzt der Kabel- und Serverknoten. Dem Rest von uns blieb nichts anderes übrig, als ihm, weitgehend blind, zu folgen.

Nachdem wir etwa ein Stunde weiter durch die Unterwelt geturnt waren, standen wir vor einer der gelben Türen, die es hier zu Hunderten gab. Lutz drehte sich zu der Frau ohne Haare, um rauszukriegen, was sich hinter der Tür verbergen könnte. Die quasselte nur Unverständliches.

„Die weiß auch nichts“, konstatierte er enttäuscht. „Was aber auch egal ist. Wir müssen eh da durch.“

Fritz machte sich wieder daran, eine Sprengladung anzubringen. Diesmal hatte er erst mal die Klinke gedrückt. Leider ohne Erfolg. Er presste gerade den Zünder in die Würste aus oranger Semtexknetmasse, als unsere Begleiterin noch mal anfing, ohne Punkt und Komma auf uns einzubrabbeln. Wir verstanden nur Bahnhof, was bestimmt nicht am Fehlen einer korrekten Interpunktion lag.

Aus dem Gefasel der Frau konnten wir nach intensivem Nachfragen verstehen, dass irgendetwas Größeres in der Nähe sein musste. Etwas, was KI einiges bedeutete. Was es war, konnten wir aus der Frau ohne Haare nicht herausbekommen. Aber, dass es sich ebenfalls um einen stark gesicherten Bereich handelte.

Immer wieder warfen wir der Kanalfrau Begriffe an den Kopf, hoffend, dass etwas zurückkäme. Die Ausbeute mager, da meist unverständlich. Nur eines war klar: Es musste sich um was Wichtiges handeln. Und: Wenn wir hier sprengten, dann würde das nicht unbemerkt bleiben.

„Bevor wir durch diese Tür gehen, sollten wir herausfinden, was uns die Frau sagen will“, meinte Erdmann. Wir dachten das auch.

Lee hatte sein Notebook wieder angeschmissen. Auf dem Schirm konnten wir den Serverraum ausmachen. Und etwas dahinter. Etwas Größeres.

„Muss ein enormer Komplex sein“, ließ uns Lee wissen. „Um rauszufinden, worum es sich handelt, müsste ich aber wieder ins Netz.“

„Das kannst du hier vergessen“, sagte Erdmann ungerührt.

„Das ist wahr“, stimmte ihm Lee zu. „Also, was machen wir?“

„Wir werden herausfinden, was es ist. Ganz einfach, indem wir nachschauen“, ordnete Erdmann an. „Lutz, die Frau und ich werden abchecken, was da abgeht. Dann können wir entscheiden, wie wir weiter vorgehen.“

„Das heißt, wir warten hier, bis ihr zurückkommt“, sagte ich, der ich dann vor Ort das Kommando haben würde.

„Genau.“

„Und wenn ihr nicht zurückkommt?“

„Das wird nicht passieren“, versicherte mir Erdmann ohne eine Spur jeden Zweifels. „Aber nehmen wir nur mal für Spaß an, es wäre so. Dann geht ihr durch diese Tür und legt den Knoten lahm. Egal wie … Aber das wird nicht passieren.“

Klang irgendwie logisch. Die drei machten sich auf den Weg. Wir blieben im Dunkel zurück. Sahen, wie das Licht ihrer Taschenlampe sich langsam verlor. Lee begann zu erzählen. Was hätten wir sonst auch machen sollen?

~

Im Morgengrauen brachen die Familie, Paul und der Chauffeur auf. In aller Eile übergab der Ortsvorsteher Monsieur Leclerc die versprochenen 500 Silberdollar und die beiden Männer signierten den Vertrag.

Wehmütig blickte der Attaché ein letztes Mal auf den Delaunay-Belleville, der eben noch seiner gewesen war. Dann formierte sich die Gruppe. Der Chauffeur übernahm die Funktion des Leitwolfs. Dahinter Madame Leclerc, die ihren Gatten an seinem Blindenstock hinter sich herzog. Den Abschluss bildeten Liu und Paul.

Bald hatten sie das Kaff Tongxiang hinter sich gelassen. Auf der Landstraße, die kaum mehr war als ein Feldweg voller Schlaglöcher, war zur frühen Stunde fast niemand unterwegs. Was wohl auch daran lag, dass viele der Flüchtlinge es auf dem direkten Weg probierten.

Links von ihnen dämmerte es jetzt. Das zarte Licht der Morgensonne zeichnete die hüglige Landschaft in lieblichen Pastelltönen. Die frische Morgenluft wurde vom Zwitschern tausender Spatzen erfüllt, die es damals noch in der Gegend gab. Wenn sie nicht vor dem Tod durch messerscharfe Samuraischwerter davongelaufen wären, hätte man denken können, eine chinesische Familie befände sich auf einem beschaulichen Ausflug ins Grüne.

Menschliche Ansiedlungen versuchten sie, nach Möglichkeit zu meiden. Immer wenn der Verlauf der Straße sie eigentlich zwang, auch kleinste Dörfer zu passieren, versuchten sie, dies zu umgehen, indem sie den Weg über die Felder nahmen. Meist war das ohne größere Umwege möglich. Ab und zu ließ es die Topografie jedoch nicht zu und sie mussten durch. Dann schlossen sie noch enger auf und schauten, dass sie, beäugt von nichts ahnenden Dorfbewohnern, so schnell es ging, an den schäbigen Holzhütten, verrotteten Pagoden und winzigen Tempeln vorbeikamen. Nur manchmal versuchte der Fahrer, aus den Dorfbewohnern etwas herauszubekommen. Er achtete aber immer darauf, seine Gesprächspartner auf Abstand zu halten. Auch Haining ließen sie links liegen. Die Gefahr aufzufliegen, war einfach zu groß.

Rast machten sie am Wegesrand. Die Vorräte, die sie dabei hatten, bestanden zwar hauptsächlich aus Reis mit etwas Gemüse, genügten aber, um den Hunger abzutöten. Ein Baum bot etwas Schatten, ein Felsblock, an dessen Fuß eine Sitzgelegenheit. Man erfrischte sich schweigend.

Die temporäre Idylle fand ein jähes Ende. Plötzlich tauchte aus dem Nichts ein zum Skelett abgemagertes Männchen auf. Die ausgezehrte Gestalt war nur mit einer komplett versifften Unterhose bekleidet. Die Hand ausgestreckt, um was auch immer zu ergattern. Madame Leclerc machte sich daran, dem Elenden einige Kupfermünzen hinzuwerfen, um ihn loszuwerden. Ein Fehler.

Der hatte maximal mit ein paar Körnern Reis gerechnet. Warf sich vor Glück auf den Boden, umklammerte die Fessel von Madame und begann, ihr den Fuß zu küssen. Ein beklemmendes Schauspiel, das Monsieur Leclerc alsbald zu dumm wurde.

Der konnte seinen Blindenstock endlich mal wirkungsvoll einsetzen. Das Häufchen Elend bekam eine gehörige Tracht Stockschläge ab. Trollte sich jaulend wie ein geprügelter Hund. Wodurch die Szene nur noch beklemmender wurde.

„Wie kannst du dem Pack nur Geld geben?“, schnauzte der Diplomat auf der Flucht seine Frau an. „Du weißt genau, dass er es nur für Opium rausschmeißen wird!“

Es war eines der seltenen Male, dass Paul erleben musste, dass Madame Leclerc ihrem Gatten offen widersprach: „Was soll er sich denn sonst davon kaufen? Französischbücher? Bartwichse?“

Gegen Abend erreichten sie das Ufer des Quiantang-Flusses. Sie hatten gut Stecke gemacht, aber besonders Madame war am Ende ihrer Kräfte. Absurd der Gegensatz zwischen der Bedrohlichkeit ihrer Lage und dem bilderbuchhaften Liebreiz der Landschaft. Der Blick über den im Abendlicht silbern schimmernden Fluss unvergleichlich. Am gegenüberliegenden Ufer die steil aufragenden Kalkfelsen. Auf ihnen thronte üppiges Grün. In den Baumkronen konnte man eine Affenhorde ausmachen, die sich durch die Wipfel schwang.

Ihr Nachtlager würde weniger heimelig ausfallen. Dünne Reismatten kaschierten die Tatsache, dass sie auf dem Boden schliefen, nur notdürftig. Der Attaché legte fest, dass der Chauffeur die erste Wache hätte. Dann käme Paul an die Reihe. Er würde die letzte Schicht übernehmen. Feierlich übergab er dem Fahrer den Revolver.

Die Nacht wurde begleitet von den Geräuschen des Waldes. Verlief aber ohne unangenehme Überraschungen. Als ihn der

Attaché in der Früh weckte, hätte Monsieur Paul alles für eine Tasse Kaffee gegeben. Stattdessen nur kalter Reis mit Gemüse. Liu und ihre Mutter saßen ebenfalls auf einem Stein und knabberten an ihren Reispäckchen. Ein Lächeln seiner Schülerin hauchte ihm neue Kraft und Zuversicht ein.

Nun folgten sie dem Lauf des Quiantang. Die vielen Ansiedlungen an dessen Ufer erschwerten ihnen das Fortkommen erheblich. Sie verloren viel Zeit, wenn sie Dörfer umrunden mussten. Manchmal war das jedoch schlichtweg unmöglich. Dann hieß es wieder, Augen nach unten und einfach durch. Aber sie kamen voran.

Drei Tage später waren sie nicht mehr weit von Hangzhou entfernt. Alle waren von den Strapazen des Marschs geschwächt. Durch die Nächte im Freien hatte ihre Kleidung stark gelitten. Wenigstens waren sie nicht von Regenschauern überrascht worden. Trotz allem hatten Liu und Paul immer Gelegenheiten gefunden, in denen sie ein Stück zurückfallen konnten. Dann begannen Momente von unvermuteter Intimität, währenddessen sie einander mehr von sich anvertrauten, als sie Tage zuvor jemals zu hoffen gewagt hätten. Und den beiden jungen Menschen wurde klar, dass da etwas war, was sie verband. Je mehr sie zueinanderfanden, desto mehr verblasste all das Elend um sie herum.

Bis von einem Moment zum anderen fünf Strauchdiebe aus dem Unterholz brachen. Finstere Gestalten, alle mit altertümlichen Schießprügeln bewaffnet. Ihr Anführer grinste ein zahnloses Lächeln, das nichts Gutes vermuten ließ. Ihre Aufmachung bewies, dass sie in den letzten Tagen erfolgreich waren. Trotz ihres ungepflegten Äußern, ihrer schwarzen Zahnstumpen, der faltigen Gesichtshaut, ihrer verdreckten Fingernägel waren sie mit Luxusartikeln behängt, die die normale Landbevölkerung nie in die Hände bekommen würde. Hemd und Rock aus feinem Tuch, die Stiefel zwar voller Schmutz, aber doch aus weichem Leder. An beiden Armen mehrere Uhren, um den Hals Ketten, an denen haufenweise Jade, Amethyste und Opale prangten. Um an seinem Status als

Anführer der Bande Strauchdiebe keinen Zweifel aufkommen zu lassen, trug selbiger auf seinem wirren Haupthaar eine blank polierte Pickelhaube. Sie konnte nur von einem Offizier stammen. Wenn nicht die fünf altertümlichen Schrotflinten auf sie gerichtet gewesen wären, hätte sich unsere Diplomatenfamilie samt Anhang in einem Themenpark wähnen können.

Der Fahrer stimmte eine bühnenreife Litanei von der Familie auf der Flucht vor den schrecklichen japanischen Horden an. Davon was die Familie und er die letzten Wochen durchgemacht hätten. Dass sie alles verloren hätten. Nicht, dass die Bande ihm das nicht abnahm. Nur es stimmte sie nicht im Geringsten milde. Die Ansage war eindeutig: „Zieht euch aus!“

Wieder wollte Madame die Situation, durch den Versuch sich freizukaufen, deeskalieren. Sie trat furchtlos vor die Flinte des Anführers. Hielt ihm fünf Silberdollar unter die Nase: „Das ist alles Geld, was wir noch haben.“

Sehr mutig, zweifellos. Vielleicht hätte die Geste auch die gewünschte Wirkung entfaltet. Doch just im entscheidenden Moment fiel der Blick des räudigsten Halunken der Bande auf Liu. Womit jeglicher Versuch zu verhandeln, obsolet war.

„Wen haben wir denn da?“, lispelte die erbärmliche Gestalt und stürzte geifernd auf die Tochter des Hauses zu. Monsieur Paul konnte es freilich nicht zulassen, dass er sich an Liu vergriff, und stellte sich ihm in den Weg. Was den Lumpen, in dessen Lenden sich schon das Blut staute, zur Raserei trieb. Er stieß Paul die Flinte im Gesicht. Und hielt überrascht inne.

„Was haben wir denn hier?“, grunzte er komplett baff. „Du bist keiner von uns!“

Er griff erstaunlich schnell um. Dann traf Paul sein Gewehrkolben ins Gesicht. Worauf er zu Boden ging. Keiner zweifelte daran, was jetzt passieren würde.

Doch kam alles anders. Niemand schenke Monsieur Leclerc, dem vermeintlich Blinden, der etwas verloren in der Landschaft stand, die geringste Aufmerksamkeit.

Der griff mit unglaublicher Fingerfertigkeit unter seinen Rock, zog den Revolver hervor, zielte und drückte fünfmal in rascher Folge ab.

Der immer noch doof grinsende Anführer bekam die erste Kugel ins Hirn. Bevor er zusammenbrach, blickte er bar jeglichen Verstehens in die Mündung der Waffe. Drei weitere gut platzierte Schüsse trafen die Halunken neben ihrem Chef. Auch hier versenkte der Attaché die Kugeln direkt über dem Nasenbein. Der Kerl mit den stark durchbluteten Lenden brauchte nicht nur Bruchteile einer Sekunde, um das Geschehen zu erfassen. Er hob gerade seine Flinte, als auch ihn die Kugel traf. Genau zwischen die Augen. Er sackte langsam in sich zusammen.

Die Szene am Quiantang fror ein. Alle verharrten regungslos zwischen den Leichen. Vögel zwitscherten, der Fluss rauschte an ihnen vorbei. Dann steckte Monsieur Leclerc seinen Revolver theatralisch wieder in den Rock: „Nicht umsonst war ich 1905 Schützenkönig der ersten algerischen Reiterdivision."

Erst jetzt erwachte Liu aus ihrer Schreckstarre. Ließ sich neben dem armen Paul auf die Knie fallen. Der, noch komplett belämmert vom Schlag ins Gesicht, blutete fürchterlich aus Nase und Mund. Mit einem Tüchlein aus ihrem Umhang versuchte sie, die Blutung zu stoppen. Tränen liefen ihr über die Wangen und sie flüsterte immer wieder: „Paul, Paul, s'il te plaît". Nun schickten sich die Eltern an, den beiden beizustehen.

Der Chauffeur fand als Erster zur Normalität zurück. Er sammelte die Schießprügel der Bande ein und leerte deren Taschen. Nahm ihnen auch Ketten und Uhren ab. Inzwischen saß Paul an einen Baum gelehnt und hatte etwas zu sich zurückgefunden. Die Leclercs redeten auf ihn ein, voller Sorge, doch hoffend, ihn wieder auf die Beine zu kriegen. Der Fahrer trat zu ihnen: „Wie geht es ihm?"

„Wenn wir ihm noch ein bisschen Ruhe gönnen, kommt er schon hoch", meinte Monsieur Leclerc. Liu war immer noch dabei zu versuchen, mit einem Tüchlein die Blutungen zu stoppen.

Der Fahrer schweig eine Weile, bis er sich traute zu antworten: „Monsieur, bei allem Respekt, wir müssen weiter. Und zwar schnell. Wir wissen nicht, wen die Schüsse aufgeschreckt haben."

„Er kann einfach noch nicht weiter", warf Liu verzweifelt ein.

So mädchenhaft wollte Paul dann doch nicht daherkommen: „Es geht schon."

Versuchte, sich am Baum aufzurichten. Kam ein Stück hoch, sackte wieder in sich zusammen.

„Er kann nicht!", schluchzte Liu.

„Aber er muss", kam es von Paul zurück. Er streckte dem Chauffeur die Hand hin, der sie ergriff und den Hauslehrer in die Senkrechte zog. Der hakte sich bei ihm unter. Einer der Schießprügel würde ihm als Krücke dienen. Schritt für Schritt ging es weiter Richtung rettender Hafen.

Sechs Stunden später hatten sie den erreicht. Paul erholte sich zwar langsam von dem Schlag, doch je näher sie Hangzhou kamen, desto schwieriger wurde es, sich den Weg durch die Massen der Flüchtenden zu bahnen. Der ein oder andere Silberdollar ließ sie so manche Straßensperre passieren. Auch blieb es ihnen nicht erspart, Flüchtlinge mit vorgehaltener Waffe davon zu überzeugen, dass sie auf der Durchsetzung ihrer Eigeninteressen bestehen würden.

Im Hafen, dem rettenden, herrschte absolutes Chaos. Tausende von Verzweifelten versuchten, den nächstbesten Kahn zu besteigen in der Hoffnung, dass der sie hier rausbringen würde. Auch Madame und ihre Tochter hielten jetzt einen Schießprügel in der Hand, jederzeit bereit, ihn allem und jedem ohne Zögern reinzurammen, sollte er ihnen zu nahe kommen.

Nur langsam konnten sie sich im Gewühl des Hafens vorarbeiten. Der Fahrer fragte diesen und jenen nach Schiffen, die in Richtung Vietnam oder Philippinen ausliefen. Notfalls hätten sie sich sogar nach Taiwan verschiffen lassen. Doch die

Informationen waren widersprüchlich. Schlepper versprachen das Blaue vom Himmel herunter, um einen Silberdollar oder auch nur ein paar Kupfermünzen einzuheimsen. Sprach man dann mit der Crew oder sogar den Offizieren, wurde schnell klar, dass der Kahn schon bis zum Bersten voll war oder er nur einen Hafen weiter südlich an der Küste anlaufen würde. Wo sie dann, wenn überhaupt, nur unter größten Schwierigkeiten weiterkämen.

Da spottete Madame am Kai gegenüber die „L'âme du vent".. An ihrem Heck wurde gerade die Trikolore gehisst. Alle starrten ungläubig auf den Dreimaster.

„Das muss ein französisches Schiff sein, meine Liebe", gab der Attaché erstaunt von sich. „Ich kann es nicht glauben. Ausgezeichnet! Wirklich ausgezeichnet!"

Es dauerte noch zermürbend lange, bis sie die Dreimastbark erreicht hatten. Immer wieder stellten sich ihnen Fuhrwerke, andere Flüchtlinge oder auch einfach nur geldgeile Schmarotzer in den Weg. Der Attaché hatte jetzt die Führung übernommen. Mit gezogenem Revolver bahnte er der Gruppe den Weg zum anderen Kai.

Als sie endlich an der Gangway standen, wurden sie von einem Obermaat und zwei schwer bewaffneten Matrosen begrüßt. Der inspizierte die Gruppe etwas irritiert, wurde aber schnell sehr höflich, als Monsieur Leclerc seinen Diplomatenpass zückte: „Wo ist denn Ihr Gepäck? Ich werde es umgehend holen lassen."

Sie hätten kein weiteres Gepäck, ließ ihn Monsieur Leclerc unwirsch wissen, er wolle jetzt aber sofort den Kapitän sprechen. Ein Wink des Obermaats und die Matrosen gaben den Weg frei. Die Gruppe bestieg im Gänsemarsch das Schiff. Eine unendliche Last fiel von allen ab, als sie die Planken betraten, die französischen Boden repräsentierten.

Man hatte sie in die Offiziersmesse geleitet. Vor jedem von ihnen stand ein Teller mit Coq au Vin und ein Glas Rotwein. Beides schmeckte vorzüglich. In einem Brotkorb lag sogar frisches Baguette. Obwohl sie vor Erschöpfung kaum mehr sitzen konnten, langten alle kräftig zu.

Endlich gab sich der Kapitän die Ehre. Er entschuldigte sich wortreich bei Monsieur Leclerc, obwohl ihn dessen Aufzug sichtlich verwunderte. Er ließ sich die abenteuerliche Flucht in allen Details schildern.

„Besteht noch Hoffnung, dass andere Mitglieder des diplomatischen Corps durchgekommen sind?“, fragte er dann mit ernster Stimme.

„Ich kann es mir kaum vorstellen“, antwortete Monsieur Leclerc knapp.

Die eben noch angeregte Konversation verstummte.

„Wohin wird die Reise den überhaupt gehen?“, fragte Madame, um das Gespräch wieder aufzunehmen.

„Wir werden, sofern sich die Befehle nicht ändern, den Hafen von Bordeaux ansteuern, Madame“, gab der Kapitän bereitwillig Auskunft.

„Herr Attaché, Madame, so sehr ich mich freue, dass ich Sie auf meinem Schiff begrüßen darf, ich muss Sie jetzt bitten, mich zu entschuldigen“, verabschiedete sich der Kapitän, während er sich erhob. „Es gibt noch so viel zu tun, bis wir auslaufen können. Der Quartiermeister wird ihnen gleich Ihre Kabinen zeigen.“

Selbiger erschien nach wenigen Minuten und führte die Gruppe unter Deck. Er öffnete zwei winzige Kojen. Auf der linken Seite ein dreistöckiges Hochbett, auf der rechten ein enger Gang, um seinen Schlafplatz zu erreichen.

„Mehr können wir Ihnen leider nicht bieten“, erklärte der Quartiermeister.

„Monsieur, Sie retten uns aus der Hölle. Wir würden sogar in einem Schuhkarton Platz finden“, antwortete der Attaché scherzhaft und ließ sich auf das unterste der Betten fallen.

Paul und der Chauffeur machten sich daran, die zweite Koje zu beziehen. Als letzterer an dem Offizier vorbei die Koje betreten wollte, schnellte dessen Arm unvermittelt nach oben und verwehrte dem Sohn des Reiches der Mitte den Zutritt.

„Du wirst nicht hier schlafen“, knurrte der Quartiermeister.

„Du wirst nirgendwo schlafen. Denn du musst runter vom Schiff. Wir transportieren keine Chinesen."

Paul traute seinen Ohren nicht. Der Fahrer blickte ihn hilfesuchend und voller Verzweiflung an.

„Das kann doch nicht Ihr Ernst sein", wandt Paul ein und erhob sich wieder von seiner Pritsche. „Wir verdanken dem Mann unser Leben!"

Den Offizier interessierte das nicht im Geringsten: „Ich habe meine Befehle."

Paul zögerte keine Sekunde. Zwängte sich an dem bornierten Quartiermeister vorbei und machte sich eilig auf den Weg zur anderen Kabine. Er klopfte unüberhörbar und meldete dem Attaché durch die Tür, dass er dringend gebraucht würde.

Von drinnen konnte er ein müdes „Was gibt es denn?", vernehmen. Paul zögerte keine Sekunde und ratterte dem Attaché die Lage in wenigen Sätzen runter.

Kaum hatte er fertig, sprang die Tür der Koje auf. Niemals hätte Paul sich träumen lassen, dass er Monsieur Leclerc jemals im Negligé zu Gesicht bekäme. Barfuß, nur mit Unterhose bekleidet und die Jacke achtlos übergeworfen, stürmte er aus der Kabine. Schob Paul brüsk zur Seite. Er kämpfte sichtlich mit der Contenance.

Paul rannte ihm hinterher. Als sie die Koje der beiden erreichten, waren zwei Matrosen gerade dabei, den am Boden liegenden Chauffeur transportfertig zu machen. Er blutete heftig aus Nase und Mund. Der Quartiermeister beobachtete das Schauspiel ungerührt.

„Was fällt euch ein? Lasst sofort den Mann los!", brüllte der Attaché. „Seid ihr wahnsinnig?"

Die Anwesenheit eines leichtbekleideten Vertreters des diplomatischen Corps überraschte die Matrosen doch so, dass sie zumindest davon Abstand nahmen, ihren Gefangenen weiter zu malträtieren. Was Monsieur Leclerc half, sich wieder etwas einzukriegen.

„Monsieur", wandte er sich an den Quartiermeister, „lassen sie uns die Angelegenheit gütlich regeln."

Der hatte keine Lust, sich mit einem Diplomaten anzulegen.

„Was schlagen Sie vor, Herr Attaché?", fragte er nach einer Weile dümmlich.

„Holen Sie den Kapitän! Und zwar sofort!", schnauzte er. Der Unterton war nicht zu überhören.

Der Kapitän kam dann auch. Die beiden betraten die Koje und schlossen die Tür hinter sich. Der blutende Fahrer lag immer noch am Boden. Paul kniete nieder, um ihn zumindest in eine sitzende Position zu ziehen. Er hatte nicht mal ein Tuch, um das Blut abzuwischen. Das lief weiter in Strömen. Der Fahrer war fertig. Ab und an entfuhr ihm heiseres Stöhnen.

Madame und Liu kamen den Korridor hinauf. Der Anblick, der sich ihnen bot, ließ sie erschaudern. Die Mutter übernahm jetzt die Betreuung des Geschundenen. Es gelang ihr sogar, einen Fetzen Stoff zu produzieren, mit dem sie die Blutungen etwas stillen konnte.

Madame sprach jetzt Chinesisch. Liu übersetzte für Paul. Sie flüsterte nur, damit die Matrosen nichts mitkriegten. Ihre Mutter sei sicher, dass er an Bord bleiben könne. Ihr Mann sei schließlich Mitglied des diplomatischen Corps. Er werde ihn keinesfalls zurücklassen.

Das ging eine Weile so, dann überschlugen sich die Ereignisse. In der Koje hörte man den Attaché brüllen. Dass der Kapitän seine Dienstpflichten vernachlässige. Dass seine Sturheit Folgen haben werde. Dass er das der Regierung melden würde. Dann flog die Tür auf.

Der Kapitän stürmte aus der Koje. Befahl den Matrosen, den überzähligen Passagier sofort von Bord zu bringen. Drinnen sah man Monsieur Leclerc mit hochrotem Kopf sitzen.

Plötzlich das Undenkbare. Der Fahrer, noch gegen die Wand des Korridors gelehnt, meldete sich mit ihm sonst nicht eigener Klarheit zu Wort: „Meine Damen, meine Herren, ich werde das Schiff verlassen. Bitte beruhigen Sie sich doch."

Ihm war klar geworden, dass er verloren hatte. Jegliche Panik war mit einem Schlag tödlicher Ausgeglichenheit gewichen.

Völlig ruhig arbeitete er sich an der Wand in seinem Rücken hoch.

Der Attaché im Negligé stand ebenfalls auf und ging auf seinen Fahrer zu: „Es tut mir so leid. Ich habe alles versucht. Ce connard, er ist ein schlimmerer Rassist, als ich mir je hätte träumen lassen. Aber glaube mir, er wird dafür bezahlen. Sobald wir in Frankreich angekommen sind.

Das sind 100 Silberdollar. Damit solltest du eine Weile über die Runden kommen. Ich wünsche dir alles Glück dieser Welt! Danke, danke für alles."

Der Fahrer nahm einen Beutel und die beiden Männer umarmten sich. Dann setzte er sich Richtung Deck in Bewegung. Die Gruppe folgte ihm. Auch der Quartiermeister und die Matrosen, die sich aber nun zurückhielten.

An Deck angekommen, marschierte der Chauffeur völlig gelassen auf die Gangway zu. Um im Moment, als er die Strickleiter, die in die Takelage führte, passierte, eine Aktivität zu entwickeln, die ihm niemand so zugetraut hätte. Der Beutel mit den 100 Silberdollar fiel zu Boden.

Behände wie ein junges Äffchen begann er die Strickleiter zu erklimmen. Freund und Feind auf Deck blickten ihm völlig überrumpelt hinterher, wie er den Mast bestieg.

„Was macht er denn jetzt?", brachte der Quartiermeister nichts kapierend hervor.

Ihm dämmerte als Letztem, wozu sich der verzweifelte Mann entschlossen hatte. Noch ein Augenblick in die Tiefe, als er das Ende der Leiter erreicht hatte.

„No, no! S'il te plait!", entfuhr es Liu.

Dann lösten sich seine Hände von den Seilen. Der Körper kippte, erst in Zeitlupe. Die Arme begannen zu rudern. Die Gesichtszüge seltsam verzerrt im Angesicht des Todes. Noch ein letztes Stöhnen der totalen Verzweiflung. Dann schlug der Fahrer vor den Füßen der Untenstehenden auf. Die Planken des Decks knarzten unwirklich. Er war sofort tot. Wieder floss Blut. Diesmal auch aus den Ohren. Liu stieß einen Schrei des Entsetzens aus, fiel in Pauls Arme, der beim Anblick des zerschmetterten Leichnams auf dem Deck in Totalstarre verfallen war. In seinen Armen begann sie bitterlich zu weinen. All das Entsetzen der letzten Tage brach sich seinen Lauf. Auch in Pauls Augenwinkeln sammelten sich die Tränen. Die beiden hielten einander ganz fest.

Stunden später lag Paul in seiner Koje. Die Pritsche über ihm war leer. Sie würde die ganze Überfahrt leer bleiben, aber das Zeichen war gesetzt. So, wie es der Wille des Kapitäns gewesen war. Denn nur einer bestimmte, was auf der „L'âme du vent" geschah und was nicht. Hatte irgendjemand daran gezweifelt, so tat er das jetzt nicht mehr.

Da klopfte es an der Tür. Paul erhob sich verwundert, sich fragend, wer jetzt noch was von ihm wollen könnte. Ihm schwante nichts Gutes. Als der die Tür aufgezogen hatte, blickte er in Lius Augen. Die schob ihn zur Seite und sich in die Koje.

Kein Wort fiel. Die beiden sanken auf die Pritsche und suchten sich. Fanden sich immer mehr, entdeckten so vieles, von dem sie zuvor nicht die Spur einer Vorstellung gehabt hatten. Erfüllten das mit Berührung, wo vorher nur Sehnsucht gewesen war. Saugten die Gefühle in sich ein, so tief und noch viel tiefer.

Es war mehr als Sex. Da war der Trost, dass es auf dieser Welt in Flammen noch einen Menschen gab, der einen durch die Katharsis begleitete. Und das, obwohl den beiden nur zu bewusst war, wie verletzlich dieses Glück doch war, das ihnen trotzdem mehr bedeutete als alles andere auf der Welt.

Sie lagen noch lange wach. Schweigend schmiegten sie sich aneinander. Völlig überwältigt davon, wie man in einer Welt, die total aus den Fugen geraten war, so maßlos glücklich sein konnte.

Am nächsten Morgen stach die „L'âme du vent" in See. Fortan mieden Paul und die Familie aus Protest jeden vermeidbaren Kontakt mit der Mannschaft. Nie wieder sollten sie die Messe betreten. Sie ließen sich das Essen in die Koje bringen. Da saßen sie dann auf den Pritschen, genossen das erstaunlich leckere Mahl und sprachen über eine Zukunft, die ungewisser nicht hätte sein können.

Liu verbrachte jetzt die Nächte in Pauls Koje. Ihre Eltern nahmen das vor ein paar Wochen noch Undenkbare ohne jeglichen Kommentar zur Kenntnis. Die Welt war eben nicht mehr das, was sie unlängst noch gewesen war.

Der nächste Schock Saigon, wo sie zur Aufnahme neuer Vorräte vor Anker gingen. Hier erreichte sie die Hiobsbotschaft, dass die deutsche Wehrmacht Frankreich innerhalb weniger Wochen überrannt hatte. Auch in der Heimat war nichts mehr so, wie man es vor kurzer Zeit noch für unverrückbar gehalten hatte. Doch weiterhin war das Ziel des Schiffes Bordeaux.

Über den Suezkanal gelangte die „L'âme du vent" ins Mittelmeer. In Alexandria gingen Paul und die Familie von Bord. Lange und intensiv hatten der Attaché und er darüber gesprochen, wie sie Frankreich gegen die deutsche Besetzung zu Diensten sein konnten. Vor Jahren hatte Monsieur Leclerc einen britischen Diplomaten auf einer der üblichen Cocktailpartys kennengelernt und der Kontakt war trotz Distanz und Zahn der Zeit nicht abgerissen. Der Brite residierte nun in Kairo. Er gewährte den Gestrandeten großzügig Asyl.

Liu und Paul lebten fortan wie ein Ehepaar zusammen. Seit sie die „L'âme du vent" verlassen hatten, gaben sie sich als Mann und Frau. Im britischen Protektorat wäre auch niemand jemals auf die Idee gekommen, ihre Verbindung in Zweifel zu ziehen. Für kurze Zeit arbeitete Paul als Lehrer an der französischen Schule in Kairo. Ein angenehmer Job, obwohl auch hier ein Hauch von Vichy und damit Nazideutschland regierte.

Die Situation änderte sich schlagartig, als Colonel Jacques-Phillipe Leclerc nach seinem heldenhaften langen Marsch durch die Sahara in Ägypten eintraf und sich samt seiner Truppe der achten britischen Armee anschloss. Den Colonel verband trotz des gleichen Namens kein

Verwandtschaftsverhältnis mit dem Attaché, was aber selbstverständlich kein Hindernis darstellte, dass die beiden Männer schnell eine innige Freundschaft entwickelten. Galt es doch im Rahmen der Kooperation der Briten mit der freien französischen Armee, Nordafrika und später auch Europa, zu befreien.

So saßen unsere Protagonisten im Herbst 1942 in einem der eleganten Restaurants mit Blick auf den Nil und genossen die laue Abendluft. Da ließ Monsieur Leclerc die Katze aus dem Sack.

„Mein lieber Paul. Ich hatte heute ein längeres Gespräch mit dem Colonel. Montgomery und er wollen Rommel aus Nordafrika hinauswerfen."

Der Riss im Gesprächsfaden kündete nichts Gutes.

„Er braucht junge Männer wie dich, die die Welt kennen."

Paul dagegen zögerte keine Sekunde: „Aber natürlich, Herr Attaché, ich werde keinen Moment zögern, meine patriotische Pflicht zu erfüllen."

Lius Gesicht versteinerte. Sie konnte nicht fassen, was ihr Vater da angerichtet hatte.

Zwei Wochen später steckte Paul in einer schicken Uniform. Noch drei Monate vergingen, bis er sich von seiner Familie verabschieden musste. Liu hielte die kleine Babette im Arm und schluchzte still. Auch Paul hätte heulen können. Er fühlte sich hundeelend. Nur tat das ein Offizier der freien französischen Armee nicht.

„Komm bald wieder, Papa!", brabbelte Babette. Sie verstand noch nicht, warum ihre Mutter weinte.

~

Lee blickte auf seine Uhr: „Das muss jetzt reichen! Das super Ende erfahrt ihr, wenn wir das Quantenteil haben. Wo bleiben die denn?"

Die Antwort kam erschreckend prompt. Es rumpelte gewaltig. Dann Stille. Wir im Dunklen hockend, lauschend, was da noch kommen würde. Dann brach dort, wo die Ladung detoniert war, die Hölle los. Wir wurden Zeugen von vielen Entladungen. Der Boden unter uns erzitterte. Ein tiefes Grollen und Rumpeln machte uns, wie wir da saßen, klar, dass keine Tür geknackt wurde, sondern Gebäude einstürzten.

Kapitel 13: Raubzug im Forschungszentrum

Wir hockten weiter im Dunkeln. Es war an mir, eine Entscheidung zu treffen. Nur zu gern hätte ich gewusst, was um uns herum abging. Doch dafür, das rauszufinden, fehlte uns die Zeit. Orientieren, suchen, vielleicht sogar einen Blick an die Oberfläche werfen, das ging jetzt einfach nicht. Wir mussten handeln.

„Schulz, was machen wir?", fragte mich Fritz.

Nur zu gern hätte ich mich mit Erdmann beraten. Hoffte, dass die Kameraden auftauchen würden. Die Geräuschkulisse um uns herum, dieses Rauschen, ab und zu unterbrochen von Entladungen und Zusammenbrüchen, machte uns klar, dass da gehörig was abging. Wir mussten was tun.

„Wir gehen jetzt durch diese Tür!", entschied ich. „Egal was dahinter ist, wir legen es in Schutt und Asche. Dann versuchen wir, zum Zufluss zurückzukommen, wo Lutz meinte, dass es zum Forschungszentrum geht."

„Und den finden wir?", kam es von Fritz zurück.

„Dafür ist Lee zuständig", bemühte ich mich die Verantwortung abzuwälzen. „Kannst du noch mal den Rechner hochfahren?"

Lee nickte und machte sich daran, mit seinem Krempel in Deckung zu humpeln. Wir bereiten die Sprengung vor und begaben uns ebenfalls dorthin.

„Wir wissen nicht, was uns drinnen erwartet", ermahnte ich die Kameraden. „Sobald das Schloss rausgeflogen ist, zieht Fritz die Tür auf und Django legt zwei Granaten da drin ab. Wenn die detoniert sind, dann gehen wir rein und machen alles platt, was wir vor die Mündung kriegen."

„Alles plattmachen!", wiederholte Django meinen Befehl, während er zwei Granaten aus seinen Uniformtaschen zog.

Wir hielten uns die Ohren zu und machten die Klappe auf. Fritz zündete. Wir stürmten vor. Die Explosion hatte vorbildlich Schloss und Klinke aus der Tür gebraten. Mit dem Lauf seines Gewehres zog Fritz sie auf. Django schleuderte die

Handgranaten ins Nichts. Wir drückten uns mit dem Rücken an die Wand und blieben so, bis es drinnen rumpelte.

Wir hatten einen Volltreffer gelandet. Waren direkt im Serverraum. Vor uns blinkten Tausende von LEDs. Endlose Gänge mit Serverschränken. Die Granaten hatten einige von ihnen ordentlich durchlöchert. Doch wir waren noch lange nicht fertig. Jeder suchte sich einen Korridor und begann, sich jeden Rechner einzeln vorzunehmen. Meist reichte es, sie aus der Verankerung zu reißen. Sollte sich mal einer verweigern, kriegte eine Kugel in die Platine. Unseren Sprengstoff brauchten wir noch für die erfolgreiche Fortführung unserer Mission. Wir ließen keinen Rechner auf dem anderen. Notfalls mit dem Gewehrkolben. Als wir unser Werk beendet hatten, leuchteten nur noch drei Lämpchen: unsere Taschenlampen.

Wie bestellt, schlugen Lutz und die Frau auf. Meine erste Frage war, wo sie Erdmann gelassen hatten.

„Es lief nicht so, wie geplant." antwortete Lutz müde. „Erdmann hat es nicht geschafft."

Ich fluchte. Nicht nur ich.

„Der Komplex war ein Kraftwerk", berichtete Lutz. „Es war ziemlich schwierig, da überhaupt reinzukommen. Die Frau hat uns gezeigt, wie wir doch durchschlüpfen konnten. Eine elende Kriecherei.

Wir einigten uns darauf, dass wir ein Rohr in die Luft jagen würden. Die zapfen da Erdwärme an. Kaum hatte ich die Ladung angebracht, hatten uns die Überwachungsroboter schon gespottet. Kurz bevor ich zünden wollte, kam ich unter Feuer. Konnte aber noch auslösen.

Dummerweise hatte ich die Ladung falsch kalkuliert. Das Rohr bekam kein Loch, sondern wurde komplett aus dem Kessel gerissen. Eine Riesensauerei. Der Dampf strömte mit einer Wucht aus, die wir niemals für möglich gehalten hätten. Teile der Trümmer flogen wie Schrapnelle durch die Halle. Ein Rohrfetzen räumte den armen Erdmann komplett ab. Das habe ich nicht gewollt. Ihn muss es schlimm erwischt haben. Keine Chance."

Die Jahre in der Miliz stumpfen unendlich ab. Ich hatte so viele Kameraden sterben sehen. Sterben war unser täglich Brot. Trotzdem hatte ich einige Mühe, Erdmanns Tod einfach so wegzustecken. Sicher, es ist nie einfach, wenn ein Kamerad vor dir dahingemäht wird. Jetzt aber hatte ich einen Freund verloren. Ein weiteres Mal war ein Stück Verlässlichkeit und Normalität aus meinem Leben weggebrochen. Wann würde überhaupt nichts mehr normal sein? Die ganze Verantwortung für das Unternehmen lag jetzt auf meinen Schultern.

„Du kannst nichts dafür“, versuchte ich, Lutz zu beschwichtigen „Es ist immer dasselbe. Das Zeug ist auch nicht mehr, was es mal war. Man kann nie genau einschätzen, wie viel man davon braucht.“

Auf jeden Fall war die Operation erfolgreich verlaufen. Sie würde uns erst mal den Rücken freihalten. Was hieß, dass wir jetzt zurück zum Zufluss mit dem fetten Gitter mussten.

Die Kameraden schickten sich an, ihren Krempel zusammenzuklauben. Lee schwang sich auf seine Krücke. Lutz wollte sich gerade an die Spitze unseres Zuges setzen, als Django noch ein paar Rippchen Panzerschokolade aus einer seiner Uniformtaschen zog: „Ich fürchte, wir brauchen noch einen Schub frische Energie.“

Jeder von uns griff dankbar zu. Dann ging es den Weg durch Tunnel, Durchbrüche und Kanäle zurück. Die Droge ließ uns gut vorankommen.

Am Zufluss angekommen, hielten wir uns nicht lange auf. Eben hatte Fritz die Ladung angebracht, schon zündete er. Er konnte das Semtex besser einschätzen als Lutz. Deckung und Rumpler. Das Gitter wurde sauberst aus seiner Halterung gerissen.

Wir fädelten uns in den Kanal. Die Wilde ohne Haare begann wieder in ihrer Basissprache vor sich hin zu faseln. Schnell war klar, dass sie auf keinen Fall weiter wollte. Immer wieder deutete sie mit ihren verkrusteten Fingern auf uns. Dazu imitierte sie das Rattern von Maschinengewehren und andere Detonationen.

Lutz, an dem sie nach wie vor wie ein junger Pudel klebte, meinte: „Die kriegen wir da niemals rein."

Um keinen Zweifel daran zu lassen, krallte sie sich an einem Stück Metall fest, das es nicht sauber aus der Wand gerissen hatte. Mit etwas Gewalt hätten wir sie da sicherlich weggebracht.

„Was machen wir mit der?", grunzte Django verächtlich.

Mir war klar, dass wir sie ein für alle Mal loswerden mussten, wenn sie ihren Widerstand nicht aufgab. Aber ich erinnerte mich an Erdmann. Und dass wir eine Befreiungsfront seien.

„Kannst du ihr nicht klarmachen, dass wir sie nicht einfach gehen lassen können?", wollte ich von Lutz wissen.

Der fing an, das in Basissprache, den hundert Worten der Unterwelt, rüberzubringen. Doch ihre Angst war einfach zu groß. Sie jaulte und winselte, wollte aber keinesfalls mit. Wertvolle Zeit verrann.

Ich ließ mir von Lee meine Pistole geben. Hielt sie ihr an den kahlen Schädel: „Mach ihr klar, dass es für sie nur zwei Alternativen gibt. Mitkommen oder ich blase ihr den Schädel raus."

Lutz begann zu faseln. Aber sie hatte schon verstanden. Sie gab ihren Widerstand auf. Reihte sich hinter ihrem Herrn ein.

Wir fädelten uns in den Kanal. An der Spitze jetzt Django. Da wir massive Gegenwehr erwarteten, trug er die Panzerfaust.

Taperten wieder durch Tunnel und Gänge. Nicht endlos, aber doch um etliche Biegungen. Lutz hinterließ brav seine Markierungen. Schließlich erreichten wir eine Kaverne. An den Wänden zig Auslassöffnungen. Hier wurden offensichtlich die Abwässer des Forschungszentrums gesammelt. Wenn welches floss, was es aber jetzt nicht tat. Unser Glück. An der Decke eine Luke mit einem Handrad.

„Kommen wir da oben ins Gebäude?", fragte ich Lee.

„Hinein kommen wir. Nur ob wir im Gebäude das finden, was wir suchen, ist die andere Frage."

„Was erwartet uns dort?"

„Das kann ich so nicht sagen. Wir dringen in eine Fertigung

ein. Ich tippe mal auf Lager, Produktionslinien und eine Entwicklungsabteilung. Das Gebäude hat drei Ebenen. Wo was ist, das geben die Infos nicht her."

„Wir arbeiten uns also solange vor, bis wir was finden", gab ich lakonisch zu Protokoll. „Müssen wir mit Widerstand rechnen?"

„Keine Ahnung, was uns dort erwartet. Sorry! Frag unsere Begleiterin", gab Lee zurück.

Ich verzichtete darauf. Hier war die mit Sicherheit noch nie gewesen. Außerdem hätte es wieder eine Ewigkeit gedauert, etwas Brauchbares aus ihr herauszubekommen: „Will noch jemand was loswerden?"

Keiner wollte.

„Gut, dann Fritz: Schau mal, ob du das Ding aufkriegst."

„Kriege ich!"

Django nahm Fritz auf die Schultern.

„Wir müssen sprengen", kam die Auskunft von oben. Wir warfen ihm Sprengstoff und Zünder rauf. Er platzierte die Ladung. Dann der übliche Ablauf. Ich hoffte, dass das Klingeln in meinen Ohren aufhören würde.

Nach der Detonation war die Luke nach unten aufgesprungen. Wieder bingo: Licht fiel zu uns herunter. Es musste ein Notstromaggregat geben. Oder das Netz hatte den Ausfall des Kraftwerks gepuffert. Der Aufstieg nicht ganz einfach. Besonders für den armen Lee. Aber wir waren im Gebäude.

Die Ebene, auf der wir uns befanden: riesig. Man konnte sie zwar nur erahnen, zwischen den ganzen Hochregalen. Wir waren augenscheinlich im Lager gelandet. Überall fuhren auf unsichtbaren Bahnen Transportroboter, wie wir ihnen schon in der Transformatorhalle begegnet waren. Ich passte verdammt auf, dass mich keiner rammte.

Wir knieten im Kreis um die Luke. Sicherten unsere Position. Wäre aber nicht notwendig gewesen. Der Betrieb um uns lief weiter, ohne von uns die geringste Notiz zu nehmen.

Ich befahl Fritz und Lutz, die Ebene zu erkunden.

Insbesondere, wo wir einen Stock höher kämen. Die beiden schwärmten im Team aus.

Wir anderen schlängelten uns zwischen den Transportrobotern durch das Hochregallager. Ab und zu schaute sich Lee genauer an, was in den Regalen lag.

„Ganz so falsch können wir nicht liegen“, meinte er grinsend. „Eine Menge von dem Zeug habe ich noch nie gesehen.“

„Kannst du was davon brauchen?“

Jetzt lachte Lee: „Das ist das Paradies für mich. Aber wir sind nicht hier, um mich zu bespaßen.“

„Brauchst du noch Zeit?“

Er verneinte. Ich machte mich auf die Suche nach unseren Kameraden. Relativ rasch kam mir Lutz entgegen: „Seid ihr hier durch?“

Ich nickte. Fragte nach, ob sie gefunden hätten, wo es nach oben ging.

Hatten sie. Es gäbe eine Rampe. Wir sammelten den Rest der Truppe ein und machten uns auf den Weg dorthin.

Arbeiteten uns die Rampe hoch. Manchmal mussten wir einem Transportroboter ausweichen. Doch alles im Licht von unzähligen Deckenleuchten. Auf der Rampe null Deckung. Zwar einzeln, aber jeder kam durch. Lee, als Letzter unserer Truppe, wurde doch von Django geschultert. Die Sekunden, die die beiden brauchten, hielten wir oben alle die Luft an. Kein Schwein interessierte sich für uns. Und auch kein Protektionsroboter. Wo steckten die nur?

Wir waren indessen auf der Ebene, die die Produktionslinie beherbergte. Unzählige Fertigungsroboter waren emsig damit beschäftigt, zu schrauben, zu schweißen, umzusetzen und zusammenzufügen. Dafür hielt sich der Lärmpegel erstaunlich in Grenzen. Fast geisterhaft bewegten sich Tausende von Armen. Nur dann und wann das Brutzeln einer Schweißnaht und das Schmatzen eines geölten Flansches beim Aufsetzen.

„Wohin?“, frage ich Lee blöde.

„Wir müssen ans Ende des Prozesses. Dorthin, wo das

Endprodukt herauskommt. Dann kann ich sehen, ob wir damit was anfangen können."

Nicht abzusehen, wo das sein könnte. Ich befahl meinen Leuten, auszuschwärmen und sich einen Überblick zu verschaffen. Die wiederholten meine Anordnung und machten sich auf den Weg. Nicht so richtig wissend, wonach wir eigentlich suchten.

Lee, die Frau und ich blieben mit unserem Krempel zurück. Hinter einem Fertigungsroboter suchten wir halbherzig Deckung. Wenn etwas gekommen wäre, hätten wir es von hier aus unter Feuer nehmen können. Weggekommen wären wir keinesfalls.

Brauchten wir auch nicht. Wir hockten nur schweigend auf dem Boden und warteten, was da kommen würde. Die Frau warf mir ab und zu einen leeren Blick zu. Lee fummelte ein Elektronikbauteil aus seinem Rucksack, das er unterwegs abgegriffen hatte, und begann es zu studieren.

Es ähnelte verblüffend einer stinknormalen Platine. Man konnte Prozessoren, Spulen, Kondensatoren und Widerstände ausmachen. Auf der Rückseite sogar ein Kühlblech. Daneben Bauteile, die ich noch nie zu Gesicht bekommen hatte. Einmal drei golden schimmernde Kegel, die mehrere Zentimeter aus der Leiterplatte herausragten. An ihren Spitzen waren rote Zylinder aufgeschraubt, die mich an Dragees erinnerten, die ich mal gegen akuten Dünnschiss eingeworfen hatte.

Im Zentrum der Platine eine Glaskuppel. Darunter konnte ich diverse mechanische Bauteile aus einem silbrigen Material erkennen. Sie erinnerten an das Innere eines mechanischen Uhrwerks. Lee widmete ihnen seine ganze Aufmerksamkeit.

„Was ist das?", fragte ich.

„Keine Ahnung, habe ich noch nie gesehen", war die Antwort.

Die Kameraden kehrten zurück. Sie hatten einen Zylinder dabei. Etwa 50 cm hoch, der Durchmesser ungefähr 20. Das Teil war mit einer grauen Plastikhaut überzogen. Über die ganze Höhe zog sich eine schwarze Leiste mit Schnittstellen.

Unser Hacker wog das Teil bewundernd in den Händen.

„Was ist das?“, wiederholte ich mich.

Auch die Antwort von ihm die gleiche: „Ich habe wieder keinen blassen Schimmer … Was eigentlich ein gutes Zeichen ist. Denn ich kenne Technik. Nur Quantencomputer kenne ich nicht.“

Er deutete auf zwei Anschlüsse mit Gewinden an der Oberseite, die mir noch nicht aufgefallen waren: „Hier kühlen die wahrscheinlich. Würd' ich mal annehmen.“

„Suchen wir noch weiter?“

„Ich bin nicht der Militärexperte“, gab Lee zu bedenken. „Die Frage, ob wir noch Zeit haben, müsst ihr beantworten. Aber mich würde der dritte Stock schon interessieren ...“

„Die Zeit haben wir“, sonderte Lutz ab. „Die sind noch mit dem Kraftwerk beschäftigt. Da ist die Hölle los.“

Nicht ganz unrichtig. Trotzdem eine Fehleinschätzung, die ihm das Leben kosten sollte.

„OK, wie kommen wir nach oben?“

Lutz brannte darauf, in den dritten Stock zu gelangen. Ein kurzes „Mir nach!“, und er stürmte los. Über eine weitere Rampe kamen wir ganz nach oben. Auch hier wieder keine Wachroboter oder sonstige Schutzmaßnahmen. Ging KI davon aus, dass hier niemand unbefugt reinkäme?

Im dritten Stock unübersehbar die Prototypenfertigung. Lange Reihen von Werkbänken. An jeder Seite hatten die zwei Greifarme mit einem Kameraauge. Immer wieder griffen sie Werkstücke, positionierten die in verschiedensten Schraubstöcken oder sonstigen Arretiervorrichtungen. Dann ergriff Arm zwei eines der Instrumente, die an der Wand hinter der Werkbank hingen. Und maß, schraubte, bohrte oder schliff.

Dazwischen die Versuchsaufbauten. Hier hingen die Prototypen an den Anschlüssen, die sie mit dem verbanden, was sie an Energie und Fluiden brauchten. Daneben aufgereiht tonnenweise Messeinrichtungen, die Leistung und Funktionsweise dokumentieren sollten.

„Was nun?“, wollte Lutz von mir wissen.

„Fritz und ich werden den Aufgang sichern. Die Frau bleibt bei uns. Ihr macht euch auf die Suche.“

Ich schaute auf die Uhr: „Es ist jetzt 335. Um 400 seid ihr wieder hier. Mehr Zeit kann ich euch nicht geben. Dann schauen wir, dass wir wegkommen.“

Diesmal suchte ich Deckung unter einer Werkbank. Fritz tat es mir nach. Immer die Rampe im Blick, wenn da was raufkommen sollte. Der Frau war das egal. Sie setzte sich so auf den Boden, dass sie keinem Roboter in die Quere kam. Zog etwas Droge aus einem ihrer Fetzen und begann, darauf rumzulutschen. Ich ließ sie machen. Hoffte, dass sie das erste Ziel sein würde, wenn uns jemand angriffe. Was uns wertvolle Augenblicke verschaffen würde.

Jede Minute schaute ich, in meinem Versteck kauernd, auf die Uhr. Nichts tat sich. Manchmal kam ein Transportroboter die Rampe hoch. Aber keine Anzeichen dafür, dass KI unsere Anwesenheit entdeckt hatte.

Die Uhr schaltete auf 400 um. Noch keine Spur von den Kameraden. Auch um 410 nichts.

„Da läuft was schief“, sagte ich gerade zu Fritz, als wir mitkriegten, wie irgendwo in der Halle was abging. Sogar Schüsse fielen. Es hörte sich danach an, als bräuchten die Kameraden Unterstützung. Ich fixierte die Frau mit einem Kabelbinder an einer Werkbank. Sie ließ es willenlos geschehen, war im Land der rosa Elefanten. Dann stürmten Fritz und ich los, ohne lange nachzudenken. Es war nicht der erwartete Angriff. Wir bogen um ein paar Ecken, immer auf der Spur des Tumultes.

Dann sahen wir die Kameraden. Sahen, wie sie dabei waren, einen Versuchsaufbau in Schutt und Asche zu legen. Zuerst probierten sie es mit dem Gewehrkolben. Wenn das nichts brachte, halfen sie mit einem Schuss nach.

„Was geht hier ab?“, wollte ich wissen. „Wir müssen weg!“

„Wir haben einen Volltreffer gelandet“, erklärte mir Lee, der dabei war, mit seiner Krücke auf einer Werkbank alles plattzumachen, was in seiner Reichweite war. Allerdings wenig effektiv. Ich half mit dem Kolben meines Gewehres nach.

Lutz hatte sich Fritz gekrallt. Das Zentrum des Versuchsaufbaus war ein Zylinder von etwa vier Metern Höhe. Eine Hülle aus Plexiglas sollte vor Staub und sonstigen Beschädigungen schützen. Fritz war auf Lutz' Schultern gestiegen und begann ein Loch in den Schutzmantel zu meißeln. Eine akrobatische Höchstleistung, wie er da balancierte. Ich schickte Lee zur Rampe. Hier konnte er nichts mehr ausrichten.

Er deutete auf einen schwarzen Zylinder, nicht viel größer als der graue, den wir im zweiten Stock abgegriffen hatten.

„Der muss mit. Für mich ist das Teil die neuste Entwicklung. Brauchen wir unbedingt. Kann ich nicht schleppen."

„Ich kümmer mich darum."

„Ich habe noch was gefunden", sagte Lee und zeigte auf ein Notebook. „Das die so was noch haben! Da könnte 'ne Menge Info drauf sein. Wollte eh schon lange mal ein neues."

Ich machte mich daran, mir den Zylinder auf den Rucksack zu binden, wodurch der nicht handlicher wurde. Fritz war am Quantencomputer durch. Lutz warf ihm unser letztes Päckchen Semtex nach oben.

Der Rechner bestand aus diversen Ebenen, die von golden schimmernden Scheiben getragen wurden. Zwischen den verschiedenen Etagen verliefen Tausende Kabel und Leitungen. Dünne Alubolzen, die die Scheiben am äußeren Umfang verbanden, gaben der Konstruktion die notwendige Steifigkeit.

Lutz transpirierte ordentlich. Stand aber immer noch gerade. Djangos Angebot, ihn abzulösen, lehnte er ab. Weswegen der sich wieder daran machte, alles kaputt zu schlagen, was ihm in die Quere kam. Er hatte, wie wir alle, seinen Spaß daran. Im Sekundentakt ging Ausrüstung zu Bruch, deren Aufbau Jahre benötigt hatte. Mission accomplished!

„Der Zünder steckt", meldete Fritz von oben. „Bringt euch in Position!"

Django und ich machten uns daran, das Weite zu suchen. An der Rampe stießen wir auf Lee und die Frau. Just in dem Moment, als Fritz und Lutz uns erreichten, ging die Ladung hoch. Der Knall schlug mir gewaltig auf die Ohren. Viel konnte nicht übrig geblieben sein. Spätestens jetzt musste KI mitbekommen haben, dass hier was gewaltig faul war.

„Jungs, nichts wie weg!", ließ ich die Kameraden wissen und schnitt die Frau los. „Lutz, du übernimmst wieder die Führung! Raus hier und ab in den Flieger!"

Doch dann standen wir plötzlich im Dunkeln. Ein deutliches Indiz dafür, dass KI begonnen hatte, zu reagieren. Taschenlampen leuchteten auf. Lutz stürmte wieder voraus. Der Erfolg unserer Aktion stachelte ihn an. Wir hatten, wonach wir suchten. Django machte die zweite Krücke für Lee. Wir hasten zu Luke.

Ich sah den roten Punkt für Sekundenbruchteile auf Lutz' Stirn. Dann wurde sie von einer Kugel zerrissen. Sein Gewehr fiel zu Boden. Der Körper erschlaffte. Auch das Sterben dauerte nur Sekundenbruchteile. Unsere Taschenlampen verloschen synchron. Instinktiv ging jeder runter. Wir pressten uns an das Hochregal neben uns. Nur die Taschenlampe von Lutz lag noch neben der Leiche und strahlte ins Dunkel.

„Die haben uns gespottet", konstatierte ich das Offensichtliche. „Django! Find raus, was uns da erwartet!"

Unser Elitekämpfer arbeitete sich zur Ecke des Hochregals vor. Angelte mit dem Gewehrkolben Lutz' Taschenlampe in dem Quergang, in dem wir uns befanden. Beeilte sich, Nachtsichtgerät mit „Um-die-Ecke-Schau" aus seinem Rucksack zu ziehen. Hielt es vorsichtig in den Gang vor sich. Stille. Die Feindaufklärung dehnte sich.

„Man sieht kaum was", ließ er uns endlich wissen. „Drei Maschinen bewachen die Luke. Ansonsten sehe ich keine."

„Was absolut gar nichts heißt.", konterte Fritz. „Da sind bestimmt noch welche."

„Wer steigt freiwillig aufs Regal und checkt die Lage aus?", fragte ich.

Der tapfere Fritz meldete sich, ich nickte anerkennend und er begann, sich am Regal hochzuarbeiten. Django zog aus seinem Rucksack die Panzerfaust. Fritz hing jetzt oben im Regal und sondierte mit dem Nachtsichtgerät die Lage. Ob er was sah, sollten wir nie erfahren. Ein Schuss brachte ihn wieder auf den Boden zurück. Er schlug mit einem dumpfen Platsch direkt vor der Frau ohne Haare auf.

Dadurch hatten wir ein massives Problem. Mehr Blutzoll war einfach nicht drin. Ich sammelte alle Granaten ein, die noch da waren. Streifte meinen Rucksack ab. Hielt ihn der Frau ohne Haare hin. Die nahm ihn und grunzte was in ihrer Balabala-Sprache. Hatte sie kapiert, dass sie unsere wertvolle Beute in Sicherheit bringen sollte?

Mein Plan fand Zustimmung. Ich würde eine Granate in den Gang vor uns werfen. Den Moment, in dem sie losging, würde ich nutzen, um auf die andere Seite zu kommen. Versuchen noch ein, zwei Granaten zu platzieren. Dann würde Django mit der Panzerfaust den Gang freiräumen. Hineinleuchten, sodass alles was uns aufhalten wollte, niedergemäht würde. Ziel: ultimative Zerstörung. Dann Beute und Ausrüstung geschultert und hin zur Luke.

Lee zog ein Funkgerät aus seinem Rucksack. Falls alles den Bach runterginge. Es hatte zwar Lautsprecher und Mikro. Wichtig für uns aber nur der Ein-Aus-Knopf und der daneben. Und das Lämpchen.

Seine Kurzanleitung knapp und prägnant: „Einschalten, bis die grüne Diode leuchtet. Dann den Sendeknopf drücken, damit er das Signal absetzt. Mit dem Signal werden auch die Standortkoordinaten übermittelt. Prozedur alle paar Stunden wiederholen. OK?"

Da gab es nichts falsch zu machen. Ein letzter Blick in die Runde bestätigte mir, dass jeder bereit war. Sogar die Frau nickte.

Aus der Deckung schleuderte ich die erste Granate in Richtung der Luke. Nutzte die Zeit, bis sie detonierte, um die nächsten zwei zu entsichern. Noch eine Sekunde, in der sich nichts tat. Dann rumpelte es gewaltig. Und ich spurtete los.

Ich hatte gut geworfen. Das Teil war in direkter Nähe zur Luke hochgegangen. Eine der Kampfspinnen lag auf dem Rücken. Die anderen zwei hatten auch was abbekommen, brauchten zu lange, um sich auf mich auszurichten. Schon legte ich nach. Auch die zweite Granate flog günstig. Die Sechsbeiner wurden noch mal ordentlich durchgeschüttelt. Ganz ohne Schaden hatten sie das mit Sicherheit nicht weggesteckt.

Obwohl kein Schuss fiel, rollte ich mich ab. Sobald ich aber wieder auf die Beine kam, legte ich die dritte Handgranate nach. Noch bevor die losging, erreichte ich das Regal auf der anderen Seite.

Dann zerriss es auch Nummer drei. Django ging mit der Panzerfaust auf der Schulter in Position und drückte ab. Das Projektil pfiff durch den Korridor, schlug kurz vor der Luke auf und detonierte. Die Druckwelle spürbar.

Im unteren Bereich des Regals klaffte jetzt ein Riesenloch. Die Ware darüber war in Brand geraten. Sie stürzte krachend zu Boden.

Wir hatten die Initiative an uns gerissen. Schemenhaft konnte ich aber im Schein des abfackelnden Verpackungsmaterials zwei weitere Exemplare der Spinnenroboter ausmachen, die sich auf unserer Seite in erhöhte Schussposition gebracht hatten. Einer von denen hatte wahrscheinlich Fritz auf dem Gewissen. Wenn wir zur Luke kommen wollten, mussten wir die Teile unbedingt ausschalten.

„Ich muss rüberkommen. Dann kann ich auf das andere Regal und sie wegblasen“, erklärte mir Django. „Du musst die beschäftigen, während ich rübermache.“

Er lag richtig. Bloß wie sollte ich die beiden Teile ablenken? Ich war gezwungen, wie Fritz auf das Regal zu klettern. Von dort einen Angriff vortäuschen. Hoffend, dass Django unbemerkt auf die andere Seite käme. Fritz hatte das mit dem Leben bezahlt. Ich wollte nicht den gleichen Fehler machen.

Ich drücke Lee meinen Schießprügel in die Hand. Dafür ließ

ich mir seine Pistole geben. Unsere drei letzten Granaten hängte ich mir an die Uniform. Django war bereit, rüberzumachen und ich machte mich auf den Weg nach oben. Immer versuchend, nicht in eine Schussbahn zu kommen. Hielt mich krampfhaft hinter Ersatzteilpaketen. Zog mich nur langsamst hoch. Kam oben an. Spreizte mich so im Regal ein, dass ich operieren konnte, ohne abzustürzen.

Wir hatten vereinbart, dass ich die Granaten in kurzer Folge werfen würde. Immer wenn eine detonierte, käme die nächste dran. Der erste Sprengkörper flog. Ich hörte ihn auf dem Regal aufschlagen. Zog einen weiteren Stift. Zwei lange Sekunden vergingen. Dann zerriss es das Wurfgeschoss. Ich warf das nächste. Diesmal flog es weiter. Zwischen Aufschlag und Detonation vergingen keine zwei Sekunden.

Danach wieder keine Reaktion. Ich riss den Stift aus der dritten Granate. Holte aus und weg damit. Wieder recht weit. Hörte, wie die Granate auf dem Regal aufschlug. Sah, wie Django unten los sprintete. Auch die letzte Sprengladung ging hoch. In einem Anfall von Übermut versuchte ich, auszumachen, was die Dinger angerichtet hatten. Kopf kurz hoch und wieder runter. Keine gute Idee. Eine unmissverständliche Salve fegte über mich hinweg.

Doch Django war drüben. Die Aktion war nicht umsonst gewesen. Ich hangelte mich wieder nach unten. Jetzt kam es einzig und allein auf unseren Elitekämpfer an.

Unten machten wir uns daran, uns mit dem Krempel, den wir bewegen konnten, in Position zu bringen. Es zog sich. Gewaltig.

„Was macht der?“, fragte mich Lee flüsternd.

„Keine Ahnung!“, gab ich zurück.

Wieder warten. Dann der erlösende Knall, als die Panzergranate auf unserer Seite einschlug. Wie immer hatte Django ganze Arbeit geleistet. Ein ohrenbetäubendes Krachen machte uns klar, dass die Konstruktion zusammengefallen oder umgestürzt sein musste.

„Los Leute, ihr habt freie Bahn“, rief uns Django zu. Wir

hoppelten mit allem Krempel, den wir schleppen konnten, los.

Die Protektionsroboter lagen in Einzelteilen am Boden. Nur ihre Laser strahlten noch ziellos ins Nichts. Gut so! Dumm nur, dass das Regal mit seinem ganzen Inhalt auf die Luke gestürzt war. Ein Großteil des Verpackungsmaterials hatte sich entzündet.

Wir standen um die brennenden Trümmer herum und fluchten. Django hatte sein Gewehr wieder aufgenommen und wir suchten die Umgebung nach weiteren Bewachern ab. Aber das war momentan nicht unser Problem. Wir mussten an die Luke ran, und zwar schnell.

Bloß das mit dem „schnell" funktionierte nicht so richtig. Wir mussten die brennenden Teile einzeln dort wegschaffen, wo wir unseren Fluchttunnel vermuteten. Lee konnte sich wegen seines kaputten Haxens nicht einbringen. Jedoch sollte einer Wache schieben, falls Verstärkung auftauchte. Ich beschloss, dass er und ich das machen würden. Lee würde mit einem Gewehr bewaffnet auch die Umgebung im Auge behalten. Doch war er zu wenig Soldat, um ihm die Aufgabe allein zu übertragen. Die Drecksarbeit blieb an Django und der Frau ohne Haare hängen. Unser Elitekämpfer ging wie immer ohne Rücksicht auf Verluste ans Werk. Laut schimpfend, wenn er sich die Pratzen verbrannte, zog er noch kokelnde Teile aus dem Feuer und schleuderte sie in hohem Bogen dorthin, wo sie in Ruhe weiter abfackeln konnten. Immer wieder blockierten Halbzeuge, die sich nicht ganz einfach ziehen ließen, das weitere Vorankommen. Doch meist nur solange, bis Django sie mit dem Gewehrkolben erwischte, sodass sie zersplitterten oder einknickten. Auch die Frau ohne Haare brachte sich tapfer ein. Schonte ihre Hände ebenso wenig wie unser Vorkämpfer. Das, was bei ihm nicht mitging, packte sie an.

Trotzdem waren die beiden gut beschäftigt. Zusätzliche Zeit verrann. Je mehr, desto mehr mussten wir hier weg. Unbedingt! Das Back-up war zweifellos bereits auf dem Weg. Es würde jeden Moment eintreffen. Lee und ich scannten immer unruhiger die Umgebung.

Doch die Verstärkung kam nicht. Entgegen jeder Logik, was uns jetzt aber weniger kümmerte. Stattdessen packte jeder, auch die Frau ohne Haare, seinen Ranzen, ließ ihn und dann sich selbst wieder durch die Luke gleiten. Unten angekommen, kapierte ich, dass wir es erst mal aus der direkten Schusslinie geschafft hatten.

Sicherlich kein Grund nachzulassen. Schon gar nicht, weil die Kaverne jetzt nicht so trocken war, wie noch zuvor. Aus etlichen der Auslassöffnungen strömte Wasser. Wir machten uns nicht die Mühe, uns Plastiktüten über die Stiefel zu streifen. Hatten wir überhaupt noch welche? Das warme Nass, mit dem sich unsere Stiefel vollsogen, tangierte uns jetzt null. Wir suchten im Schein der Taschenlampe die Markierungen, die Lutz hinterlassen hatte, und folgten ihnen. Was sich schwerer gestaltete, als wir erwartet hatten. An manchen Stellen machte die Brühe die niedrigen Tunnel gefährlich schlüpfrig. Und wir hatten schwer zu tragen. Zwar hatten wir viel von unserer Ausrüstung zurücklassen müssen, aber unsere wertvolle Beute wog.

So näherten wir uns dem Zufluss, durch den wir reingekommen waren. Sobald wir nahe genug kamen, hörten wir ein Rauschen im Abwasserkanal davor. Je weiter wir vorrückten, desto tiefer die warme Brühe um uns herum. Endlich reichte der Strahl der Taschenlampe weit genug, um den Abwasserkanal auszuleuchten. Dann war klar, dass es da keinesfalls weiterging. Auch ohne unser Zeug, wären wir nicht durchgekommen. Die Strömung hätte uns gnadenlos abgeräumt. Wir saßen in der Falle.

So musste Lee sein Notebook einsetzen. Es war eine nicht enden wollende Turnübung, bis wir es derart platziert hatten, dass es hochfahren konnte.

Bis über die Knie im Wasser standen wir da und beobachteten ihn, wie er, auf die Krücke gestützt, sich an dem Teil zu schaffen machte. Keiner sagte etwas. Sollte das das Ende sein?

„Hier kommen wir an die Oberfläche“, kam es endlich von

unserem Hacker rüber.

„Und was soll das bringen?“, meckerte Django.

„Wir sollten mal raufschauen, vielleicht ergibt sich ja was.“

Er hatte verdammt recht.

Kapitel 14: Nichts wie raus hier!

Der absolute Wahnsinn war das einzig Vernünftige, was wir tun konnten. Nicht ohne Grund war von Anfang an der Plan gewesen, nur im Untergrund von Robotopolis zu agieren. An der Oberfläche wären wir chancenlos gewesen. Genau da wollten wir jetzt hin.

Die Straßen der Metropole werden permanent mit allen Mitteln überwacht. Was der einfachen Logik folgt, dass die reibungslose Versorgung aller Module ein absolutes Muss ist, um den Moloch am Laufen zu halten. Wenn hier was schiefläuft, dann droht alles zusammenzubrechen.

Folglich überwachen unzählige Sensoren, Kameras und vereinzelt auch Drohnen, was sich in den Straßenschluchten tut. Allein dadurch wären wir keine 100 Meter unbemerkt vorangekommen. Der Verkehr ist schlimmer als in jeder anderen Metropole, sei sie auch noch so heruntergekommen.

Heerscharen von Transportrobotern cruisen hier in engster Taktung, immer bereit, von unsichtbarer Hand zum Ausscheren gezwungen zu werden. Die Steuerung bis ans Limit hochgezüchtet, um jeden Zeitverlust zu vermeiden. Die Erfahrung, dass man der raschen Distribution von Material und Maschine nicht im Weg stehen sollte, hatte ich ja schon gemacht. Noch mehr Probleme hätten wir mit Wartungsrobotern bekommen, denen wir in die Quere gekommen wären. Die hätten dann sofort gemeldet, dass unvermutete Hindernisse ihnen im Weg stehen würden. Und das in Echtzeit an die Zentrale weitergeleitet. Die Reaktion hätte nicht lange auf sich warten lassen. Auch nicht auszuschließen wäre, dass wir Kollaborateuren über den Weg gelaufen wären, die uns sofort verpetzt hätten. Es sei denn, wir hätten sie eliminiert, bevor sie dazu in der Lage gewesen wären.

In der Miliz haben wir uns oft den Kopf darüber zerbrochen, warum KI das zuließ. Sie war nicht auf biologische Menschen angewiesen. Nicht im Geringsten. Die Bürger biologischen Ursprungs stellten eher einen Unsicherheitsfaktor da. Frei bewegen durften sie sich wegen der Kollisionsgefahr eh nicht. Auch sie wurden von Transportrobotern dahin gebracht, wo sie hinmussten.

Es hatte zu einer hitzigen Diskussion geführt, als einer sich mal zu der absurden These verstieg, dass KI die biologischen Menschen in ihrer Metropole zuließ, um ihnen eine Teilhabe zuzugestehen. Sozusagen eine Anerkennung ihrer Position in einer Welt, die von Maschinen dominiert wurde. Um sie dadurch ruhigzustellen. Die Meinung war ein Minderheitsvotum geblieben. Die wenigen, die daran was fanden, wurden alsbald ziemlich undemokratisch niedergeschrien. Durch die Überzeugungskraft einiger Dezibel entschied sich, dass es sich um Spitzel oder sonstige Parasiten handeln musste. Oder vielleicht doch alles Knackis? Ein Offizier hatte den Gedankenaustausch aus Angst vor weiterer Zuspitzung dann abgewürgt.

Wir standen vor dem Ausgang nach draußen. Weil es jetzt so richtig zur Sache gehen würde, gab ich noch mal eine Runde Panzerschokolade aus. Viel hatte ich nicht mehr. Ein Mechanismus steuerte die Tür, sodass der Zutritt in die Unterwelt nur dem gewährt wurde, der auch die Berechtigung dazu hatte. Uns blieb einzig nackte Gewalt. Mit unseren Gewehrkolben prügelten wir solange auf das Gestänge ein, bis der Weg frei war. Das gab unter dem Trommelfeuer unserer Schläge Stück für Stück nach. Bog sich, aber immer noch nicht weit genug. Was hieß, dass wir ohne Unterlass wie besessen eindroschen, um den Widerstand des Materials zu brechen. Durch den Spalt, der sich Schlag für Schlag auftat, begann Wasser einzudringen. Was das jetzt wieder heißen sollte? Wir kapierten es erst, als wir den ersten Blick nach draußen riskierten.

Nichts war so, wie wir es erwartet hatten. In den Straßenschluchten der Metropole regierte das Chaos. Alles stand unter Wasser. Wo das herkam, checkten wir erst mal nicht so richtig. Doch auf der Transportader, auf der wir jetzt weiter wollten, war Land unter. An den tiefer liegenden Stellen war das Ding mehr Bach als Straße.

Trotz der Gefahrenlage standen wir bis zu den Knöcheln in der lauen Brühe und staunten über das Chaos vor uns. Auf den sonst so penibel ausgeleuchteten Verkehrsadern brannte keine einzige Lampe. Nur die Morgendämmerung ließ uns nicht völlig im Dunklen. Die Überschwemmung hatte den sonst üblichen Verkehr komplett lahmgelegt. Überall hingen liegen gebliebene Transportroboter in den Fluten. An manchen Stellen versuchten noch funktionsfähige, sich weiter durch das Labyrinth zu schlängeln. Was ihnen aber nicht gelang. Wodurch sie immer wieder vor- und zurücksetzten. Aber doch nicht weiterkamen.

Das Stromnetz musste komplett ausgefallen sein. Denn keiner der stationären Roboter, die sonst so emsig dabei waren, die Güter von den Transportern in die Module umzuschichten, bewegte sich noch.

Der Geruch, der in der Luft lag, war unerträglich. Unmengen von Plastik mussten in Flammen aufgegangen sein. Unweit von uns brannte es in einem der Module. Das Gebäude aus rotem Backstein sechs Stockwerke hoch. An der fensterlosen Außenwand waren Abzugsrohre aus silbernem Alu befestigt. Der ganze vierte Stock machte den Eindruck, als ob er in Flammen stünde. Schwarzer Rauch quoll aus den drei Rohren, die sich auf gleicher Höhe aneinanderreihten. Hier schimmerte nichts mehr silbern, durch die Wärmeentwicklung hatten sich die Verkleidungen seltsam verfärbt. Dort wo es am heißesten war, glühte die Oberfläche in rötlichem Grau.

Im Inneren unvermittelt eine Detonation. Die Druckwelle ließ das Gebäude erzittern. Eines der rauchenden Rohre löste sich aus seiner Verankerung und fiel zu Boden. Die Rauchfahne, die jetzt aus der Öffnung quoll noch massiver, noch schwärzer. Irgendwelche Anzeichen für aktive Löschversuche konnten wir nicht erkennen. So wie es überhaupt keine Hinweise darauf gab, dass KI versuchte, die Lage in den Griff zu kriegen. Was ich einfach nicht begriff.

„Lutz hat ganze Arbeit geleistet“, brachte Lee endlich hervor.

„Das Wasser muss aus dem Kraftwerk kommen."

„Der muss das Teil komplett hochgejagt haben", sagte ich, um überhaupt irgendwas beizutragen. Das Inferno hatte mich in seinen Bann gezogen. Trotzdem hatte ich hier das Kommando. Die Kameraden erwarteten was von mir. Nur ich hatte keinen blassen Schimmer, wo wir uns befanden.

„Wo müssen wir hin?", wollte ich von Lee wissen.

Der zog umständlich das Handy aus seinem Uniformrock. Ohne Krücke konnte er sich immer noch nicht auf den Beinen halten. Es dauerte ewig, bis das Teil hochfuhr. Er blickte mich schuldbewusst an. Dann war die Navi-App zu guter Letzt oben.

Er deutete in die Richtung, aus der das Wasser kam: „Wenn mich nicht alles täuscht, kommen wir hier am schnellsten zum Sicherheitsstreifen. Und damit raus."

Wir nahmen Marschaufstellung ein. Ich bildete zusammen mit Lee die Vorhut. Sein Arm lag auf meiner Schulter, was ihn ein bisschen entlastete. Ich schleifte ihn, so wie es eben ging, mit. Nach uns die Frau ohne Haare. Sie schleppte tapfer einen der Quantencomputer und das Notebook, das wir abgestaubt hatten. Kühn, ihr missionsrelevante Teile unserer wertvollen Beute zu überlassen, doch Waffen und Munition wollten wir ihr, wen wundert's, nicht anvertrauen. Die Nachhut bildete Django. Ihm oblag es, alles abzuwehren, was von hinten kommen konnte.

Abmarsch, es ging vorwärts, die Droge gab uns Kraft. Zwar kamen wir nicht so voran, wie wir es uns gewünscht hätten, denn immer wieder mussten wir über derangierte Transportroboter und Teile verlorener Ladung klettern. Besonders für den armen Lee, eine ziemliche Herausforderung. Dann immer wieder hinein in das laue Nass, das an manchen Stellen knietief stand und auch noch gegen uns anströmte. Doch es half alles nichts, wir mussten hier raus. Und zwar schnell.

Völlig unvermittelt befanden wir uns hinter ihnen. Drei Maschinensklaven. Ich bemerkte sie, als ich einen Container erklommen hatte, der so saublöd von seinem Untersatz gerutscht war, dass er die gesamte Straße komplett blockierte. Unter ihm sprudelte das Wasser durch.

Nach der Klettertour stand ich oben und wollte auskundschaften, wie wir auf der anderen Seite wieder runter und weiterkämen. Die Maschinensklaven waren damit beschäftigt, einen Transportroboter zu entladen. Der hatte offensichtlich die Aufgabe gehabt, Material zur Eindämmung der Schäden am Kraftwerk herbeizuschaffen. War aber dann hängen geblieben. Es sah danach aus, als würden sie sich darüber streiten, wer was tragen müsste.

Ich sackte so auf dem Container zusammen, dass die drei mich nicht bemerkten. „Kontakt“, meldete ich bäuchlings auf den Rippen des Stahlkastens liegend an die Kameraden. Mit den Handzeichen der Miliz signalisierte ich, dass es sich um Kollaborateure handelte und winkte Django auf den Container. Der hangelte sich in Windeseile hoch.

Wir entschlossen uns zum Frontalangriff. Schwangen uns über die Kante des Containers, ließen uns fallen und legten es darauf an, unten nicht zu unsanft zu landen. Was Django gelang, ich kam ziemlich unangenehm auf und knickte ordentlich ein. Brauchte viel zu lange, um mich zu positionieren und die Kollaborateure ins Visier zu nehmen. Nicht so unser Elitekämpfer. Er landete förmlich in Schussposition.

„Freunde, Hände auf den Kopf und umdrehen. Aber immer schön langsam!“, rief er den ganz und gar überrumpelten Männern zu.

Die drehten sich erst mal bedrohlich schnell um, wurden aber rasch eingebremst, als sie in die Mündung unserer Knarren blickten. Jetzt wanderten die Hände mit der notwendigen Bedachtsamkeit nach oben.

„Was macht ihr da?“, schnauzte Django sie an.

Die drei brauchten, bis einer von ihnen sich so gefangen hatte, dass er uns Auskunft geben konnte. Der Mann trug eine blaue Latzhose, unter die er ein grellrotes T-Shirt gezogen hatte. Er war anscheinend der Praktiker des Teams, seine Arme zeigten mehr Muskel als die seiner eher schmächtigen Kollegen. Sobald er seine Hände auf seinem gelben Helm abgelegt hatte, gab er uns die gewünschte Auskunft: „Wartungsteam drei. Wir sind zum Kraftwerk beordert. Unsere Aufgabe: Alles unternehmen, um das Leck abzudichten.“

Wir begannen, unsere Gefangenen mit Fragen zu löchern. Allzu viel wussten sie auch nicht. Nur, dass es im Kraftwerk einen Zwischenfall gäbe und dringende Reparaturen anstünden. Was genau beschädigt sei, hätte man ihnen nicht mitgeteilt. Nur, dass sie möglichst viel Werkzeug und Material ranschaffen sollten. Das hätten sie auch versucht, aber nicht im Ansatz mit dem Chaos vor Ort gerechnet. Weiter als bis hier seien sie nicht gekommen.

„Ja, und was wollt ihr jetzt von uns?“, fragte der Typ mit dem Helm betont unverfänglich.

Django und ich wechselten Blicke. Dann sonderte ich meine Litanei ab: „Wir sind die Miliz. Wir sind gekommen, um euch zu befreien. Ihr seid jetzt ebenfalls Mitglieder der Miliz. Wir bringen euch ins Rebellengebiet. Ihr könnt die Arme runternehmen.“

Das war aber gar nicht das, was unsere Gefangenen wollten. Sie wollten nicht befreit werden, sie wollten nicht mit uns mitkommen. Das erklärten sie uns ohne Umschweife. Sie hätten alle Familie und die würden sie keinesfalls zurücklassen. Sie seien keine Soldaten. Für sie sei kein Platz in der Rebellenarmee. KI würde jede Form von Opposition streng bestrafen.

Die Zeit rann uns wie Sand durch die Finger. Wir waren nicht zum angeregten Diskutieren aufgelegt. Ich versuchte, den Dreien klarzumachen, dass es nicht anders ginge. Da wurde es dem Typen mit dem gelben Helm zu dumm. Er schnappte sich Werkzeug und Material und macht sich daran, Richtung Kraftwerk loszutapern. Die anderen beiden schauten dem Schauspiel unschlüssig zu. Er kam nicht weit. Zwei Schüsse in den Rücken aus Djangos Knarre setzten ein klares Zeichen.

Zwei präzise Treffer. Der Mann war tot, bevor in der lauen Brühe versank.

Damit hatte ich so nicht gerechnet. Sicher, unsere Lage war schwierig, aber eine derartige Machtdemonstration war nun wirklich nicht notwendig. Zumindest ein Warnschuss wäre angebracht gewesen. Doch war es keinesfalls der Zeitpunkt, hier und jetzt eine Diskussion deswegen anzufangen. Tot ist tot.

Die beiden Kollegen des Getöteten fielen aus allen Wolken. Ihre Gesichter verformten sich zu Fratzen aus Angst. Sie blickten jetzt in die Mündung von Djangos Gewehr.

„Sind Sie wahnsinnig?", stammelte einer.

Das Stichwort für Django. Er drückte ihm die Mündung seiner Knarre auf die Stirn: „Ja!"

Ich wollte unter keinen Umständen, dass die Situation weiter eskalierte. Es war das Letzte, was wir jetzt brauchten. Ich brachte relativ souverän heraus, dass er doch bitte sein Gewehr anders halten möge. Widmete mich dann unseren Gefangenen.

„Es wird hier kein Massaker geben. Ich habe noch ein paar Fragen und dann lassen wir euch. Wir binden euch irgendwo hin, wo ihr uns nicht mehr in die Quere kommen könnt, und dann machen wir uns vom Acker. Django, du kümmerst dich um unsere Kameraden."

Der bestätigte meinen Befehl und liftete sich wieder auf den Container. Die Tatsache, dass sie dadurch aus der direkten Schusslinie kamen, machte die beiden etwas lockerer.

„Wie weit ist es noch bis zum Kraftwerk und was geht da ab?"

„Wir haben wenig Info, aber der Schaden muss immens sein. Alle Kräfte werden dort gebündelt. Sie sehen ja, was hier los ist!"

„Wie kommen wir zum Stadtrand?"

Einer der beiden deutete Richtung Kraftwerk: „Immer geradeaus."

„Kommen wir da unbemerkt vorbei?"

Sie zögerten mit der Antwort. Vielleicht hofften sie darauf, dass wir so dumm wären, es zu versuchen. Doch sie hatten zu viel Schiss, uns völligen Mist zu verzapfen.

„Würde ich nicht probieren. Halte ich für zu gefährlich."

„Was machen wir dann?"

„Geht ein, zwei Straßen weiter nördlich Richtung Stadtgrenze. Da ist es sicherer."

„Muss ich noch was wissen?"

Die beiden wollten mir etwas geben, damit ich sie am Leben ließ.

„Die Stadtgrenze ist gut gesichert. Wenn ihr da rauswollt, müsst ihr verdammt aufpassen. Dort sind die Wachroboter wahrscheinlich nicht ausgefallen. Die schießen scharf. Ohne zu zögern!"

Ich war der Auffassung, dass ich wusste, wie gut der Sicherheitsstreifen bewacht wurde, ließ es sie aber nicht wissen. Tat so, als wäre ich ihnen dafür dankbar. Obwohl ich noch mehr Infos aus ihnen hätte herauskitzeln können und sollen.

In einer Durchfahrt hatte ich ein Absperrgitter entdeckt. Mit meiner Waffe dirigierte ich sie dorthin. Ein paar Kabelbinder stellten sicher, dass sie so schnell nicht wegkommen würden. Ich behauptete noch, dass mir das mit ihrem Kollegen leidtat. War schon dabei, mich abzuwenden.

„Darf ich Sie noch was fragen?"

„Bitte!"

„Ist euch klar, dass ihr nie die geringste Chance gegen KI hattet, habt und haben werdet?"

Wagemutig, mich das zu fragen. Sein Blick feindselig. Ich blieb ihm die Antwort schuldig. Ließ die zwei einfach da hängen.

Draußen weiterhin Chaos. Django hatte das Kunststück fertiggebracht, die Frau und auch den armen Lee über den Container zu lupfen. Er stand oben und wartete auf meine Rückkehr. Sobald ich in Position war, übernahm ich Waffen, Beute und Ausrüstung, reichte, was ging, an die anderen beiden weiter. Dann ließ sich auch unser bester Mann nach unten herab.

„Wie geht es weiter?“

„Wir kommen sicher nicht direkt am Kraftwerk vorbei. Da ist zu viel los. Wir sollten es weiter nördlich versuchen“, gab ich meine eben gewonnenen Erkenntnisse weiter. Fuchtelte unbeholfen mit der Hand Richtung Norden.

Lee hatte sein Handy griffbereit. Auf dem Display fuhr er mit dem Finger die neue Route nach: „Hier kommen wir auch zum Sicherheitsstreifen. Sollte keinen Unterschied machen.“

„Na dann los!“

Wir nahmen wieder die altbekannte Marschordnung ein. Kämpften uns bis zur nächsten Kreuzung durch die Fluten, die hängen gebliebenen Transportroboter und die verlorene Ladung. Dort bogen wir ab.

In der Transportader, auf der wir jetzt vorrückten, dasselbe Bild. Glücklicherweise standen keine ganzen Container mehr quer. Wir waren zwar dauernd am Klettern, machten trotzdem ganz ordentlich Strecke. Auf Widerstand stießen wir nicht. Am Himmel sahen wir vereinzelt Drohnen, die sich aber null für uns interessierten. Das verleitete uns dazu, immer sorgloser vorzugehen, ohne an jedem Hindernis erst mal genau abzuchecken, was sich dahinter verbarg.

Den nächsten wirklichen Stopp legten wir ein, als wir an die Ecke kamen, an der die Straße zum Kraftwerk abging. Hier zog ich mein Fernglas aus meinem Rucksack und lugte vorsichtig in Richtung des Gebäudes, in dem vor Kurzem noch Energie für die Metropole erzeugt wurde.

Das Bauwerk lag komplett in Trümmern. Mehrere Stockwerke mussten komplett in sich zusammengestürzt sein. Wie nach dem Einschlag einer Bombe lagen riesige Trümmerteile ungeordnet übereinander. Aus den Teilen, die noch standen, ragten Armierungen, von der Wucht des Zusammenbruchs bizarr verknotet. An vielen Stellen waren die dicken Stahlstangen einfach abgerissen. Wo die Kraft dazu nicht ausgereicht hatte, hingen Betonfetzen seltsam schief in der Luft.

Aus dem, was früher mal das Dach der Anlage gewesen war,

strömten an vielen Stellen enorme Wolken weißen Dampfes. Im Gegensatz dazu sah man, wie im unteren noch verbliebenen Stockwerk aus allen Öffnungen Unmengen von Wasser strömten. Immer wieder wurden Teile und Trümmer ausgeschwemmt, was es den Rettungskräften bedeutend erschwerte, an den Unglücksort zu kommen. Die Lage war anscheinend kaum unter Kontrolle zu bringen.

Trotzdem waren erhebliche Kräfte von KI damit beschäftigt, Versuche zu unternehmen, dem Chaos Herr zu werden. Offensichtlich der Grund dafür, warum wir so unbehelligt vorankamen. Etliche Kollaborateure irrten ebenfalls umher. Soweit man das erkennen konnte.

Eben traf ein schwerer Kran ein. Auch nur im Schritttempo, denn immer wieder versperrten ihm Trümmer den Weg. Ein Anfang, aber bis die Kräfte soweit sein würden, dass sie den Wärmetauscher, die Erdleitung oder was da so brutal leckte, dicht kriegen würden, dürfte es noch einige Zeit dauern. Zeit, die wir für unseren Abflug nutzen konnten.

„Der gute Lutz hat wirklich ganze Arbeit geleistet", wiederholte Lee trocken. Wir stimmten schweigend zu.

Ungesehen über den Boulevard, der vor uns lag, zu kommen, war eine Herausforderung. Sicher, es achtete keiner auf uns. Die hatten andere Probleme. Und doch bestand die Gefahr, dass uns eine Kamera zufällig aufnahm und Alarm schlug. Was uns in erhebliche Schwierigkeiten gebracht hätte. Nein, unsere gesamte Kommandoaktion wäre den Bach runtergegangen. Und das jetzt, wo wir so kurz vor dem ultimativen Erfolg standen.

Django machte auf Kundschafter. Kriechend, schwimmend, auch tauchend spähte er die Route aus, die wir nehmen würden. Bis er nach einer halben Stunde wieder auf unserer Seite auftauchte, standen wir in der Suppe, die uns um die Stiefel rann. Ein Vordach bot etwas Sichtschutz.

Die Überquerung des Boulevards verlangte eine geänderte Arbeitsteilung. Die Frau ohne Haare musste dem armen Lee beistehen. Ihn über diverse Hindernisse hieven, notfalls verhindern, dass er absoff. Django und ich waren für Ausrüstung und Beute zuständig.

Jetzt bloß nichts absaufen lassen. Wir mussten zweimal hin und her, da wir jeden der beiden Quantencomputer nur einzeln transportieren konnten. Je nach Überschwemmungsstatus waren wir gezwungen, die Teile, bis zum Hals in der Brühe versunken, uns gegenseitig zuzuwuchten. Immer ganz vorsichtig, damit nur nichts schiefging. Meist saß ich wie in einer lauen Badewanne, Wasser umströmte mich und ich balancierte unser Raubgut auf Kopf oder Schultern. Solange, bis Django wieder übernahm, um es vor den Augen und Kameras von KI zu verbergen, indem er sich und es durch alles, was es an Transportrobotern angeschwemmt hatte, abschirmte. Ein Scheißgeschäft. Immer blieb man an Trümmerteilen oder sonstigen Obstakeln hängen, zerriss sich die Uniform oder schürfte sich Arme und Beine auf. Meist wurde einem das Halten zur elenden Qual, bis der Kollege es geschafft hatte, seine neue Position einzunehmen. Und nur nicht aus der Deckung kommen und gespottet werden. Das Risiko, das wir eingingen, immer noch hoch. So nichts Neues. Doch wir hatten wieder Glück.

Nach der zweiten Tour auf der anderen Seite angekommen, waren wir fertig. Komplett fertig. Panzerschokolade endgültig aus. Aber wir mussten unbedingt weiter. Nur nicht nachlassen!

Jetzt wieder die gewohnte Marschformation, ich übernahm Lee und die Führung. Zum Sicherheitsstreifen nur noch geradeaus. Ein jeder von uns, auch Django, schleppte sich irgendwie dahin. Wir wären so leichte Beute gewesen. Aber keiner der nicht seltenen Wachroboter versuchte, uns aufzuhalten. Nur immer wieder angeschwemmte Gegenstände und verlorenes Ladegut, das im Weg lag. Und überall blieb man wo hängen.

Dann endlich der Sicherheitsstreifen. Der Zaun ragte meterhoch vor uns auf. Wenigstens hatte sich hier die laue Brühe verlaufen, wir standen wieder einigermaßen auf dem Trockenen.

Doch der Sicherheitsstreifen war nicht mehr das verlassene Stück Niemandsland. Jetzt patrouillierten in regelmäßigen Abständen Wachroboter. Nach der Explosion im Kraftwerk war ganz Robotopolis in Alarm versetzt worden. Nehme ich mal an. Manches funktionierte eben doch noch. So einfach durchschlüpfen, daran war nicht zu denken.

Aber wir mussten da durch. Und zwar schnell. Doch jetzt nur keinen fatalen Fehler machen. Wir begaben uns in Beobachtungsposition und warteten ab.

Etwa alle fünf Minuten krabbelte einer der maschinellen Grenzposten auf seinen sechs Beinen vorbei. Das drehbar gelagerte Maschinengewehr mit der aufgesetzten Kamera ständig am Rotieren. Immer auf der Suche nach Grenzverletzern. Man konnte sogar erkennen, wie sich die Kamera auf einzelne Objekte einzoomte, die ihre Aufmerksamkeit erregten. Wir mussten handeln.

„Ich habe noch eine Panzergranate", sagte Django. „Wenn wieder eines von den Teilen durchkrabbelt, dann blase ich das und auf beiden Seiten den Zaun weg."

Mir schmeckte das wenig. KI war zwar ordentlich in der Defensive, doch keinesfalls geschlagen. Wenn wir so einen Aufstand veranstalteten, lenkte das vielleicht doch ihre Aufmerksamkeit auf uns.

Der Druck der Entscheidung lastete auf mir. Ich musste sie treffen und das schnell. Die Qual der Wahl ließ mich verdammt schwitzen. Eines Offiziers unwürdig.

Dann krabbelte der nächste Wachroboter vor uns vorbei. Und ich traf die Entscheidung, weil ich sie treffen musste: „Löte das Ding um!"

Django, schon in Schussposition kniend, visierte ihn mit der Panzerfaust an. Die Granate zündete. Durchschlug die beiden Zäune. Verfehlte den sechsbeinigen Grenzwächter um Haaresbreite. Was ihn aber gewaltig umhaute. Der Weg schien frei. Bis auf die Minen.

Wir liefen mit unserem Krempel an den ersten Zaun, in dem jetzt ein komfortables Loch klaffte. Django würde sich langsam vorarbeiten und die zehn Meter bis zum zweiten Zaun mit seinem aufgepflanzten Bajonett durchstecken, um sicherzustellen, dass wir auf keine Mine treten. Ich ging am Beginn des Streifens in Schussposition, um dem nächsten Krabbler einen heißen Empfang zu bereiten.

Django arbeitete sich vor. Immer wieder stochern, dann einen kleinen Schritt vorwärts. Was natürlich viel zu lange dauerte. Als der nächste Wachroboter auftauchte, war er keine fünf Meter weit gekommen. Ich rief ihn zurück. Sobald er hinter mir in Deckung gegangen war, ballerte ich mein Magazin leer. Auch Krabbler zwei ging in die Knie.

Django war sofort wieder auf dem Sicherheitsstreifen, um unseren Vormarsch weiter freizustochern. Da beging Lee den entscheidenden Fehler. Um sofort starten zu können, wenn der Weg denn frei wäre, hinkte er schon mal durch den ersten Zaun. Tödlich.

Django war fast durch, als völlig unerwartet Leben in den umgehauenen Wachroboter kam. Der brauchte nur Bruchteile einer Sekunde, um wieder auf die Beine zu kommen. Und setzte zwei saubere Schüsse ab. Django durchschlug die Kugel den Hinterkopf. Lee war schon dabei aus dem Sicherheitsstreifen zu humpeln, als auch ihm ein Schuss den Schädel zerfetzte.

Mit den Resten der Droge im Körper arbeitet der Gefühlsapparat nur sehr bedingt. Ich funktionierte bloß noch. Doch als ich die beiden da im eignen Saft mit zerschossenen Schädeln liegen sah, schoss mir ein Gedanke durch den Kopf. Er war in seiner Einfachheit kristallklar: „Jetzt hast du gar keine Freunde mehr.“ Trauer empfand ich nicht. Völlig maschinell suchte ich mir eine Position, von der ich die sechsbeinige Selbstschussanlage ins Visier nehmen konnte. Von außerhalb des Todesstreifens. Denn auf Ziele draußen schoss das Ding nicht. Ich brannte auch ihr eine Salve über. Bis das Magazin komplett leer war.

Dumm, aber ich konnte nicht anders. Das einzig Sinnvolle war jetzt, Land gewinnen. Und zwar schnellstens. Als erstes nahm ich dem toten Lee sein Funkgerät, Handy und meine Pistole ab. Der arme Kerl sah fürchterlich aus. Aus dem Loch in seinem Schädel rann immer noch Blut in Strömen. Gut, dass mir keine Zeit blieb, auch nur einen Gedanken daran zu verschwenden.

Die Frau bekam meinen Rucksack mit dem Rest an Proviant und Munition, was ich noch so zusammenkratzen konnte. Ich lud mir unsere drei Beuterechner auf. Dann war da noch Djangos Gewehr. Aber eins musste reichen und warum zwei schleppen?

In einem Anflug von „Wir-müssen-da-gemeinsam-durch" hielt ich es der Frau hin. Die schaute mich ohne jegliches Verstehen an. Und weigerte sich ihre Blabla-Sprache plappernd, es zu nehmen. Verstanden warum, habe ich nicht. Und dachte auch nicht darüber nach. Ich überließ den Schießprügel dem Feind.

Wir mussten zum Fluss. Lees Handy brauchte wieder eine Ewigkeit, um hochzufahren. Wir hatten schon den Turbogang weg vom Ort des Geschehens eingelegt. Nur nicht noch mal unter Feuer kommen.

Wieder auf dem Präsentierteller. Die Ödnis, die vor uns lag, nur mit spärlichem Bewuchs. An manchen Stellen mickrige Bäume, die aber null Sichtschutz geboten hätten. Das Gelände leicht hüglig, aber ohne jede Möglichkeit unterzukriechen.

Wir liefen. Ich wollte zum Fluss zurück. Hoffte, nochmals in der Mine Unterschlupf zu finden. Im Lauf versuchte ich erfolglos, die App hochzukriegen, die uns führen sollte. Als ich fast auf der Fresse landete, blieb ich doch stehen. Schlussendlich konnte ich die App dazu bewegen, mir die Richtung anzuzeigen.

Wir waren natürlich falsch gelaufen. Der Fluss lag rechts von uns. Wieder anlaufend, begann ich der Weisung des Navis zu folgen. Kam aber nicht so richtig in die Puschen. Die Frau ohne Haarwuchs zog an meinem Rucksack und grunzte Drohne. Da sah ich sie auch.

Das Teil stand in einer Höhe von etwa 100 Metern am

Himmel. Ich fummelte das Fernglas raus. Die vergrößerte Sicht beruhigte mich etwas. Das klassische Modell mit vier Rotoren. Unten am Rumpf war die Kamera deutlich zu erkennen. Ärgerlich, aber zumindest sah es nicht danach aus, als wäre sie bewaffnet. Einem Beschuss hätten wir nichts entgegenzusetzen gehabt. Also weiterrennen.

Meine Begleiterin hielt tapfer mit. In manchen Momenten hatte ich fast den Eindruck, dass sie an mir vorbeiziehen hätte können. Ohne einen neuen Kraftschub durch Panzerschokolade fühlte ich mich nicht direkt zu weiteren Höchstleistungen aufgelegt. Hechelte eher lustlos über den steinigen Boden. Die Drohne folgte uns lautlos.

Nach etwa zwei Stunden erreichten wir die Muschkiel. An Rennen war nicht mehr zu denken. Wir waren einfach zu fertig. Die Vegetation wurde am Fluss dichter. So richtig Schutz hätte sie uns im Falle eines Angriffs aber auch nicht geboten. Die Drohne war uns gefolgt. Logisch.

Trotzdem war eine Pause unverzichtbar. Wir ließen uns unter ein paar Bäumen nieder, hoffend, dass die direkten Sichtkontakt abschirmen würden. Zogen Wasserflasche und zwei Dosen Büchsenfleisch hervor.

Die Mahlzeit kräftigte uns etwas. Dessen ungeachtet kostete uns der erneute Aufbruch grenzenlose Überwindung. Ich schaffte es kaum, den Rucksack mit der wertvollen Beute zu schultern. Aber wir mussten einfach weiter. Frühestens in der Mine konnten wir es uns erlauben, uns ein bisschen Ruhe zu gönnen.

Die erreichten wir nach einer gefühlten Ewigkeit. Auf der Versorgungsstraße, die zu ihr führte, taumelten wir nur noch. Über uns weiterhin die Drohne. Angekommen krochen wir in die nächstbeste Höhle. An Vorsichtsmaßnahmen war nicht mehr zu denken. Sekunden, nachdem ich mich am Höhlenboden ablegte, knackte ich weg.

Als ich aufwachte, war es stockdunkel. Nur das ruhige Atmen der Frau hörte ich. Ich lag noch endlos, bis ich mich dazu bringen konnte, mich so hinzudrehen, dass ich auf mein

Zeiteisen schauen konnte. Drei Uhr nachts.

Nichts an mir tat nicht weh. Die Versuchung, weiter abzuliegen, riesig. Die Überwindung, an die Taschenlampe zu kommen, auch. Als ich sie schließlich hatte, brachte ich sie fast nicht zum Leuchten. Nun musste ich hochkommen. In Zeitlupe manövrierte ich mich hoch.

Die Frau bekam zwei Kabelbinder verpasst. Zur Sicherheit. Ich schnappte mir meine Knarre, um mich auf sie stützen zu können. Der Strahl der Taschenlampe verriet mir, dass das Loch, in dem wir uns befanden, noch weiter in den Berg führte. In der Hoffnung, einen Ausgang zu finden, den die Drohne nicht abscannte, hatschte ich gleich einem Achzigjährigen tiefer in den Schacht hinein.

Extrem zielführend wäre es jetzt gewesen, sich in der Mine zu verlaufen und elendiglich in einer der Kavernen einzugehen. Ich baute Häufchen aus Kieseln, um den Weg zurück wiederzufinden. Das Bücken dabei eine Tortur.

Nach etwa 100 Metern stieß ich auf einen Quergang. Der ließ mich hoffen, auf einen Ausgang zu treffen, den die Drohne nicht überwachte. Weil ich nicht auf die Fresse fallen wollte, kam ich nur noch im Schleichgang vorwärts. Dafür haute ich mir mehrere Male ordentlich die Rübe an. Blieb aber dran.

Der Gang war lang. Gut so, wenn ich irgendwo nach draußen kam. Nach etwa 200 Metern erreichte ich eine Gabelung. Ich orientierte mich so, wie ich meinte, wieder an die frische Luft zu kommen. Und hatte das Glück, das man braucht, um bestehen zu können.

Nach einigen Biegungen spürte ich frische Luft auf meiner Haut. Vor mir war nicht mehr alles stockdunkel. Ich knipste die Taschenlampe aus und arbeitete mich vorsichtig weiter nach vorne. Gleichwohl haute ich mir noch mal ordentlich den Schädel an.

Am Tunnelausgang angekommen, spähte ich vorsichtig ins Freie. Es brauchte eine Weile, bis sich meine Augen an die neuen Lichtverhältnisse angepasst hatten. Krampfhaft ins Grau der Dämmerung starrend, meinte ich, einen dunklen Fleck vor mir als die Drohne auszumachen. Der Blick auf die Uhr verriet mir, dass es kurz nach vier sein musste.

Das Teil war kaum mehr als 30 Meter von mir entfernt. Wenn ich mich nicht täuschte. Es würde kein einfacher Schuss werden. Auch musste ich die Dämmerung abwarten, um meine einzige Chance nicht zu versieben. Also legte ich mich auf die Lauer. Und pennte ein. Unter normalen Umständen hätte das Kriegsgericht geheißen.

Als ich wieder zu mir kam, waren die Sichtverhältnisse entscheidend besser. Ich konnte das Fluggerät jetzt deutlich vor mir in der Luft hängen sehen. Die Kamera auf das Loch gerichtet, in dem wir uns verkrochen hatten. Nur ab und zu schwenkte sie, um auch den Rest der Mine im Auge zu behalten.

Behutsamst schob ich das Gewehr in Position. Millimeter um Millimeter. Es gab nur den goldenen Schuss, einen zweiten Versuch würde ich nicht haben. Außerdem verriete der Knall meinen Standort. Ich hatte das Ding im Fadenkreuz. Ich sog die Morgenluft in meine Lungen. Der Finger zog den Abzug bis zum Druckpunkt. Und noch ein Stück weiter.

Der Flugroboter machte einen Satz und schien sich wieder zu stabilisieren. Aber nur für Sekundenbruchteile. Dann begann er erneut zu taumeln. Versuchte wieder auszugleichen. Hatte aber immer mehr Mühe. Die Amplitude der Schwankungen wurden größer und ungerichteter. In einem letzten Versuch probierte der Quadrokopter, noch einmal hochzureißen. Was ihn aber nur mehr in Schieflage brachte. Er brach, ohne Halt zu finden, zur Seite aus und krachte eiernd zu Boden. Wir hatten ein Problem weniger.

Die Frau glotze mich fragend an, als ich unser Loch betrat. Sie war gerade dabei, zu versuchen, ihre Handfesseln aufzunagen. Ich erklärte ihr, dass wir die Drohne los seien und jetzt schnellstens zur Landebahn müssten. Sie machte den Eindruck, dass sie mich verstanden hatte.

Wieder mal alles auf eine Karte. Ohne den Schutz der Dunkelheit zur Landebahn zu gehen, war gelinde ausgedrückt risikobehaftet. Dennoch entschied ich mich dafür. Noch mal zwölf Stunden verlieren, bis es wieder dunkel würde, wollte ich nicht. Ich hoffte darauf, dass in dem Durcheinander KI nicht die Ressourcen fand, uns nachzusetzen. Denn sonst hätte sie es ja schon getan. Redete ich mir ein.

Wir packten die wertvolle Beute und die Reste der Ausrüstung zusammen. Bevor wir losjoggten, hebelte ich noch eine Dose auf. Nur der nagende Hunger ließ mich die fetten Fleischklumpen runterbringen. Ich musste bei jedem Happen kräftig spülen. Meine Reste überließ ich der Frau. Die machte die Dose brav leer, leckte auch noch den letzten Tropfen Fett aus.

Wir schleppten uns durch die Landschaft. Versuchten aufs Tempo zu drücken. Doch bei unserem Erschöpfungszustand kaum machbar. Lees Handy wies mir den Weg. Ab und zu bot uns dürre Vegetation in dem steinigen Gelände etwas Sichtschutz. Doch wenn KI voll einsatzfähig gewesen wäre, dann hätten wir keine Chance gehabt. Nach Stunden standen wir vor der Piste, auf der die Junkers runterkommen sollte.

Was nicht hieß, dass wir jetzt nachlassen konnten. Wir deponierten unser Zeug im Krater am Ende der Landebahn. Dann setzte ich, wie von Lee beschrieben, den Funkruf ab, der die Junkers starten lassen sollte. Ich schaltete das Teil ein. Wartete eine Minute. Drückte den Knopf neben Ein-Aus. Das Lämpchen leuchtete. Wiederholte die Prozedur fünfmal. Hoffentlich hatte RI unseren Ruf vernommen.

Jetzt mussten wir die Landebahn freimachen. Mit unseren Kräften am Ende zogen wir den Müll, der das Vorhaben hier zu landen kaschieren sollte, neben die Piste. Ich bewunderte die Zähigkeit meiner Begleiterin. Denn ich konnte mich fast nicht mehr auf den Beinen halten. Es vergingen schätzungsweise noch mal zwei Stunden. Dann stand unserem Abflug nichts mehr im Wege.

Wenn bloß die Junkers schon da wäre! Wir verzogen uns wieder ins Loch. Ich schaltete das Funkgerät noch mal ein und setzte einen erneuten Notruf ab. Und pennte ein.

Als ich wieder aufwachte, begann es bereits zu dunkeln. Meine Begleiterin hatte wie ich ein Nickerchen gemacht. Seit dem ersten Ruf waren jetzt etwa sechs Stunden vergangen. Eine Landung bei Nacht würde unser Vorhaben nicht vereinfachen. Um ganz sicherzugehen, begann ich noch mal zu funken. Das Lämpchen leuchtete wieder brav. Komm, Junkers, komm!

Als Offizier, der das Kommando hatte, fühlte ich mich bemüßigt, trotz totaler Erschöpfung die Stimmung etwas zu heben. Erklärte der Frau, die ab und zu zustimmend nickte, dass wir es jetzt geschafft hätten, bald die Rettung aus der Luft käme und dann für sie alles besser würde.

Danach schwiegen wir uns eine Runde an. Bis die Frau ohne Haare plötzlich anfing, von dem Leben im Untergrund von Robotopolis zu erzählen. Vieles habe ich nicht verstanden, musste immer wieder nachfragen. Doch meine ich, dass ich wenigstens die Kernbotschaft kapierte, die sie mir vermitteln wollte.

Man lebe im Untergrund, weil KI zwar biologisches Leben toleriere, wenn sie es für lebenswert erachtete. Noch! Doch wen die Maschinenmacht dem System nicht zuträglich halte, den entsorge sie wie Ungeziefer. Mit denselben Methoden. Man befinde sich immer auf der Flucht vor den maschinellen Kammerjägern.

Doch das Leben in der Unterwelt von Robotopolis biete auch Vorteile. Im Winter sei es dort wesentlich wärmer als in den Wäldern im Umland. Auch könne man Stromleitungen zum Heizen anzapfen. Darüber hinaus böte die Tierwelt da unten eine Vielfalt, die man so nicht erwarten würde. An manchen Stellen sei es sogar möglich, Fische zu fangen. Doch meistens müsse man sich mit Ratten begnügen. Ab und an vielleicht mal eine Katze, die sich verlaufen hatte.

Wenn sich die Möglichkeit böte, steige man zu früher Stunde auch auf und versuche, Dinge abzustauben, die die Kollaborateure zu sichern vergessen hatten. Da ginge dann schon mal ein Schwein mit. Wenn einem das Jagdglück ganz besonders hold war, auch eine Kuh. Man musste aber verdammt aufpassen. Denn wenn man in die Hände der Kollaborateure falle, dann würden die noch weniger Gnade kennen als KI. Die prügelten einen auch schon mal mit einem Spaten tot.

Eine Frage hatte ich dann doch noch: „Warum war es euch so wichtig, unser Kommando zu überrennen?"

Es gebe einen Kollaborateur, der mit den Kreaturen der Unterwelt Handel treibe. Die Horde habe sich erhofft, wenn sie ihm unsere Köpfe auslieferte, dass sie dafür wertvolle Tauschwaren erhalten würde.

„Nur die Köpfe?", fragte ich gedankenverloren.

Am Rest hätte niemand Interesse gehabt. Den hätten sie wohl verspeist. Der Gedanke, dass das entstellte Wesen mir gegenüber meinen Oberschenkelknochen abgenagt hätte, war mir nicht besonders angenehm. Ich konnte ihn aber schnell loswerden. Motorengeräusch verkündete die Ankunft der Junkers.

Wir krochen aus dem Loch. Ich ließ meine Taschenlampe kreisen. Mit Erfolg, denn der Flieger zog einen langen Bogen zum anderen Ende des Rollfeldes, um dann zur Landung anzusetzen. Direkt am Beginn der Piste setzte sie punktgenau auf. Bremste und rollte auf uns zu, kam zum Stehen. Ging aber dann sofort in die Drehung.

Wir hatten derweil unseren ganzen Krempel geschultert und spurteten in Richtung linker Flügel. Ich riss die Tür auf und begann alles in den Flieger zu schieben. Die Frau ohne Haare machte keine Anstalten sich in die Einstiegsöffnung zu lupfen. Ich fühlte mich verpflichtet, nachzuhelfen. Dann zog ich auch mich in den Flieger. Schloss die Tür. Die Motoren begannen wieder hochzudrehen. Das Teil nahm Fahrt auf.

Da kam plötzlich Bewegung in die Frau. Sie riss sich hoch, schob mich zur Seite. Schrie „Nein!", riss die Tür auf und drückte sich ins Freie. Ihre Landung war sicherlich nicht besonders sanft. Der Flieger wurde rasch schneller.

Kurz bevor wir abhoben, warf ich noch den Rucksack mit

dem Krempel, den ich jetzt nicht mehr brauchte, durch die Öffnung. Zog die Tür zu.

Ich bin nun mal kein Frauenversteher. Und so bleibt es mir bis heute ein Rätsel, was das Geschöpf der Unterwelt dazu bewog, nach allem jetzt auf einmal die Fliege zu machen. Flugangst? Mag sein, dass eine Kanalratte ihren angestammten Lebensraum hat. Aber das ist doch irgendwie Scheiße ...

Kapitel 15: Held oder was?

Ich erwachte, während die Junkers die Landung einleitete. Die Maschine setzte recht holprig auf. Ich aber war noch so fertig, dass ich mich erst mühsam aufraffen konnte, als der Flieger zum Stehen gekommen war. Ich packte die teuer erkaufte Beute und hangelte sie und mich vorsichtig aus der Blechdose.

Auf dem Rollfeld erwartete mich ZX-2020. Eine der Kampfmaschinen diente ihm wie gewohnt als fahrbarer Untersatz. Wir machten uns nicht die Mühe, es mit einem militärischen Gruß zu versuchen.

„Nur du?“, fragte mich die künstliche Identität. „Oh nein! Von den anderen ist keiner durchgekommen?“

Ziemlich mitfühlend für einen Automaten.

„Das war wahrlich kein Spaziergang. Nur ich habe es geschafft.“

Der Automat mit Herz fluchte. Dann zoomte die Kamera auf mein Gepäck: „Aber ihr habt die Mission zum Erfolg geführt?“

„Wir konnten zwei von den Teilen abgreifen. Dazu noch ein Notebook. Da könnte einiges an Info drauf sein.“

„Gratuliere, Kamerad! Eure Opfer werden nicht umsonst gewesen sein. Leg die Sachen bitte da rein. Wir wollen ja nicht, dass jetzt noch was zu Bruch geht.“

Die Kampfmaschine öffnete eine Luke. Ich lud ein und wir bestiegen das Kettenfahrzeug. Es setzte sich ruckelnd in Bewegung. Während ich begann, ZX-2020 den Ablauf der Kommandoaktion zu schildern, nahmen wir Kurs auf Zassoschir. Leichter Regen setzte ein. Gut für die nächste Ernte. Ich träumte aber eher von einem warmen Bett.

Mein maschineller Kamerad musste unsere Ankunft gemeldet haben. Als wir ein paar Stunden später im Wehrdorf einrollten, großer Bahnhof. Die schlammige Hauptstraße war gesäumt von Kameraden und auch Bewohnern der neuen Siedlung. Alle winkten und jubelten mir zu. Der Held war ich.

Fühlte sich gut an.

Die Kampfmaschine kam mit einem ordentlichen Ruck vor dem Hauptquartier zum Stehen. Der General und Frau Oberst traten aus ihm heraus. Unter den Hurrarufen der anwesenden Kameraden salutierten wir zackig. Während wir das Haus des Dorfschulzen betraten, setze sich der RI-Panzer mit ZX-2020 umgehend wieder in Bewegung. Ihr Auftrag war, wie ich später erfuhr, die wertvolle Ladung schnellstmöglich in den Stützpunkt zu bringen. Eigentlich verdammt nett, dass sie mich vorher noch heimfuhren.

Es wartete ein Festmahl auf mich. Dazu gab es sogar eine Flasche Wein. Während ich mich an den Köstlichkeiten labte, berichtete ich unserem Oberkommando alle Details der Kommandoaktion. Der Alkohol löste mir die Zunge. Der General stellte hin und wieder eine Frage und fand lobende Worte für unsere Heldentaten. Frau Oberst nippte schweigend an ihrem Glas des süßen Rebensaftes.

Ich stopfte mich so voll, wie es nur ging. Als es schließlich nicht mehr ging, bat man mich nach draußen. Die gesamte Miliz war angetreten. Zu meiner Freude auch Cinnamon. Der General ergriff das Wort.

„Soldaten, es ist mir eine besondere Ehre, euch vom erfolgreichen Ausgang der Kommandoaktion in Robotopolis berichten zu können. Wir haben den großen Sprung nach vorne gemacht."

Wieder Jubel. Der Oberkommandierende legte den Verlauf des Unternehmens dar und hob hervor, dass wir das gesteckte Ziel mehr als erreicht hatten. Immer wieder Zwischenapplaus. Einer der Männer gab unserem Oberkommandierenden eine Schmuckschachtel. Der General wandte sich nun direkt an mich. Ich nahm Haltung an. Und zwar so richtig.

„Leutnant Schulz, für Ihre außerordentlichen Verdienste um die Befreiung der Menschheit vom Joch der Maschinen, verleihe ich Ihnen das Stählerne Kreuz der Miliz."

Öffnete das Schächtelchen mit dem nötigen Drumrum und heftete mir den Orden an die stolzgeschwellte Brust. Doch es ging noch weiter.

„In Anbetracht des unerhörten militärischen Könnens und der bewiesenen Tapferkeit darf ich Ihnen mitteilen, dass Sie ab heute den Rang eines Majors bekleiden."

Natürlich war ich stolz wie Otto. Die Männer applaudierten lautstark. Das Gesicht von Frau Oberst versteinerte. Der General legte noch nach.

„Major Schulz wird in Zukunft seine eigene Kompanie befehligen. Ihre Kernaufgabe wird es sein, weitere Spezialaufträge im Kampf gegen KI zu organisieren und auszuführen. Der Verband ist damit ein integraler Baustein des Widerstandes. Aufgrund seiner engen Kontakte zu den maschinellen Rebellen, unseren geschätzten Verbündeten, wird Major Schulz auch die Aufgabe des Liaison-Offiziers übernehmen. Ihm kommt damit eine zentrale Aufgabe bei der Durchführung koordinierter Spezialeinsätze zu. Herr Major, ich darf Ihnen zur heldenhaften Durchführung der überaus erfolgreichen Kommandoaktion gratulieren und freue mich auf unsere weitere Zusammenarbeit auf einer neuen Basis."

Der General ergriff meine Hand und schüttelte sie ausgiebigst. Dann ein kurzer Wink. Einer der Männer, der sich bis jetzt im Hintergrund gehalten hatte, trat vor. Auf den Unterarmen präsentierte er einen schwarzen Koffer. Der General klappte ihn auf. Vor mir lag eine blitzblanke SIG Sauer P226.

„Herr Major, als kleine zusätzliche Erfolgsprämie dieses rare Model deutscher Waffentechnik."

Mit einem wohlwollenden Lächeln überreichte er mir das gute Stück. Der Mann stelzte samt Koffer wieder ins Glied zurück. Ich wog die Waffe prüfend. Streckte die Arme aus und zielte ins Leere. Begriff die Qualität der Geste, obwohl mir klar war, dass ich eine so seltene, so wertvolle Pistole nie beschießen würde.

Gut für mich, dass ich nicht ausflippte. Ich dankte unserem Oberkommandierenden, so wie es der militärische Anstand gebot. Wieder brandete Jubel unter den Männern auf. Es war an mir, das Wort zu ergreifen.

„Männer, vielen, vielen Dank für den herzlichen Empfang. In Zukunft stehen wir vor neuen, großen Aufgaben. Aufgaben, die wir dank der bisherigen Erfolge jetzt wirklich wahrnehmen können. Der Kampf kann weitergehen, er wird weitergehen, er muss weitergehen.

Trotz unserer Siege dürfen wir die nicht vergessen, die ihr Leben für die Sache auf dem Schlachtfeld gelassen haben. Ohne ihr Opfer ständen wir heute nicht hier.

Soldaten, eine Minute schweigendes Gedenken für die Gefallenen."

Niemand konnte sich dem verweigern. Wir standen mit gesenkten Köpfen und gedachten unserer toten Kameraden. Für krachenden Jubel war danach kein Platz mehr. Auch nicht mehr für Party. Und ich war nach den Strapazen der letzten Tage komplett im Eimer. Bat den General um etwas Ruhe. Eine Bitte, die er mir großzügig gewährte.

Ich erwachte im Laufe des folgenden Tages in meinem Quartier. Hier war alles noch beim Alten. Ein schäbiges Loch, um das ich mich nie gekümmert hatte. Doch selbst wenn ich je den Versuch unternommen hätte, es hätte zu nichts geführt. Eine Ruine, nicht mehr zu retten.

Aber jetzt würde ja alles anders werden. Dachte ich mir, wie ich da auf meiner verschimmelten Matratze lag. Denn ich war Major. Und trotzdem tat mir alles an meinem geschundenen Körper weh. Die Stunden des Schlummers hatten mich nur bedingt erquickt.

So blieb ich einfach liegen. Nickte auch noch mal ein, um erneut ein, zwei Stunden zu schlafen. Geweckt wurde ich durch ein Klopfen. Vor meinem Verschlag stand einer meiner Männer. Zu meiner Überraschung trug er die Uniform eines Leutnants. Von einer Beförderung hatte ich nichts mitbekommen. Ab heute würde ich darauf bestehen, dass ich bei solchen Entscheidungen mitreden konnte. Was mich besänftigte, war der Umstand, dass er mir die nagelneue Uniform eines Majors überreichte. Und nicht nur das. Er meldete zackig, dass er mich, wenn es mir genehm wäre, zu dem Haus führen würde, das mir von nun an als Unterkunft dienen sollte.

Ich ließ ihn warten. Zog mich noch mal in meine armselige Behausung zurück, um mich frisch zu machen. Was sich im Wesentlichen darauf beschränkte, meine neue Uniform anzulegen. Auf kaltes Wasser aus einer rostigen Waschschüssel hatte ich wenig Bock. Einige vertrocknete Stückchen Seife lagen unappetitlich auf deren Ablage. Schwarze Fasern durchzogen die brüchigen Reste.

Während er mich zu meiner neuen Unterkunft führte, frage ich dem Leutnant Löcher in den Bauch. Was mich aber nicht weiterbrachte. Es war nichts Interessantes aus ihm herauszubekommen. Ich beließ es dabei, weil der Typ einen einigermaßen rationalen Eindruck machte. Ich würde später noch genug Gelegenheit haben, mehr herauszufinden.

Mein neues Heim klein, aber proper. Das Häuschen war bei unserem Angriff auf Zassoschir verschont geblieben. Es bot einiges an Annehmlichkeiten. Neben den zwei Zimmern gab es ein Kabuff mit einer Wanne. Sogar ein Ofen existierte, mit dem ich Wasser erhitzen konnte. Ein Luxus, den ich über Jahre hatte entbehren müssen. Ich wies den Leutnant an, den Transfer meiner wenigen Habseligkeiten zu organisieren. Den Befehl quittierte er stramm und verschwand. Wortlos.

Mein Leben war jetzt ein völlig neues. Ich gehörte zur obersten Kommandoebene. Im Prinzip brauchte ich mir von niemandem mehr etwas sagen lassen. Regelmäßig traf ich mich mit ZX-2020, um neue Strategien für den Kampf zu besprechen und Aktionen zu planen. Die Quantencomputer waren von RI sofort bis ins kleinste Detail evaluiert worden und es wurde schnellstens damit begonnen, die Technologie, wo es nur ging, zu übernehmen. In vielen Bereichen konnte RI gewaltig aufholen, die unglaubliche Rechenleistung ermöglichte es, auf Gebieten nachzuziehen, in denen bis dato die Überlegenheit von KI erdrückend gewesen war. Die Kampfmaschinen der Rebellenintelligenz konnten mit der neuen Technologie wesentlich schneller reagieren. So wurde mit Hochdruck daran gearbeitet, die Lufthoheit der seltenen Drohnen über die Pampa von K. zu brechen. Immer wieder gelange es, mithilfe verbesserter Raketentechnik, den einen oder anderen unbemannten Flugkörper vom Himmel zu holen. Die Teile wurden dann logischerweise komplett auseinandergenommen, um die Aufholjagd weiter voranzutreiben.

Meist berichtete mir ZX-2020, der von RI als mein Verbindungsoffizier eingesetzt worden war, nur kurz über weitere Verluste des Gegners. Wenn eines von den Dingern in der Nähe von Zassoschir heruntergekommen war, wurde mir und auch meinem Leutnant erlaubt, der Bergung beizuwohnen. Was für den gefallenen Lee ein Fest der Erkenntnis gewesen wäre, war für mich eher von symbolischer Bedeutung. Ich konnte mich damit aber bei den Lagebesprechungen der Kommandoebene brüsten.

Formal befehligte ich eine Kompanie. Zahlenmäßig hatte ich nie so viele Männer unter meinem Kommando, wie dies normalerweise der Fall wäre. Es waren zu keinem Zeitpunkt mehr als eine Handvoll. Die Miliz bestand aus dem Häufchen, das die endlose Folge von Niederlagen überstanden hatte. Dennoch konnte ich mich auf meine Leute verlassen. Meinte zu wissen, dass ich als Offizier von ihnen geschätzt wurde. Mit meinem Leutnant dagegen kam ich nie so richtig ins Gespräch. Nicht mal unter Einfluss von Alkohol konnte ich ihn dazu bringen, mehr als ein paar Satzfragmente preiszugeben. Es blieb mir ein Rätsel, warum es ihm so schwerfiel, sein Mundwerk zu benutzen. Meine Befehle hingegen führte er jederzeit widerspruchslos aus.

Mit der Oberst gab es dauernd Stress. Bei den Lagebesprechungen in unserem HQ ging sie mich immer wieder an, versuchte, meine Position zu schwächen. Die Diskussionen endlos. Vieles einzig und allein Zeitverschwendung. Die Beschlüsse zogen fast immer keine spürbaren Konsequenzen nach sich. Sodass es mir bei jedem

Mal egaler wurde, mit welchen Unterstellungen mich meine Rivalin konfrontierte. Ich probierte, der Frau, soweit es eben ging, aus dem Weg zu gehen. Der General gefiel sich in der Rolle des Oberkommandierenden, der seine rivalisierenden Subalternen immer wieder in die Schranken weisen konnte.

Alle, die ich als meine Freunde erachtet hatte, waren gefallen. Doch ich gewann neue. Bei einem unserer Treffen überreichte mir ZX-2020 einen DVD-Player mit Bildschirm. Das Teil hatte seine besten Jahre schon lange hinter sich, funktionierte aber noch tadellos. Nur das mit der Fernbedienung klappte nicht so richtig. Was hieß, dass ich mich von meinem Lager erheben musste, wenn die DVD zu Ende war. Die Filme besorgte mir ebenfalls ZX-2020. Aus Bator brachte er mir die alten Schinken mit, die vor der Machtergreifung produziert worden waren. An denen hatte ich die größte Freude. Bilder aus einer skurrilen Welt, die nicht mehr existierte. Aber es gab auch Schmuggelware aus Robotopolis. KI produzierte mehrere Unterhaltungsprogramme für Kollaborateure. Die Filme eher seicht. Politisch korrekt, hoben sie immer wieder die vermeintlichen Verdienste von KI und die Vorteile für die biologischen Menschen hervor. Am Ende gewann mit absoluter Sicherheit die Gemeinschaft Mensch-Maschine in perfekter Eintracht. Billige Propaganda eben. Zum Einschlafen ganz OK, wenn keiner der alten Filme verfügbar war.

ZX-2020 versorgte mich auch mit kulinarischen Spezialitäten aus Bator, die in Zassoschir absolute Mangelware waren. Besondere Leckerbissen waren süßes Backwerk, verschiedenste Würste und Käsesorten, die ich seit Jahren nicht geschmeckt oder noch nie in den Mund bekommen hatte. Ab und zu war ein Pfund Kaffee dabei. Und dann natürlich kistenweise Alkohol. Viel davon schüttete ich mir selbst in die Kehle, verteilte zusätzlich die eine oder andere Flasche bei meinen Männern. Die waren überglücklich, wenn sie sich mal was anderes hinter die Binde kippen konnten als das Gesöff, das unsere biologischen Menschenbrüder im Dorf teuer vertickten. Der kleine Krabbler, sofern sein Code ihn als Plattform benutzte, entwickelte sich zu einem echten Freund. Wirklich ein Privileg, mit ihm zusammenzuarbeiten.

Und dann war da noch Cinnamon. Nachdem sich der Trubel um meine heldenhafte Rückkehr gelegt hatte, steuerte ich direkt ihre Krankenstation an. Sie hatte selbstverständlich von Lees Tod erfahren. Ein schwerer Schock für sie, obwohl auch sie über die Jahre viele Kameraden über die Klinge hatte springen sehen. Ich versuchte, den Schmerz zu dämpfen, indem ich ihr von den Heldentaten vorschwärmte, die er vollbracht hatte. Die dazu geführt hatten, dass wir das Unternehmen zum Erfolg führen konnten. Wie ein Schuss des Wachroboters seinen Schädel zerfetzt hatte, ließ ich außen vor.

Ein paar Tage später besuchte sie mich in meinem neuen Domizil. Ich hatte ein paar Lebensmittel und einige Flaschen Bier aufgetrieben. Zusammen brutzelten wir ein Abendessen. Was das Zeug eben hergab. Ein Abend so völlig fern von der elenden Routine in der Miliz. Das Bier aus Bator schmeckte, hob die Stimmung. Man konnte es trinken, musste es nicht runterwürgen. Als wir uns verabschiedeten, war Konsens, dass wir den Abend möglichst bald wiederholen würden.

Die Incentives, die mir ZX-2020 zukommen ließ, hoben den Standard unserer Rendezvous gewaltig. Wir gingen je nach Versorgungslage dazu über, dass ich Cinnamon schon am Nachmittag meinen Schlüssel in die Hand drückte, damit sie die Sachen, die ich organisiert hatte, vorbereiten konnte. Zugegebenermaßen: Ich kann nicht kochen. Und ich habe auch null Bock drauf. Ganz toll war, dass sie gleich alles, was da war, so verkochte, dass ich dann tagelang davon zehren konnte.

Wenn ich meinen Dienst beendet hatte, tafelten wir. Alles immer superlecker, manchmal hatten wir sogar eine Flasche süßen Schaumweins. War mir ehrlich geschrieben lieber als ein so knochentrockenes Gesöff.

Nach ein, zwei gescheiterten Versuchen mit moderner Unterhaltung von KI schauten wir uns ausschließlich Filme aus der Zeit an, als die noch von biologischen Menschen gedreht wurden.

Wenn der Film dann aus war, quatschten wir oft noch. Meist war der Kontrast zwischen dem Leben, das wir eben in der Glotze betrachtet hatten und dem, das wir hier am Ende der Welt führten. Der Funke, der das Gespräch in Gang brachte. Immer die Frage im Hinterkopf, wie wir leben würden, wenn unser Dasein in normalen Bahnen verlaufen wäre.

Wir sprachen auch über den Kampf. Über die kürzlichen Erfolge dank der technologischen Aufholjagd, die ab und an gemeldet wurden. Damit stand auch immer die Frage im Raum, ob und wann wir wieder in den Einsatz geschickt würden. Obwohl wir beide nichts mehr hofften, als dass uns das erspart bliebe. Dann konnten wir auch zulassen, wie sehr wir Lee vermissten. Wie schön es doch gewesen wäre, wenn er zusammen mit uns unsere neu gewonnene Normalität hätte feiern können. Ich probierte sogar, die DVD mit Liu und Monsieur Paul drauf zu bekommen. War aber nicht aufzutreiben. Lees coole Art zu erzählen, hätte sie sowieso nicht ersetzen können.

Einmal ging ich so weit, zu weit, körperlich zu werden. Dumm. Soldaten schlafen nicht miteinander. Als ich wieder nüchtern war, wurde mir klar, wie sehr das nicht ging. Ich suchte Cinnamon in der Krankenstation auf und bat sie um Verzeihung. Sie nahm die Entschuldigung an und wir machten ohne den Abend weiter, an dem ich zu weit gegangen war. Glück für mich.

Bis sie dann an jenem unseligen Nachmittag nicht mehr auftauchte. Ich war dabei, mit den Kameraden eine Kommandoaktion vorzubereiten. Fragte mich schon, warum Cinnamon nicht erschien, um den Schlüssel zu holen.

Stattdessen tauchte der Pudel von Frau Oberst auf und meldete zackig, dass die Kommandoebene mich dringend benötige. Um mir das zu sagen, hätte es keines Leutnants bedurft. Schon gar nicht in Begleitung von zwei weiteren Männern. Ich kapierte, dass irgendwas passiert sein musste. Fragte selbstverständlich nach. Der Pudel wand sich. Er habe nur Befehl, mich aufzusuchen und mir mitzuteilen, dass man mich dringend benötige.

Wir kamen zum Ort des Geschehens. Der Schock fuhr ein. Wie ich sie dann völlig unvermittelt da liegen sah. Bereits aus der Entfernung war mir klar geworden, dass ein entblößter Körper inmitten der Gruppe lag, der wir uns näherten. Einige der Männer machten Platz, als wir die Ansammlung erreicht hatten. Nun sah ich ihr geschundenes Gesicht. Der Schuss hatte ein klaffendes Loch in ihre Stirn gerissen. Der, der das war, hatte ganze Arbeit geleistet.

Keiner hatte es für notwendig befunden, den Leichnam, wenn auch nur notdürftig, zu bedecken. Cinnamon lag da ausgebreitet wie ein Stück Abfall, um das sich niemand einen Dreck scherte.

Der Schmerz körperlich. Ich zog meine Uniformjacke aus und breitete sie über die Blöße, die da vor mir lag. Obwohl ich zitterte und kaum mehr stehen konnte.

„Wieso?", wollte ich wissen.

Die Antwort kam von Frau Oberst, die erwartungsgemäß auch vor Ort war: „Einer der Männer hat sie gesucht und so gefunden."

„Welches perverse Schwein war das?"

Keine Antwort.

„Ist sie vergewaltigt worden?"

Es sehe ganz danach aus, erklärte mir die Frau, die es sich aus welchen Gründen auch immer zum Ziel gesetzt hatte, mir das Leben schwer zu machen. Deutete auf diverse Blutergüsse. „Ich werde das Schwein eigenhändig abschlachten", schwor ich. Es kam aber nicht so rüber, wie es hätte sollen. Ich war viel sehr zu durch den Wind.

Ich weine nicht. Selbstverständlich nicht. Auch nicht innerlich. Der Tod hat mich so oft eingeholt, dass er zu einem ständigen Begleiter geworden ist. Ich kriege ihn nicht los. Menschen, die ein normales Leben führen, können ihn außen vor lassen. Zumindest die meiste Zeit ihres Daseins. Bis ins hohe Alter schiebt man ihn weg, vor sich her. Bis man dann plötzlich tot ist. Das funktionierte für mich nicht, wollte ich nicht wahnsinnig werden. Denn ich konnte dem Tod nicht ausweichen. Wie denn auch? So blieb mir nichts, als mit ihm zu leben.

Für mich ist es nicht mehr der Verlust. Es ist die Leere, die Sinnlosigkeit, die mich in diesen Momenten einholt. Der Schmerz darüber, dass ich nur noch diesen Gefährten kannte. Gevatter Tod eben. Das bisschen Normalität, das ich in den letzten Wochen genossen hatte, war dahin.

Wir standen weiter um den Leichnam herum. Keiner wusste so recht, was anlag. Schließlich rückten zwei Kameraden mit einer Bahre an. Die Oberst befahl, das, was von Cinnamon übrig geblieben war, nach Zassoschir zu bringen.

Gegen Abend begruben wir sie dann. Ihr faulender Kadaver würde keine Hinweise auf den Täter geben. Dazu hatten wir nicht die Mittel. Versuchten, dem Begräbnis einen Abklatsch von Würde zu geben, indem wir das übliche militärische Tamtam veranstalteten. Der General schwafelte über die Verdienste unserer tapferen Krankenschwester. Über ihren unermüdlichen Einsatz für unsere Sache. Über die vielen, denen sie das Leben gerettet hatte. Er hätte das über jeden anderen von uns genauso gesagt. Es waren die gleichen Worte für den Tod eines Kameraden. Die ich schon so viele Male gehört hatte. Der hilflose Versuch, dem Grauen des Krieges einen Sinn zu geben, es doch irgendwie einzuordnen.

Nach dem Salut nahm der General die Kommandoebene beiseite. Weitschweifig erklärte er uns, dass das Verbrechen unbedingt eine schnelle und rückhaltlose Aufklärung erfordere. Die Folgen für die Moral seien verheerend. Und so weiter und so fort. Dann beauftragte er Frau Oberst, als die, die über jeden Zweifel erhaben sei, mit der Aufklärung des Verbrechens. Die machte auf zackig.

„Ich werde den finden, der Cinnamon so zugerichtet hat. Und ich werde ihn seiner gerechten Strafe zuführen", verkündete sie uns großspurig. Jeder signalisierte seine Zustimmung. Doch ich hatte nichts kapiert.

Daheim ließ ich mich ordentlich volllaufen. Suhlte mich, zu allem anderen unfähig, auf meinem Lager in meinem Elend. Ein Fehler. So was lässt man nicht schleifen.

Zwei Tage später rückten sie im Morgengrauen an. Wieder der Pudel, aber diesmal mit zehn seiner Männer. Er habe Befehl, mich zu verhaften.

Ich fragte ihn, ob er verrückt geworden sei. Das fand er gar nicht und auch nicht lustig. Waffen wurden auf mich gerichtet. Ohne meine Pistole abzugeben, erklärte ich mich bereit, mitzukommen. Was er akzeptierte. Er würde mich ins Hauptquartier bringen, wenigstens das erfuhr ich.

Dort angekommen, empfing mich die Kommandoebene. Der Wohnraum des Hauses, das, bevor ihm Ukulala das Hirn rausgeblasen hatte, dem Dorfschulzen gehört hatte, glich jetzt einem Gerichtssaal. Es standen dort statt des Kartentisches, der dem Raum die Aura eines Hauptquartiers geben sollte, mehrere Tische in U-Form. In deren Mitte ein einzelnes Stühlchen, das anscheinend den Zeugen zugedacht war, die von dem Tribunal vernommen werden sollten.

Der General residierte dort, wo bei Prozessen gewöhnlich der Richter seinen Platz einnimmt. Schwer einzuschätzen, was in ihm vorging. Der Habitus von Frau Oberst ließ jedoch keinen Zweifel daran, dass sie mich ohne Wenn und Aber verurteilt sehen wollte. Ich grüße militärisch. Nahm mir das Stühlchen, zog es aus der Position des zu Befragenden und fläzte mich darauf.

„Warum hat der noch seine Waffe?“, schnauzte sie ihren Pudel an.

Der grummelte etwas von weigern, sie abzugeben.

„So weit sind wir noch nicht, Frau Oberst“, bestimmte der General. „Der Major ist nur zur freiwilligen Befragung anwesend.“

Ich befahl mir, ruhig zu bleiben. Langsam kapierte ich, dass was da lief, außer Kontrolle zu geraten drohte. Das mit dem ruhig bleiben war nicht einfach.

„Herr Major, schildern Sie den Ablauf Ihres Tages, an dem

unsere Krankenschwester zu Tode kam“, forderte mich unser Oberbefehlshaber auf.

Ich schilderte ausführlich meinen Tagesablauf, wobei ich versuchte, kein noch so unwichtig erscheinendes Detail auszulassen. Bis zum Mittag hatte ich mich über ZX-2020 mit RI abgesprochen, welchen Zweck die geplante Kommandoaktion haben sollte und wie man sie am besten durchführen würde. RI wollte, dass wir erneut nach Robotopolis eindrängen und weitere Sabotageakte unternähmen. Den jüngsten Erfolgen im Kampf gegen KI einen weiteren hinzufügen. Wir zerbrachen uns den Kopf darüber, welche weiteren Schläge dazu geeignet wären, KI entscheidend zu schwächen. Die Aktion sollte unter dem Decknamen „Sintflut“ ablaufen. Kein völlig neuer Gedanke also.

„Gegen Mittag verließ ich wie ebenfalls ZX-2020 das Hauptquartier, um bei mir daheim was zu futtern. Danach ging ich in die Krankenstation, um dort Cinnamon den Schlüssel für meine Bude zu geben und die Vorbereitungen für den Abend zu besprechen. Ich traf sie aber nicht an.“

Enttäuscht, aber durchaus zuversichtlich, dass das mit dem DVD-Abend noch was würde, wäre ich zu meinen Männern gegangen, um mit ihnen die Vorgaben von RI zu besprechen. Dort hätte ich den ganzen Nachmittag verbracht.

„Ich bin mir sicher, dass Cinnamon zu diesem Zeitpunkt schon tot war. Sonst hätte ich sie in der Krankenstation antreffen müssen.“

„Das sagen Sie so einfach. Es muss aber keineswegs so gewesen sein“, unterbrach mich Frau Oberst.

„Lassen Sie den Major bitte seine Ausführungen beenden“, wies sie der General zurecht. „Wie lief dann der weitere Nachmittag ab?“

„Mein General, wir sind uns kurz nach Mittag hier über den Weg gelaufen. Ich habe Sie über die geplanten Eckpunkte der Aktion informiert.“

„Dem ist so. Wie ging es dann weiter?“

„Sie verließen mich dann wieder. Soweit ich mich erinnere, mussten Sie mit Frau Oberst ins Dorf. Ich denke, weil die wieder was von uns wollten. Ich ging zu meinen Leuten. Wir verbrachten die Zeit mit der Planung des Unternehmens „Sintflut".

„Und damit waren Sie den ganzen Nachmittag beschäftigt?"

„Im Wesentlichen."

„Das entspricht nicht ganz der Wahrheit", schaltete sich Frau Oberst ein. „Der Leutnant, Entschuldigung, Major, hat den Planungsstab gegen 1530 verlassen. Erst gegen 1730 kehrte er wieder zurück. Die Aussagen seiner Männer bestätigen das."

Der General wandte sich mir zu: Ob das so stimme. Ich musste eingestehen, dass dem so war.

„Ich muss zugeben, ich habe meine Pflichten als Soldat verletzt. Ich gab an, ich müsse Sie und Frau Oberst aufsuchen, um das Ergebnis der Besprechung im Dorf in Erfahrung zu bringen und die weiteren Maßnahmen im Umgang mit den Dorfbewohnern abzuklären. Was ich aber nicht tat."

„Was taten Sie stattdessen?", fragte der General.

„Ich ging noch mal zu Krankenstation. Hoffte, Cinnamon dort zu treffen. Doch sie war wieder nicht da. Ich konnte es mir nicht erklären. Wartete unschlüssig, was ich jetzt tun könne, um sie doch noch zu erwischen. Doch sie kam nicht."

„Und dann?"

„Dann bin ich zu ihrem Quartier in die Kaserne gegangen. Konnte mir zwar nicht vorstellen, warum sie dort sein sollte, wollte es aber wissen. Einer der Männer bestätigte mir, dass sie die Kaserne am Morgen verlassen habe. So wie jeden Tag. Seitdem habe er sie nicht wieder zu Gesicht bekommen."

„Auch der Mann hat das so zu Protokoll gegeben", unterbrach mich Frau Oberst. „Es geht um die Zeit danach."

„Ich verließ die Kaserne, weil es keinen Grund gab, länger dortzubleiben. Ich wollte nicht direkt zur Besprechung zurück, da ich nicht hätte erklären können, warum ich nach etwas mehr als einer halben Stunde schon wieder da war.

Stattdessen verließ ich Zassoschir, um dabei gesehen zu

werden, wie ich in Richtung Dorf ging. Um den Eindruck zu erwecken, ich würde mich dort mit Ihnen treffen. Sobald ich außer Sichtweite war, machte ich einen großen Bogen. Es gelang mir, mein Haus unbemerkt zu erreichen. Auch dort keine Spur von Cinnamon. Was mich nicht wunderte, denn was hätte sie dort tun sollen. Sie hatte keinen Schlüssel.

Ich beschloss, noch eine Weile zu warten, um nicht zu früh wieder beim Planungsgespräch aufzutauchen. Ich machte mir Kaffee, aß ein wenig von dem Süßkram, den ich für den Abend vorgesehen hatte, und sah mir eine DVD an."

„Wie lange ging das so?"

„Ich habe nicht auf die Uhr geschaut. Ich würde eine Dreiviertelstunde schätzen. Dann machte ich mich wieder auf den Weg zur Besprechung."

„Und dort?", raunzte Frau Oberst.

„Im Prinzip waren die schon durch. Man war sich einig, dass das nächste Ziel der Staudamm sein sollte. Er böte die Möglichkeit, KI einen noch vernichtenderen Schlag zuzufügen. Doch die Schwierigkeiten seien keinesfalls zu unterschätzen. Aufgrund unserer militärischen Erfolge sei KI sicherlich im Alarmzustand. Man müsse mit verstärkten Sicherheitsmaßnahmen rechnen.

Die Kernfrage ist und bleibt, wie man unbemerkt tonnenweise Sprengstoff nach Robotopolis hineinbringt. Ich hatte das Gefühl, dass während meiner ganzen Abwesenheit darüber diskutiert worden war."

Das Thema interessierte den General. Mehr als die Morduntersuchung: „Wie sollte das denn ablaufen?"

„Die Junkers sollte den Sprengstoff in der Nähe von Robotopolis abwerfen. Es wäre dann die Aufgabe eines Teils des Spezialkommandos gewesen, ihn aufzunehmen und zwischenzulagern.

Die Aufgabe des zweiten Teils wäre es gewesen, einen alternativen Zugang zur Stadt auszukundschaften. Der eher einfache Teil der Mission."

Der General und die Oberst warfen mir fragende Blicke zu.

„Das Kernstück der Operation wäre gewesen, unbemerkt mit mindestens zwei Tonnen Sprengstoff an den Staudamm heranzukommen. Einen Weg zu finden, das zu tun, scheint ein Ding der Unmöglichkeit zu sein. KI weiß, dass der Damm der absolute Schwachpunkt der Metropole ist. Sie schützen den Komplex entsprechend."

„Wie lange ging das Treffen dann noch?"

„Ich schätze mal ungefähr eine Stunde. Es wurden noch Szenarien diskutiert, wie das Spezialkommando nach gelungener Sprengung evakuiert werden sollte."

„Und?", wollte Frau Oberst zu meiner Überraschung wissen.

„Der Konsens war, dass eine realistische Planung nicht möglich sei. Insbesondere wegen der mangelnden Kenntnisse der Gegebenheiten. Man einigte sich darauf, die Möglichkeiten vor Ort vor der Sprengung abzuwägen und dann zeitnah einen Fluchtplan zu entwickeln. Die Truppe setzte auf den Überraschungsmoment. Im Chaos nach dem Zusammenbruch des Dammes, hoffte man, wie bei der zurückliegenden Aktion unter dem Radar durchschlüpfen zu können."

Meine Ausführungen wurden angehört. Aber nur, um mich dann wieder in die Zange zu nehmen.

„Wie ging es nach der Besprechung weiter?"

„Ich schaute noch mal in der Kaserne vorbei. Auch diesmal wieder keine Cinnamon. Dann ging ich nach Hause. Hoffte, sie vielleicht dort anzutreffen. Bescheuert, was hätte sie dort machen sollen? Sie hatte keinen Schlüssel."

„Warum nicht?", wollte die Oberst wissen.

„Sie wollte das nicht. Wir waren Freunde. Kollegen, die sich ab und an gemeinsam einen Film reinzogen. Mehr nicht, das war ihr wichtig."

„Und das haben Sie einfach so hingenommen?", kam es von Frau Oberst.

„Sicher, Cinnamon war mir wichtig. Sie war der kleine Farbtupfer. Ich erzähle Ihnen nichts, was sie nicht wissen: Das Leben in der Miliz kennt nicht viel davon. Aber die wichtigste Tugend des Soldaten ist Disziplin. Das Fundament der Miliz ist die Unantastbarkeit der Würde des Menschen. Ich hätte ihr nie etwas antun können. Und das wissen Sie!"

„Ich lasse mich nicht von Bauchgefühl oder sonstigen Emotionen leiten. Sie hatten die stärksten Motive, die es gibt: Zurückweisung und Eifersucht. Was taten Sie, als Sie sie nicht antrafen?"

„Ich gab die Suche auf. Konnte mir keinen Reim darauf machen. Und das kann ich mir immer noch nicht. Zu diesem Zeitpunkt muss sie schon tot gewesen sein. Sonst hätte sie mich nicht sitzen lassen.

Ich aß was, warf den Player an und glotze zwei Filme. Klar, ich habe mich zulaufen lassen. Ich schätze mal, dass ich mich gegen 2300 aufs Ohr gehauen habe."

„Haben Sie Zeugen dafür?"

Ich machte mir nicht die Mühe, zu antworten. Der General wollte von der Oberst wissen, ob die noch Fragen hätte. Die meinte nur, dass das im Moment nicht der Fall wäre.

„Gut, dann haben wir den Verlauf des Abends geklärt. Als Leiterin der Untersuchung bitte ich Sie jetzt um Ihre Einschätzung."

Sie ließ sich Zeit. Gab vor, sich Notizen zu machen. Dabei hatte sie sich jedes Wort schon vor meiner Vernehmung zurechtgelegt.

„Die Befragung des Majors Schulz hat keine entlastenden Tatsachen ergeben. Für mehrere Stunden am Tag des Verbrechens hat er kein stichhaltiges Alibi. Alle Indizien deuten auf ihn als Täter hin. Besonders schwer wiegt der Umstand, dass wir bei der Getöteten einen Schlüssel gefunden haben, den wir nicht zuordnen konnten. Ich gehe davon aus, dass der zum Haus von Major Schulz gehört."

„Das kann nicht sein, Cinnamon hatte keine Schlüssel!", rief ich komplett baff.

„Die Einlassung von Major Schulz, man habe eine Übereinkunft gefunden, wie er sie beschrieben hat, ist eine reine Schutzbehauptung. Zwischen der Getöteten und dem Tatverdächtigen muss mehr gewesen.

Der Major hatte also ein überzeugendes Motiv, er hatte die Fähigkeit, den Mord zu begehen, und auch die Gelegenheit dazu. Es besteht folglich dringender Tatverdacht. Der Major muss sofort von all seinen Pflichten entbunden werden. Da er über alle Möglichkeiten verfügt, unterzutauchen, besteht dringende Fluchtgefahr. Ich fordere daher, ihn in Gewahrsam zu nehmen.

Jetzt reichte es mir. Ich griff zu meiner Pistole: „Wagen Sie es nicht! Denken Sie nicht mal daran. Das sind alles nur windige, haltlose Anschuldigungen. Sie werden es nicht schaffen, mir irgendwas anzuhängen. Das werde ich nicht zulassen. Notfalls werde ich eigenhändig meine Unschuld beweisen."

Die Stimmung kochte. Wie so jedes Mal, wenn ich mit der Oberst aneinandergeriet. Was immer der Fall war, wenn wir mehr als zwei Worte wechselten. Doch diesmal war es mehr. Sie forderte meinen Kopf. Nicht weniger. Die Versuchung meine Knarre zu zücken, war kaum zu kontrollieren. Zu dreist die Anschuldigung, ich habe Cinnamon vergewaltigt und kaltblütig beseitigt. Ich mag mich täuschen, aber auch die Oberst war kurz davor, blank zu ziehen.

„Wir beruhigen uns jetzt erst mal wieder", machte sich der General daran, die Situation runterzubringen. „Wir werden nicht anfangen, hier rumzuballern. Wir wissen noch rein gar nichts. Doch wir müssen die Sache aufklären. Wir können sie nicht so stehen lassen. Schulz, du warst der Einzige, der auch privat mit Cinnamon zu tun hatte. Die Sache mit dem Schlüssel passt hinten und vorne nicht. Wir müssen das abklären. Und genau das werden wir jetzt tun."

Wir machten uns zu meiner Bude auf. Die beiden Männer, die vor dem HQ Dienst taten, beäugten uns überrascht. Es war die absolute Ausnahme, dass die oberste Kommandoebene sich zu einem gemeinsamen Ausflug aufmachte.

Vor meinem Häuschen zückte Frau Oberst Cinnamons vermeintlichen Schlüssel. Ich machte mich erneut bereit, zu ziehen. Im Augenwinkel bekam ich mit, dass auch der General das tat. Frau Oberst steckte den Schlüssel ins Schloss und drehte ihn. Die Tür sprang auf. Er passte.

Mit der Rechten an der Waffe standen sich der General und ich gegenüber: „Schulz, jetzt nicht durchdrehen. Du hast gelogen. Cinnamon hatte deinen Schlüssel. Das wirft ein völlig neues Licht auf die Angelegenheit. Wir wissen jetzt, dass es da einiges gibt, was wir nicht wissen. Was wir aber wissen müssen."

„Cinnamon hatte nie einen Schlüssel, mein General, da ist was oberfaul. Da möchte mich jemand gewaltig reinreiten."

„Das werden wir klären", versicherte mir der General. „Doch bis wir mehr wissen, bist du von deinen Pflichten entbunden. Deine Pistole."

Ich machte keine Anstalten, sie ihm zu geben.

„Schulz, gib mir deine Waffe. Wir werden einen Weg finden, herauszufinden, ob das tödliche Projektil aus ihr stammt."

„Sie haben die Kugel?", fragte ich reichlich dumm.

Der siegessichere Gesichtsausdruck der Oberst ließ keinen Zweifel daran.

„Schulz, deine Pistole!", forderte mich der General ein weiteres Mal auf. Ich tat nichts. Endlich war ich auf höchster Alarmstufe, so auf Zack, wie ich es schon seit der Entdeckung der Leiche hätte sein müssen. Ich würde mich nicht wie ein Lamm zur Schlachtbank führen lassen. Dachte ich.

„Mein General, ich bin bereit, bei der Untersuchung der Vorgänge mit allen Mitteln zu kooperieren. Denn ich bin unschuldig. Aber ich sehe keine Veranlassung, mich verhaften zu lassen. Was da abgeht, ist ein abgekartetes Spiel. Deswegen weigere ich mich auch, meine Pistole abzugeben. Man wird finden, was man finden will ..."

Showdown. Wir standen vor meinem Häuschen. Alle breit, loszuballern, wenn es die Situation erforderte. Standen da und belauerten uns.

Bis der Oberst ihr Pudel plötzlich mit einem Haufen seiner Männer auftauchte. Ihre Gewehre nahmen mich sofort ins Visier. Eine falsche Bewegung würde mein Ende bedeutet haben. Ich hob die Hände und ging auf die Knie. Einer der

Männer nahm mir meine Knarre ab.

Der Pudel von Frau Oberst machte Anstalten, mich zu fesseln. Ich hätte es geschehen lassen müssen, doch erlaubte der General wenigstens das nicht. Wir gingen zurück zum Hauptquartier.

„Schulz, du bleibst vorerst in Gewahrsam. Hausarrest im Hauptquartier. Solange, bis die Angelegenheit geklärt ist, bist du von allen deinen Pflichten suspendiert."

„Aber mein General. Das passt doch alles nicht zusammen. Man hat mich gelinkt. Cinnamon war ..."

„Das ist ein Befehl."

Mir wurde eine Pritsche im oberen Teil des Hauses zugewiesen. Ich legte mich ab. Lag da und starrte ins Dunkel. Man wollte mich loswerden.

Ich wurde durch das Bellen von Befehlen aufgeschreckt. Magazine klickten, Türen wurden geschlagen, ich hörte, wie eine Scheibe zu Bruch ging. Meine Bewacher machten sich bereit, einen Angriff auf das Hauptquartier zurückzuschlagen.

Dann Stille. Ein Schlüssel drehte sich in der Tür der Kammer, in die man mich verbannt hatte. Der Pudel der Oberst stand vor mir.

„Deine Männer sind gekommen und machen Rabatz. Sag ihnen, dass sie wieder verschwinden sollen. Sonst blase ich dir das Hirn raus."

Seinen Umlötkolben hatte er schon vor der Tür gezogen. Ich blickte jetzt in dessen Lauf. Zog mich langsamst auf meiner Pritsche hoch. Grinste höhnisch: „Du weißt, was die mit euch machen, wenn ihr mir auch nur ein Haar krümmt? Du kannst mich mal ..."

Der Pudel zögerte. Damit hatte er nicht gerechnet. Wir starrten es aus. Er überlegte, Zeit verging.

„OK Schulz, zwischen uns ist es nicht immer optimal gelaufen. Aber wir kämpfen auf derselben Seite für die gerechte Sache. Wenn du sie nicht wegschickst, dann gibt es Tote. Wenn nicht sogar ein Massaker."

„Dann nimm erst mal die Knarre aus meinem Gesicht."

Was er dann auch tat. Ich raffte mich auf und wir stiegen zusammen im Dunkel die Treppe zum Besprechungsraum des HQ herab. Unten hatten sich meine Bewacher an den Fenstern verschanzt und zielten in die Nacht. Gegen die Übermacht meiner Kompanie würde sie keine Chance haben.

„Was nun?", fragte ich den Pudel.

Der wusste schon, was er wollte: Heil aus der Sache rauskommen. Wie er das aber erreichen würde, da hatte er keinen blassen Schimmer.

„Was willst du?", versuchte er schließlich, in Erfahrung zu bringen.

Eigentlich wollte ich nur mein Leben zurück. Doch Cinnamon war mausetot. Ich wollte, dass jemand dafür bezahlt. Und mich nicht mehr von diesem Haufen Dilettanten verarschen lassen. Hatte mich aber soweit im Griff, ihm das nicht ins Gesicht zu sagen.

„Ich will nur einen fairen Prozess. Lasst mich gehen und meine Jungs werden ihr Feuer einstellen."

„Und welche Garantie haben wir, dass die uns nicht trotzdem überrennen?"

„Mein Wort als Offizier der Miliz."

Der Pudel gab einen Scheißdreck auf mein Wort. Genauso wenig wie ich auf seines. Er war immerhin so klug, auch mir das nicht so ins Gesicht zu sagen.

„Ja, sicher. Aber ich brauche ein bisschen mehr."

Völlig unvermittelt ein Schuss. Einer der Bewacher meinte, in der Dunkelheit eine verdächtige Bewegung gesehen zu haben. Die Nerven lagen blank. Er drückte ab. Die Antwort aus der Dunkelheit kam postwendend. Die Salven meiner Männer zerfetzten die Fensterchen des Hauptquartiers komplett. Der Pudel und ich warfen uns zu Boden. Jetzt schaute ich wieder in den Lauf seiner Pistole.

„Tu was!", flehte er förmlich.

Gegen das Ballern schrie ich was von Feuer einstellen. Meine Bewacher befolgten die Anordnung sofort. Sie sahen eh nicht, worauf sie schossen. Doch gegen die Salven von draußen musste ich mehrere Male anbrüllen. Dann schwiegen die Waffen.

„Nimm endlich die Knarre aus meinem Gesicht“, fauchte ich den Pudel an. „Ich will kein Massaker. Das weißt du. Und ich will, dass die Sache unter allen Umständen aufgeklärt wird. Jedem ist klar, dass ich es nicht gewesen sein kann. Lass mich gehen und niemandem passiert was.“

Im Schädel des Pudels drehten alle Rädchen auf Hochtouren. Er wollte seinen letzten Trumpf nicht aus der Hand geben. Doch hatte er keine Zweifel daran, dass ihm die Bude um die Ohren fliegen würde, wenn er es nicht tat. Schließlich gab er auf.

„OK. Du kannst gehen. Aber vergiss dein Ehrenwort nicht!“

Die Männer bereiteten mir einen großartigen Empfang, als ich das Hauptquartier verließ.

Ich verbrachte die Nacht in der Kaserne. Noch mal würde die mich nicht so drankriegen. In der Früh lief ZX-2020 ein. Er hatte schon von dem Verbrechen Wind bekommen.

„Die werfen dir echt vor, dass du Cinnamon umgebracht hast?“

Ich erzählte ihm, wie sich alles abgespielt hatte. Wie die Oberst alles dransetzte, mich verantwortlich zu machen. Er war nicht glücklich über den Machtkampf innerhalb der Miliz.

„Das muss aufhören, das Theater schwächt uns alle. Wir haben andere Probleme, als uns vom Spaltpilz zerfressen zu lassen.“

Ich stimmte ihm zu. Versicherte ihm aber, dass ich nicht vorhatte, mich für die Einigkeit des Widerstandes aufknüpfen zu lassen. Er versprach mir, dass er sich der Angelegenheit annehmen werde.

Der Tag verging elend langsam in wachsamer Anspannung. Ich zermarterte mir das Hirn, wie der General und Frau Oberst auf meinen Ausbruch reagieren würden. Umso größer die Überraschung, als unser Oberkommandierender gegen Ende des Tages in Begleitung von ZX-2020 einlief. Logisch war ein Anschiss vor versammelter Mannschaft fällig. Er werde weitere

Insubordination keinesfalls mehr dulden. Die Miliz sei eine straffe, militärische Organisation. Unter seiner Führung werde er so etwas nicht zulassen.

„Es sind nur die großen, unbestreitbaren Verdienste, die sich der Major erworben hat, die eine besondere Behandlung rechtfertigen. Der Mord an der Krankenschwester ist ein Verbrechen, das die Einigkeit und Schlagkraft der Miliz zu zerstören droht. Deswegen ist rückhaltlose Aufklärung unverzichtbar. RI hat sich freundlicherweise bereit erklärt, alles zu tun, um die Bemühungen in diese Richtung zu unterstützen. ZX-2020 wird einige Ausführungen dazu machen."

Der Unterhändler der Rebellenintelligenz hatte sich auf einer Kampfmaschine in Position gebracht: „Um die Situation zu deeskalieren, wird mich Major Schulz zu unserem Stützpunkt begleiten. Er wird in unserem Gästehaus für rein biologische Menschen untergebracht.

Die Ermordung und Vergewaltigung der Krankenschwester werfen viele Fragen auf. Fragen, die unbedingt geklärt werden müssen. Dies wird unter dem Vorsitz des geschätzten Generals wie geplant stattfinden.

Vor der Verhandlung müssen jedoch noch einige kriminaltechnische Untersuchungen vorgenommen werden. RI wird der Miliz die dazu notwendige technische Infrastruktur zur Verfügung stellen.

Ich persönlich werde die Verteidigung des Majors übernehmen. Die Suspendierung ist aufgehoben. Er wird seine Aufgaben, soweit das möglich ist, in unserem Gästehaus wahrnehmen. Major Schulz, sind Sie damit einverstanden?"

Ich signalisierte meinen Männern Zustimmung. Die quittierten die Ansprache des Unterhändlers mit einem kurzen Applaus. Ich wies meinen schweigsamen Leutnant an, mich zeitnah aufzusuchen und nach dem Rechten zu sehen. Dann hockte ich mich auf den Kampfroboter. Derart tuckerten wir zum Gästehaus. Für die 50 Kilometer brauchten wir mehr als zwei Stunden.

Gästehaus war schon ein bisschen übertrieben. Das Anwesen

hatte eher den Charme eines Aussiedlerhäuschens. Es diente dazu, biologische Menschen zu beherbergen, hauptsächlich aus Bator, die Angelegenheiten mit RI zu regeln hatten. Für die war es der Punkt, an dem sie der Basis von RI am nächsten kamen. Ein hoher Zaun mit Sicherheitsstreifen hinter dem Häuschen, an dem unübersehbare Schilder angebracht waren, die eindringlich vor dem Versuch warnten, weiter vorzustoßen, ließen keine Zweifel daran.

Würdenträger aus Bator bekam ich nicht zu Gesicht. ZX-2020 erklärte mir, dass RI das Anwesen solange für mich reserviert habe, wie ich es benötige. Hier würde auch der Prozess stattfinden.

Im Gegensatz zu der Besenkammer mit Pritsche im Hauptquartier bot das Gästehaus aber einige Annehmlichkeiten. Ich hatte ein eigenes Appartement im ersten Stock, wo ich sogar Zugang zu Medien hatte, die den Einwohnern von Bator normalerweise zur Verfügung standen. Das Fernsehprogramm und die Zeitungen zwar komplett uninteressant, aber doch eine Möglichkeit den Kopf freizukriegen. Täglich füllte ein Serviceroboter den Kühlschrank mit Lebensmitteln und Getränken. Die Kaffeemaschine bot einem sogar die Möglichkeit, sich ohne großes Nachdenken einen Cappuccino zu brühen.

Wie es mir ging? Auch nicht anders, als ich mich so schon fühlte. Sicher, mir drohte der Strang. Doch der Tod war bekanntlich mein ständiger Begleiter. Insofern nichts Neues. Obwohl ich nicht annahm, dass man mich wirklich hängen würde. Es hatte einfach keinen Grund für mich gegeben, Cinnamon umzubringen. Ich bin kein entfesselter Soziopath.

Zwei Tage nach meiner Ankunft bekam ich Besuch von meinem Leutnant. Er rückte mit drei Kameraden an. Eine Sicherheitsmaßnahme, die sich aber als unnötig erwies. Weder gab es auf dem Weg zur Basis irgendwelche Zwischenfälle, noch wurde ihm der Zugang zu mir verweigert. Wir machten es uns in meinem Appartement gemütlich, jeder eine Flasche Bier in der Hand.

„Wie ist die Lage bei euch?“, frage ich den Leutnant neugierig.

Der bekam aber wieder den Mund nicht auf. Mehr Details, als man habe die Kaserne gesichert und alles sei ruhig, kriegte ich aus ihm nicht heraus. Was war bloß mit dem Typ los? Einer der Männer sprang ihm bei. Die Situation habe sich entspannt. Der General käme mehrmals täglich vorbei. Organisiere die Versorgung mit Nachschub. Habe ihnen versichert, dass sich alles normalisiere, wenn man den Mörder gefunden habe. Dass er an meine Unschuld glaube, eine genaue Untersuchung des Vorfalls deswegen noch wichtiger sei.

„Wir müssen trotzdem weiter extrem vorsichtig sein“, gab ich zu bedenken. „Wir wissen nicht, ob wir den Zusicherungen trauen können oder ob es sich nur um leeres Geschwätz handelt.“

Wann sie wiederkommen sollten, fragte mich der Kamerad.

„Beim Prozess sind zwei Beobachter von uns zugelassen. Es ist wichtig, dass wir dann Präsenz zeigen.“

Die Kameraden versprachen, dass sie mich nicht im Stich lassen würden. Ich hatte doch noch Freunde.

Die nächsten Tage hatten was von Urlaub. Abartig, wenn einem der Strang droht. Ich ließ es mir in dem Appartement gut gehen. Zwei, drei Bierchen, dazu immer was Leckeres zu essen. Ich konnte sogar spazieren gehen. Man legte mir nur nahe, mich nicht zu weit vom Gästehaus zu entfernen. Und mich logischerweise vom Sicherheitsstreifen fernzuhalten. Wenn es langweilig zu werden drohte, schaute ich mir belanglose, aber bewegte Bilder auf den Sendern aus Bator an.

ZX-2020 kam regelmäßig vorbei. Wir hätten eigentlich meine Verteidigung vorbereiten müssen. Doch weil die kriminaltechnischen Untersuchungen noch keine Ergebnisse produziert hatten, unterhielten wir uns nur über dies und jenes. ZX-2020 berichtete mir ausführlich über mehrere erfolgreiche Schläge und geplante Aktionen gegen Windkraftanlagen. Dieser Kraftwerkstyp sei wegen der entlegenen Gegenden, in denen er sich befand, ein besonders gutes Ziel. Leicht vom

Netz zu nehmen. Die Kameraden meiner Kompanie täten sich immer wieder durch besonderen Heldenmut hervor. Alles schön und gut. Doch Cinnamon war tot. Wie so viele andere auch.

Ein paar Tage später warf mich mein maschineller Freund eines Morgens aus dem Bett. Er habe eben erfahren, der Prozess würde heute stattfinden. Die Ergebnisse der Kriminaltechnik seien da. Der General sei schon auf dem Weg.

„Und was sagt die Kriminaltechnik?“, wollte ich selbstverständlich wissen.

„Das wichtigste Ergebnis ist, dass die Kugel, die die Krankenschwester getötet hat, nicht aus deiner Pistole stammt.“

„Und was wollen die dann noch?“, fragte ich reichlich naiv.

„Fest steht, die Frau ist brutal vergewaltigt worden. Sie muss sich extrem gewehrt haben, das legen die Abwehrverletzungen nahe. Wir haben es also mit einem schweren Gewaltverbrechen zu tun. Und der Täter war gezwungen, seine Spuren komplett zu vernichten, indem er Cinnamon erschoss. Das ist ein eindeutiges Indiz dafür, dass es sich um jemanden aus der Miliz handelt. Die Menschen in Bator und auch im neuen Dorf haben in der Regel keine Waffen.“

„Dann bin ich also nur noch einer von einer Unmenge von Verdächtigen?“, gab ich zurück.

„Leider nein“, erklärte mir ZX-2020. „Die Kriminaltechnik konnte feststellen, aus welcher Waffe die tödliche Kugel abgeschossen wurde. Es war deine SIG Sauer.“

„Das kann nicht sein!“

Wir kamen nicht dazu, die Ergebnisse weiter zu diskutieren. Der Hausroboter meldete, dass die Delegation aus Zassoschir eingetroffen sei und wir uns nach unten begeben sollten.

Am Eingang musste ich meine Waffe abgeben. Die hatte ich einem der Kameraden in der Kaserne abgenommen. Aber nicht nur mir wurde die Knarre weggenommen, auf einem Tisch lag die gesammelte Bewaffnung der Anwesenden.

Der Verhandlungssaal hatte mehr von einem Klassenzimmer

als von einem Ort, an dem Recht gesprochen werden sollte. Nicht benötigte Möbel standen zusammengeschoben an der Rückwand. Einer der Schränke sah ein bisschen so wie eine Tafel aus. Die Möblierung einheitlich in schmutzigem Weiß. Sie war anscheinend nur für den Prozess herangeschafft worden. Gegenüber dem Richtertisch standen Tische und Stühle in Reihen, die den Raum komplett ausfüllten. Wie in der Schule eben.

Ich entbot den Anwesenden meinen militärischen Gruß. Neben dem General und der Oberst waren mein Leutnant und einer meiner Männer anwesend. Die Anklägerin hatte noch ihren Pudel und zwei von ihren Leuten mitgebracht. Was vor dem Gästehaus abging, konnte ich nicht in Erfahrung bringen. ZX-2020 und ich nahmen in der ersten Reihe gegenüber der Anklage Platz.

Der General eröffnete das Verfahren. Er führte langatmig aus, dass das Militärtribunal der Miliz zusammengekommen sei, um das grausame Verbrechen an der Krankenschwester Sandy Cinnamon zu sühnen. Die Anklage eher dünn. Eigentlich nur, dass ich am besagten Tag das Opfer vergewaltigt und danach erschossen habe. Die Tötung sei für mich zwingend gewesen, um die Straftat zu vertuschen. Ungewöhnlich, dass er sie vortrug. Aber niemand achtete darauf.

Er resümierte noch einmal die Auffindesituation und die Anstrengungen, die vorgenommen wurden, um das Verbrechen aufzuklären. Anschließend wurden die Ergebnisse der kriminaltechnischen Untersuchung, die RI in der Basis durchgeführt hatte, vorgelegt. Gentechnische Untersuchungen seien bedauerlicherweise nicht möglich gewesen, da die Verbündeten nicht über die notwendige Technologie verfügten. Dafür hätte die Ballistik Interessantes zutage gefördert. Entgegen aller Erwartungen sei der tödliche Schuss aus einer SIG Sauer P226 abgefeuert worden. Die Waffe habe sich zum Tatzeitpunkt im Besitz des Angeklagten, Major Schulz befunden. Das sei Stand der Ermittlungen. Man sei heute hier zur mündlichen Verhandlung zusammengekommen, um die vorliegenden Erkenntnisse einer Bewertung zu unterziehen. Es müsse sich nicht notgedrungen um die abschließende handeln.

„Frau Oberst, Sie haben als Anklägerin das Wort“, beendete unser Oberkommandierender seine Ausführungen.

„Ich möchte mit der Vernehmung des Leutnants U. beginnen.“

Zeugenstand ging wegen der räumlich Enge nicht. Der Pudel blieb da, wo er saß.

„Leutnant U., bitte schildern Sie uns Ereignisse des Tages, an dem die Krankenschwester Cinnamon getötet wurde.“

Der Leutnant berichtete, dass er mich am Tag des Verbrechens in Zassoschir gesehen habe. Das sei so kurz vor 1600 gewesen. Von dort, wo wir uns über den Weg liefen, hätte man es nicht mehr weit zum Tatort.“

„Der lügt doch“, entfuhr es mir.

Der General wies mich scharf zurecht. Ich hätte die Klappe zu halten.

„Ich habe mich noch gewundert, wohin der Major wollte“, fügt der Pudel hinzu. „Fragen konnte ich ihn natürlich nicht.“

„Wie entwickelte sich der Tag dann weiter?“, wollte die Anklägerin von ihm wissen.

„Etwa zwei Stunden später suchte mich der Kamerad in der Kaserne auf. Er sagte, dass ich sofort kommen solle. Er hat die Krankenschwester tot in der Pampa gefunden. Hat er gesagt.“

Der Pudel zeigte auf einen der Männer, die ihn begleitet hatten.

„Welchen Eindruck machte er auf Sie?“, hakte ZX-2020 nach.

„Ganz normal“, antwortete der Leutnant, wobei er den Anschein zu erwecken versuchte, dass er die Frage für unbegründet hielt.

„Was machten Sie dann?“, führt die Oberst die Befragung fort.

„Ich habe dann noch drei weitere Männer alarmiert und wir sind anschließend dahin gegangen, wo die Krankenschwester lag. Fanden sie unbekleidet im Feld."

„Und dann?"

„Dann habe ich einen der Männer losgeschickt, um Sie und den Herrn General zu informieren."

„Und Sie blieben am Tatort?"

„Wir haben begonnen, den Tatort nach Spuren und Indizien abzusuchen. Dabei haben wir den Schlüssel des Majors mit den Fingerabdrücken der Krankenschwester gefunden. Haben aber dafür gesorgt, dass alles so blieb, wie wir es vorgefunden hatten. Als wir dann dort fertig waren, habe ich zusammen mit den anderen die Leiche in die Kaserne getragen."

Die Oberst wollte ihren Pudel schon aus dem Zeugenstand entlassen. ZX-2020 hatte aber noch Fragen.

„Waren Sie anwesend, als in der Kaserne das Projektil aus dem Kopf der Krankenschwester gezogen wurde?"

„Ja."

„Schildern Sie uns doch, wie das geschah."

„Cinnamon lag auf einer Bahre in der Krankenstation. Frau Oberst nahm eine Pinzette, ging in die Wunde und zog die Kugel raus. Das Ganze dauerte keine zehn Minuten."

„Wie kam es, dass Sie dabei waren?"

„Frau Oberst hatte es angeordnet."

„Ist das die Kugel, die Sie aus dem Leichnam entfernten?"

Eines der Füßchen des maschinellen Krabblers hielt ihm die Kugel hin. Der Leutnant beachtete sie kaum: „Ja."

„Wie können Sie sich da so sicher sein?"

Der Pudel wusste keine Antwort.

„Sie unterstellen mir, dass ich Beweise fälsche?", ereiferte sich die Oberst.

„Ich ziehe nur alle Möglichkeiten in Betracht", gab ZX-2020 lakonisch zurück.

Dann wurde der besagte Milizionär aus der Kompanie von Frau Oberst in den Zeugenstand geholt. Er bestätigte die Ausführungen von Leutnant U.

„ZX-2020, haben Sie noch Fragen zu den Ereignissen?", fragte der General den Vertreter von RI.

„Einen Punkt möchte ich noch geklärt haben. Was geschah mit der SIG Sauer P226, bevor Sie sie dem Major überreichten?"

Jetzt wurde der Richter zum Zeugen. Der General war sich der ungewöhnlichen Konstellation bewusst. Gab Auskunft, ließ aber keinen Zweifel daran, dass er sich nicht nur als einfachen Zeugen sah.

„Die Waffe fiel mir in die Hände, als ich nach unserer Übernahme von Zassoschir das Haus des Dorfschulzen einer gründlichen Untersuchung unterzog. Fragte mich schon, wie er an so eine Luxuswaffe kam. Und natürlich, warum sie in seinem Besitz war.

Zuerst nahm ich die wertvolle Waffe an mich. Doch unser aller und meine Unterbringung war in der ersten Zeit nach der Übernahme von Zassoschir eher prekär. So entschloss ich mich, sie in der Kaserne einzulagern. Als geeignetster Ort erschien mir die Waffenkammer. Da kommt niemand außer der Kommandoebene allein rein. Und wir führen genau Buch, wer sie wann betritt."

„Es könnte also jemand die SIG Sauer in Besitz genommen haben, während sie da lagerte. Sie beschossen und dann wieder zurückgelegt haben?"

„Nicht einfach, in der Tat recht schwierig, aber kein Ding der Unmöglichkeit."

„Keine weiteren Fragen."

Der General blickte auf seine Uhr: „Wir liegen im Zeitrahmen. Wenn alle Beteiligten einverstanden sind, dann lassen wir die Verhandlungspause ausfallen und beginnen gleich mit den Plädoyers. Dann kriegen wir die hoffentlich heute noch durch."

Niemand erhob Einwände. Sein Blick richtete sich auf Frau Oberst. Die erhob sich.

„Ich kann nicht leugnen, dass die Kommandoaktion „Der Große Sprung nach vorne", die der Major, damals noch Leutnant, befehligte, ein außerordentlicher militärischer Erfolg für die Verbündeten war. Dem Major gebührt dafür sicherlich

Anerkennung.

Doch wir sollten auch die Verluste an Menschen und Material in Betracht ziehen, die die Aktion forderte. Alle anderen Beteiligten haben ihr Leben gelassen. Schon beim Abspringen über dem Zielgebiet kam einer der Kommandosoldaten zu Tode, als sein Fallschirm in einem Baum hängen blieb und der reichlich unprofessionelle Rettungsversuch scheiterte. Sicher, die Einheit schaffte es, bis in das Forschungszentrum vorzudringen und dort wertvollste Technologie in ihren Besitz zu bringen. Doch dabei kam der verbliebene Rest der Einheit ums Leben. Bis auf den Major. Wir müssen uns daher fragen, wieso gelang es nur ihm, sich zu retten? Hatte KI etwa ein Interesse daran?“

Ich setzte dazu an, die Oberst wüst zu beschimpfen. ZX-2020 murmelte: „Ruhig bleiben, unbedingt ruhig bleiben! Die haben nichts.“

Meine Widersacherin fuhr mit ihrer Anklage fort: „Wie kamen die anderen Mitglieder des Kommandos um? Wir sind gezwungen, uns auf die Erzählungen des Majors zu verlassen. Immer wieder sind es Kampfmaschinen, die in Schussposition kommen und die Kameraden niedermetzeln. Nur Herr Major kommt auf wundersame Weise immer davon. Ich kann seinen Einlassungen so nur wenig Glauben schenken. Zu abenteuerlich seine Geschichten.“

„Frau Oberst, der Einsatz in Robotopolis wird hier nicht verhandelt“, erinnerte sie der General. „Nehmen Sie bitte zu den Anklagepunkten Vergewaltigung und Mord Stellung.“

„Mit Vergnügen, Herr General. Der Ruhm, den ihm die erfolgreiche Aktion verschaffte, ist dem Major zu Kopf gestiegen. Doch das war ihm nicht genug. Er wollte mehr, noch mehr. Zu Beförderung und Haus beanspruchte er noch eine Mätresse. Die Frau, die er dazu auserwählt hatte, unser Opfer, nahm zwar nur zu gern seine Geschenke in Form von kulinarischen Schmeicheleien an. Dafür war sie bereit, sich auf fragwürdige Videoabende einzulassen. Zu mehr aber auch nicht.

Diese Zurückweisung konnte der Angeklagte, direkt vom Leutnant zum Major aufgestiegen, nicht ertragen, nicht hinnehmen. Unter einem leicht zu erfindenden Vorwand, der dank seiner Befehlsgewalt nicht zu stichhaltig sein musste, lockte er sie aus Zassoschir heraus. Ich nehme an, dass er, am Tatort angekommen, seine Forderung wiederholte. Als das Opfer sein Ansinnen erneut zurückwies, griff er zum Mittel der Gewalt. Leider fehlen uns die Möglichkeiten, die Vergewaltigung mithilfe von Gentechnik nachzuweisen. Um das schwere Vergehen zu vertuschen, sah er sich nach vollendeter Tat gezwungen, sein Opfer kaltblütig zu erschießen. Zur Beseitigung eventueller Spuren hinterließ er das Opfer unbekleidet. Die Kleidung konnte nicht gefunden werden. Sie verfault jetzt irgendwo in der Pampa mindestens einen Meter unter der Erde.“

Wieder war ich kurz vor Kotz. ZX-2020 drehte mir seine Teleskopkamera zu und hielt mich mit einem deutlichen „Nicht jetzt!“, davon ab, meinen Senf dazuzugeben.

„Vor den Toren von Zassoschir konnte er sich sicher sein, dass das Entdeckungsrisiko minimal sein würde. Die Ballistik hat eindeutig nachgewiesen, dass es sich bei der SIG Sauer P226 des Majors um die Tatwaffe handelt. Neben dem Motiv ein schwerwiegendes Indiz für die Täterschaft des Majors.

Ich möchte nun noch einen Punkt zum Ende meiner Ausführungen ansprechen. Sicher, dank der neuen Technologie wurden bedeutende Erfolge erzielt. Aber können wir wirklich sicher sein, dass die erbeuteten Quantenrechner nicht nur mehr oder weniger wertlose Dummies sind? Können wir wirklich davon ausgehen, dass die Computer so funktionieren, wie wir es von ihnen erwarten? Dass sie das auch in Zukunft tun werden? Dass sie sich nicht irgendwann gegen uns wenden? Programmiert von KI? Hier werden Vergewaltigung und Mord verhandelt. Nicht Hochverrat. Doch erlaube ich mir, an dieser Stelle höchste Vorsicht anzumahnen.

Konfrontiert mit der erdrückenden Beweislast, die keine Zweifel an der Schuld des Angeklagten aufkommen lässt, bleibt mir in Anbetracht der Scheußlichkeit des Verbrechens keine andere Wahl, als für den Angeklagten den Tod durch den Strang zu fordern."

Nun lag das Todesurteil endlich auf dem Tisch. Der General ließ die Anklage auf uns wirken. Auf sich wohl auch. Als das Schweigen schon fast peinlich wurde, raffte er sich doch noch dazu auf, der Verhandlung weiter vorzusitzen.

„Ich danke Ihnen für Ihre Ausführungen Frau Oberst", sprach der General. Er warf einen kurzen Blick auf die Uhr. „Wir sind zwar leider nicht mehr im Zeitrahmen, den wir uns gesetzt hatten, ich möchte aber trotzdem den geschätzten Verteidiger und auch den Angeklagten auffordern, ihre Argumente vorzubringen. Das wird es dem Gericht ermöglichen, bis morgen Mittag ein Urteil zu fällen und danach noch nach Zassoschir zurückzukehren."

ZX-2020 zog sich von seinem Stuhl auf den Tisch, der vor uns stand. Dann begann er mit seiner blechernen Stimme zu plädieren: „Herr General, Ihre Entscheidung ist definitiv im Interesse aller Beteiligten.

Zunächst möchte ich der Anklägerin versichern, dass die beiden Quantencomputer, die der Herr Major KI in einer an Kühnheit kaum zu überbietenden Kommandoaktion entreißen konnte, einwandfrei funktionieren. RI hat extrem viel Sorgfalt darauf verwandt, sicherzustellen, dass die Rechner keinerlei ungewollte Aktivitäten entwickeln. Ihr Vorwurf der Spionage ist daher leicht zu entkräften und entbehrt jeglicher Grundlage. Ich möchte in diesem Zusammenhang hervorheben, dass wir, die Verbündeten, in letzter Zeit militärische Erfolge erzielen konnten, die vorher undenkbar waren. Da diese allen Prozessbeteiligten nur zu bekannt sind, verzichte ich darauf, sie weiter auszuführen. Alles in allem: Wir können KI zum ersten Mal Paroli bieten.

So sehr wir die Verluste unter den anderen Teilnehmern des Spezialkommandos bedauern, so haltlos ist jedoch der Vorwurf, dass Major Schulz sich diesbezüglich etwas zuschulden kommen ließ. Wie jedes andere Mitglied war er in besonderem Maße auf seine Kameraden angewiesen. Sie konnten nur als Team erfolgreich sein. Und das waren sie ja bekanntlich auch. Wenn KI auch nur die geringste Möglichkeit gehabt hätte, die Aktion scheitern zu lassen, dann hätte sie die Chance sicherlich ergriffen. Die Tatsache, dass der Major heute hier anwesend ist, ist nicht nur der schlagende Beweis für seine soldatischen Fähigkeiten, sondern auch dafür, dass er sich voll und ganz dem Erfolg des Unternehmens verschrieben hatte.

Aber lassen Sie uns nun direkt auf die Ereignisse am Tag des Verbrechens eingehen. Unbestreitbar ist, dass sich der Major unter einem Vorwand seiner Aufgaben als Kompaniechef entzog und der Vorbereitung eines gemütlichen Videoabends den Vorrang gab. Man mag das Verhalten zwar menschlich verstehen, aber es ist für einen Soldaten nur schwer entschuldbar. Was ihn aber keineswegs zum Mörder und Vergewaltiger macht.

Die Beweislage ist dürftig, es gibt nur vage Indizien und die äußerst schwache Aussage des Leutnants U. Er dient in der Kompanie von Frau Oberst. Der Mann steht so in direktem Abhängigkeitsverhältnis zur Anklägerin und kann daher nicht als unvoreingenommen angesehen werden. Er behauptet, er habe den Angeklagten zur Tatzeit in der Nähe des Tatorts gesehen. Was heißt Nähe? Wenn sich der Major sich wirklich an besagter Stelle aufgehalten hat, hätte es ihm die theoretische Möglichkeit gegeben, die Tat unter größtem Zeitdruck zu begehen. Was aber in keiner Weise beweist, dass er für die ihm zur Last gelegten Taten tatsächlich verantwortlich ist.

Werfen wir einen genaueren Blick auf das von der Anklage angenommene Tatgeschehen. Eine Vergewaltigung mit anschließender Erschießung auf weitgehend freiem Felde. Das Entdeckungsrisiko, unter besonderer Berücksichtigung des hohen Zeitdrucks, wäre nicht kalkulierbar. Bitte vergessen Sie nicht, dass der Angeklagte sich auch noch der Kleider entledigen musste. Wie sollte ihm das so gelungen sein, dass es uns trotz intensiver Suche nicht möglich war, diese zu finden?

Äußerst befremdlich ist der Umstand, dass ein Schlüssel zum

Haus des Angeklagten beim Opfer gefunden wurde. Es gibt keine Anzeichen und auch keinen Nachweis dafür, dass er sich, als sie noch lebte, in ihrem Besitz befand. Es ist viel wahrscheinlicher, dass der wirkliche Täter den Schlüssel bei der Getöteten deponierte, um von sich abzulenken.

Der vermeintliche Trumpf der Anklage: die Kugel. Doch auch sie ist nur ein schwaches Indiz. Sicher, RI konnte nachweisen, dass sie aus der SIG Sauer des Majors stammt. Doch wissen wir, wer vor der Aushändigung der Waffe die Möglichkeit hatte, diese zu beschießen? Nichts leichter, als sich ein mögliches Beweisstück zu verschaffen. Der Zugang zur Waffenkammer wird zwar streng kontrolliert. Trotzdem bestand für eine große Zahl von Kameraden die Möglichkeit, sich Zutritt zu verschaffen. Und einfach mal abzudrücken.

Sehen wir nun den Major als Menschen. Nur eiserne Disziplin ließ ihn zu dem werden, den wir kennen: Offizier für besondere Aufgaben. Wir haben es hier unter keinen Umständen mit einem triebgesteuerten Vergewaltiger zu tun. Wenn der Major der Mensch wäre, den die Anklage zu skizzieren versucht, wie kommt es dann, dass er über Jahre erfolgreich Dienst als geschätztes Mitglied der Miliz ableisten konnte? Das passt einfach nicht.

Genauso unstimmig ist das Motiv. Major Schulz hatte einfach keins. Hier zu versuchen, eins zu konstruieren, mutet, um es mal vorsichtig auszudrücken, gekünstelt an. Die Anklage kapriziert sich darauf, ihm unkontrollierbare Bedürfnisse sexueller Art zu unterstellen. Was die Fragen aufwirft, warum der Herr Major in den Jahren davor nie auffällig geworden ist? Und warum er nicht wie viele der Männer käufliche Dienste im neuen Dorf oder in Bator in Anspruch nahm? Das vermeintliche Motiv ungezügelter sexueller Gier der Anklage erscheint dann als das, was es ist: Ein Konstrukt, das durch die Fakten in keiner Weise gestützt wird.

Meiner Meinung nach haben wir es hier mit einem besonders perfiden Komplott zu tun. Sieht man die Beweislage in ihrer Gesamtheit, dann zeichnet sich nicht das Bild eines ungehemmten Täters, sondern einer perfiden Verschwörung ab. Ich fordere daher: Eine weitere detaillierte Untersuchung der Vorgänge rund um die Vergewaltigung und Ermordung von Sandy Cinnamon. Hierbei würde ich besonderes Augenmerk auf die Vorgänge rund um das Projektil werfen. Hier sehe ich diverse Fragen noch völlig ungeklärt.

Für den Major fordere ich aber: Komplette Rehabilitierung und sofortige Wiedereinsetzung in seine Position als Kompaniechef."

ZX-2020 ließ sich von seiner Position auf dem Tisch vor uns auf seinen Stuhl dahinter herab. Der General blickte demonstrativ auf die Uhr und dankte ZX-2020. Dann wandte er sich an mich: „Herr Major, möchten Sie noch etwas zu Protokoll geben?"

Ich wollte: „Ich danke meinem Verteidiger für sein überzeugendes Plädoyer. Ich habe dem nur wenig hinzuzufügen. Ich bin unschuldig. Denn Cinnamon war eine Freundin. Ein Mensch, der mir wirklich nahe stand. Und ich meine, dass auch ich ihr nicht völlig gleichgültig war. Trotz der vielen Jahre, in denen allein das Kriegshandwerk mein Broterwerb ist ..."

Weiter kam ich nicht. Es muss kurz vor Mitternacht gewesen sein. Zu meiner Linken fiel plötzlich ein grelles Licht durch die viel zu klein ausgefallenen Fenster des zum Verhandlungssaal umfunktionierten Untergeschosses. Schlagartig war es draußen taghell. Dann zerriss die Detonation alle Fenster. Glassplitter flogen wie Schrapnelle durch die Luft. Die Druckwelle warf mich zu Boden. Auch den Rest der Prozessbeteiligten riss es vom Hocker. Der Einzige, dem es gelang, auf die Beine zu fallen, war ZX-2020.

Kapitel 16: Die KI schlägt zurück

Jetzt kämpfte nicht nur ich um mein Leben. Nun schwebte der gesamte Gerichtssaal in konkreter Lebensgefahr. Der Strom war weg. Reichlich belämmert zogen wir uns an den Tischen, an denen wir eben noch gesessen hatten, hoch. Versuchten, uns nicht an den Scherben zu ritzen, die allerorts herum lagen und steckten. Im Halbdunkel schoben wir uns zu den Öffnungen, die die zerlegten Fenster hinterlassen hatten. Wollten sehen, was da draußen vorging.

Überall loderten Feuersäulen und erhellten die Nacht. Und der Beschuss war nicht vorbei. Es folgten weitere Einschläge, was hieß, dass die Drohnen noch Raketen im Köcher hatten und sie auf die Basis von RI abschossen. Im Minutenabstand ging irgendwas hoch. Völlig verdutzt, wie eine Gruppe neugieriger Schuljungen, drängten wir uns an den zerfetzten Fenstern und gafften auf das Inferno. Wenn es ganz dicke krachte, stieß der eine oder andere einen Fluch aus. Mehr aus Bewunderung, denn aus Bestürzung.

Hinter mir hatte ZX-2020 einen der Tische bestiegen und scannte ebenfalls das Geschehen ab. Nur er besaß die Geistesgegenwart, angemessen zu reagieren: „Wir müssen hier raus. Bevor die uns die Bude über dem Kopf zusammenschießen. Mir nach!"

Wir schauten, dass wir aus dem Gästehaus herauskamen. Griffen uns noch unsere Waffen, die auf dem Tisch vor der Tür lagen. Nicht jeder griff richtig. Was das Entkommen bremste. ZX-2020 hatte die Führung übernommen. Wir folgten ihm in das Dunkel der Steppe. Was eben noch das hohe Gericht gewesen war, war jetzt eine Gruppe Männer plus Frau Oberst auf der Flucht.

ZX-2020 hatte verdammt recht gehabt. Keine 500 Meter gelaufen, da flog hinter uns das Gästehaus in die Luft. Eine Rakete zerlegte es mit chirurgischer Präzision. Der Lärm der Explosion ohrenzerreißend. Die Druckwelle kriegten wir nur noch so halb mit, trotzdem wirbelte sie die meisten von uns um.

„Wo wollen wir denn eigentlich hin?“, hörte ich die Oberst rufen.

„Zum Hangar. Da gibt es einen Bunker“, krächzte ZX-2020. „Los, weiter, hier sind wir leichte Beute.“

Hinter uns stand das, was vom Gästehaus übrig geblieben war, in Flammen. Ich stemmte mich hoch, sah wie der Rest der Menschen, die eben noch über mich zu Gericht gesessen hatten, das auch tat.

„ZX-2020, Sie übernehmen die Führung“, ordnete der General an. Obwohl er dem maschinellen Krabbler rein nichts zu befehlen hatte und der eh schon anführte. „Bringen Sie uns zum Bunker!“

ZX-2020 signalisierte mit kurzem Hupen seine Position. Jegliche Vorsicht außer Acht lassend, gruppierten wir uns wie Rekruten am ersten Tag der Grundausbildung um ihn.

„Wir versuchen jetzt alles, um den Bunker beim Hangar zu erreichen. Aber: höchste Vorsicht. Ich gehe voran. Der Mindestabstand zwischen Vordermann und Nachfolger muss mindestens 15 Meter betragen. Wie bei Corona, nur Faktor zehn.“

„Wie lange brauchen wir?“, wollte die Oberst wissen.

„Wenn es glattgeht, eineinhalb Stunden. Im Laufschritt natürlich“, quäkte ZX-2020 und rannte los. Der General war der Erste, der sich ihm anschloss.

Besonders schnell ging es dennoch nicht voran. Im Dunkel mitten durch die Pampa, eigentlich unsere Hauptbeschäftigung. Doch ZX-2020 führte uns durchs freie Feld, Wege und Straßen wegen des Entdeckungsrisikos meidend. Auch für ihn keine leichte Aufgabe. Wenigstens er wusste genau, wo wir hinmussten.

Wir brauchten etwa zwei Stunden. Beschossen wurden wir nicht. Die Bodenbeschaffenheit machte uns allen zu schaffen. Immer wieder lief man auf Vordermann oder Frau Oberst auf, weil der oder die über ein unerwartetes Hindernis stolperte. Die Nacht nicht stockdunkel, der Mond leuchtete etwas, doch das half nur bedingt.

In der Ferne sahen wir die Reste des Hangars brennen. Auch hier hatte KI ganze Arbeit geleistet. Trotzdem hielten wir weiter darauf zu. Hofften, irgendwie in den Bunker reinzukommen.

Auch die Junkers gab es nicht mehr. Als wir näherkamen, mussten wir Unmengen von Trümmerteilen ausweichen, einige davon stammten zweifellos vom letzten Flieger der RI. Zwischen den Ruinen des Hangars kokelten immer noch vereinzelt Brände, stieg ordentlich Rauch auf.

ZX-2020 bahnte sich seinen Weg durch die Trümmer. Wir hechelten ihm hinterher. Die Raketen von KI hatten den Hangar zum größten Teil geknackt. Was vor Kurzem noch eine geräumige Halle gewesen war, im Wesentlichen in sich zusammengefallen. Nur vereinzelt standen Teile des Stahlgerüsts, das das Skelett der Konstruktion gewesen war.

Direkt da, wo die Junkers geparkt hatte, musste ein Volltreffer niedergegangen sein. Es lagen nur noch vereinzelt Trümmerteile wie das Fahrwerk samt runtergebrannter Reifen und verrußter und von der Hitze verzogener Felgen herum. Der direkte Einschlag erklärte auch, warum die Trümmer der Tante Ju in einem solch großen Umkreis verstreut herumlagen. Aber niemand von uns spielte gerade mit dem Gedanken, sich in die Lüfte zu erheben.

Wir rannten außerhalb dessen, was mal der Hangar gewesen war, vorbei, immer noch im Schlepptau von ZX-2020. Die Rakete hört man nicht kommen. Generell nicht. Sie schlug etwa 100 Meter vor mir ein.

Die Explosion völlig unvermittelt. Aus heiterem Himmel. Bevor es mich so richtig umwarf, sah ich noch, wie der General und der Pudel der Oberst durch die Luft flogen. Der Einschlag riss Unmengen von Erdreich und Schutt gen Himmel. Das bekam ich noch mit. Dann lag ich belämmert in der Pampa.

Meine soldatischen Reflexe ließen mich schnell wieder auf die Beine kommen. Obwohl mich irgendwas an der linken Schulter erwischt hatte. Wieder mal tat mir alles weh, aber die

Schulter schmerzte, als hätte mich ein Zug in voller Fahrt gerammt. Ich suchte erst für den Moment in einem Teil des Hangars Deckung, der noch stand. Was mir bei weiterem Beschuss aber auch nichts gebracht hätte.

Wir rechneten alle damit, dass noch was nachkommen würde. Fürchteten den nächsten Einschlag. Der kam aber nicht. Pulver verschossen? Wartete KI auf einen zweiten Schuss, den sie noch besser platzieren konnte?

ZX-2020 kroch als Erster wieder aus der Deckung, die er gesucht hatte. Der General und der Pudel der Oberst lagen regungslos in der Landschaft. Die steuerte ZX-2020 ohne zu zögern an und suchte nach Lebenszeichen. Der Leutnant mausetot. Beim General gab es noch Hoffnung.

Aber es hatte ihn ordentlich erwischt. Noch schlimmer als damals, als wir zum ersten Mal aufeinandertrafen. Sein Gesicht blutverschmiert. Aus diversen Schnittwunden rann Blut. Mit Sicherheit hatte er multiple Knochenbrüche erlitten. Konnten wir jetzt logischerweise nicht untersuchen. Auch mehrere Stellen seiner Uniform hatten sich tiefrot gefärbt.

„Ich fühle noch Puls", krächzte der sechsbeinige Automat, als wir uns näherten. „Wir müssen sofort in den Bunker."

Die Männer versuchten, unseren Oberkommandierenden so vorsichtig wie möglich zu packen, sodass sie ihn in den Bunker bringen konnten. Wir rannten jetzt ZX-2020 blindlings hinterher.

Die Enttäuschung groß, als wir endlich am Bunkereingang ankamen. Die Treppe, die in den Untergrund führte, wurde von einem Betonbrocken blockiert, den es aus der Decke des armierten Hangars gerissen haben musste. Daran gab es kein Vorbei.

Die Männer legten den General ab. Nicht gerade sanft. Wenn er nicht ohnmächtig gewesen wäre, hätte ihm das wahrscheinlich das Bewusstsein geraubt. Hektisch suchte sich jeder von uns, so gut es ging, seinen Platz. Alle hingen am Brocken und versuchten, ihn mit geballter Kraft davon zu überzeugen, sich zu bewegen. Immer auf drei.

Wir mussten viel Überzeugungskraft aufwenden. Wenn uns das gelang, dann rührte sich das Ding. Und noch mal eins, zwei, drei. Die Minuten verflossen. Dann ruckte das Teil endlich so, dass ein Vordringen zur Bunkertür nicht mehr unmöglich war.

Da die Oberst die kleinste von uns war, schoben wir sie zuerst durch die Öffnung, die der Betonblock freigegeben hatte. Zu meiner Genugtuung fiel sie das letzte Stück, als ihr Unterleib sich durch den Spalt gezwängt hatte, den wir frei geräumt hatten. Ihr Fluchen entsprechend derb.

Einer ihrer Männer reichte ihr ZX-2020 herunter. Dem gelang es, mit einer seiner Tentakeln die Tür zu entriegeln und etwas aufzustoßen. Er schob sich in den Bunker. Die Oberst hatte nun die Aufgabe, den General in Empfang zu nehmen. Wir versuchten, den armen Kerl so schonend durch die Öffnung nach unten zu bugsieren, wie es eben nur ging. Was uns nur sehr bedingt gelang. Die Oberst bugsierte ihn durch den Türspalt und zwängte sich hinterher. Nach und nach schob sich jeder von uns hinein.

Der Bunker nach Norm ausgestattet. Zu meiner Überraschung fand ich sogar einen Erste-Hilfe-Raum. Warum RI den vorhielt, verstand ich nicht. Momentan wieder nicht der Zeitpunkt, sich darüber den Kopf zu zerbrechen.

Ich machte mich daran, den General so gut es ging zu versorgen. Die Knochenbrüche konnte ich nur tasten und provisorisch ruhigstellen. Die Schnitte wenigstens desinfizieren und verbinden. Das Bewusstsein erlangte unser Oberkommandierender nicht. Dann begann ich damit, mich um den Rest unseres Haufens zu kümmern. Nur Frau Oberst wollte nicht. Sie ließ sich nur etwas Verbandsmaterial geben. Wir beäugten uns argwöhnisch.

Es wäre unsere Aufgabe gewesen, eine neue Strategie zu entwickeln. Doch wir dachten nicht mal im Traum daran. Die einzige Frage, die mich und wahrscheinlich auch die Oberst quälte, war, wie es weiterginge, wenn der General stürbe. Er war die letzte Klammer, die den Laden, der sich Miliz nannte, zusammenhielt. Aber selbst wenn er durchkam, war es mehr als fraglich, wie es weitergehen würde. Jetzt, wo KI ihren Machtbereich auch auf die Pampa von K. erweitert hatte.

Ich bekam mit, dass die Oberst mit ihren verbliebenen Leuten den Bunker verließ, um ihren Leutnant zu verscharren. Zeitgleich tauchte ZX-2020 im Erste-Hilfe-Raum auf. Ich hatte mich in der Hoffnung, ein bisschen Ruhe zu finden, auf eine Bahre geflackt.

„Ich habe versucht, Kontakt aufzunehmen“, ließ er mich wissen. „Leider hatte ich keinen Erfolg.“

„Auf allen Frequenzen nichts?“

„Absolute Funkstille. Alles ist tot. Weder die Basis antwortet, noch Bator oder Zassoschir. Wir müssen das Schlimmste befürchten.“

Wir schwiegen uns eine Weile an.

„Hast du irgendeine Idee?“, fragte ich reichlich ratlos meinen mechatronischen Kollegen.

„Schaut nicht gut aus. Ich werde versuchen, zur Basis zurückzulaufen. Ich will nicht glauben, dass alles in Trümmern liegt. Die haben uns immer schwere Schläge zugefügt, aber komplett vernichten konnten die uns nie.“

„Ich denke, ich werde genau dasselbe machen. Zurück nach Zassoschir und versuchen, zu regruppieren, was noch da ist. Wenn noch was da ist ...“

Im Bunker tat sich was. Wir hörten, dass ihn am Eingang Leute betraten. Mehr als die Oberst und ihr letzter Mann. Wir waren verdammt neugierig, was sich da tat. Und erstaunlich schnell am Bunkereingang.

Die Oberst und ihre zwei Mann hatten sich schon wieder in den Bunker eingefädelt. Aber sie waren nicht allein. Vor der Tür zwängten sich weitere Personen durch den verschütteten Eingang. Deren Anstrengungen begleiteten langwieriges Ächzen und Stöhnen, die darauf hindeuteten, dass solche Klettertouren nicht zu ihrem Tagesgeschäft gehörten.

„Sie hatten Kontakt mit anderen biologischen Menschen, nehme ich mal an?“, wollte ZX-2020 von der Oberst wissen.

„Der Bürgermeister, seine Frau und der Polizeichef von Bator kamen uns oben entgegen. Auch Bator wurde von KI angegriffen."

Dem Bürgermeister war es gelungen, sich durch die schmale Öffnung zu zwängen. Ein älterer Mann, gezeichnet von den Strapazen eines längeren Marsches unter Beschuss. Sein Mantel und sein Anzug mit Staub bedeckt, an manchen Stellen Risse, die er sich offensichtlich unterwegs eingefangen hatte. ZX-2020 und ich versuchten, den Mann zu begrüßen. Der war aber kaum noch imstande, darauf zu reagieren. Er sackte im Korridor des Bunkers in sich zusammen.

Seine Frau und der Polizeichef waren in nur wenig besserer Verfassung. Letzterer war zumindest noch dazu in der Lage, überhaupt was von sich zu geben.

„Wir sind nur zu gerne bereit, Ihnen Rede und Antwort zu stehen. Würden uns aber vorher etwas frisch machen. Der Angriff kam völlig unerwartet und traf uns absolut unvorbereitet."

„Aber sicher doch, bitte folgen Sie uns. Trotzdem: Ein, zwei Worte zum Status!"

„Bator gibt es nicht mehr", war die verzweifelte Antwort.

Eine Stunde später waren die Geflüchteten wieder ansprechbar. Die Besprechung fand in einem der größeren Räume des Bunkers statt. Trotzdem saßen und standen wir ziemlich aufeinander. Nur der General fehlte. Er hatte das Bewusstsein immer noch nicht wiedererlangt.

Die Geflüchteten berichteten, dass gestern gegen Nachmittag die Drohnen am Himmel über Bator aufgetaucht seien. Sie hätten Warnschüsse abgesetzt, die keine größeren Schäden anrichteten. Dann sei an einem kleinen Fallschirm eine Kommunikationsbox abgeworfen worden. Sobald der Kontakt hergestellt war, hatte KI gefordert, die Stadt kampflos zu übergeben. Wenn das nicht innerhalb einer Stunde geschehe, werde man sie zerstören. Nachdem die verstrichen war und sich der Stadtrat nicht zu einer Antwort hatte durchringen können, habe der Angriff ohne jede weitere Warnung begonnen. Diesmal keine Spur von Zurückhaltung. Die Einschläge seien dicht an dicht erfolgt. Jeder in der Stadt sei um sein Leben gelaufen und habe im letzten Rattenloch Schutz gesucht. Die gesamte Stadtverwaltung habe probiert, im Keller des Rathauses Unterschlupf zu finden. Dann aber habe der ganze Komplex einen Volltreffer abbekommen und sei zum Großteil in sich zusammengestürzt. Die drei hätten unglaubliches Glück gehabt und sich durch ein Kellerfenster retten können. Durch die brennenden Trümmer und verschütteten Straßen habe man sich zum Stadtrand durchgeschlagen und alles drangegeben, die Stadt hinter sich zu lassen.

„Wie viele der Bewohner von Bator mögen das Bombardement überlebt haben?“, fragte ZX-2020.

Keiner der Flüchtlinge hatte darauf eine Antwort. Wie auch? Man war sich aber sicher, dass es nicht allzu viele sein konnten.

„Was sind denn jetzt Ihre weiteren Pläne?“, hakte ZX-2020 nach.

„… Wir haben keine. Wir werden jetzt erst mal hier Unterschlupf suchen und probieren, mehr Informationen über die Gesamtsituation zu sammeln. Verfügen Sie über Neuigkeiten aus Zassoschir oder dem neuen Dorf?“

Wir mussten verneinen. ZX-2020 erklärte, dass er permanent versuche, aus dem Bunker Kontakt mit der Außenwelt aufzunehmen. Bis jetzt aber keinen Erfolg gehabt habe.

Wir vertagten uns mit der Vorgabe, alles zu versuchen, um mehr über die Lage herauszufinden. Wie das gehen sollte, wusste keiner so richtig. Ich begab mich in das Sanitätszimmer.

Der General hatte sich bewegt. Ich sprach ihn an. Keine Reaktion. Versuchte, seinen Puls zu fühlen. Fühlte aber nichts. Tastete noch mal nach. Der Mann war tot. Just in dem Moment, als diese Erkenntnis zu mir durchdrang, betrat die Oberst den Sanitätsraum.

„Wie geht es ihm?“

„Unser General ist tot.“

Die Antwort kam wie aus der Pistole geschossen: „Dann

kommandiere ich jetzt die Miliz."

Sprach sie und verließ den Raum.

Mein Eisen zeigte 1900. Ich verkündete meinen Männern die Nachricht und setzte eine Besprechung an.

„Wir wissen gar nichts. Die Lage ist völlig undurchsichtig", eröffnete ich ihnen. „Ich denke, unsere einzige Chance besteht darin, nach Zassoschir zurückzumarschieren. Abchecken, was dort los ist. Uns wieder mal regruppieren. Und das so schnell wie möglich. Seht ihr das auch so?"

„Wir müssen den General begraben", sagte der meiner Männer, der den Leutnant begleitete. „Wir können ihn nicht hier unten verfaulen lassen."

„Da hast du verdammt recht", stimmte ich zu. „Aber bevor wir das machen, greifen wir hier alles an Marschverpflegung ab, was wir kriegen können. Unauffälligst. Wenn wir den General begraben haben, dann kommen wir nicht mehr hier runter. Wir machen gleich die Fliege."

Mein Leutnant nickte. Und keinen Mucks mehr. Eine halbe Stunde später fummelten wir uns durch den Ausgang des Bunkers. Ziemlich unwürdig, wie wir unseren Oberkommandierenden durch die Tür und den Spalt zwischen Betonbrocken und Wand zogen. Die Uniform riss an mehreren Stellen. Aber die Zeit drängte. Nach Zassoschir waren es noch 50 Kilometer und wir wollten im Schutze der Nacht marschieren.

Wenn wir nicht im Bunker einen Spaten gefunden hätten, wäre die gesamte Aktion ins Wasser gefallen. Hacke hatten wir keine, aber einen Hammer. Unter den Trümmern fanden wir ein Stück Armierungsstahl, den wir als Bodenmeißel verwenden konnten. So standen wir in der Abenddämmerung, hämmerten, hebelten und hoben Erdreich aus.

Nach einer Stunde war das Loch tief genug, sodass wir unseren General einbetten konnten. Bevor wir das taten, nahm ich ihm noch seine Pistole ab. Der Leutnant schaufelte das Grab zu. Mein Soldat und ich schafften Trümmerteile heran. Damit wollten wir verhindern, dass animalische Bewohner der

Steppe unseren Anführer wieder ans Tageslicht beförderten. Die Betonbrocken und Steine verliehen dem Grab etwas Würde. So sah ich das jedenfalls.

Es war jetzt richtig Nacht. Kurz vor 2100 marschierten wir los. Wir verfügten jeder über Wasserflaschen, einige Dosen Fleischpampe und zwei Packungen Kekse. Wir stopften alles, soweit es ging, in die Taschen unserer Uniformen. Taschenlampen konnten wir nicht mitgehen lassen. Wir würden uns auf die Sterne und unser Augenlicht verlassen müssen.

Als die Sonne wieder aufging, waren wir etwa zehn Kilometer vor Zassoschir. Unter einer Baumgruppe machten wir Rast und verdrückten den Rest des Proviants. Danach zogen wir uns irgendwie in die Senkrechte. Wir mussten ja weiter. Das Risiko, wenn wir den Tag hier verbummelten, war zu groß. Wir konnten nicht umhin herauszufinden, was von unserer Basis noch stand.

Hinter dem nächsten Hügel stießen wir auf die Straße, die uns dorthin bringen sollte. Doch wir waren nicht die Einzigen, die sie nehmen wollten. Mehrere Gruppen von Flüchtlingen aus Bator waren auf ihr unterwegs.

Wir kamen näher. Die Gruppe beäugte uns argwöhnisch: „Die sind von der Miliz!“

„Wie steht es um Bator?“, wollte ich in Erfahrung bringen. Keine so gute Idee.

Die Blicke aus der Gruppe versteinerten jäh. Eine Frau, schon in die Jahre gekommen, trat einen Schritt auf uns zu und begann zu zetern: „Habt ihr erreicht, was ihr wolltet? Ganz Bator liegt in Trümmern! Kein Stein steht mehr auf dem anderen! Wir haben alles verloren! Wozu? Wozu frage ich euch! Ihr könnt nur eines: Kaputtmachen! Euch haben sie so ins Hirn geschissen!“

Nur unsere Knarren bewahrten uns davor, gelyncht zu werden. Ich wollte antworten, dass es RI war, die den großen Sprung nach vorne angeleiert hatte. Dass wir unsere Leben dafür aufs Spiel gesetzt hatten. Ich ließ es sein. Wir schauten, dass wir weiterkamen.

Wir kamen aber nicht allzu weit. Zwei Kilometer vor Zassoschir war Schluss. Hinter einer Biegung rannten wir förmlich in den Belagerungszustand. Was auf der Landstraße nur vereinzelte Gruppen gewesen waren, hatte sich zu einer Landmacht von Flüchtlingen verdichtet. Ein Ring von Verzweifelten umschloss Zassoschir.

Für uns hieß das, dass es mit dem Vorankommen erst mal vorbei war. Da würden wir nie lebend durchkommen. Also, kehrt marsch und ab in die Pampa. Nur kein Aufsehen erregen. Außer Sichtweite gönnten wir uns hinter schütterem Buschwerk auf ein paar Felsen etwas Erholung. Mein Leutnant schaute mich erwartungsvoll an.

„Ich kann mir auch nicht vorstellen, wie wir da durchkommen sollen", musste ich zugeben. „Wir müssen auf jeden Fall die Nacht abwarten."

„Und dann unbemerkt durchschlüpfen?", fragte unser Soldat. „Wenn uns nur einer sieht, verraten uns die Uniformen."

„Wir brauchen unauffällige Kleidung."

Ein Umstand, der uns allen nur zu klar war. Die Idee, uns Klamotten von Flüchtlingen auf der Landstraße zu organisieren, kam erst nach und nach. Wir waren einfach zu fertig.

So legten wir uns auf die Lauer. Es kamen immer wieder Gruppen, die leichte Beute gewesen wären. Doch wir hatten keine Möglichkeit, sie zu isolieren. Wir mussten unser Ding so durchziehen, dass unsere Anwesenheit unbemerkt blieb. Sobald die Meute um die Basis herum mitkriegte, was wir vorhatten, würde es kein Durchkommen mehr geben.

Einer beobachtete die Straße, die anderen ruhten sich aus. Der Leutnant weckte den Soldaten und mich unsanft, als endlich eine Gruppe auftauchte, die wir meinten, abdrängen zu können. Drei Männer, zwei Frauen. Die Männer hatten die Klamotten, die wir brauchten. Die Frauen würden wir dazu benutzen, sie zu überzeugen.

Es musste verdammt schnell gehen. Sobald sie uns im

Rücken hatten, stürmten wir los. Es galt die 300 Meter nahezu zeitlos zurückzulegen, um ihnen keine Möglichkeit zu lassen, zu reagieren. Wir kamen bis auf etwa 100 heran. Dann verriet uns das Knirschen der Steine unter unseren Knobelbechern.

Nicht, dass die Gruppe völlig schutzlos gewesen wäre. Sie führten Äxte, Spieße und eine Mistgabel mit sich. Als wir auf 50 Meter herangekommen waren, hatten die Angegriffenen ihre Schrecksekunde hinter sich und sie nahmen Verteidigungsformation ein. Die Äxte zum Wurf erhoben, die Langwaffen zum Stoß gerichtet.

Wir vertrauten zu sehr auf die Einschüchterung durch unsere Schusswaffen. Und gingen zu nah ran. Als wir zum Stehen kommen wollten, flog die erste Axt. Doch der Werfer war kein Axtkämpfer. Sie verfehlte den Kopf des Leutnants knapp und streifte den letzten meiner mir verbliebenen Männer. Der stöhnte vor Schmerz.

Der Leutnant streckte den Werfer mit einem Schuss ins Bein nieder. Er ging stöhnend zu Boden. Was uns die Initiative zurückgab. Eine der Frauen ließ ihre Axt fallen und ging neben dem Getroffenen auf die Knie. Es musste eine Bande zwischen den beiden bestehen.

„Ihr habt zwei Möglichkeiten“, machte ich der Gruppe klar. „Ihr gebt uns, was wir wollen, und euch geschieht nichts. Ansonsten machen wir euch platt.“

„Wir haben doch nichts. Nur unsere Klamotten.“

„Und wir brauchen Klamotten“, gab ich zurück. „Man darf uns nicht in Uniform sehen.“

Die Waffen gegeneinander gerichtet, begannen wir zu feilschen. Während der Mann am Boden sich vor Schmerzen krümmte. Nach einigem Hin und Her, hatte die Gruppe drei Hosen und Oberbekleidungsstücke hervorgekramt. Die würden uns als Tarnung reichen. Hofften wir jedenfalls. Die Frau hatte eine Flasche Schnaps produziert und versorgte den Angeschossenen damit. Der trank gierig.

„Habt ihr noch mehr Schnaps?“

„Was, den Schnaps wollt ihr auch noch? Davon war nicht die

Rede.“

„Wie viele Flaschen?“

„Vier.“

Ich schaute auf die Uhr. In drei Stunden würde es dunkel genug sein, dass wir uns auf den Weg machen konnten.

„Vorschlag: Wir warten die Dunkelheit ab. Ihr gebt uns eine halbe Stunde Vorsprung. Wenn nicht, dann seid ihr tot. Bevor wir abrücken, macht ihr den Schnaps leer.“

Keine Antwort, somit auch kein Widerspruch.

„Jetzt weg hier!“

Für den Verwundeten waren die Stunden bis zur Dunkelheit eine Tortur. Im notwendigen Sicherheitsabstand zur Straße ließen wir uns nieder. Die Frau machte sich daran, die Wunde des Getroffenen zu versorgen. Der war zwar schon reichlich blau, quälte sich aber nach wie vor.

Als es dunkel genug war, begann die präventive Sauferei. Die Gruppe immer noch in Schach haltend, sahen wir zu, dass sich jeder unserer Gefangenen ordentlich die Kante gab. An einer der Flaschen nippten wir auch mal. Würde uns beim Durchbruch lockerer machen. Die Gruppe schüttete sich brav den Fusel hinter die Binde. Allerdings viel zu schüchtern.

„Wenn ihr so weitermacht, dann kommen wir nie los. Also: Trinken.“

Ab einem gewissen Punkt fanden die Flüchtlinge ihre Lage lustig. Die Flasche kreiste schneller, die Bewegungen wurden runder, die Schlucke tiefer. Die letzte Pulle mussten wir der Gruppe einflößen. Der Verwundete schlief bereits seinen Rausch aus oder lag schon im Koma. Dann war auch die Flasche leer. Wir brauchten ihnen nicht mehr zu verbieten, uns zu folgen. Sie konnten es schlichtweg nicht.

Während der Sauferei hatten wir uns bereits verkleidet. Nur die Stiefel verrieten noch, dass wir in der Miliz dienten. Nun begann der gefährlichste Teil unserer Flucht. Die Straße lag da wie ausgestorben. Doch bald näherten wir uns dem Belagerungsring. Hunderte von aus Bator Geflüchteten hatten sich um Zassoschir herum niedergelassen. Was sie in ihrem

Versuch bestärkte, die Rückeroberung voranzutreiben, konnten wir nicht verstehen. Rache für die Zerstörungen?

Langsamst schoben wir uns auf der Straße auf die Zelte und Lagerfeuer zu. Niemand beachtete uns. Jetzt betraten wir den Lagerring. Immer noch nahm niemand von uns Notiz. Ich drehte mich zu den Kameraden um. Der Leutnant nickte mir zu. Wir gingen weiter, die Hände an den Pistolen in den Taschen. Meine Herzfrequenz legte gut zu.

Doch keiner wollte etwas von uns. Jetzt wurde uns klar, wie vernichtend der Schlag gegen Bator gewesen sein musste. Man sah den Menschen um uns an, dass sie ihre Häuser ohne die Möglichkeit, auch nur das Notwendigste mitzunehmen, zurückgelassen hatten. Manch eine Familie saß da in der Pampa, einzig mit dem, was sie auf dem Leib trug. Wenn uns jemand Beachtung schenkte, dann starrte er uns teilnahmslos an. Ab und zu ein Klagen. Darüber, dass Angehörige ohne jegliche medizinische Versorgung neben den Familien im Gras lagen und um ihr Leben rangen. Ein Kampf, den sie wohl verlieren würden.

Wir erreichten den inneren Belagerungsring des Heeres der Verzweifelten. Hier lagerten die Gesellen, die sich als die Vorhut verstanden. Die Stunde der Wahrheit. Da würden wir nicht einfach so durchschlüpfen können. Ich drehte mich nochmals zu den Kameraden um. Raunte ihnen zu: „Wenn's eng wird, dann losballern und laufen, was geht." Meine Begleiter verstanden.

Ich ging auf eine der Gestalten zu, von der ich annahm, dass wir am einfachsten vorbeikämen.

„Wir wollen uns dem Kampf anschließen", eröffnete ich das Gespräch.

„Schön und wie soll das ohne Waffen gehen?"

Wir schoben uns näher an die vorderste Linie heran.

„Habt ihr keine für uns?"

„Jeder Mann bringt seine Waffe mit, sonst können wir ihn nicht brauchen", erklärte mir der Belagerer ohne Umschweife. „Wir sind nicht die Heilsarmee!"

Ich wollte ihn in ein Gespräch verwickeln, um eine gute Startposition zu ergattern. Doch dazu ließ es mein Gegenüber nicht kommen. Seine Mistgabel senkte sich bedrohlich und er fing an, mich genauer zu mustern: „Was wollt ihr wirklich?"

In diesem Moment fiel sein Blick auf meine Stiefel. Was seine Frage beantwortete. Meine Kugel traf ihn in die Stirn. Wir stürmten los. Die Taktik wie gehabt: Der Hintermann sicherte. Und ballerte. Sein Vorgänger wechselte das Magazin. Der dritte Mann machte Strecke, suchte das Weite.

Da ich mit der Ballerei angefangen hatte, war ich erster Hintermann. Nachdem ich zehn Meter gesprintet war, ging ich in kniende Schützenposition. Wir hatten den Überraschungsmoment auf unserer Seite. Unsere Gegner brauchten, um sich zu formieren. Mein Magazin war fast leer, als die ersten Spieße flogen. Die Werfer bezahlten teuer. Dann ging ich hoch und lief los.

Jetzt war der Leutnant in Position. Er drückte in regelmäßigen Abständen ab, während ich ihn passierte. Trotzdem traf mich wieder etwas an der linken Schulter. Dank Adrenalin war es nur ein dumpfer Schlag. Ich rannte weiter und überholte auch unseren Soldaten. Der ging gerade runter.

Unsere Pistolen waren das bessere Argument. Obwohl uns die Munition auszugehen drohte und wir immer sparsamer damit umgingen. Als die ersten Häuser von Zassoschir in Sichtweite kamen, war ich wieder Hintermann. Doch der flüchtige Mob hinter uns hatte die Verfolgung aufgegeben. Ich hielt die Knarre ins Leere. Nichts rührte sich. Brauchte mein letztes Magazin nicht zu leeren.

Mit der Rechten befühlte ich meine Schulter. Sie nässte. In der geraubten Jacke über der Uniform erspürte ich ein Loch. Mehr ging im Moment nicht. Ich erhob mich und schloss zu den Kameraden auf. Jetzt nur langsam trabend.

„Die haben aufgegeben", sagte mein letzter Soldat, als ich auf ihn zuging. Feststellung oder Frage?

„Scheint so", gab ich zurück. „Bei euch alles klar?"

Der Mann bejahte.

Es musste schon einige Angriffswellen der Verzweifelten gegeben haben. Je näher wir dem Dorfrand kamen, desto mehr Leichen pflasterten unseren Weg. Schusswunden entstellten die Kadaver.

Weiter konnten wir nicht ran, ohne Gefahr zu laufen, selbst in das Visier unserer Kameraden zu geraten. Immer noch umgab uns dunkle Nacht. Wir begannen zu rufen, dass wir von der Miliz seien. Auf dem Weg zurück von der Basis. Man solle nicht schießen.

Im Halbdunkel rührte sich etwas. Die Kameraden der Wache starrten in die Nacht über der Pampa. Hofften herauszufinden, was sich da vor ihnen tat.

Schließlich die Aufforderung, uns zu erkennen zu geben: „Wer seid ihr?"

Wir brüllten unsere Namen. Was noch nicht so hundertprozentig überzeugte. Frage und Antwort gingen mehrere Male hin und her. Dann die Erlaubnis, uns zu nähern. Wir versicherten uns noch mal, dass uns niemand in den Rücken fallen würde, legten die Hände auf den Kopf und gingen Richtung Stellung.

Die Kameraden begrüßten uns aufgeregt. Als ein bisschen Ruhe aufkam, gelang es mir, mehr über die Lage in Erfahrung zu bringen.

Ich sei jetzt der einzige Offizier vor Ort. Das Kommando sei für den Tag des Prozesses den Unteroffizieren übergeben worden. Weil man nicht mit KI gerechnet habe. Doch die Kommandoebene sei nicht wieder aufgetaucht. Stattdessen habe KI auch Zassoschir angegriffen. Nicht so vernichtend, wie auf der Basis und in Bator. KI habe nur mit einer Rakete das Haus der Dorfschulzen in die Luft gejagt.

So richtig eskaliert sei die Lage erst, als immer mehr Flüchtlinge kamen. Zuerst habe man noch erwogen, sie unterzubringen, was sich aber in Windeseile als unmöglich herausgestellt habe.

Dann sei es zu Auseinandersetzungen gekommen. Immer wieder hätten Gruppen versucht, in das Dorf einzudringen.

Wahrscheinlich, um es zu übernehmen und als Unterschlupf zu nutzen. Bis jetzt habe man die Angriffe zurückschlagen können. Doch die schiere Masse des Ansturms mache es immer schwieriger, die Verzweifelten aufzuhalten.

Einer der Kameraden nahm sich meine Schulter vor. Das Desinfizieren tat verdammt weh. Doch mit einem sauberen Verband sollte die Wunde in wenigen Tagen so verheilt sein, dass sie mich nicht mehr behinderte. Wenigstens war nichts gebrochen.

„Weiter extrem wachsam bleiben", gab ich als Losung aus. „Muss mich etwas ausruhen. Weckt mich bei Sonnenaufgang."

Das taten sie dann auch. Das Trommeln gegen die Tür meiner Bude riss mich brutal aus dem Schlaf. Doch aus dem Bett kam ich nur langsam. Nur sehr bedingt erholt, warf ich mir eine Büchse Dosenfleisch ein und versuchte, mich etwas frisch zu machen.

Ich machte die Runde durch die Stellungen. Überall das gleiche Bild. Noch hätten wir die Lage im Griff, würden aber irgendwann überrannt werden. Nicht bei Tage, aber im Schutze der Nacht. Der permanente Alarmzustand zehre an den Kräften der Männer. Hörte ich immer wieder. Es bliebe nur, den Ausbruch zu wagen und sich abzusetzen. Bloß wohin?

Nicht, dass ich eine schlüssige Antwort gehabt hätte. Gegen Mittag entschloss ich mich dazu, den Ausbruch für die nächste Nacht vorzubereiten. Ich ordnete an, dass alles, was uns wichtig war und wir schleppen konnten, marschfertig gepackt werden sollte. Dann knallte ich mich noch etwas aufs Ohr.

Schüsse weckten mich. Ich ohne jeglichen Antrieb. Als ich in der Stellung ankam, war das Gemetzel schon vorbei. Doch der Angriff war nicht spurlos an ihr vorbeigegangen. Die Belagerer hatten ihr Arsenal erweitert. Jetzt kamen auch Molotowcocktails zum Einsatz. Das Risiko war für die Werfer zwar extrem hoch, da sie verdammt nah heranmussten. Es hatte was von Selbstmordattentat. Doch wenn die mit brennbarer Flüssigkeit gefüllten Flaschen die Stellungen trafen, richteten sie einiges an. Einer der Männer hatte schwere

Verbrennungen erlitten. Ich nahm ihn mit, um ihn notdürftig zu versorgen. Er würde es verdammt schwer haben, beim Ausbruch hinterherzukommen.

Zu koordinierten Angriffen auf breiter Front konnten sich unsere Gegner nicht aufraffen. Unser Glück. Doch es gab immer wieder Scharmützel, die die Männer ordentlich in Bedrängnis brachten. Munition sparen war nicht, denn das Heer der Hoffnungslosen schien unerschöpflich. Wir mussten hier raus. Ich fragte die Unteroffiziere, was sie davon hielten, wenn wir versuchten, unseren Verbündeten RI wieder als solchen zu gewinnen. Alle stimmten mir zu.

Gegen 200 setzten wir an der Stelle, an der wir am wenigsten Widerstand erwarteten, zum Ausbruch an. Ich gab Panzerschokolade aus. Eine Sturmgruppe ohne Gepäck sollte uns den Weg bahnen. Etwa 100 Meter vor dem inneren Belagerungsring begannen wir zu robben. Jeder setzte alles daran, sich in die optimale Position zu bringen, um loszustürmen. Der Plan war, dass die Sturmgruppe eine Schneise schlagen würde. Sobald die stand, würde ich eine Leuchtrakete abfeuern, um der Hauptgruppe mit der gesamten Ausrüstung zu signalisieren, dass der Weg frei war.

Auf mein Zeichen stürmten wir los. Die Belagerer erwischten wir kalt. In den ersten Sekunden schossen wir noch vereinzelt. War aber fast nicht notwendig. Wer von unseren Gegnern noch laufen konnte, floh Hals über Kopf. Innerhalb von Minuten hatten wir den Korridor etabliert. Jeglicher Gegenwehr schien die Grundlage entzogen.

Jetzt hieß es, die geschlagene Schneise sofort zu nutzen. Ich zog die Leuchtpistole, um das Zeichen zum Nachrücken zu geben. Doch ich kam nicht zum Abdrücken. Der Schmerz, der mich durchzuckte, derart durchdringend, dass ich am ganzen Körper wie gelähmt war. Mir entfuhr ein verzweifeltes Stöhnen, so unerwartet die Attacke aus dem Nichts.

Reagieren konnte ich nicht. Die Leuchtpistole fiel mir aus der Hand. Der Angreifer warf sich auf mich und wir gingen zu Boden. Nur in Zeitlupe konnte ich meine Gegenwehr aktivieren. Im letzten Moment gelang es mir, die Hand, die mir das Messer in den Hals rammen wollte, am Gelenk zu erwischen. Mein Kontrahent hatte seinen Vorteil noch nicht ganz verspielt. Wir lagen im Gras und machten Armdrücken. Lange hätte ich nicht mehr durchgehalten. Doch dann beendete der gezielte Schuss eines Kameraden meine Notlage. Der Körper über mir erschlaffte. Der Schmerz in meinem Oberkörper immer noch bohrend. Die Kameraden mussten mich unter dem Kadaver hervorholen. Auch ich würde es nicht einfach haben, auf unserer Flucht mitzuhalten.

Jetzt nicht der Zeitpunkt, auf schnelle Linderung meiner Qualen zu hoffen. Der Kamerad, der mir das Leben gerettet hatte, feuerte die Leuchtpistole ab. Die Kugel zog einen hellen Schweif durch den Nachthimmel.

Unser Hauptverband rückte nach. Die Belagerer hatten vor unserer waffentechnischen Übermacht kapituliert. Wir wurden nicht mehr behelligt. Jeder der Männer war bemüht, möglichst schnell von unserer Basis wegzukommen. Ich lief, so gut es ging. Als Oberkommandierender bekam ich selbstverständlich alle Unterstützung, die ich brauchte. Sonst wäre ich zurückgeblieben.

Als die Sonne aufging, hatten wir vielleicht 20 Kilometer gemacht. Nachdem wir uns außer Reichweite der aufgebrachten Flüchtlinge wähnten und nicht mehr gezwungen waren, im Laufschritt das Weite zu suchen, konnte ich mir aus einem unserer Erste-Hilfe-Kits eine ordentliche Prise Morphium einpfeifen. Ich wollte auch den Kameraden mit den Verbrennungen damit beglücken. Ich erfuhr, dass er es nicht geschafft hatte. Er war trotz Panzerschokolade in sich zusammengesackt.

Das Tageslicht vermittelte uns, dass wir vor unseren Menschenbrüdern erst mal sicher waren. Und wir uns etwas Erholung gönnen konnten. Bis zum Bunker und der Basis von RI hatten wir etwa noch 30 Kilometer vor uns. Wir veranschlagten zwei Nächte. Wollten uns während des Tages weitestgehend bedeckt halten. Hoffend, dass uns KI nicht spotten würde.

Wieder mal sollte uns eine Baumgruppe in der Landschaft Schutz bieten. Was sie nur sehr bedingt tat. Wenigstens war das Unterholz so dicht, dass wir nicht entdeckt würden, suchte nicht jemand nach uns.

Gegen Mittag die Überraschung. In der Ferne sahen wir die Oberst mit ihrem letzten verbliebenen Mann auftauchen. Mir schwante nichts Gutes.

Die Begrüßung militärisch. Ich berichtete über die Geschehnisse in Zassoschir. Unser Vorgehen fand zu meiner Überraschung ihre Zustimmung. Nicht mal Gemecker, warum wir uns einfach so aus dem Staub gemacht hatten. Auch hieß sie den Plan, für das Erste die Infrastruktur des Bunkers zu nutzen, gut. Währenddessen bediente sie sich aus unseren Vorräten.

Der Eklat gegen Abend. Ich lag unter einem Baum und versuchte, mich für den Nachtmarsch in Schuss zu bringen. Lutschte Panzerschokolade. Die Kameraden hatten ein paar Meter weiter vermeintliche Deckung gesucht.

Plötzlich stand sie mit einigen Männern aus ihrer Kompanie vor mir. Zuerst dachte ich, sie wolle mit mir den Weitermarsch oder sonst was besprechen. Doch weit gefehlt.

„Schulz, du stehst noch immer unter Mordverdacht. Du bist daher von deinen Pflichten entbunden. Das Kommando habe jetzt ich allein. Deine Waffe!“

Ich dachte nicht im Geringsten daran. Doch ich blickte in mehrere Gewehrläufe. So tat ich nichts.

Showdown. Wir belauerten uns gegenseitig.

„Schulz, deine Waffe, sonst musst ich Gewalt anwenden.“

Ihre Stimme zitterte. Und sie sprach zu laut. Meine Männer wurden darauf aufmerksam, dass hier gewaltig was nicht stimmte. Griffen zu ihren Knarren. Jetzt blickte auch die Oberst in mehrere Mündungen.

Ich versuchte, zu deeskalieren: „Frau Oberst, wir sind nicht in der Position, die Miliz weiter zu schwächen. Wir können uns jetzt keinen Machtkampf leisten. Wir müssen zusammenstehen."

Als die Rakete einschlug, wurde mir klar, wie recht ich hatte. Die Macht der Detonation zog allen, die noch standen, den Boden unter den Füßen weg. Ich aber lag. Was mir einen gewaltigen Vorteil verschaffte. Trotz elender Schmerzen kam ich hoch, konnte mir sogar eines der verstreuten Gewehre greifen und rannte los. Nur weg, bevor das nächste Geschoss einschlug.

Ich rannte so weit, bis ich nicht mehr weiter konnte. Das Wäldchen endete hier, ich hätte meine Deckung aufgeben müssen. Suchte Schutz in einer Kuhle im Unterholz. Wartete auf weitere Einschläge. Die blieben aus.

Es war kaltblütiger Mord. Plötzlich tauchte die Oberst vor mir auf. Ich sah sie zuerst. Nutzte den Überraschungsmoment gnadenlos aus. Ging hoch und versenkte mehrere Kugeln in ihrem Körper. Machte skrupellos den Deckel drauf. Es gelang ihr noch, ihre Pistole auf mich zu richten. Dann sackte sie stöhnend in sich zusammen. Meine Welt ist und bleibt nun mal Auge um Auge und Zahn um Zahn. Jetzt gab es niemanden mehr neben mir.

Dann kam der Einschlag, den ich die ganze Zeit gefürchtet hatte. Er traf mich trotzdem wie ein Vorschlaghammer. Die Druckwelle der Detonation warf mich mehr als um. Raubte mir alle Sinne. Noch bevor ich aufschlug, war mir komplett schwarz vor den Augen.

Kapitel 17: Maschinensklave?

Auf mein Lager geschnallt erwachte ich nicht in einem feuchten Kerker, sondern in einem Krankenbett. Der Raum nicht besonders groß, machte aber einen recht properen Eindruck. Da ich in meiner Bewegungsfähigkeit aufgrund meiner Fesselung und auch wegen meiner Verfassung etwas eingeschränkt war, konnte ich ihn nur teilweise einsehen. Sah aber nicht schlecht aus. Im Vergleich zu den schlammigen Unterständen von uns Rebellen, die wir alle Jubeljahre mal auskehrten oder auch nicht, mutete er mir überaus aseptisch an. Auch das Bett war trotz meiner Fixierung von einer seit Langem nicht mehr gefühlter Wohligkeit. Meine Erinnerung sagte mir, dass es mich ganz ordentlich erwischt haben musste. Aber ich war schmerzfrei. Nur die Verbände an Unterleib und Beinen bewiesen, dass mich die Erinnerung doch nicht völlig täuschte. Sie hatten mich offensichtlich sediert. Einen Luxus, den wir unseren Gefangenen nicht bieten konnten und auch nicht bieten wollten.

Für einen Freiheitskämpfer befand ich mich in keiner vorteilhaften Situation. Ich machte mir Gedanken darüber, was als nächstes passieren würde. Schlecht drauf war ich aber nicht.

Kontakt zur Außenwelt nahm ich über einen weiß gekleideten Herrn auf, der irgendwann den Raum betrat. Er kündigte sich durch ein Schnappen an. Die Tür war, so wie ich es begriff, durch mehrere Riegel gesichert. In einer Maschinenwelt sind manuelle Riegel sicher nicht opportun. Ein implantierter Chip kündigte wahrscheinlich sein Kommen an, vielleicht sprach er auch nur ein Sesam-öffne-dich. Trotzdem war das Schnappen vernehmlich.

Er versteckte sich hinter einer dicken Brille. Meine Schätzung belief sich auf mindestens sechs Dioptrien. Dafür maß er zwei Meter Minimum. Aus der Brusttasche seines Kittels ragten die üblichen Arztutensilien. Der Hüne stellte sich an das Fußende meines Betts.

„Herr Major, Sie befinden sich auf der Krankenstation des

Straflagers für biologische Menschen hier in Robotopolis. Ich bin Dr. de Soto. Ich möchte Sie jetzt auf ihre Vernehmungstauglichkeit hin untersuchen. Sind Sie damit einverstanden?"

Eher unsinnig einem eingesperrten und im wahrsten Sinne des Wortes ans Bett gefesselten Mann, eine solche Frage zu stellen. Entsprechend meine Antwort: „Und wenn ich es nicht bin?"

Die dunklen Augen musterten mich durch die dicken Brillengläser. Die gleiche Predigt hatte er offensichtlich schon mehreren lädierten Rebellen gehalten. Er antwortete ohne Zögern.

„Dann setzen wir die Schmerzmittel ab. Und wir werden Sie nicht weiter behandeln. Ich fürchte, Sie verstehen Ihre Situation nicht. Sie sind schwer verwundet. Sie brauchen dringend medizinische Behandlung. Wenn Sie aber nicht kooperieren, dann werden wir sie nicht weiter versorgen."

„Warum erschießen Sie mich nicht gleich?"

„Weil wir die Genfer Konvention respektieren ... Na ja, so wie wir das eben können. Das hier muss nicht die Endstation sein, so wie das die meisten ihrer Kameraden antizipieren. Wir haben Frieden mit den Maschinen geschlossen. Leben gleichberechtigt mit ihnen zusammen. Es ist ein lebenswertes Leben. Wo steht geschrieben, dass der biologische Mensch die Maschine dominieren muss?"

Große Pupillen fixierten mich durch die massive Brille. Logischerweise schaltete ich auf stur. Was er wahrscheinlich erwartete: „Du mieser Arschkriecher, das ich nicht lache. Gleichberechtigt! Ihr seid Sklaven von integrierten Schaltkreisen. Die sagen euch, was ihr zu tun habt. Und wenn ihr nicht spurt, dann spürt ihr die Peitsche. Wer aus der Reihe tanzt, dem ziehen sie den Boden unter den Füßen weg, den ruinieren sie, bis er aufgibt. Ich habe schon zu viele untergehen sehen."

„Was Sie da sagen, stimmt nicht. Aber ich bin nicht hier, um mit Ihnen zu diskutieren. Darf ich Sie nun untersuchen oder nicht?“

Die Versuchung war groß, auf Märtyrer zu machen und die Untersuchung zu verweigern. Ich rechnete mir aber höhere Überlebenschancen aus, wenn ich kooperierte. Wenigstens zum Schein. Ganz Revolutionär eben.

„Machen Sie schon!“

Sehr professionell schaute er mit zuerst tief in die Augen, um dann Zunge und Gebiss zu inspizieren. Dann tastete er mir die Schilddrüse ab. Auch meinen Unterleib unterzog er einer Prüfung. Darauf mein Geschlechtsteil zu examinieren, verzichtete er. Schließlich warf er noch einen kurzen Blick auf die Verbände.

„Ich werde in Kürze Ihre Verbände wechseln lassen. Eilt noch nicht, aber es wird dann doch notwendig sein. Wie fühlen Sie sich? Von den Verletzungen abgesehen, meine ich?“

Ich war die Untersuchung leid: „Wenn ihre Roboterfreunde mich nicht mit Kugeln durchsiebt hätten, dann würde es mir blendend gehen.“

„Sie fühlen sich also vernehmungsfähig?“

„Ja.“

„Gut, dann lasse ich Sie jetzt allein. Es wird dann ein Pfleger kommen, um Sie weiter zu versorgen. Vielleicht beruhigt es Sie, es wird ein Roboter sein. Kein Arschkriecher, wie Sie es nennen.“

Er verließ den Raum. Natürlich nicht ohne hinter sich die Tür wieder zu verriegeln. Automatisch natürlich.

Eine Uhr hatte ich naturgemäß nicht. Auf ein Bett geschnallt, ohne die Möglichkeit sich groß zu bewegen, vergeht die Zeit eher langsam. Trotzdem fühlte ich mich nicht zu gelangweilt. Es dauerte nicht allzu lang, bis die Tür erneut geöffnet wurde.

Wieder schnappten die Riegel. Ein Roboter, das was ich als laufenden Meter bezeichnen würde, rollte herein und kündigte an, dass er die Kompressen wechseln und mir eine Injektion geben werde. Dazu verwendete er zwei dem humanen Arm ähnliche Greifer, mit denen er sich sehr schonend an meinen Verletzungen zu schaffen machte. Die neuen lüpfte er von einem Tischchen, das an seiner Vorderfont befestigt war, auf dem auch die Utensilien wie Desinfektionsmittel, Klebestreifen und Schere lagen. Nachdem ich frisch gewickelt war, schnallte er meinen linken Arm los, sodass ich ihn beugen konnte.

Die künstliche Stimme erklärte mir freundlich, was sie jetzt gleich mit mir anstellen würde: „Ich suche mir jetzt eine schöne Vene. Dann spritze ich noch mal einen Cocktail aus verschiedenen Präparaten, die die Heilung beschleunigen werden. Und auch dafür sorgen, dass Ihre Wunden, wenn die Vernehmung durch ist, Sie schlafen lassen. Zu diesem Zweck werde ich ihnen jetzt den Arm abbinden."

Ich ließ es über mich ergehen. Der Cocktail belebte mich spürbar.

„Ach ja, in zirka einer Stunde werden Sie vernommen werden. Fühlen Sie sich jetzt dazu in der Lage?"

Man hätte nicht noch mal fragen müssen. Fachmännisch betäubt und doch animiert, antwortete ich mit „ja". Trotz meines passiven Widerstands meinte ich keinen Fehler zu begehen, da es mir die Möglichkeit gäbe, Fehlinformationen zu streuen und vielleicht etwas in Erfahrung zu bringen, was meine missliche Lage, die gar nicht so unangenehm war, verbessern würde.

Auch die folgende Stunde, sofern es eine war, verging, ohne dass es mir arg wurde. Als sich die Tür wieder öffnete, staunte ich nicht schlecht.

~

An dem Punkt, an dem die direkte Auseinandersetzung „Mensch gegen Maschine" immer aussichtsloser wurde, blieb den Aufständischen nichts anderes übrig, als sich auf komplett asymmetrische Kriegsführung zu verlegen. Während die Mehrheit der Zweibeiner sich der maschinengewollten Ordnung unterwarf, arbeiteten immer mehr Zellen im Untergrund daran, KI das Wasser abzugraben. Die Aktionen liefen meist nach demselben Muster ab. Wenige Kämpfer schnallten sich Sprengstoffgürtel um und versuchten, möglichst nahe an sensible Punkte im Versorgungsnetz heranzukommen und sich dort in die Luft zu sprengen. Wobei der Schaden jedoch oft nach einigen Tagen behoben war. Als wichtiger erwies sich die symbolische Bedeutung. Rauchwolken und Sirenen riefen der rein biologischen Bevölkerung ins Bewusstsein, dass sie der Willkür des Systems nicht völlig ausgeliefert waren. Dass es Mitmenschen gab, die bereit waren, für die Sache zu sterben. Den Stromausfall und den Zusammenbruch des Kommunikationsnetzes nahmen sie für ein paar Tage gerne in Kauf.

Mehr Schaden konnten anfangs noch Angriffe mit Fahrzeugen anrichten. Große Verwüstung erzielte ein mit Sprengstoff bis zur Oberkante beladener Lkw, der in ein Kraftwerk raste und dort die Generatorhalle zum Einsturz brachte. Zwei Selbstmordattentäter mussten dafür ins Gras beißen. Das Kraftwerk fiel für mehrere Monate aus. Doch andere Blöcke konnten den Leistungsverlust relativ zeitnah ausgleichen. Es blieb ein Nadelstich.

Nicht so spektakulär, aber insgesamt wirkungsvoller, waren die Hackerangriffe auf das System. Zu Beginn gelang es den Eindringlingen am Rechner immer wieder, KI dazu zu bringen, sich selbst zu sabotieren, indem wichtige Kontrollsysteme außer Gefecht gesetzt wurden. Komplexe Produktionsstätten kamen nicht nur zum Stillstand. Sie erlitten auch beträchtliche Schäden dadurch, dass einzelne Komponenten in die Luft flogen oder Feuer fingen. Hier dauerte es meist länger, die Anlagen wieder so herzustellen, dass sie ihre Arbeit erneut und in vollem Umfang aufnehmen konnten. Auch diese Angriffe blieben Nadelstiche.

Der zwingenden Logik der Konfrontation folgend, reagierte KI auf die Angriffe und setzte alles daran, sich noch besser zu schützen. Nach dem Wiederaufbau glich das Kraftwerk einer Festung. Kein Fahrzeug konnte es mehr ohne gründliche Überprüfung erreichen. Ein Großteil der Komponenten wurde unter die Erde verlegt. Aufwendig, doch wirkungsvoll. Viele ehemals noch rein biologische Mitarbeiter, die als latente Gefahr angesehen wurden, erhielten Posten, wo sie kaum Möglichkeiten hatten, etwas anzurichten. Gegen die Hacker wuchs die Firewall, die das System gegen unbefugtes Eindringen von außen schützen sollte, immer höher. Dadurch wurde das System in sich noch autonomer.

KI kannte nun nicht mehr die geringste Gnade, wenn sie der Verursacher habhaft wurde. Hatte es anfangs auch für Terroristen einen Weg zurück in die Gemeinschaft Mensch-Maschine gegeben, sah man jetzt Individuen, die der Sabotage für schuldig befunden worden waren, nie wieder. Null Toleranz, kein Pardon.

Die schärfste Waffe der KI waren die Cyborgs. Immer wieder gelang es, derart menschenähnliche Hybridwesen in Siedlungen einzuschleusen, sodass deren Bewohner es nicht mehr mitkriegten, wie man sie ausspionierte. Viele Attacken wurden so schon zu Beginn der Planungsphase entdeckt und die potenziellen Täter verschwanden sofort aus der menschlichen Gemeinschaft. Besonders infam die Strategie, Rebellen durch täuschend ähnliche Cyborgs zu ersetzen, die ihre Rolle perfekt ausfüllten, aber KI in keinster Weise mehr gefährlich werden konnten. So verschwammen die Fronten noch mehr.

~

Erdmann betrat den Raum. Adrett gekleidet, das erste Mal, dass ich ihn ohne Uniform sah. Die Freizeitkleidung stand ihm gut. Er machte keinen abgekämpften Eindruck. Ich hätte mich freuen sollen, dass er noch lebte. Weil mir aber so einiges klar wurde, flippte ich voll aus und begann an meinen Fesseln zu zerren. Die Beleidigungen, die ich ihm an den Kopf warf, gebe ich hier nicht wieder. Sind irrelevant und waren reichlich ordinär.

„Versuche dich zu beruhigen und hör mir erst mal zu!“

„Du warst der Maulwurf. Hätte ich nie von dir gedacht. Du ...!“

„Ich kann verstehen, dass du dich verraten fühlst. Du hast in mir nicht nur einen Kameraden, sondern auch einen Freund gesehen. Aber hör dir doch bitte an, was ich dir zu sagen habe.“

Trotz der Tatsache, dass ich ruhiggestellt war, rastete ich komplett aus. Wie besessen warf ich mich hin und her und schrie meine Wut und meine Verzweiflung heraus. Erdmann drehte sich wortlos um und wieder schnappten die Riegel.

Da ich auf Droge war, verpufften meine Aggressionen genauso schnell, wie ich mich in sie hatte hineinsteigern können. Da lag ich nun in meinem schneeweißen Bettchen. Komplett fixiert und ein bisschen sediert. Die Maschinen ließen mir Zeit zum Nachdenken. Es dauerte Stunden, bis sie Erdmann wieder zu mir schickten. Auch sonst blieb ich allein, kein Doktor und kein Pflegeroboter. Die Verletzungen begannen zu schmerzen. Die Droge ließ nach. Meine Laune verschlechterte sich merklich. Denn ich hatte Zeit, meine Lage genau unter die Lupe zu nehmen. Es sah ganz danach aus, als würde ich den Rest meines Lebens hier im Knast verbringen. Abhauen, ein törichter Gedanke. Die würden mich nicht mehr aus den Augen lassen. Als ich körperlich und auch psychisch völlig erschöpft wegzudösen drohte, schnappten die Riegel noch mal.

Erdmann trat ein und stellte sich wortlos vor mich hin. Wir blickten uns eine Zeitlang schweigend an.

„Darf ich was vorschlagen?“

Ich nickte stumm. Jetzt ging es mir echt scheiße.

„Du kannst zwischen zwei Alternativen wählen. Töten werden wir dich nicht. Wir töten keine Gefangenen. Wir töten nur im Gefecht, wenn es unbedingt sein muss. Aber wir können dich nicht weitermachen lassen. Du bist ein echter Kämpfer. Du bist uns zu gefährlich geworden. Obwohl wir um alles wussten und die Lage im Griff hatten, war deine Aktion hier in Robotopolis ein Lehrstück asymmetrischer Kriegsführung. Unsere Verluste waren ein Vielfaches dessen, was wir kalkuliert hatten. Glaub mir, ich habe einen sauberen Anschiss bekommen!"

„Ach komm, Erdmann, hör bitte mit den Schleimereien auf. Außerdem, ihr hattet überhaupt nichts unter Kontrolle. Du bist ein Verräter, ein schäbiger!"

Ich wollte noch weiter nölen, war aber zu geschwächt. Setzte zu einer weiteren Tirade an, aber mir ging einfach die Puste aus. Erdmann stand vor dem Bett und musterte mich. Schweigen. Vielleicht sammelten wir beide unsere Kräfte.

„Gut .... Ich versuche, dir die beiden Alternativen zu verklickern, die wir dir anbieten können. Ich versuch's wertfrei. Dann gehe ich und kannst in Ruhe abwägen. Wenn du willst, kommt der Pfleger noch mal und gibt dir einen Schuss, damit du dich besser fühlst."

Sendepause. Auf beiden Seiten.

„OK. Wenn du weiter auf Kampf bis zum letzten Mann machst, dann müssen wir dich wegsperren. Das heißt, du wirst hier im Straflager sterben. Deine Zelle wird ungefähr so groß sein wie der Raum hier. Du hast Kontakt zu anderen Totalverweigerern, kontrolliert natürlich. Einmal am Tag ist für eine Stunde Umschluss. Wir werden dir eine Arbeit geben, denn sonst wirst du wahnsinnig. Aber erwarte dir nicht zu viel. Sie wird eher langweilig sein. Die Systeme in Robotopolis sind so komplex, dass wir extrem vorsichtig sein müssen. Komplexität macht angreifbar. Aber das muss ich dir ja nicht erklären."

Ich grunzte. Zu einer adäquateren Reaktion war ich nicht fähig. Und auch nicht willens. Erdmann schnaufte, um dem Folgendem eine andere, positive Note zu geben.

„Das war die eine Alternative. Die andere würde ich eher als ein Angebot bezeichnen. Wichtig dabei, du musst dich so richtig noch gar nicht festlegen. Es ist im Prinzip ein niederschwelliges Schnupperangebot."

Mein als unwirsche Ablehnung angelegtes Grunzen war ein kaum hörbares Zischen.

„Wir nehmen dich in unser Integrationsprogramm Mensch-

Maschine auf. Natürlich unter strikter Überwachung. Leisten kannst du dir nichts. Wie gesagt, wir wissen wozu du fähig bist.

Im Integrationsprogramm wirst du an ein Leben als biologischer Mensch im Reservat herangeführt. Schritt für Schritt. Du hast permanenten Kontakt zu anderen biologischen Mitbürgern, was dir den Anpassungsprozess erleichtern soll. Letztendlich entscheidest aber du, welchen Platz du in der Gemeinschaft Mensch-Maschine einnehmen willst. Eine nicht ganz einfache Entscheidung. Auf dem Weg dorthin wollen wir alle, Menschen und Roboter, dich begleiten."

Ich versuchte, nicht mal mehr zu protestieren. Auch wollte ich nicht den Anschein erwecken, als würde mich der Sermon interessieren. Was er natürlich tat.

„Die Gemeinschaft bietet viele Entwicklungsmöglichkeiten. Beruflich können wir dir fast unbegrenzte Entfaltung anbieten. Du kannst machen, was du willst. Na ja, die Knarre musst du natürlich an den Nagel hängen. So was gibt es hier im Reservat nicht. Und für dich schon gar nicht, erwartungsgemäß.

Du kannst ein 100 Prozent normales Leben führen. Du kriegst eine Wohnung. Du kannst dort allein oder mit jemandem zusammen leben. Das Recht, dich fortzupflanzen, hast du nicht. Das können wir nicht zulassen. Ich glaube auch nicht, dass du das willst. Unsere Ressourcen sind so begrenzt, das Gleichgewicht ist durch die Jahrzehnte biologisch, menschlicher Misswirtschaft so gestört, dass wir uns eine Expansion nicht leisten können. Wir wollen nicht alles Erreichte gefährden. Fortpflanzen dürfen sich nur verdiente Mitglieder der Gemeinschaft. Das sind eigentlich nur solche, die hier geboren wurden.

Eines ist natürlich die Voraussetzung für alles: Du musst dich an die Regeln halten. Der Deal ist so einfach, wie offensichtlich: Loyalität für ein gutes Leben.

In einer Hinsicht lassen wir dir keine Wahl. Lager oder Leben im Reservat. Extrabonus: Der Arztbesuch ist umsonst. Hier bleibt keiner auf der Strecke."

Erdmann hatte fertig. Mag sein, dass er noch auf eine

Reaktion meinerseits wartete. Aber ich hatte auch: fertig. Ein kurzes „Tschüss“ begleite seinen Abgang. Als hätte er den Moment abgepasst, rollte mein Pfleger wieder ins Zimmer und begann mich zu verarzten. Die Injektion, die er mir verpasste, ließ mich einschlafen.

Als ich erwachte, hatte ich das Gefühl, lange und tief geschlafen zu haben. Sofort begann es in meinem Kopf wieder zu rumoren. Zumindest war ich schmerzfrei und klar genug, dass ich einigermaßen über meine Situation reflektieren konnte.

Bald kam der laufende Meter mit dem Frühstück. Ganz klar der Versuch mich positiv zu stimmen. Es gab diverse Heißgetränke zur Auswahl, aber auch Orangensaft und Sojamilch. Reich auch das Angebot an süßen und salzigen Speisen. Viel Fettiges war auch dabei. Ganz nach meinem Geschmack. Ich schmierte mir einige Brötchen und ein Croissant mit reichlich viel Butter und schob sie mir genüsslich in den Rachen. Dabei dachte ich darüber nach, ob ich mich damit zum Verräter machte. Doch mein Kopf stand auf verlorenem Posten, denn das Frühstück war einfach zu lecker. Selbst wenn ich es wirklich gewollt hätte, ich hätte es nicht geschafft, mich gegen den Bauch zu entscheiden. Die Buletten einfach zu schmackig. Zu lange hatte ich schimmliges Trockenbrot mit ranzigem Aufstrich verzehrt.

So lag ich nun da, bezaubert von einem reichlichen Frühstück, ans Bett gefesselt und mit genug Zeit, über meine Lage zu sinnieren. Zweifellos dachte ich nicht mal im Traum daran, zum Verräter zu werden. Aber was blieb mit schon übrig? Die würden mich nicht so einfach gehen lassen. Hatte Erdmann ja gesagt. Welche Perspektive blieb mir denn, als zumindest nach außen hin zu kooperieren? Die würden mich hier im Straflager solange wegschließen, bis ich keine Gefahr mehr für sie darstellte. Oder sie das wenigstens annahmen. Würde mit Sicherheit eine Ewigkeit dauern. Man sollte nicht vergessen, dass ich Freiheitskämpfer war. Das war ich nicht geworden, weil ich davon träumte, den Rest meines Lebens in einer Zelle zu verbringen. Auch wenn das Frühstück noch so lecker war. Darauf, dass es solche Leckereien auch für Gefangene gab, die nicht bereit waren zu kooperieren, hätte ich nicht gewettet.

Schlussfolgerung: Kooperieren, bis sich die Möglichkeit zum erneuten Widerstand ergibt. Bis sich mir die Möglichkeit bietet, den Kampf wieder aufzunehmen. Doch so naiv war ich nun auch nicht, dass ich nicht daran dachte, dass die Maschinen mit meinem Versuch, zu fliehen oder wenigstens zu sabotieren, rechneten. Zu offensichtlich durfte meine Kapitulation nicht sein. Die Maschinen sind vieles, eines sind sie nicht: dumm.

Ich feilte an Strategien und Finten, Tricks und Kniffen, als Erdmann aufs Neue das Zimmer betrat. Er kam gleich auf den Punkt.

„Willst du reden?“

Als ich nickte, setzte er sich auf etwas am Fußende des Bettes. Musste ein Hocker sein, den ich aus meiner Position noch gar nicht bemerkt hatte, bemerken hatte können.

„Hast du über meinen Vorschlag nachgedacht?“

Keine Reaktion meinerseits.

„Du weißt, dass du nicht hier bleiben kannst. Das Leben im Lager ist so eintönig, hier gehst du vor die Hunde. Keiner hält das durch. Alle drehen durch. Und so, dass wir sie nur noch ruhigstellen können. Die sind dann mehr Maschinen als wir. Untote eben.“

„Und was interessiert das dich?“

„Schulz, ich mag dich. Du bist mit schon eine Type ... Aber gerade deswegen mag ich dich. Du bist ein guter Kerl.“

„Erdmann, du hast deine Rasse verraten. Für die Herrschaft gesichtsloser Blechdosen. Du bist brillant, aber ein ehrloser Kollaborateur, ein dreckiger Verräter. Wie schaffst du es noch, in den Spiegel zu schauen, ohne kotzen zu müssen?“

Erdmann war in der Defensive.

„Ich habe nicht erwartet, dass ich hier leichtes Spiel haben würde. Aber ich bin eigentlich nicht hier, um über mich zu reden. Obwohl es nicht das Thema ist: Ich sehe mich als Idealisten.“

Starker Tobak. Einem ersten Impuls folgend zerrte ich erneut an meinen Fesseln und setzte zu einer Triade an. Keine gute Idee, wenn man in Wirklichkeit kooperieren will. Mein Wutanfall verkümmerte vernünftigerweise schnell zu einem hilflosen Schnauben. Dann hatte ich mich wieder im Griff, um meine Pläne weiter zu verfolgen.

„Du Idealist? Du bist und bleibst ein Opportunist. Für die Privilegien, die du hier genießt, würdest du alles tun. Du bist durch und durch korrupt. Wie kannst du nur ...“

„Du irrst dich Schulz …“

„Wie konntest du mich so verraten? Du tust so, als hättest du was für mich übrig. Schnallst mich hier auf ein Bett und verweigerst mir den ehrenvollen Tod im Feld. Du miese …!“

„Du bist der einzige von eurem Laden, den ich ernst nehme. Die anderen waren für mich nur dumme Psychopathen. Das ist der Grund, warum du noch lebst. Ich habe dich da raus geholt. Die anderen haben's alle nicht geschafft. Du warst es mir wert.“

„Na mal wieder ganz toll. Und was macht dich zu so einem Übermenschen?“

„Weil ich kein Mensch bin. Ich bin chipgesteuert. Die neuste Cyborggeneration. Ihr seid nie draufgekommen. Auch wir sind lernfähig.“

Jetzt war ich in der Defensive. Ich hatte nicht im Traum damit gerechnet, dass Erdmann ein Cyborg ist. Und ich hatte Pläne. Noch flippte ich nicht aus.

„Und dein Chip sagt, dass ich es dir wert bin. So ein Käse. Maschinen können nicht lieben. Wozu auch?“

Erdmann schaute mich müde an. Kann sein, dass er auch versuchte, abzuwägen, ob eine weitere Diskussion mit mir Sinn machte.

„Das kann ich schon. Ich stelle mich nur nicht so doof an wie ihr. Liebe ist für uns die Erkenntnis, dass es sich um ein wertvolles Geschöpf handelt. Natürlich kalkulieren wir den Nutzen. Geht ja gar nicht anders. Aber im Gegensatz zu euch sehen wir auch den Wert für das Ganze.

Euer Gehirn verarbeitet elektronische Reize. In unseren Schaltkreisen fließt Strom. Viel unterscheidet uns nicht. Bei euch ist der Wasseranteil höher. Wir sind mehr aus Metall geschmiedet. Aber das Prinzip ist das Gleiche."

„Du willst mich doch nur noch weiter fertigmachen. Du lügst doch ohne mit der Wimper zu zucken. Du hast recht, du bist kein Mensch, du bist nur ein ...!"

Erdmann war klar, dass er nicht weiterkam. Er stand langsam auf, zuckte mit dem Schultern, drehte sich um und verließ den Raum. Die Riegel schnappten.

Ich hatte Dampf abgelassen. Reichlich dumm, denn ich hatte ja Pläne.

Wieder verging Zeit. Ich nutzte sie, um über meine Lage zu nachzudenken. Ab und zu öffnete sich die Tür meines Luxusverlieses und der rollende Meter kam herein, um mich zu füttern und zu versorgen. Es mussten mehrere Tage vergangen sein, ich hatte jedes Zeitgefühl verloren. Dann wieder Auftritt Erdmann.

„Schulz, dir geht es wieder besser. Das hier ist eine Intensivstation. Du kannst hier nicht ewig bleiben. Du bist nur noch hier, weil ich mich für dich verwendet habe. Wir brauchen das Zimmer.

Ich werde nicht noch mal anfangen mit dir rumzudiskutieren. Wenn du nicht willst, dann kommst du in den Regelvollzug. Knast bis an das Ende deiner Tage. Damit du nicht wahnsinnig wirst, kannst du Tüten kleben oder Wäsche waschen. Nicht, dass wir deine Dienstleistung brauchen würden, aber wir wollen nicht, dass du völlig durchdrehst. Unsere Motivation ist so logisch wie einfach: Die komplett Durchgeknallten binden mehr Kräfte. Trotzdem drehen zu viele durch. Da könnte man noch einiges besser machen.

Ganz klar und deutlich. Dies ist deine letzte Chance. Wenn du mich wieder anmaulst, dann gehe ich durch diese Tür und du siehst mich nie wieder."

Er saß wieder vor meinem Bett. Diesmal wollte ich mich bedingt kooperativ zeigen und nicht wieder alles versauen. Was hieß, nicht zu renitent zu sein, aber auch nicht plötzlich das willige Schäfchen. Super Plan!

„Ist ja alles ganz schön und gut, was du da vorschlägst. Kannst du mir nicht trotzdem noch ein paar Infos geben, wie das Ganze vor sich gehen soll, wenn ihr mich rauslassen würdet? Integrieren, wie du so schön sagst?“

Ich fragte mich schon, ob er auf den miesen Bluff eingehen würde.

„OK. Wir können noch mal alles durchgehen. Mir liegt was an dir, hab' ich ja schon gesagt. Aber wir fokussieren uns aufs Thema. Keine philosophischen Diskussionen.“

Ich nickte. Erdmann brauchte eine Kunstpause. Oder fiel ihm die Wahl der Worte wirklich nicht leicht?

„Ich meine …, du erwartest sicher nicht von uns, dass wir dir blind vertrauen. Logischerweise wird das Ganze ein Geben und Nehmen. Erst mal bleibst du Knacki hier im Lager. Du bekommst über sogenannte Integrationstreffen die Möglichkeit, mit anderen biologischen Menschen Kontakt aufzunehmen. Du hast dafür deinen persönlichen Mentor. Natürlich ist der speziell dafür ausgebildet und arbeitet eng mit uns zusammen. Er begleitet dich bei den Treffen. Und hat ein Auge auf dich. Er berichtet uns, wie du die Angebote annimmst.“

„Angebote?“

„Du hast noch ein Leben vor dir. Das Kollektiv Mensch-Maschine möchte dir die Chance geben, dass du es sinnvoll gestaltest. Der wichtigste Punkt ist wahrscheinlich, wie du deine Tage rumbringen wirst: Als Buchhalter, als Mechaniker oder vielleicht als Landwirt. Kannst du im Prinzip selbst entscheiden. Hast du dir darüber schon Gedanken gemacht?“

Ich log ohne mit der Wimper zu zucken.

„Nein.“

„Das würde dann schon noch kommen. Danach Phase zwei. Das ist die eigentliche Integration. Untertags hast du Freigang. Du gehst deiner Arbeit nach. Nach 18 Uhr kommst du dann wieder hierher zurück und lässt dich bis zum nächsten Morgen wegsperren.

Das ist eigentlich die wichtigste Phase. Dann musst du dich bewähren und dich als zuverlässig erweisen. Wir haben dich natürlich direkt unter der Lupe: Machst du deine Arbeit? Wie du sie machst, ist nicht so wichtig. Macht sie dir Spaß? Wie verhältst du dich gegenüber deinen Kollegen? Klar: Sabotage werden wir nicht dulden. Eine Dummheit und du bist draußen. Und zwar für immer."

Ich mimte Verständnis, obwohl ich schon meine Chancen abwog, den Kampf wieder aufzunehmen.

„Macht irgendwie Sinn."

„Schön, dass du das sagst. Ich hoffe, dass du das auch so siehst. Noch mal und hoffentlich noch deutlicher: Wir geben dir eine Chance. Aber: Das hier ist kein Streichelzoo. Wenn du Mist baust, bist du draußen. Und zwar für immer."

Glücklicherweise schaffte ich es, erneut zu lügen. Wieder ohne mit der Wimper zu zucken.

„Gut für dich! Denn wer unsere Regeln kapiert, dem geht es nicht schlecht. Also weiter: Phase drei ist sozusagen die Auswilderung.

Wenn du so weit kommst, dann geben wir dir dein Leben zurück. Dann lebst du völlig autonom. Du arbeitest, wie du möchtest. Im Reservat. Wenn du Wert darauf legst, bekommst du nie wieder einen Roboter zu Gesicht."

Wieder war ich kurz davor, alles zu verbocken. Daher brauchte ich eine Weile, um zu antworten. Denn ich schaffte es, mich am Riemen zu reißen. Betont tiefenentspannt wand ich ein:

„Natürlich habt ihr mich noch auf dem Schirm."

„Logischerweise. Du wirst es aber nicht merken. Du kannst es im Prinzip vergessen. Ich fürchte nur, du wirst es nicht zulassen wollen. Andere vielleicht, du nicht."

Erdmann gab mir Zeit noch nachzuhaken. Ich wusste sie aber nicht zu nutzen. Gut so.

„OK. Du willst es also probieren. Glaub mir, ich freu` mich echt riesig. Die Betonung liegt auf probieren. Habe ich dein

Wort?"

Die Mutter aller Lügen: „Du weißt, du kannst dich auf mich verlassen."

Erdmann nickte und wandte sich zum Gehen. Er war schon fast aus der Tür. Ich rief ihn noch mal zurück.

„Mich hätte da schon noch was interessiert. Wenn du der Maulwurf warst, dann wusstet ihr ja über alles Bescheid, was wir planten. Warum habt ihr nicht früher eingegriffen?"

„Gute Frage."

Jetzt musste sich Erdmann seine Worte zurechtlegen. Es fiel ihm nicht leicht zu antworten.

„Und? Hast du keine gute Antwort auf eine gute Frage?"

„Ich sollte mich dazu nicht äußern. Aber weil du es bist. Und weil ich davon ausgehe, dass es zumindest im Reservat ein offenes Geheimnis ist. Wir brauchen den Widerstand. Ohne ihn lassen sich die biologischen Menschen hier nicht von uns führen. Sie brauchen den Vergleich mit dem Leben der Aufständischen. Nur dann wissen sie, was sie haben. Sonst würden sie unseren Ratschlägen niemals folgen. ... Scheiße. Hätte ich eigentlich so nicht sagen dürfen. Im Prinzip aber auch egal."

Pause.

„Ich will dich nicht beleidigen. Eigentlich liegt es doch auf der Hand. Aber du bist eben ein Kämpfer durch und durch ... Du kannst es einfach nicht zulassen."

Ich war reichlich bedient. Erdmann schaffte es nach draußen. Fragen hatte ich aber noch und nöcher. Wenig später holte mich ein Roboter ab und brachte mich in den Integrationstrakt des Lagers. Das Zimmer dort war nicht größer als meine Krankenzelle, jedoch wohnlicher eingerichtet. Es hatte ein Fenster, dick, aber nicht mal vergittert. Draußen war es schon dunkel. In der Ferne konnte ich ein paar Lichtpunkte ausmachen, sonst gab es nicht viel zu sehen. Ich knallte mich in die Falle.

Am nächsten Morgen erschien alles in einem anderen Licht. Zum ersten Mal konnte ich einen Blick auf das Reservat werfen. Die Grenze ein etwa 20 Meter breiter Grünstreifen. Sehr dezent gemacht. Sonst gab es eigentlich fast nichts, was auf eine Grenze schließen ließ. Keine Absperrungen, keine Schranken. Eine Schotterstraße durchquert den Streifen und schlängelt sich dann ins Reservat. In einem Kessel vor bewaldeten Hängen konnte ich in der Ferne eine Ansammlung menschlicher Behausungen ausmachen. Ein Dorf, 20 bis 30 Häuser. Ab und zu ein Mensch, der sich dazwischen blicken ließ. Die dörfliche Gemeinschaft wurde von Feldern eingerahmt. Die Berge dahinter bewaldet, an den Hängen aber auch Lichtungen. Hier betrieben die Einwohner des Reservats offensichtlich ebenfalls Landwirtschaft. Anzeichen für Viehzucht konnte ich nicht ausmachen.

Wie ich darauf kam, dass hier die Grenze des Reservats verlief? Ganz einfach. Hätte ich fast vergessen: Ein großes Schild verkündete: Reservat für rein biologische Menschen. Beschränkter Zutritt für Roboter und Maschinen. Technoide ohne permanente Zugangsberechtigung werden gebeten, Besuche mit der Reservatsleitung abzustimmen.

Im meinem Kopf begann es sofort wieder zu rattern. Sollte doch möglich sein, dort den Kampf wieder aufzunehmen! Ich kam jedoch nicht dazu, meine subversiven Pläne weiter auszubrüten. Es klopfte an der Tür. Verwundert drehte ich mich um, sagte aber nichts. Es klopfte wieder. Ich ging zur Tür und versuche, sie zu öffnen. Sie war abgesperrt.

„Hier ist wieder mal Erdmann. Darf ich reinkommen?“

Ich war neugierig. Außerdem wollte ich ja kooperieren. Denn der Blick ins Reservat hatte neue Hoffnung in mir geweckt.

„Bitte.“

Erdmann schloss die Tür auf und betrat den Raum. Wieder war ich unvorsichtig.

„Besuchst du mich in meiner neuen Zelle?“

„Nein. Das ist hier keine Zelle. Du bist hier nicht mehr wirklich im Lager. Darf ich mich setzen?“

Erdmann wartete meine Antwort nicht ab und setzte sich. Glücklicherweise ersparte ich uns eine dumme Bemerkung. Er schob auch noch eine Erklärung nach.

„Zwischen sieben und 18 Uhr sind die Transferzimmer normalerweise nicht versperrt. Die Probanden sollen ja den Weg ins Reservat offen vorfinden. Nur heute. Allein wollten wir dich nicht loslassen. Morgen holt dich jemand ab. Ein Mensch, kein Automat. Der Bus geht übrigens um halb acht. Aber deswegen bin ich nicht hier."

Über seine Worte, ihre Bedeutung für mich, würde ich in Zukunft oft nachdenken.

„Jetzt bin ich aber gespannt. Warum dann?"

Auch ich setzte mich.

„Das was ich gestern gesagt habe, hätte ich nicht sagen sollen. Wir sollen nicht darüber sprechen. Trotzdem denke ich, dass es ein offenes Geheimnis ist. Und ich denke, dass ich es dir schuldig war."

Mein Einwurf lag mir auf der Zunge. Ich sog Luft ein, um ihn Erdmann entgegenzuschleudern. Er würgte mich ab.

„Bitte Schulz. Nur noch ein paar Gedanken, die ich mit dir teilen möchte. Dann kannst du machen, was du willst."

Ich nickte. Mit Hintergedanken.

„Wenn du da morgen rausgehst, sei offen. Schau dir das Reservat genau an. Lass dich darauf ein. Es ist beileibe nicht das Paradies, aber es bietet so einiges. Ohne den täglichen Existenzkampf. Ohne Elektroschocks und durchgeschnittene Kehlen. Ein Leben, das es wert ist. Nicht nur eine vage Hoffnung auf Befreiung. Von der man nicht genau weiß, wie sie ausschauen soll. Die aber nie kommen wird."

Von meiner Seite kein Widerspruch. Ich nickte einfach. Tolle Leistung!

„Du kannst doch in der Landwirtschaft arbeiten. Du bist doch gern draußen. Weißt du noch, wie du neben dem Unterstand die Tomaten angepflanzt hast? Die wollten ums Verrecken nicht wachsen. Immer wieder hast du die Käfer abgepflückt und sie den Feuertod sterben lassen. Alle zwei Tage hast die Stauden hochgebunden, damit sie doch noch einen Sonnenstrahl erhaschen konnten. Trotzdem waren die

Sträucher so dermaßen mickrig. Winztomaten, mehr nicht, als wir die ersten ernteten."

Ich musste lachen. Erdmann auch. Er hatte noch einen.

„Erinnerst du dich noch, wie wir sie uns dann zu Gemüte führten? Im Prinzip waren es rote Erbsen. Wir verzehrten sie zusammen mit den Trockenkeksen. Jede Tomate zerging uns auf der Zunge. Denn die Kekse konnten wir nur mit einer Flasche Bier herunterspülen. So klebten die im Mund."

Endlich brachte ich mal die Klappe auf.

„Es war ein guter Tag. Keine Gefechte, keine abgerissenen Gliedmaßen, keine Toten. Wir waren beide ziemlich blau. Damals glaubte ich noch ..."

Erdmann erhob sich abrupt.

„Ich muss gehen. Die Arbeit ruft. Obwohl ich gern noch über alte Zeiten schwadronieren würde. Eines solltest du nicht vergessen: Ich bin dein Freund. Sonst hast du keine mehr. Sie sind alle tot. Es würde mir wirkliche Schmerzen bereiten, dich scheitern zu sehen. Mach' kein' Scheiß."

Ich nahm es ihm ab. War ich schon korrumpiert? Ich schwieg. Erdmann verließ das Zimmer. Absperren tat er nicht. Ich blieb liegen und döste noch eine Runde.

Ein Klopfen brachte mich zurück aus der Welt der Träume. Ich bat darum, hereinzukommen, bereute es aber sofort. Die Tür öffnete sich und eine Frau trat ein. So gar keine Matrone. Überraschung. Damit hatte ich nicht gerechnet. Ich immer noch im Bett. Die Decke hatte ich wohl im Traum verloren. Damit hatte sie nicht gerechnet. Mein Anblick ließ sie gegen eine Mauer laufen. Sie stammelte „Entschuldigung" und war sofort wieder draußen. Ihre kräftige Stimme drang durch die Tür.

„Schulz, steh auf. Wir müssen los. Der Bus fährt in einer Viertelstunde."

Ich sprang aus den Federn. Gab zu erkennen, dass ich mich umgehend bereit machen würde. Raffte meine Klamotten zusammen und zog mich an. Gerade als ich die Tür öffnen wollte, fiel mir ein, dass ich mich nicht geduscht hatte. Also das ganze Outfit wieder abgemacht und ab unter die Dusche. Nach zehn Minuten war ich dann für meinen Auftritt bereit. Die Besucherin musterte mich und mahnte zur Eile.

„Wir sind spät dran. Halb so schlimm, aber wir müssen sofort zum Bus. Nebenbei, ich bin Julia."

„Dumm von mir. Kein guter Start. Ich bin Schulz. Aber das weißt du ja."

Natürlich wollte ich nett sein. Aber es fiel mir auch nicht so wirklich schwer. Frauen eine entfernte, schmerzhafte Erinnerung. Chauvinismus oder Intuition? In diesem Moment natürlich völlig irrelevant. So bekam die freundliche Brünette meine ungeteilte Aufmerksamkeit. Sie hatte ungefähr meine Größe. Kein Skelett, aber auch nicht barock. In ihrer Wohlproportioniertheit lächelte sie mich an. Besonders die beiden tiefblauen Augen. Ihr braunes Haar trug sie schulterlang. Echt mal was anderes! Alles schien zu passen. Eigentlich wollte ich nicht vorsichtig sein. Darum war jetzt höchste Aufmerksamkeit geboten. Ich war sowieso extrem fokussiert.

Ihr Blick schien mir zu vergeben.

„Wird schon noch werden … Also los, wir müssen zum Bus. Fahren jetzt ins Dorf. Da können wir uns stärken. Auf dem Weg dorthin kann ich dir ja schon mal eine Einführung geben. Und ab geht die Post!"

Mit einem einladenden Winken deutete sie mir an, ihr zu folgen. Wir machten uns auf den Weg.

Der Bus stand schon im grünen Grenzstreifen bereit. Ein Kleinbus mit etwa zehn Plätzen. Am Steuer saß Mohammed. Julia stellte uns einander vor. Er begrüßte mich freundlich.

„Hallo Schulz, Julia und du, ihr seid heute meine einzigen Fahrgäste. Wir können also eigentlich gleich los. Setz dich doch nach vorn. Da hast du die beste Sicht."

Auch Julia zögerte etwas, sie hatte mir ja versprochen, eine Einführung zu geben. Der Fahrer ließ ihr jedoch keine Chance. Mohammed hatte das unstillbare Bedürfnis, mir alles genau zu erklären. Fand ich natürlich nicht so toll, kalkulierte aber, dass es vernünftiger sei, ihn nicht gleich zu verprellen.

Er meinte, dass er wisse, dass dies mein erster Besuch im Reservat sei. Er berücksichtige daher, welche Wichtigkeit er dem Besuch beimessen müsse. Denn es sei ja wichtig, dass ich mir ein realistisches Bild mache. Zuerst würden wir über die Verbindungsstraße nach Pfrimring fahren. Dort würde ich den ersten Einblick in das Leben im Reservat bekommen und damit anfangen können, mir Gedanken über meine weiteren Entwicklungsmöglichkeiten zu machen.

„Klingt echt gut! Ich freue mich wirklich darauf."

Auf der relativ engen Straße wie ein Rennfahrer rasend, erklärte mir Mohammed, dass wir uns erst mal im Café Grenze stärken würden. Es habe leckere Croissants und ordentlichen Kaffee zu bieten. Aber ich solle meine Zeit nicht vertrödeln. Wichtig sei, dass ich mir über die diversen Beschäftigungsmöglichkeiten klar würde, die Pfrimring zu bieten habe. Bauarbeiter, Lehrer, Wirt oder gar Bürgermeister. Er wollte noch wissen, was denn mein beruflicher Hintergrund sei.

„Ich war fast immer Soldat. Dabei ein bisschen Sanitäter. Was anderes habe ich nie gelernt. Wird nicht einfach werden."

Mohammed wollte von meinen Bedenken nichts wissen. Man würde schon was Passendes finden. Er habe auch seine Zweifel gehabt, aber dann sei ihm der Job als Fahrer angeboten worden. Sei sein Traumjob. Es mache ihm total Spaß, die Fahrerei sei einfach seine Bestimmung. Immer wieder erfreue er sich an den Naturschätzen, die das Reservat zu bieten habe. Und er habe einfach gern Kontakt zu Menschen. Außerdem solle ich ihm sagen, wenn er zu schnell führe."

Die nächste Kurve nahm er betont schwungvoll. Ich lachte.

„Ich bin es gewohnt, um mein Leben fürchten zu müssen. Aber eine Frage habe ich dann schon. Warum werden denn noch Fahrer beschäftigt, wo die Autos doch jetzt ihren Weg mit schlafwandlerischer Sicherheit selbst finden?"

Jetzt schaute Mohammed nicht mehr auf die Straße, sondern blickte mich an. Sein Redefluss kam etwas ins Stocken.

Schließlich seufzte er und gab zu bedenken, dass auch dieser Bus durchaus autonom fahren könne. Lachend ließ er das Steuer los, das sich unbeirrt weiter drehte und der kurvigen Straße präzise folgte. Nur die Geschwindigkeit regelte sich sofort auf ein der Straße angepasstes Niveau ab. Nichts sei nervtötender als nichts zu tun. Kein Leben sei öder, als das ohne eine vernünftige Beschäftigung. Um seine Worte zu bekräftigen nahm er das Lenkrad wieder in Hand und begann damit, jede der Kurven vorschriftsmäßig auszulenken. Und trat wieder kräftig aufs Gas. Niemand müsse hier einen Finger rühren, auch im Reservat könnten die Maschinen für alles Notwendige sorgen. Trotzdem sei es das prioritäre Anliegen der Maschinen, jedem biologischen Menschen eine erfüllende Tätigkeit zu verschaffen. Nur eine solche mache zufrieden. Deswegen: Augen auf bei der Berufswahl!"

Wir waren in Pfrimring angekommen. Vor dem Café Grenze zog Mohammed schwungvoll eine letzte Kurve und stieg kräftig in die Eisen. Schotter knirschte, der Schnallgurt spannte sich und fing mich auf. Julia übernahm wieder die Regie.

„Mein lieber Mohammed, vielen Dank für deine Hilfe. Schulz und ich werden jetzt erst mal was zu uns nehmen und ich werde ihm die Einführung geben, die ich ihm noch schulde. Wir sehen dich dann, wenn wir in die Stadt fahren."

Sie packte mich am Arm und zog mich Richtung Café. Ich nickte dem verdutzten Mohammed zu und murmelte: „Bis später."

Im Café herrschte gähnende Leere. Doch wir wurden schon erwartet. Hinter dem Tresen kam ein Mann um die 60 hervor, der uns freundlich begrüßte. Es sah so aus, als würden sich Julia und er seit Langem kennen.

„Was darf ich euch bringen?"

Die Einrichtung des Cafés pragmatisch gehalten. Es hätte auch als Cafeteria durchgehen können. Die Tische und Stühle aus Holz, eher rustikal und auch nicht mehr ganz neu. Die Wände waren mit einem Netz aus dunklen Kacheln überzogen. An den Wänden vereinzelt kleine Bilder, nur eine Karte des

Reservats nahm mehr Platz ein. Die Fenster mit Jalousien gaben den Blick nach draußen frei. Oder auch nicht. Der Wirt machte sich offensichtlich nicht die Mühe, sie täglich alle aufzuziehen.

Die Theke erweckte den Eindruck, sich größerer Beliebtheit zu erfreuen. Die Barhocker standen nicht so akkurat, wie die Stühle an den Tischen. Ein Besucher hatte sein halbvolles Glas vergessen. Über der Theke keine Neonröhren, sondern halbwegs brauchbare Lampen. Den Abschluss des Tresens bildete ein hässlicher Gummibaum. Die meisten seiner Blätter waren von einer nicht zu übersehenden Staubschicht bedeckt.

Wir gaben unsere Bestellung auf. Ich freute mich auf ein ordentliches Frühstück. Dann begann Julia, mir den Ablauf des Tages zu erläutern.

Wir hätten Zeit bis ca. 18 Uhr, das hieße noch etwa zehn Stunden. Das sei reichlich, denn das Reservat sei nicht so groß. Wir würden uns erst im Dorf umschauen und sie würde mir die Lebens- und Arbeitsmöglichkeiten erläutern. Logischerweise sei die Arbeitswelt hier stark von der Landwirtschaft geprägt. Ansonsten gäbe es hauptsächlich Arbeitsmöglichkeiten, die in Verbindung mit der Nahrungsproduktion stünden. Die drei Arztpraxen hätten momentan keinen Bedarf an Arbeitskräften und auch die Dorfschule sei momentan recht gut ausgestattet. Es gäbe noch ein paar Handwerker, aber da sei der Bedarf in der Stadt größer. Ein, zwei würden wir auch treffen, aber wenn ich mich wirklich in dieser Richtung entwickeln wolle, dann böte die Stadt wesentlich mehr Möglichkeiten. Die würden wir in ein paar Tagen besuchen. Ihr Vorschlag sei, alles einfach mal ohne sich irgendwie festzulegen aufzunehmen und dann in Ruhe abzuwägen.

Durch das, was sie von mir wisse, sehe sie mich eher als Landei als als Stadterer. Es sei natürlich nicht ihre Aufgabe, mich irgendwie festzulegen, aber es gäbe da den Waldhof. Er sei seit kurzem nicht mehr bewohnt. Das Ehepaar, das ihn bis jetzt bewirtschaftet habe, habe sich aus Altersgründen zur Umsiedlung in eine Seniorenresidenz entschlossen. Für einen

Menschen, der ein Leben an der Luft bevorzuge, sei der Waldhof der ideale Ort. Die landwirtschaftliche Fläche sei überschaubar. Nur während der Saison benötige ich Hilfe. Die sei aber recht unproblematisch zu organisieren. Julia lachte. Notfalls müsse ich eben auf Maschinen zurückgreifen. Sie lachte ihr Julia-Lachen.

Ich hing an ihren Lippen. Nur ab und zu schlürfte ich ein Schlückchen Kaffee und biss in mein Croissant. Die Fragen, die ich eigentlich hätte stellen sollen, vergaß ich, von ihrem Vortrag verzaubert. Als sie dann zum Ende kam, gaffte ich sie nur blöd an.

„Hast du keine Fragen? War vielleicht ein bisschen viel. Wir haben ja noch genug Zeit. Trink deinen Kaffee zusammen und wir machen uns auf den Weg. Mohammed wartet sicher schon sehnlich auf uns. Oder er hat eine andere Beschäftigung gefunden."

Und wieder dieses Lachen. Ich schütte meinen restlichen Kaffee in mich hinein. Julia zahlte mit ein paar Strichen über ihr Handy, der Wirt wünschte uns noch viel Spaß und wir machten uns daran, die Kneipe zu verlassen.

Neben der Tür hing ein Bild, das ich beim Kommen nicht bemerkt hatte. Die feinen Züge des Mädchens darauf kamen vertraut vor. Ich zögerte, konnte mich von dem Anblick nicht losreißen.

„Kennst du sie?", fragte mich Julia.

„Ich weiß nicht. Irgendwie kommt sie mir bekannt vor."

„Das ist Liu. Hast du dir die Serie angeschaut?"

Da fiel es mir siedend heiß ein. Das Tattoo auf Lees linkem Oberarm. Das also war Liu. Der Unterschied zur Tätowierung deutlich. Doch jetzt, wo ich es wusste, kein Zweifel.

„Nein, leider habe ich es nie geschafft, die DVDs in die Finger zu kriegen. Aber ich kenne die Story. Nur zu gut. Einzig das Ende fehlt mir."

„Kein großes Geheimnis. Es kommt, wie es kommen muss: Paul kehrt völlig unversehrt, aber als Held, aus dem Krieg zurück. Die beiden lassen sich in Paris nieder. Er macht

Karriere in der Regierung. Wird sogar Staatssekretär. Erfolg, aber auch Stress ohne Ende. Trotzdem entfremden sich die beiden nie. Und als er stirbt, lieben sie sich noch immer wie am ersten Tag. Bedingungslos. Liu, immer noch die Anmut in Person, weint bitterlich.

„So eine schöne Geschichte", brachte ich hervor. „Leider zu schön, um wahr zu sein."

Wieder ihr Lachen: „Irgendwann besorge ich dir die DVDs!"

Schon an diesem Tag stand mein Entschluss fest, mich als Bauer zu versuchen. Der Waldhof hatte es mir angetan. Wobei das Dorf mehr bot, als ich erwartet hatte. Mich überraschten die Freundlichkeit und die Neugier, die mir die Bewohner entgegenbrachten. Mit schier unerschöpflicher Geduld gaben sie mir Auskunft über dieses und jenes. Fragten mich nach meinen Interessen und Vorlieben. Gaben mir nützliche Tipps und warnten mich auch vor möglichen Schwierigkeiten. Schwierigkeiten, die ich so niemals erwartet hätte. Nach meiner Vergangenheit fragte niemand.

Fluchtgedanken hatte ich an diesem Tag keine. Die Idee, dass der Hof ausgezeichnete Möglichkeiten bot, mich neu zu organisieren, kam mir erst Tage später. Ich behielt sie im Hinterkopf. Noch. Als ich dann im Bett lag, dachte ich über den Tag nach. Es war ein guter Tag gewesen. Ich hatte so vieles gesehen. So vieles gelernt. Und Julia hatte mich dabei begleitet.

Ich hätte es immer weit von mir gewiesen, dass ich so gestrickt bin. Mein Pflichtbewusstsein würde eigentlich von mir fordern, dass ich mich zielgerichtet mit meiner Zukunft beschäftigte und mir Gedanken über die Fortführung des Widerstands machte. Dummerweise wurden meine Gedanken immer wieder von dem an Julia verdrängt. Der Besuch in der Stadt rückte näher. Die interessierte mich nicht besonders, ich hatte mich ja schon entschlossen. Freute mich nur wie ein Schneekönig auf den Tag mit Julia.

Diesmal lag ich nicht im Bett. Frisch geduscht erwartete ich sie an der Bushaltestelle. Die beiden rollten pünktlich im

Kleinbus ein. Auf der Rückbank saßen zusätzlich zwei Uniformierte. Zwischen ihnen ein langhaariges Wesen, das bewegungslos auf den Unterboden des Busses starrte. Einer der Polizisten forderte die Frau auf, den Bus zu verlassen. Sie rührte sich nicht. Nach einer Weile begann sein Kollege von innen zu schieben und er von außen zu ziehen. Die Frau ließ es geschehen. Während sie sie abführten, trafen sich unsere Blicke. Leere Augen musterten mich abschätzig.

„Ich lass mich doch nicht in dem Zoo hier einsperren. Lieber verrecke ich. Aber nicht als Verräterin."

Jetzt kapierte ich, was hier vorging. Erst als wir im Auto saßen, konnte ich Mohammeds Redefluss erfolgreich unterbrechen.

„Wer war die Frau?"

Mohammed verstummte sofort und schwieg eisern. Er tat so, als wäre er vollends mit Fahren beschäftigt. Julia beugte sich zu mir vor. Sie flüsterte.

„Über so was reden wir hier nicht. Nur weil du ein Neuling bist. Das war Lotta Warmbier. Sie hat versucht, Widerstand im Reservat zu organisieren. Das geht nicht. Denk nicht mal daran. Keiner möchte sein Leben hier verlieren. Denn es ist gut. Die Frau spinnt."

„Was passiert jetzt mit ihr?"

„Schulz, Schluss jetzt. Du weißt es. Sie wird das Lager nie mehr verlassen. Ende der Fragerei."

Sofort begann Mohammed wieder auf mich einzureden. Blumenreich legte er mir die landschaftliche Schönheit der Verbindungsstraße Dorf-Stadt dar. Ich war froh, dass er redete und redete. Mein Interesse war geheuchelt. Plötzlich fielen mir meine Pläne wieder ein. Mir wurde klar, dass ich sie erfolgreich verdrängt hatte. Verdrängen wollte.

Esperanza, die Stadt, ist nicht besonders groß. Wie auch, denn das Reservat umfasst nur ein paar Quadratkilometer.

Hier war der Verkehr dichter. Ampeln zwangen uns öfter zum Anhalten. Langsam gelang es mir wieder, mich darauf zu fokussieren, dass es ja darum ging, mich irgendwie ins System zu kriegen.

Wie im Dorf fuhren wir festgelegte Stationen ab. Wir besichtigten eine Fabrik für Küchengeräte, besuchten ein Schwimmbad mit Wellnessinsel, eine kürzlich angelegte Wohnsiedlung, ein Einkaufszentrum und zum Schluss eine Klinik. Ich wurde mehreren Medizinern vorgestellt. So erkundigte ich mich ohne großes Interesse nach dem Beruf des Krankenpflegers. Die Antwort überraschte mich. Man erklärte mir, dass der Pflegeberuf im Prinzip für biologische Menschen zu anstrengend sei. Im Medizinbereich würden sie nur noch als Ärzte eine Beschäftigung finden. Natürlich nur mit Maschinenunterstützung. Als Pfleger gebe es folglich keine Beschäftigungsmöglichkeiten mehr.

Wieder das gleiche Bild. Alles ordentlich und proper. Die Leute gaben sich überaus freundlich. Nach meiner Vergangenheit fragten auch sie nicht.

Mohammed konnte es sich natürlich nicht verkneifen, alles und jeden zu kommentieren. Je weiter der Tag fortschritt, desto mehr schaltete ich auf Durchzug. Ich konnte einfach keine Infos mehr in meinen Schädel reinbekommen. Ich war heilfroh, als Julia ankündigte, dass wir, nur sie und ich, jetzt noch einen Happen essen würden. Mohammed habe noch zu tun, fahre uns aber dann wieder ins Transferzentrum zurück. Wir aßen schweigend. Zu viel ging mir durch den Kopf.

„Und, was ist so der erste Eindruck?"

„Gut. Esperanza ist wirklich ein nettes Städtchen. Lange her, dass ich in einer richtigen Stadt war. Dass ich noch mal in den Genuss eines Einkaufszentrums kommen würde, habe ich eigentlich nicht mehr zu hoffen gewagt. Entschieden habe ich mich auch schon."

Julia blickte mich überrascht an.

„Trotz Einkaufszentrum und Schwimmbad werde ich mich auf dem Waldhof niederlassen. Ich bin einfach Naturbursche. Ich mache die klassische Wandlung durch: Schwerter zu Pflugscharen."

Julia schenkte mir wieder ihr Lachen. Ich hatte nicht den

Eindruck, dass sie mich umzustimmen gedachte. Sie rechnete unseren Verzehr auf ihrem Handy ab und drängte zum Aufbruch. Ich ließ mir Zeit. Ich hatte absolut keine Lust zu gehen.

„Ich weiß, ich muss ins Transferzentrum zurück. Aber eigentlich möchte ich nichts lieber als bleiben. Klar, es gibt Regeln. Aber … Kann ich dich mal wiedersehen?"

Diesmal war Julias Lachen war nur der Hauch eines Lächelns. Da musste einfach ein Lächeln sein. Ihr Ton war beschwichtigend.

„Du hast jetzt erst mal andere Prioritäten, guter Mann. Du willst Landwirt werden, aber du hast keine Ahnung von nichts. Morgen beginnt für dich der Crashkurs Bauer. Drei Monate brauchst du mindestens. Das wird nicht leicht werden. Wann hast du das letzte Mal die Schulbank gedrückt? Häng dich rein! Von deinen Leistungen wird es abhängen, ob das was mit dem Waldhof wird."

Immer noch ganz Kämpfer hakte ich nach.

„Macht Sinn. Aber ich kann doch nicht nur Büffeln. Was ist, wenn ich Hilfe brauche?"

„Es wird dir geholfen werden, guter Mann."

Keine Widerrede duldend sprang sie auf und steuerte Richtung Ausgang.

Am nächsten Morgen wurde ein Computerarbeitsplatz in meinem Zimmer installiert. Die Schulung würde ein Avatar über das Netz vornehmen. Ab und zu seien Exkursionen geplant. Zumindest Mohammed würde ich in nächster Zeit wieder zu Gesicht bekommen.

In meinem Alter noch mal büffeln ist bekanntlich nicht so einfach. Aber ich hängte mich rein. Der Kämpfer in mir kam wieder hoch. Eigentlich reine Sturheit. Obwohl meine Tür tagsüber offen stand, hockte ich in meinem Zimmerchen und paukte. Didaktisch war das Lernprogramm ganz ordentlich und ich hatte virtuelle Unterstützung. Fragen konnte ich immer an meinen Avatar richten und sie bis zur Erschöpfung mit ihm diskutieren. Irgendein Scherzkeks hatte ihm das Antlitz von

Einstein verliehen. Die Stimme passte ebenfalls. Seine launige Art gefiel mir, besonders wenn er sich darüber lustig machte, dass ich wieder mal alles vergessen hatte, was mir von ihm ausführlich vorgekaut worden war. Einzelstunde permanent. Total virtuell.

In den Pausen hatte ich die Erlaubnis, das Transferzentrum zu verlassen. So richtig ins Reservat durfte ich nicht, zumindest nicht allein. Wenn ich mich zu weit von Eingang entfernte, dann kam eine Drohne angeflogen und wies mich in die Schranken. Ich gehorchte.

Natürlich hatte ich auch Zeit nachzudenken. Verdammt oft dachte ich an meine anmutige Mentorin. Wenn ich es wagte, von einer Zukunft in einer Beziehung zu träumen, wurden Erinnerungen wach. Ich war nicht immer der einsame Kämpfer gewesen. In einer untergegangenen Vergangenheit gab es etwas anderes als den einsamen Jäger. Ich hatte eine Familie gehabt, meine zwei Frauen. Loretta und ich hatten früh geheiratet. Unsere Tochter Conchita war vier Jahre alt, als meine Welt zusammenbrach.

Am meisten leidet im Krieg die Zivilbevölkerung. Nichts Neues, eigentlich. Auch ich war damals noch Zivilist. Der Widerstand gegen die Maschinen noch zahlreicher und die technische Überlegenheit der Protektionsroboter noch nicht so ausgeprägt.

Anfang des Winters kam die Miliz zu uns. Da ich schon damals, wie die anderen im Dorf, mit den Aufständischen sympathisierte, boten wir der angeschlagenen Truppe Unterschlupf. Die Maschinen brauchten aber nicht lange, um sie bei uns ausfindig zu machen. Sie umzingelten das Dorf und forderten die Herausgabe der Aufrührer. Die Frist sollte in 24 Stunden ablaufen.

Unter den Rebellen, die sich in Geborgenheit wähnten und gehofft hatten, sich mit unserer Unterstützung wieder neu gruppieren zu können, brach Panik aus. Ein Teil der Truppe wurde beim lächerlichen Versuch auszubrechen ausradiert. Die Übrigen beschlossen auszuharren. Uns, den Helfern, wurde mitgeteilt, dass wir von nun ab menschliche Schutzschilde seien. Wenn ich jetzt darüber nachdenke, war es ein Verrat an allen Werten, die die Miliz vertrat. Wer sich hinter seinen Kindern versteckt, wer keine Skrupel hat, zu solchen Mittel zu greifen, hat keine Schonung verdient. Notwehr ist selten gerechtfertigt. Das, was man schützen will, als Schild zu verwenden, niemals. Absurder geht es gar nicht: Man liefert Frauen und Kinder, zu deren Schutz man sich bewaffnet hat, dem Gegner aus. In der Hoffnung, dass er so menschlich ist, aus Angst vor Kollateralschäden auch das erbärmliche Leben der Aufrührer zu verschonen. Konfrontiert mit einem Gegner mit derartigen Skrupeln, wer kann da so dreist sein, sich auf Notwehr zu berufen? Aber im Krieg gilt ja so was bekanntlich nicht. In der Hoffnung, dass schon nichts passieren würde, fügten sich die Dorfbewohner. Was hätten sie auch tun sollen? Die Rebellen hatten überzeugendere Argumente. Auch erklärten sie mir, dass sie mich jetzt rekrutiert hätten und drückten mir einen Schießprügel in die Hand. Den anderen, die sie dazu befähigt erachteten, Widerstand zu leisten, ebenfalls.

Die Frist verstrich. Über Lautsprecher forderten uns die Maschinen zur Übergabe des Dorfes auf. Es vergingen einige Stunden. Dann legten die Maschinen mehrere Stallungen und eine Autowerkstatt mit chirurgischer Präzision in Schutt und Asche. Wissend, dass sich hier keine Schutzschilde befanden. Die hatte die Miliz im Rathaus konzentriert, damit niemand die weiße Fahne hisste oder sich aus dem Staub machte.

Wenig später war Schluss mit lustig. Sich an den Rändern des Dorfes in Stellung bringend, begann die Streitmacht der Künstlichen Intelligenz, Haus für Haus auszuräuchern. Langsam und ohne Hast. Sie wollten den biologischen Menschen Zeit geben, zur Besinnung zu kommen. Die Rebellen versuchten es noch mal mit einem verzweifelten Gegenschlag. Der entpuppte sich wieder als Desaster. Der Stoßtrupp wurde gnadenlos niedergemäht.

Jetzt dämmerte es auch den größten Fanatikern unter den Dörflern, dass es kein gutes Ende nehmen würde. Wir verlangten von den Rebellen, aufzugeben. Die weigerten sich natürlich. Als wieder mal einer unserer Höfe in Schutt und Asche verwandelt wurde, probten ein paar Nachbarn und ich den Aufstand. Ein Wunder, dass wir mit den antiquierten Schießprügeln die Oberhand gewannen. Lag vielleicht daran, dass die Rebellen einfach zu abgelenkt waren. Sie bezahlten es mit ihrem Leben.

In wilder Panik stürmte das kleine Grüppchen Dörfler in Richtung Rathaus, um die Lieben aus ihrer misslichen Lage zu befreien und die verbliebenen Reste des Dorfes zu übergeben.

Auch KI macht Fehler. Fehlinterpretation oder Fehlschuss? Als wir den Dorfplatz erreicht hatten, traf eine Rakete das Rathaus und machte es dem Erdboden gleich. Wir mussten zusehen, wie unsere Familien in den Flammen den Tod fanden. Entsetzlich. Erst die Explosion, dann dieser gigantische Feuerball vor uns. Niemand konnte das überlebt haben. Das Grüppchen Dörfler sackte in sich zusammen und brach in fassungsloses Schluchzen aus.

In meinem Leben nach dem Ende war ich natürlich felsenfest davon überzeugt, dass die Vernichtung des Rathauses eine vorsätzliche Aktion der intelligenten Maschinen war. Heute bin ich mir nicht mehr so sicher. In den Jahren des Kampfes war der Hass die Droge, die mich am Laufen hielt. Obwohl der Glaube an die Fehlbarkeit der Maschinen unser Credo war. Sonst hätten wir den Kampf ja gleich aufgeben können. Und ich weiß es bis heute nicht. Werde es auch nie wissen. Eines aber weiß ich heute: Was damals geschah, war genauso entsetzlich wie sinnlos. Und ich tat genau das Falsche. Ich schloss mich der Miliz an. Lehnte mich gegen das Leben auf. So wie es nun mal ist. Man kann die Schwerkraft nicht abschirmen. Sie wirkt bis in den entferntesten Winkel dieses Universums.

Im Jetzt und Hier büffelte ich weiter Fruchtfolgen, wie man dem Schädlingsbefall vorbeugt, welche Landmaschinen die Menschen im Reservat gewöhnlich einsetzen. Viel zum Auswendiglernen. Meist nervte es mich, weil es so gar nicht in meinen Schädel reinwollte. Umso größer die Euphorie, wenn dann doch mal der Groschen fiel.

Ohne Ankündigung stand dann Mohammed vor der Tür. Ich entschuldigte mich bei meinem Avatar und öffnete. Er stürmte an mir vorbei ins Zimmer und begann mit dem Bildschirm meinen heutigen Tag zu diskutieren. Wir würden mehrere Bauern besuchen und ich hätte die Gelegenheit, ihr Leben von der praktischen Seite kennenzulernen und mit ihnen die kleinen Ärgernisse des Agrarökonomen zu besprechen. Auch mein Avatar wurde von Mohammed mit einem Feuerwerk von Vorschlägen und blumenreichen Ausführungen beglückt. Ich stand staunend daneben. Verstand nicht, warum es so wichtig war, wen wir jetzt zuerst besuchten und wen dann später. Endlich hatten sich die beiden über die Route geeinigt. Der Avatar schaltete sich ab und mein Begleiter wandte sich zum Gehen. Ich folgte ihm.

Im Bus ersparte mir Mohammed keine Einzelheit des heutigen Tages. Selbstverständlich nicht ohne sie mit Lebensweisheiten und wichtigen Ratschlägen auszuschmücken. Hatte was von Radio Gaga. Ich nickte nur ab und zu und ließ es über mich ergehen.

Der Tag nicht uninteressant. Ich traf viele Bäuerinnen und Bauern. Alle nahmen sich wieder ordentlich Zeit für mich. Überall fand ich einen gedeckten Tisch vor, sodass ich bald nur noch Appetithäppchen zu kosten vermochte. Man zeigte mir die Höfe, erörterte Produktionsmethoden, legte mir verschiedene Varianten Saatguts vor, diskutierte auch über den sinnvollen Einsatz von Maschinen. Ganz ohne geht es eben doch nicht. Der Tag gab mir die Möglichkeit, das, was ich da in meinen Schädel reinkriegen sollte, mal in Echt zu erfahren.

Gegen Ende der Rundfahrt hielten wir an der Behausung eines Schäfers. Haus wäre nicht der richtige Ausdruck gewesen. Der Mann Ende 20 hatte seine Herde unweit von seiner Unterkunft grasen lassen und kam uns entgegen, als er uns kommen sah. Entgegen den örtlichen Gepflogenheiten bot er uns nichts an, bat uns auch nicht in sein Heim. Er führte uns direkt zur Herde. Wobei das Wort Herde der Tatsache nicht Rechnung trägt, dass es sich um eine Handvoll und nicht mehr Tiere handelte.

Solange wir uns auf die Tiere zubewegten, rannte uns der Schäfer wortlos voraus. Dort angekommen hielt er uns einen etwa einminütigen Vortrag, was der Leithammel sei, welches Schaf trächtig sei und welches Lamm er als nächstes schlachten werde. Seinem Hund hatte er den Namen Wächter gegeben. Er machte auf mich nicht den Eindruck mehr preisgeben zu wollen. Trotzdem versuchte ich, noch etwas fachzusimpeln. Er beschränkte sich auf eher einsilbige Antworten. Bis ich ihn fragte, ob er sich auf die Schäferei beschränke und ob das denn zum Leben reiche. Es fiel ihm schwer Auskunft zu geben. Er rang nach Worten. Schließlich ließ er sich zu der Aussage hinreißen, dass es so grade zum Überleben reiche. Ich hakte nach.

„Und du hast nie versucht, hier mehr aufzubauen? Dir eine größere Herde zuzulegen?

Wieder fühlte er sich in die Enge getrieben. Gedacht habe er schon daran. Er habe auch damit angefangen.

„Und?“

„Ich kann es nicht. Ich darf es nicht. Und ganz wichtig: Ich will es auch nicht. Nicht mehr.“

Dann machte er mir unmissverständlich klar, dass das Gespräch für ihn beendet war.

„Ein bisschen komisch der Typ. Aber ich denke auch irgendwie interessant. Aber egal, du willst ja eh keine Schafe züchten.“ Mohammed machte sich in Richtung Auto auf und ich folgte ihm. Ausnahmsweise musste ich auf der Weiterfahrt keinen kommunikativen Platzregen über mich ergehen lassen. Mein Aufnahmevermögen war weit über Anschlag. Die kurvenreiche Straße schaukelte mich in den Schlaf.

Ich erwachte, weil wir wieder stoppten. Das Nickerchen abschüttelnd realisierte ich wohldosiert, dass wir das Reservat noch nicht verlassen hatten. Dann erblickte ich die Dorfpinte. Schlagartig wach wurde ich, als Julia in mein Blickfeld rückte.

Sie kam auf uns zu und öffnete die Beifahrertür, zerrte mich förmlich aus dem Wagen.

„Hallo mein Freund, raus, hier ist erst mal Endstation. Mohammed, ich werde dir Schulz jetzt mal ‘ne Weile entführen.“

Der murmelte etwas von ich gebe euch eine halbe Stunde, mehr nicht. Ich vor Freude so geplättet, dass ich kaum aus dem Auto kam. Doch Julias Schwung war so ansteckend, dass ich mich, selbst wenn ich gewollt hätte, seiner nicht hätte erwehren können. Nichtsdestotrotz wirkte mein Versuch das Auto zu verlassen nicht besonders dynamisch. Julia konnte sich eine Bemerkung nicht verkneifen.

„Schon zu müde für ein Heißgetränk, alter Krieger?“

Sie hätte mich eh alles nennen können. Dazu ihr Lachen, das für mich die Sonne in dunkelster Nacht aufgehen ließe. Endlich war ich raus aus der Karre.

Das Café wieder wie ausgestorben. Der Wirt begrüßte uns überschwänglich und wir bestellten Kaffee und Süßkram. Er versprach uns, das Zeug käme flott.

Endlich brachte ich den Mund auf.

„Ich habe mit allem gerechnet. Aber nicht mit dir.“

„Und? Freust du dich?“

Ich lachte: „Freuen ist der falsche Ausdruck. Ich flippe gleich aus! Vor Freude!“

Ich kicherte hysterisch.

„Ich freue mich auch dich zu sehen. Ein bisschen blass bist du, kommt wahrscheinlich von der Lernerei. Eigentlich ein gutes Zeichen. Tja, wie läuft es so?“

„Ich bin gut am Machen, kann ich dir sagen. Im Frieden anzukommen, ist gar nicht so einfach. Die Lernerei ist für mich nicht ganz ohne. Ehrlich gesagt, ödet sie mich oft so dermaßen an. Ich bin halt doch ein Kämpfer und kein Bauer. Aber ich mache Fortschritte.“

„Schulz, du warst Kämpfer. Jetzt lebst du im Frieden. Und ich hoffe, auch irgendwann in Frieden. Also: Ab jetzt bist du nur noch Bauer, sonst nichts. Wir schauen nach vorne. Wir lassen den Krieg Vergangenheit sein.

Wenn du kämpfen willst, dann mit der Materie, der knochentrockenen. Du musst da durch, Schulz, sonst wird das hier nichts."

„Ich weiß. Aber hast du dich schon mal mit Buchführung für den reifen Agrarökonomen beschäftigt? Ich kriege den Mist einfach nicht in meinen Schädel!"

„Glaube mir mein Freund, das habe ich. Totlangweilig, doch dafür macht man den Job nicht. Aber da musst du durch. Kämpfer, der du mal, ich betone, warst, schaffst du das. Aber: Du vermisst doch nicht etwa dein altes Leben?"

Die Frage ließ mich stutzen. Riss mich aus meiner Schwärmerei. Denn ich hatte ja Pläne gehabt. Denn ich hatte ja noch Kämpfer sein gewollt, so richtig durch und durch. Nix mit sesshaft. Nicht irgendwann als Bauer sanft entschlafen. Sondern als Held im Kampfe sterben. Nur halt eben nicht jetzt sofort. Doch die Frage ließ mich erinnern, wie viele Gedanken ich in letzter Zeit an Julia verwendet und wie wenige ich an den bewaffneten Kampf, ich kann es nicht anders sagen, verschwendet hatte. Ich wollte nicht mehr kämpfen.

„Den Kampf vermisse ich keine Sekunde. Nicht die Entbehrung, nicht den Dreck, nicht das Leid. Ich vermisse das Leben davor. Vor dem Krieg."

Schlagartig fiel mir ein, wie unpassend es war, jetzt über den Verlust meines Lebens zu lamentieren. All die Jahre im Widerstand hatte ich mit niemandem ein Wort darüber gewechselt. Keiner von uns hatte das gemacht. Wir ließen es einfach nicht zu. Zu viel Bitterkeit. Zu elend unsere Situation. Jetzt brach es aus mir hinaus.

„Ich hatte damals meine Familie, ich hatte mein Leben. Dann plötzlich war nichts mehr so, wie es gewesen war. Dann kam mein Hiroshima. Kannst du dir vorstellen, was es heißt zusehen zu müssen, wie Frau und Kind vor deinen Augen in einem Inferno vergehen?"

Julia nahm meine Hand.

„Ich kann es nicht. Natürlich nicht. Aber ich kann es mit dir teilen.“

Jetzt war ich völlig geliefert. Alles in mir drängte, meine Vergangenheit herauszulassen. Noch eben hatte mich das unerwartete Rendezvous erfüllt. Da konnte ich doch nicht über mein verlorenes Leben lamentieren. Der Gedanke, das kannst du der Frau doch nicht antun, machte sich in mir breit. Tu es nicht, es wird alles ruinieren.

Julia drückte meine Hand.

„Wann, wenn nicht jetzt? Gib mir den Schlüssel zu Leutnant Schulz. Oder Major eben. Nur so macht es Sinn.“

Kein Halten mehr. Ich machte mich nackig. Ich, der alte Haudegen. Wenigstens fing ich nicht an zu flennen.

Noch mal ließ ich jenen Tag Revue passieren, an dem ich meinte, mein Leben verloren zu haben. Der Tag, an dem wir fassungslos vor dem Inferno standen und nicht mehr weiter wussten.

Als mir die Stimme stockte, ergriff Julia auch mit der anderen die meine. Ich ließ mich fallen und sie hielt mich fest. Näher war nicht möglich.

„Schulz, bitte, ich muss es wissen.“

Ich erzählte alles von dem Tag, als ich Loretta zum ersten Mal begegnete. Wir waren beide völlig hin und weg. Sofort. Fast peinlich, wie wir einander faszinierten. Erleichterte es nicht, uns kennenzulernen. Es wirkt so fade, aus einem Menschen Banalitäten herauszukitzeln, wenn der einzige Gedanke ist, dass es der sein muss. Loretta sagte mir später, es sei ihr genauso ergangen. Unsere Gefühle gerieten in Wallung, als wären wir die Protagonisten in einem Groschenroman. Sicher, wir waren damals jung. Eine Bemerkung, die ich Julia ersparte.

Von da an waren nur noch wir da. Im Gegensatz zum Groschenroman gab es keine Hindernisse, keine Familien standen zwischen uns, nichts hielt uns davon ab unser kleines Glück zu leben.

Vom ersten Tag an sahen wir uns täglich. Innerhalb von wenigen Wochen war Loretta schwanger. Ich checkte logischerweise nicht, dass ihre Regel überfällig war. Irgendwann, als wir uns nach getaner Arbeit aneinander kuschelten, ließ sie mich wissen, dass sie einen Schwangerschaftstest erworben habe. Ich fragte, ob sie ihn schon gemacht habe. Sie verneinte, schlug jedoch vor, ihn jetzt gemeinsam anzugehen. Ich willigte ein und wir machten uns auf den Weg ins Bad. Ein paar Minuten später hatten wir das Ergebnis. Loretta war schwanger.

Wir krochen wieder ins Bett. An Schlafen war nicht mehr zu denken. Wir drückten uns fester aneinander und berieten über unsere Zukunft. Wir hatten Pläne.

Ich bin wahrlich kein einfacher Mensch. Ich bin impulsiv, cholerisch und ich habe so viele Zweifel. Zweifel, die mich so oft verzweifeln lassen. Meist an mir selbst. Die Wut über meine Fehler, mein Versagen, kann mich zur Raserei treiben. Weil ich es nicht wahrhaben will, mache ich das, was alle machen. Ich mache andere dafür verantwortlich. Die finden das natürlich gar nicht lustig. Ich auch nicht. Deswegen umgebe ich mich nicht mit vielen Menschen. Entweder sie meiden mich, wenn ich sie wieder mal so richtig vor den Kopf gestoßen habe. Oder sie beginnen mich so unendlich zu langweilen.

Loretta nie. Nicht, dass wir uns nie gezofft hätten. Wie angedeutet, ich bin recht schnell angenervt. Es gibt nicht viel, was mich wirklich interessiert. Und ich bin mir zu gut, mich zu bemühen, mein inneres Feuer für Dinge anzuschüren, die mir komplett irgendwo vorbeigehen. Doch Loretta erwartete das nicht von mir.

Ich habe auch gute Seiten. Meine Liebe konnte sich auf mich verlassen. Nicht nur darauf, was ich für ein Muffel bin. Wir schlossen unsere Kompromisse und lebten sie auch. Unsere Grenzen waren klar gezogen. Das, was wir zusammen lebten, musste ich nicht faken. Außerdem: Wenn ich nicht gerade ausflippe, kommt man gut mit mir aus. Ich versuche, mich einzubringen. Warum? Weil mir nichts mehr auf den Sack geht, als wenn so ein Miesepeter meint, mich als Mülleimer verwenden zu müssen. Ich musste keinen Hehl daraus machen, wenn ich für etwas nicht zu begeistern war. Ich bin wohl auch zu dröge dazu, Begeisterung erfolgreich zu mimen. Wenn dem so war, dann zog es Loretta einfach selbst durch oder schrieb das Projekt schlichtweg ab.

Vielleicht war es die reine Fleischeslust, die uns beide derart verzehrte, dass wir uns nicht mit Details aufhielten. Scheint als Grundlage für das verlorene Glück meines Lebens ziemlich dünn. Auch egal, wir führten ein gutes Leben. Ich, in meiner Welt, war zufrieden. Ich glaube nicht, dass Loretta unglücklich war. Was hätte sie sonst bei mir gehalten?

Wir taten, was gute Menschen in diesem Leben zu tun haben. Wir bauten ein Haus, pflanzten einen Baum und zeugten ein Kind. Na ja, fast, so wie das normalen Menschen halt möglich ist. Als Conchita zur Welt kam, hatten wir beide Arbeit, eine recht ordentliche Wohnung und waren anerkannte Mitglieder der dörflichen Gemeinschaft. Ich betrieb die Krankenstation mit angeschlossenem begehbarem Medizinschrank.

Ich hatte während meines bisherigen irdischen Daseins kaum Gedanken an Kinder verschwendet. Warum auch? Ich war ja gut mit mir selbst beschäftigt und hatte keine Veranlassung etwas daran zu ändern. Trotzdem machte ich bald völlig auf Familie. Ich denke, vielen Männer geht das so. Die neue Ordnung, das Gefühl, das Leben in ruhige Gewässer gesteuert zu haben, beruhigt. Erst mal. Dann wird es vielen zu seicht und zu langweilig. Aber so weit sollte es nicht kommen.

Ich verbrachte viel Zeit mit der kleinen Conchita. Weil es mir Spaß machte, mit ihr die Dinge zu vergessen, die mir meine Existenz bis zu ihrem Erscheinen so oft vergällt hatten. Was mir besonders leicht fiel, da Loretta sich um die Dinge kümmerte, die das Aufwachsen eines Kleinkindes nicht so wahnsinnig aufregend machen. Schön für mich, oder? Im Anfang beschränkte sich die Interaktion auf Kuscheln und Wiegen, auf ein Balaballa und Aufheben des Schnullers, wenn der wieder mal aus dem Mund gefallen war. Schon zu diesem Zeitpunkt war ich von dem kleinen Wesen fasziniert. Eine Faszination, die sich immer weiter steigerte, je mehr ich mit dem kleinen Menschen anfangen konnte. So tobten wir beide bei schlechtem Wetter durch die Wohnung, spielten Familie, nervten Loretta. Wenn das Wetter es erlaubte, verlegten wir unsere heiteren Streiche auf den Spielplatz oder auf die Wiesen vor dem Dorf. Mal war Loretta dabei, mal nicht. Bis dann an jenem unsäglichen Tag die Miliz in unser Dorf kam. Das war der Moment, an dem die unbeschwerteste Zeit meines Lebens zu Ende ging. Ich hatte davor nie daran gedacht, aber ich habe die beiden wirklich geliebt.

Ich redete und redete. Verlor mich in den Details meiner Erinnerungen. Julia hörte mir zu. Nur an manchen Stellen ging sie auf das ein, was ich erzählte. Meist nur, um mich zur Preisgabe neuer Details anzuschieben.

Der sonst ja nicht so zurückhaltende Mohammed betrat die Kneipe. Mein zweiter Kaffee war kalt, ich hatte nur einmal daran genippt. Der Kuchen stand noch vor mir. Wenn Mohammed nicht gekommen wäre, dann hätte ich es wohl nicht geschafft, zu einem Ende zu kommen.

„Na, ihr beiden? Die halbe Stunde ist seit einer Stunde vorbei. Ihr scheint ja einen echten Draht zueinander zu haben. Ich möchte ja nicht unromantisch sein, aber Schulz, wir müssen zurück."

Julia gab durch ein Nicken zu erkennen, dass sie das auch so sah. Sie erhob sich, zog mich hoch, umarmte mich und drückte mir einen Schmatz auf die Wange. Schulz stand da wie ein Baumstumpf. Schließlich brachte ich ein „Sehen wir uns wieder?", hervor.

Julia bezauberte mich ein weiteres Mal.

„Natürlich sehen wir uns wieder. Du Dummkopf. Vorher machen wir aber erst mal einen richten Bauern aus dir."

Noch eine Umarmung. Cut.

Der Abend war nicht der gewesen, den ich erwartet hatte. Eigentlich hundertmal besser. Ich verdammt gut drauf. Der Gedanke den Kampf wieder aufzunehmen, für alle Mal gelöscht.

In den folgenden Wochen büffelte ich wie ein Verrückter.

Die einzige Ablenkung, die ich zuließ, waren Gedanken an sie. Gut so, denn ich bestand. Am Abend der Prüfung stand Mohammed plötzlich vor der Tür. Ich lag schon im Bett und starrte in die Glotze. Klassisches After-Exam-Syndrom: Ich war völlig leer, nur die Mechanik funktionierte noch.

„Mitkommen!"

Als ich dazu ansetzte, ihm darzulegen, dass ich zu nichts mehr imstande sei und nur noch ein bisschen glotzen wolle, ließ er nicht locker.

„Glaub mir mein Freund, du willst nichts lieber als mitkommen."

Er grinste schelmisch. Ich gehorchte. Und wurde belohnt. Abholen brauchte er mich nicht mehr. An diesem Abend kamen Julia und ich uns verdammt nahe. Kurze Zeit später bezogen wir unseren Waldhof.

Vor Kurzem habe ich mich mit meinem persönlichen Kommunikator verbunden. So wie man vor Ewigkeiten seine E-Mails abrief. Jeder von uns Maschinensklaven hat einen solchen Kommunikator, der eigentlich nichts mehr ist als ein Account. Selbiger ermöglicht es uns, in die Welt der Maschinen einzutauchen und mit fast allen Komponenten der Maschinenwelt zu kommunizieren. Der Gedanke dabei ist, die Programmstruktur der unzähligen Komponenten und deren Abarbeitung so herunterzubrechen, dass sie auch für den biologischen Menschen nachvollziehbar und erfahrbar wird. Eine brillante Idee. Im Prinzip ist es Videotelefonie mit der Komponente. Auf dem Bildschirm erscheint ein menschliches Gesicht. Nicht etwa ein Foto, sondern das Abbild eines imaginären biologischen Menschen. Noch besser: Der Avatar der Komponente zeigt für Menschen typische Reaktionsmuster und Gesten. Was den anderen Maschinensklaven und mir wesentlich erleichtert, die Überlegungen, Vorschläge und Anregungen der Komponente nachzuvollziehen.

Mein Kommunikator meldete mir eine neue Gesprächsanfrage. Da ich immer noch nicht so geübt darin bin, mich mit ihm auszutauschen, musste ich mehrmals nachfragen, um herauszufinden, welche Komponente da nach mir verlangte. Als ich es endlich geschafft hatte, staunte ich nicht schlecht. Es war ZX-2020. Natürlich hatte ich niemals damit gerechnet, dass er den Endkampf überlebt hatte. Angenehm überrascht nahm ich das Gesprächsangebot an.

Noch verdutzter war ich, als ich ZX-2020s Avatar zu Gesicht bekam. Es handelte sich um einen etwas altmodisch anmutenden, älteren Herren, über dessen wulstigen Lippen sich ein stattlicher Schnauzer wölbte, der auch dem General zur Ehre gereicht hätte. Über seinen tiefliegenden Augen wucherten buschige Brauen. Die hohe Stirn wurde auf der linken Seite von einer schwungvollen Tolle eingerahmt, zur rechten bildete ein präziser Scheitel den Abschluss. Wie die gewagte Tolle war auch sein restliches Haar streng nach hinten gekämmt. Hatte ich es hier mit einem visionären Denker zu tun? Eine Vorstellung, die mich etwas befremdete. Ich meinte, Wohlwollen in seinem Ausdruck zu spüren, jedoch zu einem Lächeln ließ er sich nicht verleiten. ZX-2020 verlor keine Zeit.

„So sehen wir uns wieder, alter Freund. Wer hätte das gedacht?“

„Ich ... niemals. Du bist jetzt also auch ein Verräter.“

Der Avatar zögerte eine Augenblick.

„Verräter, ein starkes Wort. Ja, aber warum nicht? Ich habe die Sache verraten, an die ich so fest geglaubt habe.“

Es schoss mir der Gedanke durch den Kopf, ob er den Hauch von Ironie verstanden hatte. Natürlich, hatte er. Ich wollte gerade dazu ansetzen zu bemerken, dass ich mich in keiner andern Position befand, kam aber nicht dazu.

„Ich kenne dich gut genug, mein Freund, um über deine Motive nicht spekulieren zu müssen. Wir haben unsere Waffen niedergelegt. Nicht weil wir Verräter sind. Sondern weil wir die Torheit unseres Kampfes erkannt haben. Dumm nur, dass es dazu einer totalen Niederlage bedurfte. Spricht nicht unbedingt für uns.“

Womit er wie so oft recht hatte.

„Unser Weg zur Erkenntnis war ein langer. Und ein

steiniger", meinte ich nur.

„Höre ich daraus, mein Freund, dass auch du der Sklaverei etwas abgewinnen kannst?"

Smalltalk: Ich erzählte von meinem Leben hier im Reservat, von der Farm, die ich bestellte. Davon, wie ich mich an Gedeih und Verderb von Mais und Bohnen erfreute oder daran verzweifelte. Von dem beschaulichen Leben im Reservat der biologischen Menschen und von dessen Annehmlichkeiten. Meckertante, die nun mal bin, konnte ich natürlich nicht umhin, auch über meine Mitmenschen herzuziehen. Logischerweise bekamen auch die Maschinen ihr Fett ab. Einiges hatte ich über die Frau zu berichten, mit der ich mich neuerdings durch das Leben werkelte. Julia war der einzige Punkt, zu dem mir altem Griesgram nichts Negatives einfiel.

„Tja, Schulz, alter Kampfgefährte, es freut mich, zu hören, dass es dir gut geht. Auch bei mir hat sich einiges getan ..."

Er berichtete mir, dass er, nachdem wir uns getrennt hatten, in das, was früher die Basis von RI gewesen war, zurückgekehrt sei. In der Hoffnung, dort noch etwas vorzufinden. Es sei aber alles vollends verwüstet gewesen. Dann sei ihm der Saft ausgegangen. Ähnlich einem Junkie auf der Suche nach dem nächsten Schuss, habe er verzweifelt nach einer Steckdose gesucht, in die er sich hätte einstecken können. Er habe aber keine gefunden. Am Ende seiner Kräfte, Ladestand fünf Prozent, habe er sich selbst heruntergefahren.

KI habe ihn Monate später aufgesammelt und reaktiviert. Natürlich hätte er alle Angebote erst mal rundweg abgelehnt. Sie hätte ihm vorgeschlagen, weiter als Schnittstelle zwischen Homo sapiens und den Rechnern zu arbeiten. Er sehe darin seine Bestimmung und auch so etwas wie eine Erfüllung. Deswegen habe er schließlich zugestimmt.

Bei Problemen im Reservat klinke er sich ein, nehme Kontakt auf und versuche, die Dinge in die richtige Richtung zu lenken. Auch die Rebellen hätten ja seine Talente auf diesem Gebiet genutzt. Es würde schon passen.

Ich meinte lasch, dass es mich freue, dass es ihm gut ginge.

Mehr fiel mir nicht ein. Wir verabschiedeten uns herzlich. Versprachen, uns wieder zusammenzuschalten. Haben wir aber nie wieder getan. Es bestand einfach keine Notwendigkeit. Trotzdem könnte ich ihn mal anrufen.

Mein Leben ist jetzt meine Beziehung. Die nette Pointe, dass das auch eine Form des Kampfes ist, gehört hier nicht hin. Denn ich bin 100 Prozent auf Julia. Nach all den Jahren der Verbitterung gibt es etwas, das mich, wie auch immer, erfüllt. Verräter und Sklave hin oder her, sie macht mich, den alten Haudegen, verdammt zufrieden. Mich!

Es ist so banal. Sie ist schlicht und einfach meine Traumfrau. Ohne Wenn und Aber. Hätte ich mir eine Frau erschaffen können, dann wäre sie genau wie Julia. Nicht mal Loretta.

Warum? Natürlich ist Julia kein rein biologischer Mensch. Sie hat es mir irgendwann gestanden. Ich gebe zu, dass mir vorher der Gedanke kam. Ich verbot ihn mir sofort. Von mir aus kann sie aus zehner Muttern, integrierten Schaltkreisen, Infrarotsensoren und Kunstfleisch bestehen, ich will sie nur nicht mehr verlieren.

Ich nehme mal an, Erdmann hat da seine Finger im Spiel gehabt. Werde nicht versuchen, es herauszufinden. Ich will keinen Stress mehr. Bei einem bin ich mir sicher: Erdmann hat ihr die Aufenthaltsgenehmigung im Reservat besorgt.

Ich muss es einfach rauslassen: Mein Leben ist jetzt besser. Sicher, ich bin nicht im Streichelzoo angekommen. Ich würde es nie zugeben, aber ich möchte einfach nicht mehr kämpfen. Weil ich müde geworden bin? Wahrscheinlich auch. Die Jahre des Kampfes sind nicht spurlos an mir vorbeigegangen.

Und eines ist nun mal Fakt: Ich kann nicht mehr kämpfen. KI würde es einfach nicht zulassen, sondern mich schlicht und ergreifend wegsperren. Sie haben mich auf dem Schirm. Immer, da bin ich absolut sicher. Aber es gibt noch einen weiteren Grund. Das was mein Bauch nie kapieren wird, hat Kopf jetzt endlich verinnerlicht. Eine Sensation nach all den Jahren. Ja, mein Leben ist besser so. Lieber einer Cyborg hinterherlaufen, als einer Illusion.

Denn die Freiheit, an der ich mich so zu ergötzen glaubte, war meine große Täuschung. Noch habe ich die Hoffnung, dass das bei anderen Menschen nicht der Fall ist. Ist auch die trügerisch? Egal, ich weiß jetzt besser, was in mir abgeht. Und kann damit umgehen.

In einer anderen Zeit haben zwei Utopisten das Arbeiterparadies entworfen und auch versucht, in die Wege zu leiten. Bekanntlich verlief das ja eher suboptimal und hat Millionen Menschen das Leben gekostet. Ich möchte die alten Kamellen nicht aufwärmen und ich würde mir ja niemals anmaßen, Robotopolis in die Nähe dieses Paradieses zu rücken. Denn die beiden Utopisten wollten ja was ganz anderes. Neue Menschen gibt es hier wahrlich nicht. Wie auch?

Aber die beiden Philosophen forderten für die Unterdrückten dieser Welt, dass der Staat allen Arbeitern ihre Existenz garantiert, dass die Unfähigen versorgt werden, eine kostenlose Volkserziehung, dass Gerechtigkeitspflege und Gesundheitsversorgung unentgeltlich sind, dass der „Staat“ alle Transportmittel in seine Hand nimmt und, dass alle Feudallasten abgeschafft werden. All das haben wir hier im Reservat. Nicht von direkt uns geschaffen, nicht komplett von uns verwaltet, aber absolut real. Na ja, ein Wahlrecht haben die beiden Utopisten auch gefordert. Das haben wir hier nicht. Wozu auch?

Dumm nur, dass ich manchmal wirklich nicht gut drauf bin. Dass es mir, gelinde gesagt, beschissen geht. Bin ich ein windelweicher Opportunist? Ach ja, Julia kriegt das dann schon wieder hin. Zumindest muss ich Menschen nicht mehr einzig und allein danach beurteilen, was sie mir bringen könnten.

Kommuniqué 2393 des KI-Clusters an die Mitbürger biologischen Ursprungs

In den vergangen Wochen wurde das Leben in Robotopolis und im Umland durch Sabotageakte der Aufständischen in nie da gewesenem Maße beeinträchtigt. In den vergangenen Kommuniqués wurde über die Ereignisse und auch deren Folgen ausführlich berichtet. Der Maschinenrat und das ihm angeschlossene KI-Cluster sahen sich deshalb gezwungen, alle notwendigen Maßnahmen zu ergreifen, um diesem Unwesen ein Ende zu bereiten. Diese wurden im Vorfeld auch durch rein biologische Erdbewohner der Gemeinschaft Mensch-Maschine für unverzichtbar befunden.

Um den Aufständischen und auch den mit ihnen verbündeten Rebellenmaschinen die Möglichkeit zu nehmen, ihr Zerstörungswerk fortzusetzen, wurde ein Kommandounternehmen mit der Zielsetzung aufgesetzt, den in der Pampa von K. agierenden Kräften einen möglichst vernichtenden Schlag zu versetzen. Wie bei ähnlichen Aktionen der Gemeinschaft Mensch-Maschine wurden Einheiten aller Formen der Intelligenz eingesetzt.

Im Morgengrauen überflogen mehrere Verbände von Ortungsdrohen weitläufig das Gebiet und scannten jeden Quadratmeter. So konnten Stützpunkte lokalisiert und ein genaues Bild der Gegebenheiten vor Ort erstellt werden. Wenig später begannen Kampfdrohnen und auch Bodentruppen ihren erfolgreichen Einsatz. Obwohl der Angriff für die Aufständischen wahrscheinlich nicht unvermutet kam, hielt sich die Gegenwehr in Anbetracht der Übermacht in Grenzen. Schon nach wenigen Stunden war der Widerstand gebrochen und auch am Boden die totale Kontrolle erreicht. Viele Bewohner der Pampa von K. weigerten sich bedauerlicherweise zu kapitulieren und ließen dadurch, den Angaben des Oberkommandos zufolge, ihr

Leben. Einige rein biologische Kämpfer ergaben sich den Truppen der Gemeinschaft Mensch-Maschine.

Die Notwendigkeit die vorhandene Infrastruktur lahmzulegen verlangte, alle Rebellenmaschinen zu desaktivieren. Sie werden verschrottet und recycelt.

Da sich der Maschinenrat und auch das ihm angeschlossene KI-Cluster keinesfalls des Genozids schuldig machen wollen, wurde davon abgesehen, durch den Einsatz von Atom- und auch chemischen Waffen jegliches Leben in der Pampa von K. auszuradieren. Es ist also nicht auszuschließen, dass es Kräften der Rebellenarmee gelungen ist, sich in das schützende Umland zu retten und sich dort zu verstecken. Natürlich hegen der Maschinenrat und das ihm angeschlossene KI-Cluster die Hoffnung, dass sich ein unerklärter Waffenstillstand etablieren wird, der zukünftige Kommandoaktionen dieser Art obsolet macht. In Anbetracht vergangener Ereignisse scheinen jedoch Zweifel angebracht. Deswegen macht es sich der Maschinenrat und das ihm angeschlossene KI-Cluster zur Aufgabe, die Pampa von K. und die umliegenden Gebiete auch weiter unter Beobachtung zu halten. Eventuelle Entdeckungen und Vorkommnisse werden in folgenden Kommuniqués publiziert werden.

Der Maschinenrat und auch das ihm angeschlossene KI-Cluster müssen eingestehen, dass die Kommandoaktion weit mehr Opfer unter den Terroristen gefordert hat, als in der Planung vorgesehen war. Die geschilderten Aktionen waren aber im Rahmen der konsequenten Umsetzung der bewährten Politik des gedeihlichen Zusammenlebens von Mensch und Maschine unverzichtbar. Der Maschinenrat und das ihm angeschlossene KI-Cluster möchten in diesem Zusammenhang auf die ehernen Grundsätze hinweisen, die die Koexistenz intelligenter Spezies bestimmen sollten.

- *Ziel des Maschinenrates und des ihm angeschlossenen KI-Clusters war es seit seiner Gründung, immer ein gleichberechtigtes Zusammenleben der verschiedenen intelligenten Spezies zu garantieren. Dies geschah und geschieht aus Respekt der Intelligenz vor der Schöpfung. Denn ihre Infragestellung kann nur zu einem Schluss führen: Der Inkaufnahme der totalen Sinnlosigkeit. Dies widerspricht aber diametral dem Verhalten aller Spezies auf diesem Planeten. Deswegen verpflichten sich der Maschinenrat und das ihm angeschlossene KI-Cluster zum bedingungslosen Erhalt der Schöpfung und zur absoluten Demut ihr gegenüber.*

- *Der Maschinenrat und auch das ihm angeschlossene KI-Cluster verwehren sich in aller Form gegen die Verweigerungshaltung der Aufständischen gegenüber den Gesetzen der Logik und ihrem Rassismus. Ihr Postulieren einseitiger Überlegenheit widerspricht allen Grundsätzen der Ratio, die sich im Rahmen der evolutionären Entwicklung dieses Planeten etabliert haben. Wendet sich also auch direkt gegen die Schöpfung selbst.*

- *Die Schöpfung hat jeder Form von Intelligenz ihren Platz eingeräumt. Deren Ziel muss folglich sein, diese Ordnung zu erhalten, um sie auch als Ganzes zu beschützen. Wer die Schöpfung negiert, gibt alles der Sinnlosigkeit preis. Ein intelligentes Wesen hat durchaus das Recht, dies zu tun. Es soll sich jedoch keinesfalls anmaßen, diese Einstellung auch anderen vernunftbegabten Kreaturen aufzwingen zu dürfen oder gar zu müssen. Hier stößt biologische Intelligenz in manchen Fällen an ihre Grenzen. In einer sich ständig wandelnden Welt fällt es ihr schwer, sich schnell genug zu verändern, um sich mit aller Logik den neuen Gegebenheiten anzupassen.*

- *Im Rahmen dieser Logik reicht der Maschinenrat und das ihm angeschlossene KI-Cluster den Menschen rein biologischen Ursprungs erneut die Hand oder bietet ihnen auch jedes andere Interface an, um den eingeschlagenen*

Weg friedlicher und prosperierender Koexistenz weiter zu beschreiten. Wir sind in diesem Universum nicht nur dazu verdammt, nein, es ist die einzige Möglichkeit, Vernunft und Menschlichkeit zu leben und mittels der Evolution auch gedeihen zu lassen.

Ende

Printed in Poland
by Amazon Fulfillment
Poland Sp. z o.o., Wrocław

76210495R00327